Psychologie für die Gesundheitswissenschaften

Annette Boeger · Mike Lüdmann

Psychologie für die Gesundheitswissenschaften

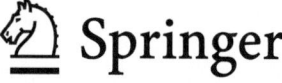

Annette Boeger
Universität Duisburg-Essen
Institut für Psychologie
Bonn, Deutschland

Mike Lüdmann
Universität Duisburg-Essen
Institut für Psychologie
Dortmund, Deutschland

ISBN 978-3-662-63621-3   ISBN 978-3-662-63622-0 (eBook)
https://doi.org/10.1007/978-3-662-63622-0

Die Deutsche Nationalbibliothek verzeichnet diese Publikation in der Deutschen Nationalbibliografie; detaillierte bibliografische Daten sind im Internet über http://dnb.d-nb.de abrufbar.

Springer
© Springer-Verlag GmbH Deutschland, ein Teil von Springer Nature 2022
Das Werk einschließlich aller seiner Teile ist urheberrechtlich geschützt. Jede Verwertung, die nicht ausdrücklich vom Urheberrechtsgesetz zugelassen ist, bedarf der vorherigen Zustimmung des Verlags. Das gilt insbesondere für Vervielfältigungen, Bearbeitungen, Übersetzungen, Mikroverfilmungen und die Einspeicherung und Verarbeitung in elektronischen Systemen.
Die Wiedergabe von allgemein beschreibenden Bezeichnungen, Marken, Unternehmensnamen etc. in diesem Werk bedeutet nicht, dass diese frei durch jedermann benutzt werden dürfen. Die Berechtigung zur Benutzung unterliegt, auch ohne gesonderten Hinweis hierzu, den Regeln des Markenrechts. Die Rechte des jeweiligen Zeicheninhabers sind zu beachten.
Der Verlag, die Autoren und die Herausgeber gehen davon aus, dass die Angaben und Informationen in diesem Werk zum Zeitpunkt der Veröffentlichung vollständig und korrekt sind. Weder der Verlag, noch die Autoren oder die Herausgeber übernehmen, ausdrücklich oder implizit, Gewähr für den Inhalt des Werkes, etwaige Fehler oder Äußerungen. Der Verlag bleibt im Hinblick auf geografische Zuordnungen und Gebietsbezeichnungen in veröffentlichten Karten und Institutionsadressen neutral.

Planung/Lektorat: Joachim Coch, Angelika Schulz
Springer ist ein Imprint der eingetragenen Gesellschaft Springer-Verlag GmbH, DE und ist ein Teil von Springer Nature.
Die Anschrift der Gesellschaft ist: Heidelberger Platz 3, 14197 Berlin, Germany

Vorwort

Die Erkenntnisse der Psychologie sind eine wichtige Grundlage für die Gesundheitswissenschaften. Sie, liebe Leser*innen, werden in Ihrem Beruf als Gesundheitswissenschaftler*in, als Gesundheitsfachkraft intensiv mit Menschen arbeiten. Es ist sinnvoll sich im Gesundheitsbereich auf Erkenntnisse der Psychologie zu beziehen und diese zu berücksichtigen. Die Psychologie gibt dafür Hilfestellung, denn sie will möglichst umfassend das Verhalten und Erleben des Menschen beschreiben, erklären und voraussagen. Dies geschieht aus unterschiedlichen Perspektiven: Die Psychologie betrachtet Prozesse innerhalb des Menschen wie auch den Menschen in seinen Beziehungen zu seiner Umwelt. Häufig wird auch das Zusammenspiel beider Perspektiven betrachtet. Darüber hinaus entwickeln sich Menschen ihr Leben lang, sie verändern sich durch die Bewältigung von Lebensereignissen und Herausforderungen. Bei Ihrer Arbeit haben Sie es mit Menschen zu tun, die gesundheitliche Krisen und Einbrüche bewältigen müssen. Dafür gibt es günstige und ungünstige Strategien. Im günstigen Fall entwickeln Menschen bei der Auseinandersetzung mit Krisen Ressourcen. Oft haben Menschen aber Schwierigkeiten damit. Die Psychologie liefert Rüstzeug für die Krisenbewältigung. Die Psychologie beschäftigt sich auch mit dem Zusammenhang zwischen Körper und seelischem Erleben und erforscht z. B. die Frage, wie psychischer Stress die Gesundheit beeinflusst. Die psychologische Forschung hat aber auch herausgefunden, dass es Einstellungen und Überzeugungen gibt, die die Krankheitsverarbeitung und den Krankheitsverlauf positiv beeinflussen.

Die Klinische Psychologie hat Verfahren entworfen, psychische Krankheiten zu diagnostizieren und Therapien entwickelt, diese zu heilen. Sie stellt Theorien aus biologischer, psychosomatischer, neurophysiologischer, psychoanalytischer, behavioristischer, humanistischer und kognitiver Sicht über den Menschen bereit. Aus der Klinischen Psychologie stammen zahlreiche Präventions- und Interventionsprogramme, die das Ziel haben, Lebenskompetenzen zu stärken. Zu Lebenskompetenzen gehören z. B. die Fähigkeit, Konflikte konstruktiv und gewaltfrei zu lösen, empathisch mit sich selbst und anderen zu sein und eine wertschätzende Haltung anderen gegenüber einzunehmen. Diese sozial-emotionalen Kompetenzen sind wichtige Berufskompetenzen für die Gesundheitswissenschaften. Sie werden im Kapitel Gesundheit: Lebens- und Berufskompetenzen ausgeführt.

Die Sozialpsychologie erklärt, wie Menschen sich in sozialen Kontexten verhalten und warum sie das tun. Wichtige Fragen der Sozialpsychologie sind z. B. wie Vorurteile und Diskriminierung entstehen, unter welchen Bedingungen sich Menschen hilfsbereit verhalten, welche Kontextmerkmale dazu beitragen, dass sie autoritätshörig sind, unter welchen Bedingungen sie gewalttätiges Verhalten nachahmen, wie konformes Verhalten entsteht und vieles mehr. Allem menschlichen Verhalten liegen umfangreiche Lernprozesse zugrunde. Sie erklären, wie Verhalten gelernt wurde, welche Gefühle und Gedanken damit einhergehen und wie man Verhalten auch wieder verlernen kann. Was treibt menschliches Handeln an, welche Motivationslagen lassen sich unterscheiden und wie wird das alles vom Gehirn gesteuert? Dieses psychologische Grundlagenwissen finden Sie im Kapitel zur Kognitiven Psychologie und Psychosomatik.

Wundern Sie sich nicht, wenn Ihnen dieselben grundlegenden Konzepte der Psychologie mehrfach in diesem Buch begegnen. Konzepte und Theorien wie etwa das Empathiekonzept, das Konzept der gelernten Hilflosigkeit, der Selbstwirksamkeit oder der Attribution können unter unterschiedlichen Perspektiven betrachtet werden: als theoretisches Modell im Grundlagenkapitel Kognitive Psychologie und Psychosomatik oder in ihrer Relevanz für die Anwendung im Berufsleben in den übrigen Kapiteln. Im vorliegenden Buch begegnen Sie häufig den Begriffen „emotional" und „affektiv". Sie bedeuten dasselbe, nämlich „gefühlsmäßig".

Die Psychologie stellt für die Gesundheitswissenschaften nicht nur wichtige Theorien, sondern auch wertvolles Werkzeug bereit. Sie fördert das Verständnis für menschliches Verhalten und gibt praktische Hilfen für den Umgang mit Menschen an die Hand.

Im vorliegenden Buch für Studierende der Gesundheitswissenschaften haben wir für Sie relevante Fachdisziplinen ausgesucht und aus diesen wiederum relevante Theorien und Befunde für den Beruf der Gesundheitswissenschaften. Das Auswahlkriterium der Relevanz sowie die Devise des „Weniger ist mehr" widersprechen zwar dem Ziel der Vollständigkeit. Wir finden es aber sinnvoller, Denk- und Handlungsweisen der Psychologie exemplarisch anhand einer Theorie ausführlicher darzustellen, anstatt eine Vielzahl von Theorien in Kürze zu streifen. Unter dem Stichwort „Berufsrelevanz" finden Sie zahlreiche Beispiele aus dem Berufsleben, welche die Anwendung psychologischer Erkenntnisse auf den Berufsalltag verdeutlichen. Natürlich grübelt man bei der Auseinandersetzung mit psychologischen Themen darüber nach, was diese mit einem selbst zu tun haben. Unter dem Stichwort „Übung" haben wir dazu kleine Vorschläge zur Selbstreflexion eingefügt. Nicht zuletzt ist die Psychologie eine empirische Wissenschaft, d. h. sie hat viele Erkenntnisse aus Experimenten gewonnen und auf dieser Basis Theorien entworfen. Einige ausgewählte Experimente lernen Sie in den „Exkursen" kennen. Die Exkurse dienen auch dazu, den Horizont zu erweitern: In ihnen werden z. B. Präventionsprogramme vorgestellt oder kulturelle Werthaltungen verglichen. Alle wichtigen Begriffe werden unter dem Begriff „Definition" erklärt. „Merksätze" ergänzen die Definitionen mit prägnanten Schlagworten und weisen kritisch oder ergänzend auf Anwendungsmöglichkeiten der geschilderten Theorien hin. „Zusammenfassungen" und „Verständnisfragen" am Ende der einzelnen Kapitel dienen der eigenen Lernkontrolle. Weitere Materialien inklusive der Antworten finden Sie unter www.lehrbuch-psychologie.springer.com.

Unsere Leserschaft besteht aus Frauen, Männern und nichtbinären Menschen. Dieser Tatsache wird durch die entsprechende Schreibweise Rechnung getragen.

Das Klientel, mit dem Sie in Ihrem Beruf arbeiten, bezeichnen wir als Patient*innen, weil es sich meist um körperlich kranke Menschen im Kontext Krankenhaus handelt. Im Kontext psychosozialer Beratung oder Psychotherapie benutzen wir den Begriff Klient*in.

Abschließend möchten wir uns herzlich bedanken für wertvolle Unterstützung: Frau Sabrina Hilz verfasste alle Tabellen und Abbildungen und zeigte ihre Kreativität bei der Entwicklung von Cartoons. Frau Delia Lüdmann, Frau Lea Rehberg und Frau Ella Posny unterstützten uns beim Korrekturlesen.

Herr Coch und Frau Danziger vom Springer Verlag standen uns mit Rat und Tat und Geduld zur Seite. Herzlichen Dank!

Bonn, Deutschland   Annette Boeger
Essen, Deutschland   Mike Lüdmann

Inhaltsverzeichnis

1 Entwicklungspsychologie 1
  1.1 Grundlagen und Konzepte 2
  1.2 Wie passiert Entwicklung? Zentrale Erklärungskonzepte 4
      1.2.1 Entwicklung durch Erziehung und Sozialisation 4
      1.2.2 Entwicklung als Reifung und Reifestand 5
      1.2.3 Entwicklung durch die Nutzung sensibler Phasen bzw. Zeitfenster 7
      1.2.4 Entwicklung als lebenslanger Prozess 7
  1.3 Anlage und Umwelt 9
      1.3.1 Anlagen 9
      1.3.2 Umwelt 11
      1.3.3 Das Zusammenspiel von Anlage und Umwelt 11
      1.3.4 Wechselwirkung von Umwelt, Verhalten und Gehirnaktivität .. 12
  1.4 Das Konzept der Entwicklungsaufgaben 15
      1.4.1 Was ist eine Entwicklungsaufgabe? 15
      1.4.2 Entwicklungsaufgabenmodelle 17
  1.5 Gesundheit im Lebenslauf 22
      1.5.1 Gesundheit im Jugendalter 22
      1.5.2 Der Körper, ein wichtiger Teil der Identität 25
      1.5.3 Die pubertäre Reifeentwicklung bei Jungen und Mädchen 26
      1.5.4 Körpererleben und Selbstwert 28
      1.5.5 Körpererleben und Depression 29
      1.5.6 Körpererleben und soziokulturelle Einflüsse: Medien, Eltern, Peers 29
      1.5.7 Zentrale Faktoren der Verursachung von Essstörungen 30
      1.5.8 Körpererleben und Sport: Sport als Ausweg? 31

1.6		Auf dem Weg zum hohen Alter: Gesundheit und andere Themen im frühen und mittleren Erwachsenenalter	33
	1.6.1	Die Auswirkungen von körperlicher Aktivität auf Psyche (Depression) und Kognition (Demenz)	36
	1.6.2	Frauen- und Männergesundheit	38
1.7		Die Kompensation von Defiziten als Entwicklungsaufgabe des Alters....	41
	1.7.1	Theorien zum Alter	46
	1.7.2	Der Umgang mit Gewinnen und Verlusten	48
	1.7.3	Erfolgreiches Altern...............................	50
	1.7.4	Strategien erfolgreichen Alterns: Optimierung durch Selektion mit Kompensation	51
	1.7.5	Daseinsthemen im Alter.............................	52

2 Allgemeine Psychologie (Kognition, Emotion, Motivation) 55

2.1		Ansätze der Allgemeinen Psychologie.........................	55
	2.1.1	Der Mensch als Verhaltenssystem	55
	2.1.2	Der Mensch als Computersystem	62
	2.1.3	Der Mensch als biologisches System.	65
	2.1.4	Das Nervensystem	65
	2.1.5	Neuronen, Synapsen und Neurotransmitter................	71
	2.1.6	Das Hormonsystem	75
	2.1.7	Das Immunsystem	76
2.2		Wahrnehmung und Heuristiken	79
	2.2.1	Die Relativität der Wahrnehmung	79
	2.2.2	Gestaltpsychologie.................................	81
	2.2.3	Klassifikation – Die Welt in Schubladen	84
	2.2.4	„Fallen" der Wahrnehmung (anderer Personen)	87
	2.2.5	Heuristiken......................................	90
2.3		Aufmerksamkeit...	95
	2.3.1	Aufmerksamkeit: eine begrenzte Ressource	95
	2.3.2	Aufmerksamkeitslenkung	100
	2.3.3	Achtsamkeit in Gesundheitsberufen	101
	2.3.4	Ablenkungen und Aufmerksamkeitsdefizite	102
2.4		Emotionen und sozial-emotionale Kompetenz	104
	2.4.1	Emotionen und sozial-emotionale Kompetenzen	105
	2.4.2	Angst	112
	2.4.3	Ärger und Wut	113
	2.4.4	Schuld und Scham.................................	116
	2.4.5	Emotionen und kultureller Kontext	117
2.5		Motivation und Motivierung	119
	2.5.1	Intrinsische und extrinsische Motivation..................	120
	2.5.2	Lern- und Leistungsmotivation	122

2.5.3 Maslows Hierarchie der Bedürfnisse 124
  2.5.4 Die Theorie der Selbstbestimmung 126

3 Klinische Psychologie 129
3.1 Klassifikation und Diagnostik psychischer Störungen 130
  3.1.1 Klassifikation psychischer Störungen 131
  3.1.2 Klinisch-psychologische Diagnostik 135
  3.1.3 Epidemiologie: Auftretenshäufigkeit psychischer Störungen 139
3.2 Häufige psychische Störungen 144
  3.2.1 Affektive Störungen 144
  3.2.2 Schizophrenie 149
  3.2.3 Angststörungen 153
3.3 Erklärungskonzepte psychischer Störungen 156
  3.3.1 Das Diathese-Stress-Modell 156
  3.3.2 Der psychoanalytische Ansatz und seine Anwendung 159
  3.3.3 Der klientenzentrierte Ansatz und seine Anwendung 164
  3.3.4 Der systemische Ansatz und seine Anwendung 166
  3.3.5 Der verhaltenstheoretische Ansatz und seine Anwendung 170
  3.3.6 Der kognitive Ansatz und seine Anwendung 174

4 Sozialpsychologie 177
4.1 Personenwahrnehmung 178
  4.1.1 Wahrnehmung von Sympathie 178
  4.1.2 Zum Stellenwert nonverbaler Schemata 180
  4.1.3 Implizite Persönlichkeitstheorien 182
  4.1.4 Reihenfolgeneffekte 184
  4.1.5 Kontrasteffekte 186
  4.1.6 Selbsterfüllende Prophezeiungen 187
4.2 Soziale Kognition und stereotypes Denken 190
  4.2.1 Soziale Kategorisierung 190
  4.2.2 Grundbegriffe der sozialen Kognition 192
  4.2.3 Einfluss von stereotypen Denkmustern 197
  4.2.4 Überwindung stereotypen Denkens 202
4.3 Attributionstheorie, Selbstwert und Kultur 208
  4.3.1 Die Kovariationstheorie 209
  4.3.2 Attribution von Erfolg und Misserfolg 213
  4.3.3 Attributionsverzerrungen 216
4.4 Prosoziales Verhalten 224
  4.4.1 Prosoziales Verhalten und Altruismus 224
  4.4.2 Hintergründe, Bedingungen und Differenzen im Hilfeverhalten ... 225
  4.4.3 Wenn Hilfe unterbleibt oder scheitert 230

5 Gesundheit: Lebens- und Berufskompetenzen ... 239
- 5.1 Was ist Gesundheit? ... 239
- 5.2 Gesundheitsmodelle ... 240
- 5.3 Rauchen und Rauchentwöhnung ... 244
  - 5.3.1 Abhängigkeit ... 246
  - 5.3.2 Mit dem Rauchen aufhören ... 248
  - 5.3.3 Warum mit dem Rauchen beginnen? ... 249
  - 5.3.4 Präventionsstrategien gegen Rauchen ... 249
- 5.4 Stress und Stressbewältigung ... 255
  - 5.4.1 Stress als Bewältigung von Lebensveränderungen ... 255
  - 5.4.2 Stress als Folge subjektiver Interpretationen von Ereignissen ... 256
  - 5.4.3 Wann sind Bewältigungsstrategien hilfreich und wann nicht? ... 259
- 5.5 Das Resilienzkonzept: Risiko- und Schutzfaktoren ... 261
  - 5.5.1 Risikofaktoren für die Entwicklung ... 262
  - 5.5.2 Schutzfaktoren für die Entwicklung ... 264
- 5.6 Gesundheitsfördernde Eigenschaften ... 268
  - 5.6.1 Selbstwirksamkeit ... 268
  - 5.6.2 Kontrollüberzeugung ... 270
  - 5.6.3 Optimismus ... 271
  - 5.6.4 Soziale Unterstützung und soziale Kompetenz ... 272
- 5.7 Gesundheitsschädliche Persönlichkeitsfaktoren ... 275
  - 5.7.1 Feindseligkeit ... 275
  - 5.7.2 Negative Gefühle ... 276
  - 5.7.3 Sensation Seeking ... 276
- 5.8 Grundlagen konstruktiver Gesprächsführung. Sozial-emotionale Kompetenz, Kommunikation und Konfliktlösung ... 277
  - 5.8.1 Die personale Ressource „Hohe Sozialkompetenz" ... 277
  - 5.8.2 Konstruktive Konfliktlösung nach Gordon ... 285
  - 5.8.3 Kommunikationsmodell von Schulz von Thun ... 289
  - 5.8.4 Wenn Sozialkompetenz fehlt: Burnout ... 293

Literatur ... 297

Stichwortverzeichnis ... 323

Entwicklungspsychologie 1

Als Einstieg in die Entwicklungspsychologie lassen Sie bitte zunächst die Entwicklung von Ray auf sich wirken:

Ray wurde 1930 als Raymond Charles Robinson in Albany, Georgia geboren. Er wuchs bei seiner alleinerziehenden Mutter auf, die als Baumwollpflückerin arbeitete. Seinen Vater lernte er nie kennen. Die Familie war sehr arm. Im Alter von sieben Jahren erblindete er aufgrund eines Glaukoms. Die Erblindung hätte man vermutlich durch medizinische Behandlung verhindern können, aber eine solche konnte sich die Mutter nicht leisten. Kurz vor seiner Erblindung hatte Ray hilflos mit ansehen müssen, wie sein jüngerer Bruder in einem kochend heißen Waschzuber ertrank. Die Erinnerung daran quälte ihn sein Leben lang, und er litt Zeit seines Lebens unter Alpträumen. Schon in seiner Kindheit suchte er regelmäßig benachbarte Kneipen auf, um dort den Bluesmelodien zu lauschen. Seine Mutter ermunterte ihn, trotz seiner Blindheit möglichst selbstständig zu leben und schärfte ihm ein, „sich niemals zum Krüppel machen zu lassen." Aufgrund seines feinen Gehörs konnte er sich schon bald trotz Blindheit gut in seiner Welt bewegen. Seine Mutter schickte ihn auf eine Blindenschule, auf der er auch Musikunterricht hatte: Er lernte Klavier, Saxophon und Klarinette und war Mitglied eines Gospelchors; zunehmend wurde die Musik zu seinem wichtigsten Lebensinhalt. Als er 14 Jahre alt war, starb seine Mutter, die wichtigste Bezugsperson in seinem Leben. Ray brach daraufhin die Schule ab und zog nach Florida. Als schwarzer, blinder Jugendlicher ohne Schulabschluss und ohne Fürsprecher*innen hatte er in einer Welt der Rassentrennung und der Rassendiskriminierung einen schweren Stand. Sein Leben war geprägt von großer Armut, Rassenkonflikten und musikalischen Rückschlägen. Schließlich zog er nach Seattle, wo es Bars gab, die die ganze Nacht aufhatten, und wo er sich als Klavierspieler über Wasser halten konnte. Gleichzeitig arbeitete er fortwährend an der Verbesserung seiner musikalischen Fähigkeiten; schließlich gelang es ihm, eine Band zu gründen, mit der er durch die Bars tourte. Er legte sich den Künstlernamen Ray Charles zu, der aus seinen beiden Vornamen bestand. Seine Songs kamen beim Publikum gut an; er war ein Perfektionist, der sehr hart zu seinen Mitmusikern sein konnte, wenn sie seinen Ansprüchen nicht genügten. Die ersten Schallplatten verkauften sich so gut, dass große Schallplattenfirmen auf ihn aufmerksam wurden. Damit war der Startschuss für eine große Karriere gefallen. Bald startete Ray Welttourneen, entwickelte einen eigenen Musikstil, bei dem er Gospel, Blues und Country mischte und stürmte die Hitparaden landesweit. Er revolutionierte mit seinem Musikstil die gesamte Musikwelt und gewann auch die weiße Zuhörerschaft. Bei seinen Konzerten duldete er keine Sitztrennung nach Hautfarben. Es war ein Triumph für ihn, als er in Georgia, wo er ein jahrzehntelanges Auftrittsverbot hatte, eine Medaille für „Georgia on my mind" bekam, die zur Landeshymne wurde. Im Laufe seiner Musikerkarriere entwickelte er neben einer Alkohol- eine schwere Heroinsucht, wegen der er sich mehrfach Entziehungskuren unterzog. Es gelang ihm schließlich, abstinent zu bleiben. Dabei half ihm, dass er zum Glauben fand; er wurde sehr fromm. Er heiratete zweimal und ließ sich beide Male scheiden. Mit seiner zweiten Ehefrau bekam er drei Kinder und darüber hinaus hatte er mindestens neun Kinder aus Nebenbeziehungen. Seine Hits „What I said" und „Georgia on my mind" wurden Millionenseller, als Soullegende wurde er auf der ganzen Welt gefeiert. Er war der erfolgreichste Jazzmusiker seiner Zeit (Charles & Ritz, 2005).

Rays Geschichte wirft zahlreiche Fragen auf:

- Wodurch wird die Entwicklung von Merkmalen, Fähigkeiten, Interessen und Verhalten ausgelöst?
- Welchen Anteil haben angeborene Eigenschaften, welchen Anteil hat die Umwelt an dem gezeigten Verhalten?
- Was brachte Ray dazu, seine Musikerlaufbahn lebenslang zielstrebig zu verfolgen, sich aber in anderen Verhaltensweisen grundlegend zu verändern?
- Wie wirken sich zeitgeschichtliche und kulturelle Bedingungen – im Falle von Ray seine Hautfarbe und die damit verbundene Armut, schlechte Bildung und Diskriminierung – auf das Wohlergehen eines Menschen im Laufe seines Lebens aus?
- Wie ging Ray mit seiner chronischen Beeinträchtigung, der Blindheit, um?

Diese exemplarisch aufgelisteten Fragen sind zentrale Fragestellungen der Entwicklungspsychologie.

1.1 Grundlagen und Konzepte

Menschliche Entwicklung ist kein vorhersehbarer, festgelegter Prozess. Zahlreiche Einflussfaktoren wirken auf den Menschen ein und prägen ihn. Das können normale, kulturell vorgegebene Ereignisse sein wie der Schuleintritt, ein Umzug, der Auszug aus dem Elternhaus. Es können aber auch besondere Vorkommnisse sein wie das Auftreten einer

1.1 Grundlagen und Konzepte

schweren Krankheit in der Kindheit oder das Aufwachsen in einem Kriegsgebiet. Wie Menschen darauf reagieren, ist höchst unterschiedlich und hängt von

- ihrer Persönlichkeit,
- ihren Bewältigungsstrategien,
- ihrer sozialen Unterstützung,
- ihrer körperlichen Verfassung

und insgesamt ihrer physischen, psychischen und sozialen „Abwehrkraft" ab. Das nennt man auch Resilienz.

Die Entwicklungspsychologie versucht herauszufinden, wie sich Menschen unter bestimmten Bedingungen entwickeln und welchen Einfluss dabei die genetische Veranlagung und Umwelteinflüsse haben. Gibt es Anlage- also Persönlichkeitsfaktoren, die sich schädlich auf die Gesundheit auswirken? Und welche Umweltfaktoren wirken sich günstig aus? Das Ziel ist, allgemeine Gesetzmäßigkeiten der Entwicklung aufzustellen und davon abweichende Entwicklungen zu beschreiben (Entwicklungspsychopathologie).

Dabei werden die verschiedenen Dimensionen berücksichtigt, auf denen der Mensch sich entwickelt: die *emotionale,* die *kognitive,* die *körperliche* und die *soziale Ebene*. Die Beachtung aller vier Dimensionen entspricht einer *multidimensionalen Sichtweise*.

Beispiel: Multidimensionale Entwicklung

Die 11-jährige Nora befindet sich in der Pubertät, einer Phase des gewaltigen körperlichen Umbruchs. Der Einschuss der Hormone, speziell des Hormons Östrogen, hat zu einer Gewichtszunahme geführt, sie hat bereits die Menstruation und weibliche Körperformen (körperliche Entwicklung). Mit all diesen Veränderungen ist sie sehr unzufrieden (emotionale Entwicklung). Ihre Freundinnen sind körperlich noch nicht so weit entwickelt und schließen Nora aus. Aber auch Nora fühlt sich als Jugendliche in dem Kreis der kindlicheren Altersgenossinnen unwohl und schließt sich älteren Mädchen an, die bereits rauchen und sich mit Jungen treffen (soziale Entwicklung). Das führt zu Konflikten mit ihren Eltern, von denen sich Nora deshalb zunehmend auch distanziert (soziale Entwicklung). Sie fühlt sich jetzt oft einsam, vermisst vertraute Freundinnen. Oft ist sie unglücklich (emotionale Entwicklung). Ein weiterer Faktor für ihre schlechte Stimmung sind ihre nachlassenden Schulleistungen: Es fällt ihr schwerer, sich zu konzentrieren, und das Interesse an den Schulfächern hat ebenfalls nachgelassen (emotionale, kognitive Entwicklung).

Kommentar: Der Auslöser für Noras Krise ist die körperliche Entwicklung (Veränderung). Sie zieht weitere Entwicklungen (Veränderungen) im sozialen, emotionalen und kognitiven Bereich nach sich. ◄

Wer mit Menschen unterschiedlicher Altersstufen im Gesundheitsbereich effektiv arbeiten will, sollte gezielte entwicklungspsychologische Kenntnisse haben, um sinnvolle alters- und geschlechtsgerechte gesundheitspsychologische Interventionen auszuwählen.

In diesem Kapitel wird Ihnen zunächst ein Überblick über die grundlegenden Konzepte und Themenbereiche der Entwicklungspsychologie gegeben. Anschließend wird das Zusammenspiel von Anlage und Umwelt, aus dem sich alle Entwicklungsprozesse ergeben, erläutert.

Entwicklung ist ein lebenslanger Prozess: Immer wieder gehen Menschen neue Weg, verändern sich. Die Entwicklungspsychologie unterteilt den Lebenslauf in Phasen mit entsprechenden phasentypischen Entwicklungsaufgaben. Diese Entwicklungsaufgaben müssen von einzelnen Personen bewältigt werden. Anlage- und umweltbedingte Schutz-, aber auch Risikofaktoren beeinflussen die Bewältigung.

Die Kenntnis der Schutzfaktoren (Resilienzfaktoren) (Kap. 5) ist für Sie relevant, weil mit ihrer Anwendung günstiges Gesundheitsverhalten einhergeht.

Die erfolgreiche Bewältigung der phasentypischen Entwicklungsaufgaben ist die Voraussetzung für die Inangriffnahme und Bewältigung der nächsten phasentypischen Aufgaben. Andernfalls stagniert Entwicklung. Es ist wichtig zu wissen, welche Entwicklungsaufgaben zu welchem Zeitpunkt im Lebenslauf relevant sind und wie sie möglicherweise in Konflikt zu gesundheitsbewusstem Verhalten treten. Die Entwicklungsaufgaben werden im Folgenden erläutert.

Prototypisch werden in diesem Kapitel insgesamt zwei bedeutsame Entwicklungsaufgaben aus jeweils unterschiedlichen Lebensphasen und ihre erfolgreiche Bewältigung dargestellt:

- die Akzeptanz des Körpers im Jugendalter und
- die Kompensation von Defiziten im hohen Alter.

1.2 Wie passiert Entwicklung? Zentrale Erklärungskonzepte

Die Entwicklungspsychologie erklärt, auf welche Weise und warum es zu Veränderungen bei einem Menschen kommt und auch, wie Unterschiede zwischen Menschen entstehen. Im Folgenden werden die relevanten Konzepte dazu vorgestellt.

1.2.1 Entwicklung durch Erziehung und Sozialisation

Durch Erziehung und Sozialisation lernt ein Mensch all das, was er benötigt, um in der Kultur zu leben, in die er hineingeboren wurde: Sitten, Gebräuche, Sprache, Symbole, Regeln des sozialen Umgangs, Funktion von Werkzeugen, Funktion von Institutionen, einen Beruf, eine Religion, Gesundheitsverhalten und vieles mehr. Sozialisation ist die umfassendere Einflussnahme; mit ihr sind alle, auch unbeabsichtigte gesellschaftliche Einflussnahmen gemeint. Bei Erziehung handelt es sich um eine bewusste Einflussnahme Erwachsener auf Kinder.

Beide Prozesse erfolgen durch Anleitung, Anforderung, Information, Belehrung, Beobachtung, Nachahmung sowie durch Strafe und Belohnung. Beteiligt sind die Familie, die Schule, der Freundeskreis, Beruf und Medien.

Sozialisation bedeutet lebenslanges Lernen, da die Gesellschaft sich verändert und damit die Wertsysteme. Auch übernimmt das Individuum lebenslang neue Rollen, die wiederum neue Anpassungsprozesse verlangen. Sozialisation und Erziehung sind Umweltfaktoren, die auf das Individuum einwirken. Das Individuum lernt durch sie die Spielregeln der Gesellschaft.

Beispiel: Sozialisation

1. Eltern bringen ihren Kindern schon früh im Leben das Zähneputzen bei.
2. Bei festlichen Anlässen wird in unserer Gesellschaft mit Alkohol angestoßen und anschließend getrunken. ◄

1.2.2 Entwicklung als Reifung und Reifestand

Reifung meint die altersbezogenen Wachstumsprozesse von Funktionen der Organe, des Zentralnervensystems, der hormonellen Systeme und der Körperformen. Reifung ist genetisch ausgelöst und stellt einen wichtigen Aspekt von Entwicklung dar.

▶ **Definition: Reifung** Reifung ist die gengesteuerte Entfaltung biologischer Strukturen und Funktionen. Die spezifischen organischen Veränderungen machen neue, spezifische Fähigkeiten möglich. Sie werden dann auf Reifung zurückgeführt, wenn sie universell in einer Altersperiode auftreten und weitgehend ohne Lernen stattfinden.

Zum biologischen Erbe zählen im Einzelnen:

- das körperliche Wachstum,
- die motorische Entwicklung,
- die Sprachentwicklung,
- die Wahrnehmung,
- das Denken und
- das Gedächtnis.

Reifung wird meist definiert als Erwerb, der nicht auf Lernen, Erfahrung, Übung, Erziehung oder Sozialisation zurückgeführt werden kann. Jedoch werden Reifungsvorgänge in der Folge sofort von Lernvorgängen abgelöst, wie das Beispiel des Laufenlernens zeigt.

Beispiel: Reifungsprozesse

Ein Kind, das stehen oder laufen kann, möchte nun nur noch stehen oder laufen und übt dieses ständig. Die Fähigkeit, zu gehen, ist herangereift, das Einüben der neuen Fähigkeit wird jedoch durch Lernprozesse übernommen. Reifungsprozesse und Lernprozesse gehen also Hand in Hand. ◄

Zur Reifung gehört auch der Reifestand. Hiermit ist gemeint, dass ein bestimmter Entwicklungsstand gegeben sein muss, damit neue Fähigkeiten erworben werden können (vgl. die Beispiele zur Sauberkeitserziehung und zum Spracherwerb).

▶ **Definition: Reifestand** Der Reifestand ist die emotionale, kognitive und biologische Voraussetzung für den Erwerb bestimmter Fähigkeiten.

Beispiel: Reifestand

Sauberkeitserziehung.
Das Kind aufs Töpfchen zu setzen macht erst Sinn, wenn es in der Lage ist, seine Schließmuskeln zu kontrollieren. Der Reifestand für diese Fähigkeit ist frühestens ab dem Alter von 18 Monaten gegeben.

Spracherwerb.
Es hat keinen Sinn, einem Säugling Wörter beibringen zu wollen. Das Erlernen der Sprache erfordert ein komplexes Zusammenspiel verschiedener Kompetenzen und ist erst möglich ab dem Alter von 18 Monaten. Ab diesem Alter ist der Reifestand für das Erlernen der Sprache gegeben. ◄

Solche Reifeprozesse werden häufig als eine Abfolge von aufeinanderfolgenden Stufen dargestellt, die bei allen Menschen in der gleichen Reihenfolge eintreten. Wie etwa eine Blume nach einem inneren Bauplan heranwächst, erblüht und anschließend verwelkt, so erfolgt menschliche Entwicklung als Prozess zunehmender Differenzierung.

Übung

Finden Sie Beispiele menschlicher Entwicklung, auf die die Blumenmetapher der Entfaltung aus Abb. 1.1 zutrifft.

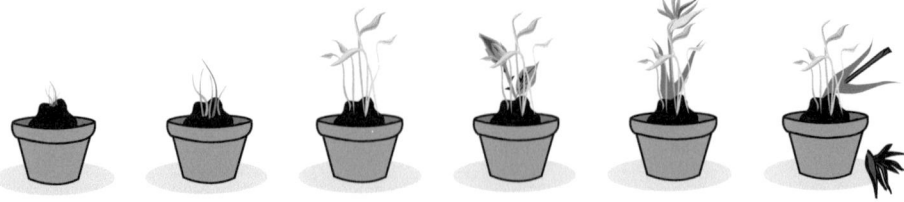

Abb. 1.1 Blumenmetapher (angefertigt von Sabrina Hilz)

1.2.3 Entwicklung durch die Nutzung sensibler Phasen bzw. Zeitfenster

Wenn der Reifestand eingetreten ist, also die Voraussetzungen für das Erlernen einer Fähigkeit gegeben sind, beginnt eine zeitlich festgelegte Phase, in der eine erhöhte Plastizität, d. h. Durchlässigkeit für spezifische Erfahrungen und Einflüsse besteht. Diese Zeitfenster werden als sensible Phasen bezeichnet. Einige sensible Phasen wie die Zeitspanne des Spracherwerbs und die Zeitspanne des Bindungsaufbaus sind nachgewiesen; über andere weiß man wenig, weil die sensiblen Phasen wahrscheinlich durch Stadien der Hirnreifung bedingt sind und wir über die Funktionsweise des Gehirns noch nicht alles wissen. Insgesamt sind aber die sensiblen Phasen nur einer von zahlreichen Entwicklungspfaden. Viele Lernprozesse im Kleinkindalter sind sehr flexibel und können sich unterschiedlichen Umweltbedingungen anpassen (Trautner, 2007, S. 117).

▶ **Definition: Sensible Phase** Die sensible Phase, auch als Zeitfenster bezeichnet, ist eine Phase, in der bestimmte Erfahrungen besonders große Auswirkungen auf den Menschen haben, weil genau in dieser Zeitspanne die Empfänglichkeit für diese bestimmte Erfahrung sehr hoch ist (Trautner, 2007, S. 117).

Beispiel: Sensible Phase

Spracherwerb.
Die sensible Phase des Spracherwerbs liegt zwischen 18 Monaten und 4 Jahren. In dieser Zeit können Kinder sogar parallel mehrere Sprachen fehlerfrei lernen. Wird diese Phase verpasst und nicht zum Spracherwerb genutzt, ist es später sehr schwer, das nachzuholen.

Bindungsaufbau.
Das erste Lebensjahr ist die sensible Phase für den Bindungsaufbau. Steht dem Kleinkind in dieser Zeit keine Bezugsperson kontinuierlich zur Verfügung (z. B. weil die Bezugsperson nicht zuverlässig ist, das Kind im Heim ist oder in der Verwandtschaft fortwährend weitergereicht wird), kann das Kleinkind kein „Urvertrauen" (Erikson, 1988) aufbauen. Es wird wahrscheinlich im weiteren Lebenslauf Probleme damit haben, vertrauensvolle Bindungen einzugehen, weil es aufgrund dieser Erfahrungen einen „unsicheren" Bindungsstil entwickelt hat. ◀

1.2.4 Entwicklung als lebenslanger Prozess

Mit dem Konzept einer Entwicklung als lebenslangen Prozess wurde das Entwicklungskonzept von Kindheit und Jugendalter auf die gesamte Lebensspanne erweitert (Baltes et al., 2006). Durch die lebenslange Bewältigung von Entwicklungsaufgaben entwickelt und verändert sich das Individuum. Dabei interessieren alle psychischen Phänomene, die sich über die Lebenszeit verändern. Der Mensch wird als aktives Wesen gesehen, das ein Potenzial für Veränderungen über die gesamte Lebensspanne besitzt. Diese Veränderungen gehen sowohl vom Individuum selbst aus, seinen eigenen Wünschen und Zielen als auch von äußeren Einflüssen wie z. B. Aufgaben, die die Gesellschaft stellt. Auch prognostische Fragen, wie etwa die nach den Auswirkungen bestimmter Ereignisse im Kindesalter für das Erwachsenenalter, können bei einer solchen Betrachtung des Lebenslaufs beantwortet werden.

Das Ziel ist, herauszufinden, wodurch Veränderungen, aber auch Stabilitäten im Lebenslauf bewirkt werden, und diese Faktoren genauer zu beschreiben (Lerner, 2006).

> **Übung**
>
> Betrachten Sie Ihr bisheriges Leben. Vergleichen Sie sich mit dem Menschen, der Sie mit 15 Jahren waren. In welchen Bereichen haben Sie sich seitdem verändert? Wodurch wurden diese Veränderungen ausgelöst?

Menschen verändern sich im Laufe ihres Lebens. Ein alter Mensch verhält sich in manchen Bereichen anders als in seinen jungen Jahren. Vielleicht interessierte ihn seine Gesundheit in jungen Jahren nicht. Im Alter wird er gesundheitsbewusst. Solche *intraindividuellen Veränderungen* (Veränderungen im selben Menschen) kann man herausfinden, wenn man dieselbe Person über viele Jahre immer wieder untersucht und befragt. Man kann auch unterschiedliche Entwicklungsverläufe zwischen Menschen untersuchen. Man interessiert sich z. B. für Unterschiede zwischen den Geschlechtern, zwischen jungen und alten Menschen, zwischen Hochschul- und Hauptschulabsolvent*innen usw. Man kann dann etwa herausfinden, dass Frauen sich gesundheitsbewusster als Männer verhalten, dass Männer an bestimmten Krankheiten öfters erkranken als Frauen und dass Menschen mit hohem Bildungsabschluss länger leben als Menschen mit einem niedrigen Bildungsabschluss. Unterschiede zwischen Menschen sind *interindividuelle Unterschiede*.

Auf Grundlage der bisherigen Erklärungskonzepte lässt sich folgende Definition für Entwicklung festhalten:

▶ **Definition: Entwicklung** Entwicklung heißt Veränderung und ist ein lebenslanger Prozess. Die Veränderungen sind individuell und von Umwelt- und Persönlichkeitsfaktoren abhängig. Entwicklungspsychologie ist die Beschreibung, Erklärung und Modifikation von Entwicklungsprozessen über die gesamte Lebensspanne, d. h. von der Zeugung des Menschen bis zu seinem Tod. Die Entwicklungsprozesse einer Person sind multidimensional, d. h. sie finden auf verschiedenen Ebenen statt (kognitiv, emotional, sozial, körperlich). Sie sind weiterhin multidirektional, d. h. sie können verschiedene Richtungen nehmen. Entwicklung ist auch individuell, d. h. Menschen entwickeln sich unterschiedlich und nicht alle in der gleichen Weise. Entwicklung unter der Lebenslaufperspektive zu betrachten, bedeutet auch, bei jedem Entwicklungsaspekt immer Gewinne (Wachstum) und Verluste (Abbau) zu betrachten.

> **Zusammenfassung**
> Entwicklung ist ein Prozess der lebenslangen Veränderung, in dem sich Wachstumsprozesse (Gewinne) und Abbauprozesse (Verluste) abwechseln. Menschen entwickeln sich aufgrund eines Zusammenspiels von Person und Umwelt in verschiedenen Bereichen (emotional, körperlich, kognitiv, sozial). Sowohl die einzelne Person verändert sich im Laufe ihres Lebens (intraindividuelle Unterschiede) als auch Menschen untereinander (interindividuelle Unterschiede). Die Umwelt hat einen bedeutenden Einfluss auf die Entwicklung: Entwicklung ist nicht nur Schicksal, sondern ein beeinflussbarer Prozess. Diese Sichtweise macht z. B. Förderprogramme sinnvoll.

1.3 Anlage und Umwelt

Die Vielfalt von Entwicklungsverläufen ergibt sich aus dem Zusammenspiel von individuellen, z. T. anlagebedingten und z. T. umweltbedingten Faktoren. Herauszufinden, wie diese Faktoren zusammenwirken, ist eine der grundlegenden Aufgabenstellungen der Entwicklungspsychologie. Das Anlage-Umwelt-Zusammenspiel ist gerade im Gesundheitsbereich so zentral, weil Gesundheitsmaßnahmen eine genetische Disposition insoweit „ausschalten" können, dass die entsprechende Krankheit am Ausbruch gehindert wird. Krankheit ist also nur begrenzt Schicksal, sondern kann beeinflusst werden. Wäre sie ausschließlich genetisch bedingtes Schicksal, könnten Präventionsmaßnahmen unterbleiben, ebenso wie Appelle an die Anstrengungsbereitschaft.

1.3.1 Anlagen

Anlagen beruhen auf Genen. Sie sind mit der Konzeption jedem Individuum gegeben und nicht veränderbar; sie können sich jedoch über Generationen durch Mutation und Selektion verändern. Vererbt ist, was in der Genstruktur festgelegt ist. Die meisten Merkmale (Gewicht, Größe, Haarfarbe, Intelligenz, Persönlichkeitsfaktoren) werden nicht durch einzelne, sondern durch mehrere Gene determiniert. Über 3000 verschiedene Krankheiten mit nachgewiesenermaßen anlagebedingtem erhöhten Erkrankungsrisiko sind bis heute bekannt (Asendorpf & Kandler, 2018, S. 85). Anlagebedingt ist dabei aber lediglich ein erhöhtes Risiko, das je nach Entwicklungsumständen, Umwelt und Lebensführung eintritt. Anlagen sind also kein Schicksal, sondern können durch die genannten Faktoren am Ausbruch gehindert werden. Man unterscheidet diese Faktoren in strukturell-genetische und individuell-genetische Merkmale.

Zu den vererbten Anlagen gehören weiterhin die beim Menschen nicht sehr zahlreichen *Instinkte*. Dazu zählen verschiedene angeborene Reflexe des Neugeborenen, die durch Schlüsselreize aus der Umwelt ausgelöst werden. So löst das Berühren von Wange und Lippen beim Neugeborenen den Saugreflex aus. Das Weinen des Kindes ist ein weiterer Schlüsselreiz für den Pflegeinstinkt der Mutter. Es gibt eine Reihe von

Gesten und Gebärden zur Gruß- und Demutsbezeugung, die Menschen auf der ganzen Welt gemeinsam sind, sogar Blinden, und die denen der Tiere ähneln. Die Vorliebe von Kindern für Höhlen und Spielplätze unter Tischen oder die Vorliebe für Sitzplätze mit dem Rücken zur Wand, erinnern an unsere Zeit als Höhlenbewohner. Auch die Tendenz von Menschen in einer Gruppe, die längere Zeit zusammenbleibt, eine hierarchische soziale Ordnung zu bilden, ist eine Erbkonstellation, die wir mit höheren Tieren gemeinsam haben.

Ein weiteres Beispiel für einen evolutionär wichtigen Instinkt ist das Verhalten auf das Kindchenschema (Abb. 1.2).

Das Kindchenschema ist eine Kombination von Merkmalen, die beim Menschen als Auslöser für den Brutpflegetrieb wirken. Dabei rufen vor allem die Körperproportionen bestimmte instinktive Verhaltensweisen hervor. Zu dem kindlichen Äußeren gehören:

- große Augen,
- ein im Verhältnis zum übrigen Körper großer Kopf,
- eine kleine Körpergestalt und kurze dicke Extremitäten,
- eine hohe vorgewölbte Stirn,
- Pausbacken und Patschhändchen (Julius et al., 2014).

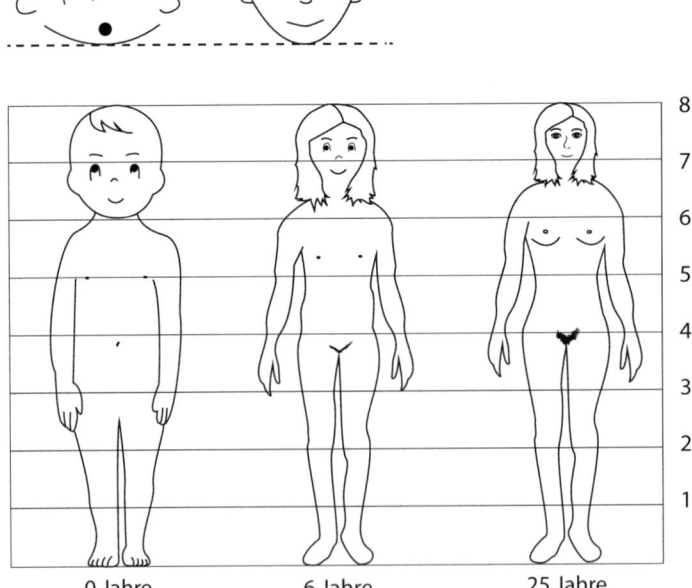

Abb. 1.2 Kindchenschema (vgl. Lorenz, 1943)

Diese Merkmale des Neugeborenen lösen bereits bei Menschen ab dem Alter von neun Jahren Zuwendung und Fürsorgeverhalten aus, also den wichtigen Beschützerinstinkt dem Baby gegenüber. Das Kindchenschema ist evolutionär gesehen ein sehr altes Signal und für ein Baby überlebensnotwendig, ist es doch aufgrund seiner Hilfsbedürftigkeit in den ersten Lebensmonaten auf die Fürsorge von Erwachsenen angewiesen.

Das Kindchenschema wird in der Werbung und der Modebranche benutzt, um das Interesse und den Kaufwunsch der Kund*innen zu wecken. Manchmal wird es auch mit erotischen Signalen gekoppelt; dafür ist die Barbie-Puppe ein Beispiel. Zahlreiche Puppen- und Stofftiere sind nach dem Kindchenschema angefertigt und es gibt kaum eine Figur in Walt-Disney-Filmen, die nicht diesem Schema entspricht (Bambi, Cinderella usw.).

1.3.2 Umwelt

Umweltfaktoren wirken nicht einseitig aktiv auf ein Individuum ein. Vielmehr nimmt auch das Individuum selbst eine aktive Position ein: Es nimmt seine Umwelt wahr, bewertet und deutet sie. In der Art der Interpretation unterscheiden sich Menschen. Objektiv identische Umwelten können daher unterschiedliche Bedeutung für Personen haben, je nach Veranlagung der einzelnen Person.

> **Beispiel: Umweltwahrnehmung**
>
> Dieselbe Umgebung, ein Krankenhaus wird von der neu eingestellten Ärztin voller Interesse durchschritten, vom Patienten aber angstvoll betreten. Der Architekt, der einen Umbau planen soll, sieht sofort die feuchten Flurwände.
>
> Die Art der Interaktion kann sich aber auch bei ein und demselben Individuum verändern: Gestern vor der Diagnosemitteilung war das Krankenhaus ein finsterer Ort. Heute, nachdem der Befund gutartig war, erstrahlt das Krankenhaus in den hellsten Farben. ◄

Ein Ansatz, der sowohl von Vererbungs- als auch Lernprozessen ausgeht, ist das bereits vorgestellte Konzept der sensiblen Phasen: Angeborene Kompetenzen kommen demzufolge nur zur Wirkung, wenn die Umweltanregungen zur rechten Zeit erfolgen.

1.3.3 Das Zusammenspiel von Anlage und Umwelt

Es lassen sich drei Arten der lebenslangen Anlage-Umwelt-Interaktionen unterscheiden (Montada et al., 2018, S. 43):

- *Passives Zusammenspiel:* Der Genotyp der Eltern führt zu einer bestimmten Gestaltung des Familienlebens. Diese Umwelt beeinflusst das Leben des Kindes. Auch wenn das Angebot dem Genotyp des Kindes nicht entspricht, kann es sich dem nicht entziehen und wird sich teilweise anpassen.
- *Reaktives Zusammenspiel:* Es liegt eine reaktive Passung zur Umwelt vor, wenn Eltern den Genotyp des Kindes erkennen und auf seine Interessen und Talente eingehen: Das Kind erhält entsprechende Angebote.
- *Aktives Zusammenspiel*: Eine aktive Passung zur Umwelt liegt vor, wenn das Kind selbst aus den Umweltangeboten das auswählt, was seinem Genotyp entspricht.

Beispiel: Zusammenspiel Anlage und Umwelt

Passives Zusammenspiel.
Die sportlichen Eltern gestalten das Freizeitleben der Familie mit unterschiedlichsten Aktivitäten (Wandern, Fahrradausflüge, Trampolin springen im Garten usw.); dem kann sich das Kind nicht entziehen: Das Kind macht mit.

Reaktives Zusammenspiel.
Die Eltern reagieren auf das sportliche Kind und melden es im Sportverein an. Das freundliche Kind erhält besonders viel Zuwendung, das wissbegierige Kind erhält zahlreiche Erklärungen.

Aktives Zusammenspiel.
Der fußballbegeisterte Junge trainiert alleine auf einem Bolzplatz, den er in der Nähe entdeckt hat. ◄

Über das Lebensalter hinweg ändert sich die Bedeutung dieser drei Arten von Interaktion zwischen Anlage und Umwelt. Der reaktive und aktive Einfluss des Kindes gewinnen mit zunehmendem Alter an Bedeutung, weil Autonomie und Mobilität zunehmen.

▶ **Merke!** Die kontroverse Diskussion, ob eher Anlage- oder eher Umweltfaktoren maßgeblich für die menschliche Entwicklung sind, wird heute in der Entwicklungspsychologie nicht mehr geführt. Vielmehr wird das Zusammenspiel beider Faktoren untersucht, denn Forschungsergebnisse belegen, dass es keine „Einbahnstraße" vom Genom zur Entwicklung des Menschen gibt.

1.3.4 Wechselwirkung von Umwelt, Verhalten und Gehirnaktivität

Menschen können sich Umwelten aktiv aussuchen und diese beeinflussen; umgekehrt können aber auch Umweltbedingungen das Verhalten direkt beeinflussen, wodurch sich neuronale Aktivität und vermutlich auch die genetische Aktivität selbst verändern. Deshalb ist die Vorstellung falsch, dass das Genom Entwicklung bewirkt oder ein Programm enthält, das die Entwicklung eines Menschen steuert. Asendorpf und Kandler (2018,

1.3 Anlage und Umwelt

S. 165) vergleichen das Genom mit einem Text. Dieser Text begrenzt das, was insgesamt gelesen werden kann, legt aber nicht fest, welcher Teil des Textes gelesen wird und zu welchem Zeitpunkt. Außerdem spielt es eine Rolle, was vorher gelesen wurde.

Die Genaktivität variiert im Laufe der Entwicklung. Gene können unter bestimmten Bedingungen „eingeschaltet" und „abgeschaltet" werden. Das wird als *Epigenetik* bezeichnet. Gene sind demnach dynamische Bausteine, die nicht nach einem unveränderlichen Muster funktionieren. Es ist nachgewiesen, dass die Genaktivierung und -expression von Proteinen auch von Umwelterfahrungen abhängt. Nicht nur Gene, auch Umweltereignisse, Gedanken, Gefühle und Verhaltensweisen erhöhen die neuronale Aktivität und führen dadurch zu vermehrter Ausschüttung von Botenstoffen. Solche Umwelterfahrungen können z. B. Eltern-Kind-Beziehungen sein.

Die Auswirkung von Umwelterfahrungen auf das Gehirn konnten durch folgende Experimente belegt werden (Brisch, 2005):

- *Experiment 1:* Auf experimentellem Weg wurden trächtige Mäuse unter Stress gesetzt. Die Kinder dieser ehemals gestressten Mütter zeigten Veränderungen in den zerebralen Konzentrationen von Dopamin und Glutamat. Wurden nun diese Kinder von anderen, nicht gestressten Mäusemüttern „adoptiert" und aufgezogen, verschwanden diese zerebralen Veränderungen wieder. Die Ergebnisse beweisen die hohe Empfänglichkeit des reifenden Gehirns für Umwelt- und Interaktionserfahrungen. Diese Fähigkeit des Gehirns, sich zu verändern, wird als Plastizität bezeichnet.
- *Experiment 2:* Aus einem Wurf genetisch identischer Mäuse wurde eine Teilgruppe entnommen und unter Stress gesetzt, indem man sie 15 Minuten täglich von der Mutter trennte und allein in einen Käfig setzte (Stress durch Deprivation). Obwohl sie danach von ihren Müttern intensiv geleckt wurden (Beruhigung durch Pflege), hatten sie im Vergleich zu ihren genetisch identischen Geschwistern einen lebenslang erhöhten Kortisolspiegel (Kortisol=Stresshormon). Bekamen nun diese früh deprivierten Mäuse Kinder, wiesen diese ebenfalls einen erhöhten Kortisolspiegel auf, obwohl sie niemals eine Deprivationserfahrung gemacht hatten. Es wurde also ein „Stressgen", das durch die Deprivationserfahrung in der Muttergeneration entstanden war, „vererbt".

▶ **Merke!** Kein Entwicklungsaspekt lässt sich nur auf den Genotyp oder nur auf die Umwelt zurückführen. Vielmehr gibt es ein kompliziertes Zusammenspiel beider Faktoren, bei dem mal der eine, mal der andere Faktor dominiert. Dieses komplizierte Wechselspiel zwischen Anlage und Umwelt wird als dynamisch-interaktionistisches Wechselspiel bezeichnet.

▶ **Merke!** Menschliche Umwelten sollten so gestaltet werden, dass sich möglichst alle Menschen ihren Möglichkeiten gemäß entwickeln können; damit wird den beschriebenen Wechselwirkungen zwischen Umwelt und Anlage Rechnung getragen.

Welche Entwicklungsmodelle zum Zusammenspiel von Anlage und Umwelt werden diskutiert? Zusammenfassend lassen sich nach Faltermaier et al. (2014, S. 110) folgende Modelle unterscheiden:

- das Reifungsmodell (Anlage wichtig, Umwelt unwichtig),
- die Lerntheorien (Anlage unwichtig, Umwelt wichtig) und
- das dynamisch-interaktionistische Modell (Anlage wichtig, Umwelt wichtig).

Sowohl die Lerntheorien (der Mensch wird durch externe Reize bestimmt und bleibt selbst passiv) als auch die Reifungstheorien (der Mensch reift von innen heraus und die Umwelt bleibt passiv) bilden Entwicklung nur teilweise ab.

Das gegenwärtig in der Entwicklungspsychologie vertretene Modell von Entwicklung ist das *dynamisch-interaktionistische Modell*. Es meint den fortwährenden Prozess gegenseitiger Beeinflussung von Person und Umwelt. Unsere Veranlagung (genetisch) und unsere Persönlichkeit (genetisch und erworben) bestimmen unser Verhalten, das auf die Umwelt wirkt. Die Umwelt verändert sich dadurch und reagiert auf das Verhalten und darauf reagiert wieder die Person. Sowohl die Person als auch die Umwelt befinden sich durch diesen Prozess in ständiger Veränderung. Das Modell beinhaltet, dass der Mensch seine Entwicklung aktiv mitgestaltet: Er setzt sich Ziele, trifft Entscheidungen und wählt seine Umwelten aus; er steuert also sein Leben auch selbst.

Zusammenfassung
Ein zentrales Thema der Entwicklungspsychologie ist die Erforschung des Zusammenspiels von Anlage und Umwelt. Es wird davon ausgegangen, dass kein einziges menschliches Merkmal allein auf Umwelt- oder allein auf Anlageeinflüsse zurückzuführen, sondern ein Resultat aus beidem ist. Wie groß jeweils der Anlage- und der Umweltanteil ist, ist von Merkmal zu Merkmal und von Person zu Person verschieden.

Das dynamisch-interaktionistische Modell versteht das Individuum sowohl als Produkt von Umwelteinflüssen als auch als handelndes Subjekt, das sich aktiv Umwelten aussucht, die zu seinen Anlagen passen. Auf diese Weise steuert es seine Entwicklung.

Aufgaben
- Erläutern Sie die drei Anlage-Umwelt-Interaktionen.
- Was ist eine sensible Phase?
- Entwicklung findet u. a. durch Reifung und Sozialisation statt. Was ist der zentrale Unterschied zwischen beiden Prozessen?
- Definieren Sie „multidimensionale Entwicklung" und überlegen Sie sich ein Beispiel dafür.

1.4 Das Konzept der Entwicklungsaufgaben

Wenn Entwicklung ein Prozess der lebenslangen Veränderung ist, liegt es nahe, den gesamten Lebenslauf näher zu betrachten. Die Entwicklungspsychologie strukturiert den Lebenslauf in eine Abfolge von Phasen, in denen jeweils eine festgelegte Anzahl bestimmter Entwicklungsaufgaben zu bewältigen ist. Bei der Darstellung der alterstypischen Aufgaben werden auch das Gesundheitsverhalten und Gesundheitseinstellungen über den Lebenslauf hinweg berücksichtigt.

Berufsbezug

Bei der Arbeit mit Menschen nützt Ihnen das Wissen um die altersbezogenen relevanten Entwicklungsaufgaben. Sie geben einen groben Rahmen vor, was als altersgerechte Entwicklung zu erwarten ist. Das hilft Ihnen, entsprechendes Verhalten besser einzuordnen. Man wird dann beispielsweise einen „Trotzanfall" eines Zweijährigen als Ausdruck altersgerechter Autonomieentwicklung bewerten und nicht als Ausdruck einer fehlgeschlagenen Erziehung. Das Rauchen eines Zwölfjährigen ist dann der Versuch, sich von seinen Eltern und ihren Normen abzugrenzen und sich in die Gleichaltrigengruppe zu integrieren. Diese beiden Bestrebungen des Zwölfjährigen sind zwei wichtige Entwicklungsaufgaben im Jugendalter, die allerdings mit einem gesundheitsschädlichen Verhalten (Rauchen) erreicht werden. ◄

1.4.1 Was ist eine Entwicklungsaufgabe?

Entwicklungsaufgaben sind typische Herausforderungen in einer bestimmten Lebensphase; sie sind also alterstypisch und entsprechen der Norm. Sie sind auch kulturspezifisch; so besteht z. B. nicht in jeder Kultur Schulpflicht oder ein gesetzlich festgelegtes Rentenalter. Entwicklungsaufgaben sind häufig Übergänge in neue Lebensphasen wie etwa der Schuleintritt, der Einstieg in den Beruf, der Renteneintritt oder die Geburt des ersten Kindes.

Übergangsphasen und ihre Bewältigung stellen „kritische" Ereignisse dar, die Stress erzeugen. Es sind anstrengende Phasen, die sämtliche physische und psychische Kraft der einzelnen Person erfordern. Das macht vulnerabel (verletzlich), es schwächt das Individuum und die Gefahr, eine psychische Störung zu entwickeln, ist erhöht. Es bedarf also konstruktiver Bewältigungsstrategien des Individuums und Hilfestellungen aus der Umwelt, um diesen schwierigen Wechsel zu meistern. Strategien, die bei der Bewältigung schwieriger, Stress erzeugender Lebensphasen helfen, werden in Abschn. 5.4 ausgeführt.

Entwicklungsaufgaben sind normativ, weil sie in einer großen Population fast jeden betreffen und an eine Altersstufe gebunden sind. Nichtnormative Entwicklungsaufgaben sind seltener und nicht an den Lebenslauf gebunden. Ein folgenschwerer Unfall, der Verlust der Eltern im Kindesalter, Scheidung oder Arbeitslosigkeit gehören dazu. Die

Unterscheidung ist nicht trennscharf, denn Ereignisse wie Scheidung oder Arbeitslosigkeit sind zeitgeschichtlichen und gesellschaftlichen Veränderungen unterworfen und können deshalb von einem seltenen, nichtnormativen Ereignis zu einem häufigen und damit normativen Ereignis werden.

Die Bewältigung der Entwicklungsaufgaben setzt individuelle Entwicklung in Gang und treibt sie voran. Die einzelnen Entwicklungsaufgaben sind keine isolierten Anforderungen, sondern hängen in mehrfacher Weise miteinander zusammen. Sie bauen aufeinander auf, denn die Bewältigung einer Aufgabe ist die Voraussetzung für die Bewältigung weiterer Aufgaben: Wer z. B. im Jugendalter die Aufgabe der Loslösung von den Eltern nicht erfolgreich bewältigt, wird im frühen Erwachsenenalter die Aufgabe der Suche und Bindung an eine/n Partner*in nicht in Angriff nehmen: Er bleibt an seine Eltern gebunden. Aber auch Entwicklungsaufgaben einer Stufe hängen eng miteinander zusammen: Wer z. B. im frühen Erwachsenalter keine Berufsausbildung abschließt und nicht in den Beruf eintritt, wird möglicherweise auch keine Familie gründen und keine Verantwortung als Bürger*in übernehmen.

Auch wenn gegenwärtig eine große Vielfalt an Lebenskonzepten herrscht, haben sich doch zentrale Entwicklungsaufgaben weiterhin für die Mehrzahl einer Altersgruppe als relevant erwiesen.

▶ **Definition: Entwicklungsaufgabe** Unter einer Entwicklungsaufgabe werden prototypische Anforderungen oder Lernaufgaben verstanden, die in einer bestimmten Lebensphase zu bewältigen sind. Ihre Bewältigung setzt individuelle Entwicklung in Gang und treibt sie voran: Neue Orientierungen und der Aufbau von Strukturen werden möglich, sodass das Individuum eine weitere Entwicklungsstufe erreicht.

Die Entwicklungsaufgaben haben ihren Ursprung

- in biologischen Veränderungen (z. B. Pubertät, Klimakterium),
- in gesellschaftlichen und kulturellen Erwartungen (z. B. Eintritt in die Schule, Berufsausbildung, Heirat) und
- im Individuum selbst und seinen Lebenszielen (z. B. den Wunsch, Ärztin zu werden, um jeden Preis umzusetzen).

Die Bereiche spiegeln die biologische und soziale Dimension sowie die kognitive und emotionale Dimension, auf denen Entwicklung stattfindet, wider.

Das Konzept der Entwicklungsaufgaben ist ein zentrales Konzept, das Individuum und Umwelt verbindet, indem es kulturelle (d. h. normative) Anforderungen mit individuellen Entwicklungsvoraussetzungen in Beziehung setzt. Es räumt zugleich dem Individuum eine aktive Rolle bei der Gestaltung der eigenen Entwicklung ein.

Übung

Wählen Sie sich aus Ihrer eigenen Kindheit oder dem Jugendalter ein wichtiges Thema – eine Entwicklungsaufgabe – aus, die für Sie besonders bedeutsam war, und beschreiben Sie, wie Sie diese gelöst haben.

> **Beispiel: Entwicklungsaufgaben biologischen Ursprungs**
>
> Die zentralen Entwicklungsaufgaben biologischen Ursprungs sind Pubertät, Schwangerschaft, Geburt, Wochenbett, Klimakterium und durch hohes Alter bedingte körperliche Einschränkungen. Einige sind stark hormonell gesteuerte Übergangsphasen, die überwiegend das weibliche Geschlecht betreffen. So sinken etwa nach der Geburt die zuvor stark angestiegenen Hormone Östrogen und Progesteron wieder auf ein normales Niveau ab. Damit einher geht in der Regel eine leichte depressive Verstimmung, die im Volksmund „Heultage" oder „Baby Blues" genannt werden. Es ist ein Zustand, der auf wenige Stunden begrenzt ist. Davon zu unterscheiden ist die Wochenbettdepression oder -psychose, die eine schwerwiegende psychiatrische Erkrankung darstellt. Auch die Pubertät und das Klimakterium gehen bekanntermaßen mit mehr oder weniger starken Stimmungsschwankungen einher. Man kann davon ausgehen, dass hormonelle Umbrüche sich sowohl direkt auf die psychische Verfassung auswirken als auch von psychosozialen Faktoren (Überforderungsgefühle, Ausmaß der Beziehungszufriedenheit, Unterstützung durch Partner*in und die Familie) abgefedert oder verstärkt werden können (Kühner, 2007). ◄

1.4.2 Entwicklungsaufgabenmodelle

Die zwei bekanntesten Modelle stammen von Havighurst und Erikson.

Der Amerikaner Robert Havighurst (1976) interviewte Amerikaner*innen aller Altersstufen zu wichtigen Einschnitten in ihrem Leben und erstellte auf dieser Basis zentrale, allgemeingültige Themen, die er als alterstypische Aufgaben, als „Entwicklungsaufgaben" formulierte. Deutsche Forscher*innen konnten die Relevanz der Aufgaben ebenfalls für deutsche Stichproben nachweisen (Dreher & Dreher, 1985). Die Entwicklungsaufgaben wurden im Laufe der Zeit überarbeitet und ergänzt (Hurrelmann & Quenzel, 2013; Fend, 2005; Waters & Sroufe, 1983). Die Ergänzungen sind in der nachfolgenden Auflistung berücksichtigt.

Erik Erikson, ein ebenfalls berühmter Entwicklungspsychologe, entwickelte ein weiteres den Lebenslauf umfassendes Entwicklungsaufgabenmodell, welches für jede Lebensphase nur eine einzige Aufgabe vorgibt (Erikson, 1988). Auf beide Modelle wird im weiteren Verlauf Bezug genommen. Die folgenden Entwicklungsaufgaben betreffen den gesamten Lebenslauf (Havighurst, 1976, S. 80 ff.):

Frühe Kindheit (0–6 Jahre)
- Fähigkeit zu laufen
- Fähigkeit, feste Nahrung aufzunehmen
- Fähigkeit, zu sprechen
- Fähigkeit, die Ausscheidungsvorgänge zu kontrollieren
- Kenntnis von Geschlechtsunterschieden und Fähigkeit zum Empfinden sexueller Scham

- Bildung von Konzepten und Lernen sprachlicher Begriffe zur Beschreibung der physischen und sozialen Realität
- Entwicklung der Bereitschaft, lesen zu lernen
- Fähigkeit, zwischen Recht und Unrecht zu unterscheiden und Entwicklung eines Gewissens

Mittlere Kindheit (6–12 Jahre)
- Erlernen von Fähigkeiten, die für normales Spielen nötig sind
- Aufbau einer gesunden Einstellung zur eigenen Person als einem wachsenden Organismus
- Fähigkeit, mit Altersgleichen zurechtzukommen
- Erlernen einer passenden männlichen und weiblichen Rolle
- Entwicklung grundlegender Fertigkeiten im Lesen, Schreiben und Rechnen
- Entwicklung von Konzepten, die für das Verstehen des alltäglichen Lebens notwendig sind
- Entwicklung von Gewissen, Moral und Wertmaßstäben

Jugendalter (12–18 Jahre)
- Erreichen persönlicher Unabhängigkeit
- Entwicklung einer Einstellung gegenüber sozialen Gruppen und Institutionen
- Aufbau neuer und reifer Beziehungen zu Gleichaltrigen
- Aufbau intimer Beziehungen zu Gleichaltrigen
- Klärung der Geschlechtsrolle
- Akzeptanz der körperlichen Veränderungen und effektive Nutzung des Körpers
- Emotionale Unabhängigkeit von den Eltern und anderen Erwachsenen
- Erwerb intellektueller Kompetenzen
- Erwerb sozialer Kompetenzen
- Entwicklung eines individuellen Lebensplans
- Umgang mit Konsum und Freizeit

Frühes Erwachsenenalter (18–30 Jahre)
- Wahl einer Partner*in
- Lernen, in einer Partnerschaft zu leben
- Gründung einer Familie
- Erziehen von Kindern
- Führen eines Haushalts
- Beginn des Berufslebens
- Bürgerliche Verantwortung übernehmen

Mittleres Erwachsenenalter (30–60 Jahre)
- Eigene Kinder darin unterstützen, verantwortliche und glückliche Erwachsene zu werden
- Erreichen sozialer und öffentlicher Verantwortlichkeit als Erwachsener

1.4 Das Konzept der Entwicklungsaufgaben

- Erreichen und Aufrechterhalten befriedigender Leistungen im Beruf
- Entwicklung angemessener Freizeitaktivitäten
- Pflege der Liebesbeziehung
- Die physiologischen Veränderungen des mittleren Lebensalters akzeptieren und sich anpassen
- Anpassung an alte Eltern

Späteres Erwachsenenalter (ab 60 Jahre)
- Anpassung an das Nachlassen der Kräfte und der Gesundheit
- Anpassung an den Ruhestand und ein vermindertes Einkommen
- Anpassung beim Tod der Partner*in
- Aufbau einer expliziten Angliederung an die eigene Altersgruppe
- In flexibler Weise die sozialen Rollen annehmen und sich daran anpassen
- Aufbau befriedigender Lebensumstände

Acht-Stufen-Modell der Entwicklung nach Erikson

Eriksons Acht-Stufen-Modell der Entwicklung stellt die lebenslange Entwicklung der *Identität* in den Mittelpunkt. Das lebenslange Suchen und Finden von Identität ist für Erikson das zentrale Thema des Menschen. Identität zu erwerben bedeutet, eine Vorstellung von sich selbst als Person zu bekommen: Wer war ich früher, wer bin ich jetzt und wer möchte ich sein? Er formuliert für jede Lebensphase ein zentrales Thema, das einen Aspekt der Identität darstellt und einen Gegensatz beinhaltet. Die einzelne Person muss eine Balance zwischen diesen gegensätzlichen Polen finden. Dieser Konflikt stellt nach Erikson die Triebfeder für Entwicklung dar. Folgende Konflikte stellen nach Erikson (Erikson, 2011, S. 55 ff.) die Triebfeder für die Entwicklung dar.

Säuglingsalter (1. Lebensjahr)	Urvertrauen gegen Urmisstrauen „Ich bin, was man mir gibt."
Frühe Kindheit (1.–3. Lebensjahr)	Autonomie gegen Scham und Zweifel „Ich bin, was ich will."
Kindheit (3.–5. Lebensjahr)	Initiative gegen Schuldgefühl „Ich bin, was ich mir vorstellen kann zu werden."
Schulalter (6.–12. Lebensjahr)	Werksinn gegen Minderwertigkeit „Ich bin, was ich lerne."
Jugendalter (12.–18. Lebensjahr)	Ich-Identität gegen Ich-Identitätsdiffusion „Ich bin, was ich bin."
Frühes Erwachsenenalter (18.–30. Lebensjahr)	Intimität gegen Isolation „Wir sind, was wir lieben."
Mittleres Erwachsenenalter (30.–60. Lebensjahr)	Generativität gegen Stagnation „Ich bin, was ich bereit bin zu geben."
Hohes Erwachsenenalter (ab 60. Lebensjahr)	Ich-Integrität gegen Verzweiflung „Ich bin, was ich mir angeeignet habe."

◀

Die Aufgabe der ersten Phase ist die Entwicklung von Urvertrauen: Die Welt ist ein sicherer Ort, Menschen sind verlässlich und liebevoll. Diese Lebenseinstellung entsteht aufgrund eines liebevollen und zuverlässigen Elternverhaltens. Auch eine spätere optimistische Einstellung entsteht hier: Alles wird letztlich gut, auch wenn es gerade nicht so aussieht. In der Autonomiephase beginnt das Kleinkind das Wort „ich" zu benutzen; es versucht, seinen eigenen Willen gegen den der Eltern durchzusetzen. Hier liegen die Wurzeln eines guten Selbstwertgefühls, wenn die Eltern das Kind bei seinem Drang, die Welt zu erobern, bestärken und nicht bei unweigerlichen Misserfolgen bloßstellen und beschämen. In der nächsten Stufe entwickelt das Kind in der Regel eine männliche oder weibliche Geschlechtsidentität. Das gleichgeschlechtliche Elternteil wird zum Vorbild, das in Phantasiespielen imitiert wird. Eltern sollten sich als Vorbild bereitstellen und das Kind nicht als Konkurrenz betrachten. In der darauffolgenden Grundschulzeit erwirbt das Kind die Kulturtechniken Lesen, Schreiben und Rechnen. Das Ich wird gestärkt durch eigene Leistungen (Werksinn). Falls es entmutigt wird durch Misserfolge, die ihren Ursprung z. B. in einer Leseschwäche haben können, entsteht ein Minderwertigkeitsgefühl. Im Jugendalter wird das Identitätsthema besonders aktuell, denn in dieser Phase ist es wichtig, die bisherigen Erfahrungen zu einer Ich-Identität zusammenzufügen und Fragen des Vertrauens, der Autonomie, der Geschlechtsidentität, der Zukunftsplanung, der Berufswahl usw. erfolgreich zu beantworten. Nur auf der Basis einer gefestigten Identität gelingt im frühen Erwachsenenalter eine intime, vertrauensvolle Beziehung, in der ein sich Öffnen und Sich in der anderen Person verlieren möglich wird. Das weitere Erwachsenenalter ist von einer Fülle neuer Rollen (Elternrolle, Großelternrolle, Partner*in sein, Berufskolleg*in sein) geprägt und schafft somit neue Identitäten wie z. B. die Mutter- oder Vateridentität. Mit Generativität stellt Eriksen die Elternidentität in den Mittelpunkt dieser Phase, wobei dieses Merkmal nicht nur die persönliche Fortpflanzung, sondern auch die generelle Weitergabe von Wissen und Erfahrung an nachfolgende Generationen meint. Im hohen Alter ist das Ziel ein Aussöhnen mit dem bisherigen Leben und eine daraus folgende Lebenszufriedenheit. Andernfalls entsteht Verbitterung.

Viele Menschen des westlichen Kulturkreises haben einen ähnlichen Lebensweg: Sie gewinnen Selbstvertrauen, das sie benötigen, um sich vom Elternhaus abzulösen und ihren eigenen Weg zu gehen. Sie erwerben vielfältige Kompetenzen, gehen eine Liebesbeziehung ein und bekommen Kinder. Später werden sie Großeltern und genießen nach einem langen Berufsleben ihr Rentner*innendasein. Kritisch ist aber anzumerken, dass Entwicklungsaufgabenmodelle normativ sind, weil sie davon ausgehen, dass alle Menschen die beschriebenen Stufen durchlaufen. Abgesehen von gravierenden kulturellen Unterschieden, unterscheiden sich aber auch Menschen derselben Kultur hinsichtlich ihrer Persönlichkeit, ihrer sozialen und zeitgeschichtlichen Rahmenbedingungen, die Entwicklungsoptionen einschränken. Insbesondere zu Havighursts Zeiten waren alternative Lebensmodelle (z. B. homosexuelle Ehen, homosexuelle Elternschaft) weder denkbar noch erlaubt. Deshalb bedarf dieses Modell in einigen Aspekten der Überarbeitung.

1.4 Das Konzept der Entwicklungsaufgaben

Exkurs: Kulturelle Werthaltungen beeinflussen die individuelle Identität!

Eine bedeutende Dimension, auf der sich Kulturen unterscheiden, ist die des Individualismus und Kollektivismus.

Die kollektivistische Kultur bewertet die Gruppe höher als das Individuum. Die Aufgabe an das Individuum lautet: „Füge Dich ein und verhalte Dich gemäß unseren Regeln. Unterstütze Deine Gruppe und denk an Dich selbst zuletzt. Bleib bei Deinem sozialen Umfeld und setze Dich für es ein. Zuerst kommt die Gruppe (die Familie), dann erst Du."

In der individualistischen Kultur zählt das Individuum und seine Selbstverwirklichung am höchsten. Sie gibt die Aufgabe an das Individuum: „Hebe Dich ab von anderen, sei einzigartig, trenne Dich vom sozialen Umfeld, realisiere Deine Fähigkeiten, verfolge Deine Ziele, verwirkliche Dich selbst." (Tesch-Römer & Albert, 2018). ◄

Übung

Reflektieren Sie, welche Werthaltung in Ihrer Herkunftsfamilie vorherrschend war. Galten eher kollektivistische oder individualistische Werte? Sammeln Sie Pro- und Kontra-Argumente für beide Werthaltungen.

Zusammenfassung

Das Konzept der Entwicklungsaufgaben strukturiert den menschlichen Lebenslauf. Entwicklungsaufgaben sind relevante Aufgaben, die jeweils bestimmten Altersphasen zugeordnet sind; ihre erfolgreiche Bewältigung treibt die individuelle Entwicklung voran und ermöglicht das Eintreten in die nächstfolgende Lebensphase.

Aufgaben

- Definieren Sie, was eine „Entwicklungsaufgabe" ist. Nennen Sie zwei Entwicklungsaufgaben Ihrer eigenen derzeitigen Lebensphase des frühen Erwachsenenalters und führen Sie diese näher aus.
- Wählen Sie eine Entwicklungsaufgabe aus Ihrer eigenen Jugend oder aus Ihrer jetzigen Lebensphase des frühen Erwachsenenalters, die eine besondere Herausforderung für Sie darstellt. Beschreiben Sie diese und reflektieren Sie, was und warum diese für Sie besonders schwierig ist bzw. war.

1.5 Gesundheit im Lebenslauf

Im Folgenden werden Aspekte von Gesundheit und Gesundheitsverhalten über die Lebenspanne im Kontext der Entwicklungsaufgaben beschrieben. Von besonderem Interesse sind dabei die Unterschiede zwischen Frauen und Männern. Während Abschn. 1.5 die Gesundheit im Jugendalter in den Mittelpunkt stellt, geht es in Abschn. 1.6 um die Gesundheit im frühen bzw. mittleren Erwachsenenalter. Abschn. 1.7 behandelt u. a. gesundheitliche Aspekte des hohen Alters.

Die zwei Entwicklungsaufgaben, die näher betrachtet werden, sind

- „die Akzeptanz des eigenen Körpers im Jugendalter" und
- „die Bewältigung altersbedingter Defizite im hohen Alter".

In jedem Lebensalter gibt es Risikofaktoren und Ressourcen für die Gesundheit. Gesundheitsförderung beginnt bereits vor der Geburt, denn schon in der pränatalen Phase hat z. B. die Ernährung der Mutter Einfluss auf die Krankheitsentstehung beim Kind im späteren Leben. So kann eine zu hohe, aber auch eine zu geringe Energiezufuhr in der Schwangerschaft zum späteren Ausbruch von Diabetes oder Übergewicht des Kindes beitragen (siehe Exkurs).

> **Exkurs: Hunger hinterlässt Spuren im Erbgut**
>
> Während des 2. Weltkriegs, im Oktober 1944, blockierten die Deutschen die Nahrungsmitteltransporte in die Niederlande. Ca. 20.000 Menschen verhungerten. Bis heute begleitet und untersucht die Forschung die Kinder, die im Hungerjahr 1945 geboren wurden (Spork, 2014, S. 129, S. 150 ff.). Die Wissenschaftler*innen fanden heraus, dass diese Kinder im Erwachsenenalter ein anderes Gesundheitsprofil hatten als ihre Geschwister, die keinen Mangel im Mutterleib erlitten hatten. So konnte man feststellen, dass das Diabetesrisiko bei ihnen um 50 % erhöht war und auch ihr Blutdruck und das Übergewichtsrisiko erhöht waren. Welche Erklärung gibt es dafür? Besonders in den ersten Monaten ist der Fötus sehr empfindlich. Schon leichte Irritationen im Stoffwechsel haben lebenslange Auswirkungen auf die Gesundheit. Der von den Müttern geerbte und auf Hunger eingestellte Stoffwechsel (wenig Zuckerverbrauch) schadet den jetzt erwachsenen Kindern. Sie verbrauchen zu wenig Zucker. Dieser verbleibt im Blut und führt zum Diabetes.
>
> Auch psychischer Stress hinterlässt Spuren im Erbmaterial, wie bereits beschrieben (Experimente in Abschn. 1.3.4). ◄

1.5.1 Gesundheit im Jugendalter

Das Jugendalter ist eine besonders anspruchsvolle Lebensphase, da in der relativ kurzen Zeitspanne zwischen Kindheit und Erwachsenenalter eine Vielzahl von Entwicklungsaufgaben bewältigt werden muss.

1.5 Gesundheit im Lebenslauf

Der objektive Gesundheitszustand im Jugendalter ist gut. Nur ca. 10 % der Jugendlichen leiden unter einer chronischen Erkrankung, wobei es sich hierbei häufig um Allergien handelt. In Bezug auf psychische Krankheiten sind 16 % der Jugendlichen betroffen (Baumgarten et al., 2018). Im Kindesalter sind Jungen häufiger von psychischen Krankheiten betroffen, insbesondere von ADHS, Aggressionen und Autismus. Im Jugendalter kehrt sich das Verhältnis um und Mädchen sind psychisch anfälliger (Essstörungen, Depressionen, Selbstverletzungen). Die häufigsten Todesursachen im Jugendalter sind nicht durch Krankheiten bedingt, sondern durch Unfälle gefolgt von Suizid.

Das in der Kindheit durch die Eltern erworbene positive Gesundheitsverhalten nimmt im Jugendalter wieder ab. Das Jugendalter ist sogar eine sensible Phase für den Erwerb gesundheitsschädlicher Verhaltensweisen wie Alkohol trinken und rauchen. Weitere typische Aspekte ihrer risikoreichen und ungesunden Lebensweise sind Fastfood-Ernährung, häufiges Diäten, riskantes Autofahren (ohne Führerschein, überhöhte Geschwindigkeit), ungeschützte sexuelle Kontakte und S-Bahn-Surfen.

Diese gesundheitsriskanten, teilweise auch illegalen Verhaltensweisen sind Ausdruck jugendtypischer Abenteuerlust und *Risikobereitschaft* (Raithel, 2011). Aus entwicklungspsychologischer Perspektive erfüllen diese sogenannten Mutproben im Jugendalter jugendspezifische Entwicklungsaufgaben, weil sie bei der Identitätsbildung helfen. So grenzen sich Jugendliche im Rahmen ihrer Autonomieentwicklung durch verbotenes Verhalten von elterlichen Normen ab und integrieren sich in Peer-Groups. Darüber hinaus hilft „mutiges" Verhalten, Statusunsicherheiten zu kompensieren.

Weiterhin haben Jugendliche nur ein gering ausgeprägtes Bewusstsein für Gesundheit, Krankheit, Sicherheit und Gefahr. Dafür sind folgende jugendtypische Überzeugungen verantwortlich:

- Der jugendtypisch erhöhte *Egozentrismus* (Elkind, 1967). Er ist Ausdruck ihrer Identitätssuche und zeigt sich darin, dass Jugendliche phasenweise stark auf sich selbst bezogen sind, sie orientieren sich nach innen. Die Außenwelt und ihre Gefahren werden nicht realistisch wahrgenommen.
- Das *„Personal-Fable-Phänomen"* (Alberts et al., 2007). Es bedeutet, dass Jugendliche sich als einzigartig erleben: Sie entwickeln „Größen-Ideen" („Ich kann fantastisch Inlineskater fahren/Auto fahren").
- Das *Invincible-Phänomen*. Es bedeutet, dass Jugendliche sich als unverwundbar einschätzen: („Mir kann nichts passieren. Unfälle und Krankheiten passieren nur den anderen").

Hinzu kommt die große Bedeutung der Peer-Group; sie ist im Jugendalter wichtiger als alle anderen sozialen Bezugsgruppen. Viele jugendtypische Verhaltensweisen werden durch die Peer-Group gesteuert (delinquentes Handeln, riskantes Fahren, Diätverhalten usw.). Die Konformität mit Peer-Normen ist im Jugendalter sehr ausgeprägt, sie ist Voraussetzung für die Zugehörigkeit zur Gruppe. Auf diese Weise erreichen Jugendliche eine Identität innerhalb der jugendlichen Subkultur.

Risikoverhaltensweisen können demnach im Jugendalter unglücklicherweise im Dienst der zentralen Aufgabe dieser Lebensphase der Identitätsentwicklung, stehen.

> **Exkurs: Gesundheitsschädliches Risikoverhalten**
>
> Muss gesundheitsschädliches Risikoverhalten akzeptiert werden, weil es entwicklungspsychologisch nachvollziehbar ist? Keineswegs. Vielmehr sollte man Jugendlichen ungefährliche Angebote machen, die ihrer Abenteuerlust Rechnung tragen. Eine mögliche präventive Maßnahme stellt Erlebnispädagogik dar. Abenteuerlust wird in die fachlich angeleitete und legale Bewältigung körperlicher und psychisch herausfordernder Aufgaben kanalisiert. Jugendliche können wichtige Erfahrungen in Bezug auf ihren Körper, Vertrauen in andere und Teamgeist machen. Die erfolgreiche Lösung anspruchsvoller Herausforderungen, die aber in einem geschützten Rahmen stattfinden, stärkt den Selbstwert und die soziale Kompetenz auf erlaubte Weise (Boeger, 2018). ◄

Eine weitere wichtige Rolle bei der Identitätsfindung spielt der Körper.

Die auffälligste Veränderung, die im Jugendalter bewältigt werden muss, ist der durch den *Pubertätswachstumsschub* sowie die *Geschlechtsreifung* bewirkte körperliche Wandel. Abgesehen vom ersten Lebensjahr verändert sich nie mehr im Leben der Körper so gravierend wie in dieser Phase. Der kindliche Körper verwandelt sich in kurzer Zeit in einen erwachsenen, fortpflanzungsfähigen Körper. Eine positive Einstellung zu diesen körperlichen Veränderungen ist Voraussetzung für die Bewältigung weiterer relevanter Entwicklungsaufgaben wie das Erreichen einer eigenen Geschlechtsrolle und das Eingehen von vertrauensvollen Beziehungen zu Gleichaltrigen. Fend (2001, S. 105) bezeichnet das „Hineinwachsen in einen neuen Körper" und diesen „bewohnen" zu lernen sogar als die zentrale Entwicklungsaufgabe dieser Lebensphase. Anhand dieser Entwicklungsaufgabe soll aber auch exemplarisch gezeigt werden, wie das Scheitern an ihr gesundheitsbeeinträchtigend wirkt, nämlich zu psychischen Störungen und Entwicklungsproblemen führen kann.

Parallel zur körperlichen Entwicklung schreitet auch die kognitive Entwicklung voran und erreicht eine höhere Stufe der intellektuellen Fähigkeit, die Reflektionen und innere Abgrenzungen ermöglicht: Jugendliche können nun sich selbst und ihren Körper von einer übergeordneten Ebene aus betrachten und ihren Körper z. B. in eine von anderen Menschen bewunderte Form bringen. Die Rückmeldungen der Umwelt an den Jugendlichen wirken sich auf seine Akzeptanz dieser Veränderungen aus.

Die Einstellung zum Körper hängt mit einem Bündel von Faktoren zusammen (u. a. Körpergewicht, pubertärer Status, Selbstwert, familiäre Beziehungen, elterliches Vorbild, Medien, Peers, kulturelle Zugehörigkeit). Exemplarisch für einen typischen Entwicklungsprozess, auf den zahlreiche Faktoren Einfluss nehmen, werden im Folgenden einige dieser Faktoren erläutert. Beide Geschlechter sind hierbei auf unterschiedliche Weise gefordert.

1.5.2 Der Körper, ein wichtiger Teil der Identität

Die frühsten Selbstwahrnehmungen, die Voraussetzung für die Entwicklung von Identität und Selbstkonzept bilden, sind Körperwahrnehmungen: Das Baby wird gestreichelt und gewickelt, es hat ein körperliches Wohlgefühl oder ein körperliches Unwohlsein und daraus entwickelt sich ein psychisches Gefühl. Körperliche und psychische Entwicklung sind also eng miteinander verknüpft und die Vorstellung von unserem Körper ist ein erstes und wichtiges Element der Identität (Bielefeld & Baumann, 1991; Mrazek, 1987).

Wie aus den Entwicklungsaufgaben deutlich wird (Abschn. 1.4), ist das Jugendalter eine Zeit der Suche nach Orientierung: Fragen der Berufsausbildung und Berufswahl, der Zukunftsplanung und allgemein der Lebensplanung stehen im Vordergrund. Hat man am Ende des Jugendalters selbsterarbeitete Antworten auf diese Fragen gefunden, ist ein Stück Identität gewonnen.

In dieser Phase der Orientierungssuche übernimmt der Körper eine identitätsstiftende Funktion. Die für das Jugendalter typische Stilisierung des Körpers, das Experimentieren mit ihm (Piercing, Punk, Tätowierung usw.) sind Ausdruck davon. Sie dienen dem Aufbau und der Festigung der eigenen Identität, weil sie bei der Bestätigung durch die Gleichaltrigen, der Zugehörigkeit zu einer sozialen Gruppe und der Abgrenzung und Loslösung von den Eltern helfen (Abb. 1.3).

▶ **Merke!** Körper und Identität sind untrennbar miteinander verbunden. Die Identitätsentwicklung beginnt in der frühen Kindheit und baut sich über das frühkindliche Körpergefühl auf. Im Jugendalter ist die Identitätsentwicklung mithilfe des Körpers erneut ein

Abb. 1.3 Anderssein sein ist cool (angefertigt von Sabrina Hilz)

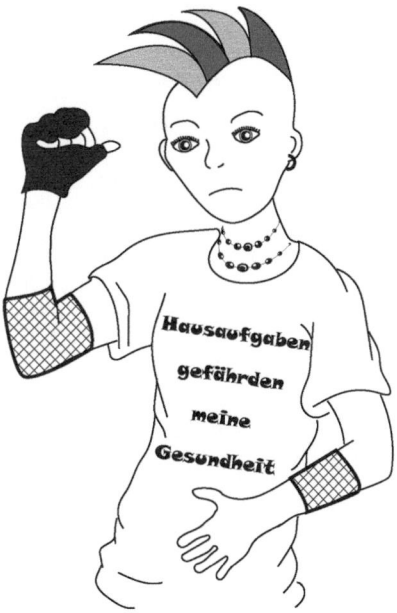

zentrales Thema. Der erwachsene Körper treibt die Entwicklung voran, weil er Abgrenzung, Beziehung, Sexualität und Fortpflanzung ermöglicht. Der Körper hilft beim Prozess der Identitätsbildung.

1.5.3 Die pubertäre Reifeentwicklung bei Jungen und Mädchen ...

Durchschnittlich treten Mädchen mit 11 Jahren und Jungen mit 13 Jahren in die Pubertät ein. Verantwortlich dafür sind die auf biologischer Ebene einsetzenden Reifungsvorgänge (eine zunehmende Androgensekretion in den Nebennieren und eine Zunahme der Sexualsteroide in den Gonaden). Sie bewirken über die Hypophyse einschneidende Veränderungen des Körperschemas wie z. B. Längenschuss, Ausbildung sekundärer Geschlechtsmerkmale und vermehrte Fett- bzw. Muskelzunahme (Abb. 1.4).

Die pubertätsbedingten körperlichen Veränderungen werden mithilfe der Tanner-Kriterien ermittelt (Tanner, 1972). Das körperliche Reifekriterien bei weiblichen Jugendlichen ist die Menarche, der Zeitpunkt der ersten Regelblutung. Bei männlichen Jugendlichen werden häufig das Längenwachstum und der Stimmbruch herangezogen. Der erste Samenerguss (Pollarche bzw. Spermarche) als Korrelat zur Menarche stellt ein erhebliches Tabu dar und ist in ihrer Bedeutung bisher kaum untersucht worden. Auffallend sind im Jugendalter die großen intra- und interindividuellen Unterschiede im pubertären Status, die viel häufiger sind als Uniformität. So kann bei weiblichen Jugendlichen die Zeit von den ersten Anzeichen pubertärer Reife bis zur vollständigen Entwicklung zwischen 1,6 und sechs Jahren schwanken. Weiterhin können 14-jährige weibliche oder männliche Jugendliche einen erwachsenen Körper aufweisen, ebenso aber auch einen noch unentwickelten, kindlichen Körper (Abb. 1.5).

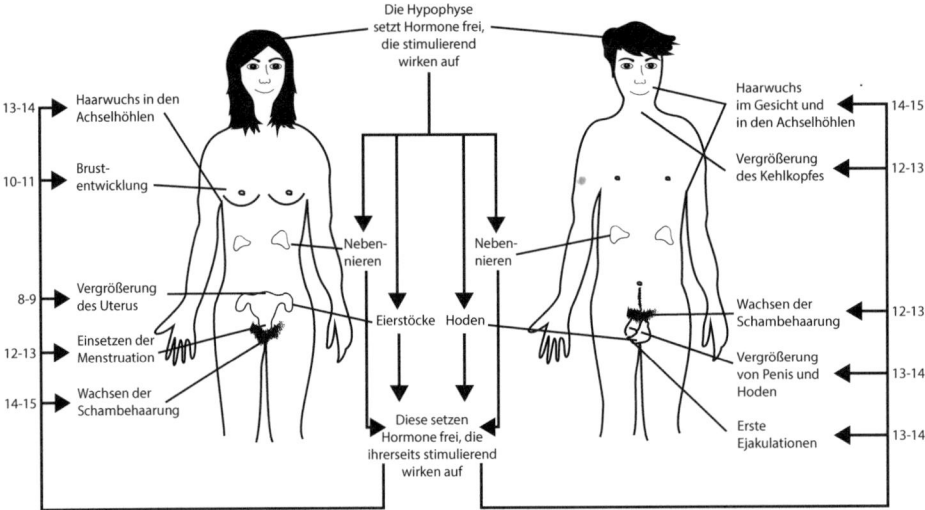

Abb. 1.4 Die körperliche Reifeentwicklung im Jugendalter (in Anlehnung an Myers, 2014, S. 206)

1.5 Gesundheit im Lebenslauf

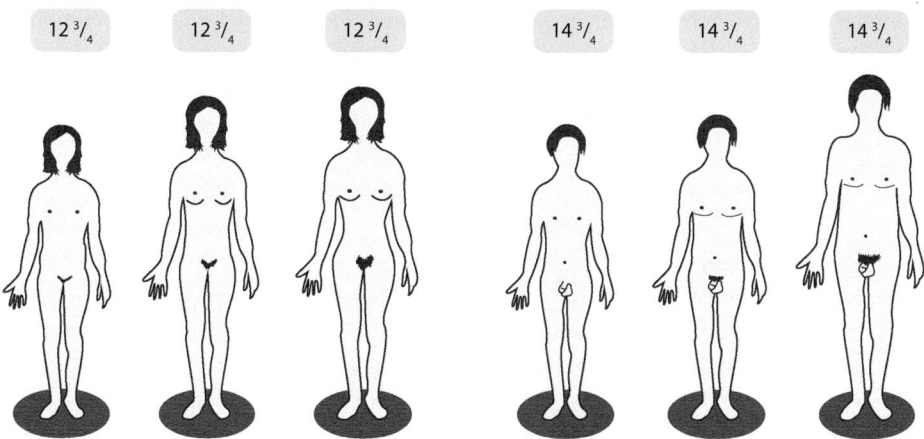

Abb. 1.5 Unterschiedlicher körperlicher Status bei Gleichaltrigen (in Anlehnung an Lerner und Spanier (1980, S. 205)

… und die Unzufriedenheit damit

Ein Grund für Jugendliche, mit ihrem Körper unzufrieden zu sein, ist der Zeitpunkt der Reifeentwicklung (Abb. 1.5). Dieser Zusammenhang stellt sich bei den Geschlechtern gegenläufig dar. Frühreife Jungen weisen ein besonders positives Körperselbstbild auf und halten sich für besonders attraktiv im Vergleich zu spätreifen Jungen; bei Mädchen verhält es sich umgekehrt (Ohring et al., 2002; Striegel-Moore et al., 2001). Dafür sind Rückmeldungen aus der Umwelt verantwortlich, die für die Geschlechter unterschiedlich ausfallen: Körperlich erwachsen wirkende männliche Jugendliche genießen die Vorteile des Erwachsenseins. Sie werden mit vermehrter Verantwortung ausgestattet und von den Erwachsenen als Gleichberechtigte behandelt. Bei frühreifen Mädchen (Menarche vor dem 12. Lebensjahr) dagegen reagiert die Umwelt mit Verboten und Einschränkungen, wobei ursächlich dafür die Angst vor verfrühter Schwangerschaft stehen dürfte. Weiterhin sind männliche Attribute wie Körpergröße, tiefe Stimme und Bartwuchs für Jungen erstrebenswerte Ziele, die den Status unter Gleichaltrigen erhöhen, während beim weiblichen Geschlecht das Schlankheitsideal vorherrscht, welches durch die einsetzenden Reifeprozesse bedroht ist. Frühreife ist sogar ein Risikofaktor für die Entwicklung bei Mädchen, weil sie einen Außenseiterstatus unter Gleichaltrigen einnehmen und sich deshalb mehr an Älteren (die ihrem eigenen körperlichen Entwicklungsstand entsprechen) orientieren. Demzufolge beginnen sie eher mit Problemverhaltensweisen wie etwa Rauchen und Alkoholkonsum. Auch schlechte Schulleistungen und insgesamt eine höhere psychosoziale Auffälligkeit sind damit verbunden (Petersen & Crockett, 1985).

Neben gesellschaftlichen Stereotypen sind auch biologische Faktoren für die generell größere Körperunzufriedenheit bei Mädchen und speziell bei frühreifen Mädchen verantwortlich. So ist die mit der Reifeentwicklung zusammenhängende Gewichtszunahme zu nennen, die sich bei Jungen in hormonbedingtem, erwünschtem Muskelzuwachs zeigt, während sie bei Mädchen mit einer östrogenbedingten Zunahme des Fettgewebes einhergeht und abgelehnt wird. Die körperlichen Veränderungen der Jungen wie z. B. breitere Schultern sowie Muskelzuwachs entsprechen dem kulturellen Ideal eines männlichmuskulösen Körpers. Die körperlichen Veränderungen der Mädchen hingegen (Fettzunahme, breitere Hüften) entfernen diese vom Ideal eines schmalen, mädchenhaften Körpers. Spätreife Mädchen (Menarche nach dem 14. Lebensjahr) bleiben länger diesem Ideal treu und sind auch in der Tat zufriedener mit ihrem Körper (Ohring et al., 2002). Auch die Menstruation wird von frühreifen Mädchen (<12 Jahren) negativer erlebt als von Mädchen mit zeitgerechter Menarche (12–13 Jahren) und von spätreifen Mädchen (>14 Jahren). Am zufriedensten sind weibliche Jugendliche mit ihrem Körper, wenn sie ihre Pubertätsentwicklung im sozialen Vergleich als zeitgerecht wahrnehmen. So wie frühreife Jungen und spätreife Mädchen sich in ihrer positiven Sicht auf ihren Körper entsprechen, so ähneln sich frühreife Mädchen und spätreife Jungen in ihrer eher negativen Sicht. Das lässt sich mit der Abweichung beider Gruppen vom gesellschaftlichen Körperideal begründen.

Insgesamt ist der markanteste Unterschied zwischen den Geschlechtern die größere Unzufriedenheit weiblicher Jugendlicher mit ihrem Körper; ein Befund, der für die westliche Welt gilt. Mädchen legen strengere Maßstäbe an ihr Äußeres und wollen z. B. doppelt so oft ihr Aussehen verändern (Levine & Smolak, 2004). In einer großen Studie der Bundeszentrale für gesundheitliche Aufklärung (2006, S. 66 f.) an 2500 14- bis 17-jährigen Jugendlichen stimmten 46 % der Mädchen der Aussage „Ich fühle mich wohl in meinem Körper" zu im Vergleich zu 62 % der Jungen. Obwohl männliche Jugendliche tendenziell dicker sind als weibliche Jugendliche, finden Mädchen sich viel häufiger zu dick, Jungen finden sich eher zu dünn (a. a. O.). Der Wunsch abzunehmen steht bei den Mädchen nicht in Beziehung zu einem realen Übergewicht. So zeigen große Studien an Jugendlichen immer wieder, dass sich ungefähr die Hälfte der weiblichen Stichprobe zu dick fühlt, obwohl sie normalgewichtig ist (Haffner 2007). Diese subjektive Körpereinschätzung führt zu Diätverhalten, nicht das objektive Gewicht. Repräsentative Studien (z. B. HBSC Studienverbund Deutschland 2015) ergeben bei 12- bis15-jährigen weiblichen Jugendlichen eine Diätrate von 22 % und bei den gleichaltrigen männlichen Jugendlichen von 12 %. Jungen scheinen mehr um ihren Muskelzuwachs besorgt zu sein und möchten eher an Gewicht zulegen (a. a. O.). Ein Grund für dieses unterschiedliche Verhalten sind geschlechtsbezogen unterschiedliche Sichtweisen. Jungen haben eine eher funktionale, ich-zentrierte Sicht auf ihren Körper: Der Körper wird als leistungsstarkes, die Umwelt beeinflussendes Instrument wahrgenommen, während aus weiblicher Sicht der Körper eher ein Mittel ist, andere zu beeindrucken und anzuziehen.

1.5.4 Körpererleben und Selbstwert

Bei beiden Geschlechtern sind Körpererleben und Selbstwert eng miteinander verbunden. Bei Mädchen kommt noch der Frühreifestatus als weiterer Einflussfaktor hinzu. Halten sich Jugendliche beiderlei Geschlechts für attraktiv, verfügen sie über einen höheren Selbstwert, als wenn sie sich für unattraktiv halten. Bei männlichen Jugendlichen geht ein höherer Selbstwert mit Frühreife einher, bei Mädchen dagegen wirkt sich der Frühreifestatus negativ auf das Selbstwertgefühl aus (Tiggemann, 2005). Mädchen haben insgesamt ein geringeres Selbstwertgefühl als Jungen. Das hat vielfältige Gründe. Im Kontext des Körpererlebens mag es mit ihrem Bedürfnis nach einem über die Medien vermittelten unerreichbaren Erscheinungsbild zusammenhängen; bei den eher instrumentell ausgerichteten männlichen Jugendlichen speist sich dagegen das Selbstwertgefühl aus körperlichen Leistungen.

1.5.5 Körpererleben und Depression

Weibliche Jugendliche haben nicht nur einen geringeren Selbstwert im Vergleich zu männlichen Jugendlichen, sondern auch einen grundsätzlich erhöhten Depressionswert. Enge Beziehungen zwischen Depression und negativem Körperbild sind bereits in der frühen Pubertät vorhanden und erweisen sich über die Zeit des Jugendalters als stabil (Rierdan et al., 1987; Crockett & Petersen, 1987). Derartige Zusammenhänge zwischen Körperbild auf der einen und Depression und Selbstwert auf der anderen Seite sind bei Jungen nicht nachzuweisen.

▶ **Merke!** Eine negative Einstellung zum eigenen Körper ist gesundheitsschädlich. Sie blockiert nicht nur die Entwicklung eines positiven Selbstwertgefühls, sondern hängt auch eng mit depressiven Verstimmungen und Essstörungen zusammen. Dies ist speziell bei Mädchen der Fall. Bei Jungen gibt es diesen Zusammenhang nicht.

1.5.6 Körpererleben und soziokulturelle Einflüsse: Medien, Eltern, Peers

Soziokulturelle Modelle sehen die Ursache einer negativen Einstellung zum eigenen Körper in der Anpassung an die in Industrienationen herrschende Schönheits- und Schlankheitsnorm, wobei die wichtigsten Vermittler dieser Normen die Medien sind. So ist das weibliche Körperideal zeitgeschichtlichen Veränderungen unterworfen. In den vergangenen sechzig Jahren sanken die Gewichtswerte in der Fotomodell-Branche kontinuierlich ab, gleichzeitig nahm das Gewicht weltweit zu. Parallel dazu nahmen auch Diäten, Fitnesssport und Essstörungen zu (Wiseman et al., 1992).

Der Einfluss der Medien auf das Körperbild beginnt bereits vor der Pubertät. Schon 7- bis 11-jährige Mädchen äußern Unzufriedenheit mit ihrer Figur und wünschen sich eine schlankere Idealfigur (Collins, 1991; Kreikebaum, 1999). Solche Befunde bekräftigen die Rolle soziokultureller Faktoren für die Körperzufriedenheit und relativieren die pubertätsbedingte Gewichtszunahme als alleinigen Grund für Diätversuche.

Mädchen lassen sich von den Medien mehr beeinflussen als Jungen (McCabe & Ricciardelli, 2001a). Vielleicht schützt die Jungen ihr höherer Selbstwert und ihre positivere Stimmungslage im Sinne eines Puffers gegen Beeinflussungen von außen.

Im Vergleich zu Medien und Gleichaltrigen haben die *Eltern* den größten Einfluss auf das Körperbild ihrer Töchter und Söhne (McCabe & Ricciardelli, 2003; Stanford & McCabe, 2005). Eltern sind wichtige Rollenvorbilder, sie geben ihre eigene Körpereinstellung und den Umgang mit ihm an ihre Kinder weiter. Mütter vermitteln dabei eher Botschaften über Diäten und Körpergewicht, Väter dienen eher als Vorbild für den Erwerb von Muskeln und für körperliche Betätigung. Denn auch wenn Jugendliche sich von ihren Eltern zu distanzieren beginnen, so haben sie doch seit ihrer frühsten Kindheit die Werte und Normen ihrer Eltern internalisiert und sehen sie schließlich als ihre eigenen an. Aber auch Gleichaltrige üben Druck aus und vergleichen sich hinsichtlich des Aussehens. Das scheint besonders in Mädchencliquen der Fall zu sein, während ein vergleichbarer Druck in Bezug auf Gewichts- und Muskelzunahme in Jungengruppen weniger stattfindet (McCabe & Ricciadelli, 2001b; Shroff & Thompson, 2006).

Ein verbreitetes Verhalten von Eltern und Peers ist das Hänseln ihrer Kinder bzw. Freunde wegen ihrer äußeren Erscheinung. *Figurkritik* und Hänseln sind ein weiterer erheblicher Risikofaktor für die Entwicklung einer negativen Körpereinstellung und zwar bei beiden Geschlechtern. Dagegen ist die wahrgenommene Akzeptanz der Eltern ein bedeutender Schutzfaktor gegen ein gestörtes Körperbild, allerdings nur für Mädchen (Barker & Galambos, 2003).

1.5.7 Zentrale Faktoren der Verursachung von Essstörungen

Vom Hänseln wegen des Körpergewichts und der Brustentwicklung sind besonders frühreife Mädchen betroffen, für die dies ein weiterer Faktor für ihre Körperunzufriedenheit darstellt (Williams & Currie, 2000). Die erlebte Figurkritik ist neben dem Ausmaß an Übergewicht sogar der bedeutendste Faktor für ein negatives Körpererleben. Häufiger ist aber nicht das tatsächliche Gewicht, sondern die Vorstellung, übergewichtig zu sein, für die Entstehung einer negativen Körpereinstellung verantwortlich; sie leitet wiederum Essprobleme und Essstörungen ein (Thompson et al., 1995; Cattarin & Thompson, 1994; van den Berg et al., 2002). Abb. 1.6 fasst alle bisher bekannten Faktoren zu einem Be-

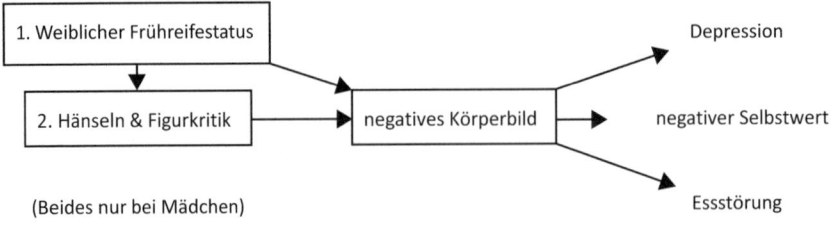

Abb. 1.6 Das negative Körperbild als Folge biologischer und sozialer Prozesse und als Ursache für eine gestörte Entwicklung (eigene Darstellung)

dingungsmodell zusammen, bei dem das negative Körperbild eine zentrale Stellung einnimmt: Sie ist sowohl Folge sozialer Einflüsse und biologischer Prozesse als auch Ursache für psychopathologische Entwicklungen.

> **Exkurs: Was sind Essstörungen?**
>
> Das DSM-5 (Kap. 3) unterscheidet die *Anorexia nervosa* (Magersucht), die *Bulimia nervosa* (Ess-Brech-Sucht) und die Binge-Eating-Störung (Essanfälle). Es sind Krankheiten, die medizinisch und psychotherapeutisch behandelt werden müssen.
>
> Beispielhaft sollen hier die Symptome der *Anorexia nervosa* aufgelistet werden. Sie müssen vorhanden sein, um die Diagnose einer *Anorexia nervosa* zu erfüllen.
> DSM-5-Kriterien:
>
> - Es findet eine eingeschränkte Energieaufnahme statt, die zu einem signifikant niedrigen Körpergewicht führt.
> - Es herrscht eine ausgeprägte Angst vor einer Gewichtszunahme.
> - Es ist eine gestörte Wahrnehmung der eigenen Figur zu beobachten. Es fehlt die Einsicht in Bezug auf den Krankheitsgrad des geringen Körpergewichts.
>
> Zusätzliche Spezifizierung nach Untertypen:
>
> - Restriktiver Typ: Es gab während der letzten drei Monate keine Essanfälle oder „Purging-Verhalten" (selbst herbeigeführtes Erbrechen oder Missbrauch von Abführmitteln). Gewichtsverlust wird erreicht durch Diäten, Fasten, übermäßigen Sport.
> - Binge-Eating-/Purging-Typ: Es gab während der letzten drei Monate wiederkehrende Essanfälle, selbst herbeigeführtes Erbrechen oder Missbrauch von Abführmitteln.
> - Untypische *Anorexia nervosa*: Alle Kriterien sind erfüllt, aber das Körpergewicht liegt im Normbereich.
>
> Eine leichte Magersucht liegt vor bei einem BMI <17, eine mittlere bei einem BMI von 16–16,99, eine schwere bei einem BMI von 15–15,99 und eine extreme bei einem BMI <15.
>
> Die aufgelisteten Symptome helfen bei der Diagnosestellung. Sie liefern weder ein Erklärungsmodell für die Verursachung der Erkrankung noch werden Therapievorschläge gemacht. ◄

1.5.8 Körpererleben und Sport: Sport als Ausweg?

Sportliche Betätigung hat vielfältige positive Auswirkungen auf die Körperwahrnehmung. Körperliche Aktivität verringert die beschriebenen Geschlechtsunterschiede bezüglich Körper- und Gewichtszufriedenheit (Covey & Feltz, 1991; Brown & Lawton, 1986) oder bringt sie sogar ganz zum Verschwinden (Richards et al., 1990). Sportliches Aktivsein macht weniger anfällig für medial präsentierte Stereotypisierungen des weiblichen Körpers (Obrock, 2008). Er wirkt sich positiv auf den Selbstwert aus, weil er Orientierung in einer Phase der Identitätssuche gibt und von äußeren Einflüssen unabhängiger macht. Sport hat auch einen positiven Effekt auf Depressionen (Heinzel, 2020). Es lässt sich nicht entscheiden, ob Sport primär das Körpergefühl positiv prägt oder ob ein positives Körpergefühl zu verstärkter sportlicher Aktivität führt. Möglich sind beide Richtungen. Jedenfalls stärkt sportliche Aktivität den Teamgeist, fördert das Selbstvertrauen in die eigene Kraft und Ausdauer, vermindert Stress und hat nicht zuletzt einen gewichtsreduzierenden Effekt.

Exkurs: Und wie verändert sich die Einstellung zum Körper im Lebenslauf?

Ab dem späten Jugendalter bis ins mittlere Erwachsenenalter nehmen beim weiblichen Geschlecht sowohl die Unzufriedenheit mit dem körperlichen Aussehen als auch ein gestörtes Essverhalten ab. Sehr hilfreiche Faktoren sind Heirat und Mutterschaft. Sie bewirken eine Abnahme der negativen Körpersicht. Allerdings ist diese Abnahme relativ: Frauen bleiben immer noch sehr viel unzufriedener im Vergleich zu Männern und haben auch weiterhin ein gestörteres Essverhalten als diese. ◄

Zusammenfassung
Die Bewältigung der Entwicklungsaufgabe der Akzeptanz des eigenen Körpers ist komplex, weil soziokulturelle, biologische, interpersonelle (zwischenmenschliche) und personelle Faktoren eng miteinander und mit dem Körperbild verflochten sind. Insbesondere die Verflechtung biologischer (Gewichtszunahme) und soziokultureller (Gruppendruck, dünne Rollenmodelle aus den Medien, elterliche Figurkritik) Faktoren führt zu größerer Unzufriedenheit mit dem Körper beim weiblichen Geschlecht. Die negativere Einstellung zum eigenen Körper geht mit depressiven Verstimmungen, Selbstwertbeeinträchtigungen und Essstörungen einher. Diese Schlüsselstellung für adoleszente Entwicklungsstörungen hat das Körperbild bei männlichen Jugendlichen nicht. Neben Personenfaktoren (biologische Veränderungen, Körpergewicht, Einstellung zum Körper, Leidensdruck) sind auch Umweltfaktoren (elterliches Verhalten und gesellschaftliche Idealvorstellungen über einen schlanken Körper) von Bedeutung; sie werden in stärkerem Maße auf den weiblichen Körper gerichtet. Die Zunahme des Körpergewichts bei der Bevölkerung der Industrienationen in den vergangenen Jahren bei gleichzeitig immer dünneren weiblichen Schönheitsvorbildern durch die Medien macht das Erreichen solcher vorherrschenden Ideale immer schwerer und führt zwangsläufig zu größeren Körperakzeptanzproblemen bei Mädchen und Frauen. Das männliche Geschlecht ist aufgrund

> seines höheren Selbstwerts, der auch den Körper umfasst, zufriedener mit seinem Äußeren und auch weniger anfällig für mediale Verführungen. Die Entwicklung von sehr frühzeitig einzusetzenden Präventionsprogrammen, z. B. bereits im Kindergarten, könnte hilfreich sein.

Aufgaben

- Wie lässt sich die negativere Körpereinstellung von Mädchen erklären? Nennen Sie zwei zentrale Gründe.
- Welche Störungen folgen auf ein negatives Körperbild bei Mädchen?
- Welche Rolle kann sportliche Betätigung bei der Einstellung zum eigenen Körper bei Mädchen spielen?

1.6 Auf dem Weg zum hohen Alter: Gesundheit und andere Themen im frühen und mittleren Erwachsenenalter

Das Erwachsenenalter ist eine lange Lebensphase, in der zentrale Entscheidungen getroffen werden: Welchen Beruf, welche*n Lebenspartner*in, welche Lebensform wähle ich? Wo will ich leben, will ich Kinder bekommen, wie will ich meine Freizeit verbringen? Dieser Lebensabschnitt bietet eine größere Freiheit, die eigene Entwicklung selbst zu gestalten als das Kindheits- und Jugendalter. Soziale Erwartungen stellen dabei einen normativen Rahmen dar und beeinflussen den individuellen Zeitplan. Erwartet meine Umgebung, dass ich demnächst heirate, Kinder bekomme, in den Beruf eintrete, Steuern bezahle? Menschen unterscheiden sich darin, wie stark sie sich normativen Erwartungen fügen oder sich selbstbestimmt ihr Leben einrichten. Und Gesellschaften unterscheiden sich ebenfalls darin, wie stark sie dem Individuum verbindliche Normen vorgeben und die Nichteinhaltung sanktionieren.

Besonders im *frühen Erwachsenenalter* (18–35 Jahre) werden zentrale Weichen gestellt, die das gesamte weitere Leben bestimmen: Die Berufswahl, die Partner*innenwahl und die Geburt von Kindern ebenso wie eine Scheidung oder die Entscheidung gegen Kinder haben lebenslange Auswirkungen. Erikson sieht das Gelingen einer vertrauensvollen und intimen Liebesbeziehung als zentral für diese Lebensphase an. Hilfreich dabei ist ein in früher Kindheit erworbenes Urvertrauen bzw. eine verinnerlichte sichere Bindung. Das Finden eine*r Lebenspartner*in ist ein wichtiger Meilenstein der Entwicklung mit weitreichenden positiven Folgen für das Selbstkonzept und das psychische Wohlbefinden. Insgesamt ist der Entscheidungszeitraum relativ kurz. So hat sich die Verwirklichung des Kinderwunsches u. a. wegen langer Ausbildungszeiten auf das Alter zwischen 27–35 verkürzt. Bei der Geburt des ersten Kindes sind Frauen gegenwärtig im Durchschnitt 31 Jahre, Männer 35 Jahre alt. Wegen dieses engen Zeitfensters wird das frühe Erwachsenen-

Abb. 1.7 Rushhour bei jungen Frauen (angefertigt von Sabrina Hilz)

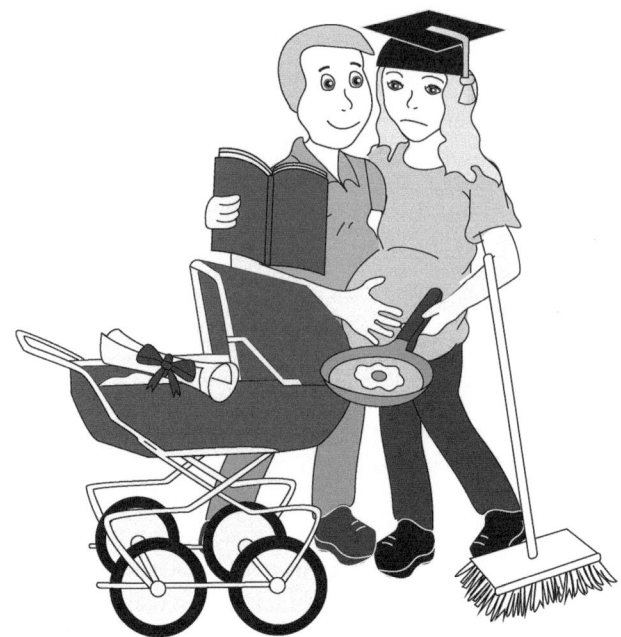

alter auch als „Rushhour" des Lebens bezeichnet. Für Frauen mit Kinderwunsch stellt sich die Rushhour noch drängender dar (Abb. 1.7).

Mit der Übernahme gesellschaftlich anerkannter Rollen wie Heiraten, Eltern werden, in das Berufsleben einsteigen und dem Hineinwachsen in diese Rollen nehmen riskante und nicht legale Verhaltensweisen, die typisch für das Jugendalter waren, ab. Das junge Erwachsenenalter ist eine Phase des sehr guten allgemeinen Gesundheitszustands (körperliche Fitness, körperliche Ressourcen). Der Körper regeneriert sich noch sehr gut (Faltermaier, 2017), außerdem fehlen Altersanzeichen; deshalb ist die Motivation für Gesundheitsverhalten, speziell bei Männern gering. Junge Frauen nehmen eher Vorsorgeuntersuchungen in Anspruch und ernähren sich gesünder. Gesundheit ist eher ein Thema, was im Hintergrund bleibt.

Das *mittlere Erwachsenenalter* (35–65 Jahre) gibt weniger enge Entwicklungs- und Entscheidungsfristen als das frühe Erwachsenenalter vor. Es ist eher geprägt von einer Stabilisierung des Erreichten. Beruflich findet eine Etablierung statt und auch privat richtet man sich in einer bestimmten Lebensform ein. Die Vielfalt an Lebensformen hat in den letzten Jahrzehnten weiter zugenommen. Paare leben unverheiratet zusammen, homosexuelle Paare heiraten und bekommen auf verschiedensten Wegen Kinder und die Zahl der (zumeist weiblichen) alleinerziehenden Personen und (zumeist männlichen) alleinstehenden Personen nimmt stetig zu. Auch die Zahl kinderloser Ehepaare nimmt zu. Trotzdem ist das Lebensmodell „Ehepaar mit Kindern" das am weitesten verbreitete Modell im mittleren Erwachsenenalter: 40 % aller Menschen zwischen 35 und 59 Jahren leben dieses Modell. Die von Havighurst ermittelten Aufgaben wie etwa das Erreichen einer befriedigenden beruflichen Position, sich als ein verantwortliches Mitglied der Gesellschaft engagieren und das Kümmern um die alten Eltern betrifft die Mehrzahl der Menschen dieser Lebensphase, unabhängig davon, welches Lebensmodell sie gewählt haben. Hohe Scheidungsraten und Phasen hoher Arbeitslosigkeit machen auch die Bewältigung dieser beiden krisenhaften Entwicklungsaufgaben erforderlich. Erikson sieht die Weitergabe von Wissen und Lebenserfahrung an die nachfolgenden Generationen als wesentliche Aufgabe an. Das mittlere Erwachsenenalter ist geprägt von einer Vielzahl von Rollen (Eltern, Großeltern, Sohn/Tochter alter Eltern, Partner*in, Kolleg*in, Chef*in). Aus diesen Rollen ergeben sich zahlreiche Verpflichtungen. So steht der Mensch in seinen mittleren Lebensjahren in der Mitte dreier Generationen. Er muss seine eigenen Bedürfnisse ausbalancieren zwischen den Ansprüchen der eigenen Kinder und denen seiner alten Eltern an sich. Die erwachsenen Kinder brauchen weiterhin Unterstützung emotionaler und finanzieller Art, die eigenen Eltern werden pflegebedürftig und nehmen ebenfalls erhebliche Ressourcen in Anspruch. Dass es zumeist die Frauen in der Familie sind, deren Ressourcen eingefordert werden, findet sich in der Literatur in dem Schlagwort „Pflege ist weiblich". Wegen dieser Verantwortung für zwei Generationen wird die mittlere Generation auch als „Sandwich Generation" bezeichnet (Abb. 1.8).

Menschen im mittleren Erwachsenenalter erleben aber trotz dieser Belastungen ihr Leben als positiv. Und alte Menschen, befragt in welche Lebensphase sie sich zurückwünschen, wünschen sich mit großer Mehrheit in das mittlere Alter zurück.

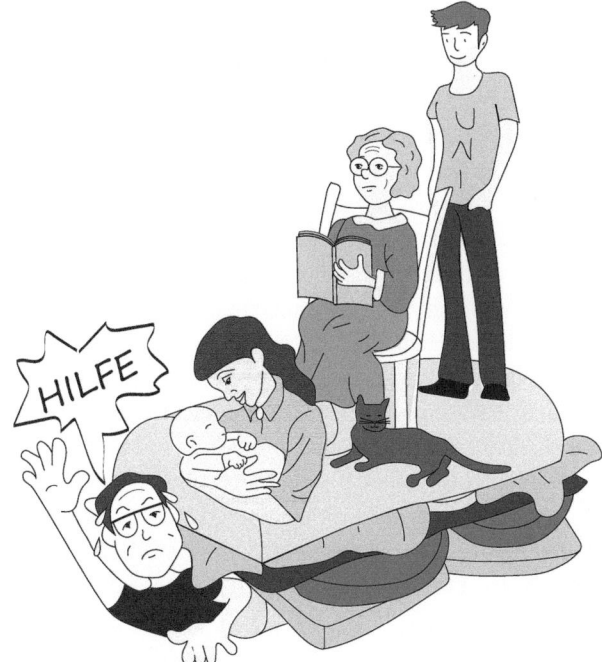

Abb. 1.8 In der Sandwich-Falle (angefertigt von Sabrina Hilz)

Im mittleren Erwachsenenalter treten gesundheitliche Themen deutlicher in den Vordergrund. Gesundheitliche Risikoverhaltensweisen, die vor Jahren begonnen wurden wie Rauchen, zu viel Alkohol konsumieren, Bewegungsmangel und Übergewicht, können bereits ihre Auswirkungen in Krankheiten wie Bluthochdruck, Arthrose und Diabetes zeigen. Die Grenzen der eigenen Leistungsfähigkeit und des eigenen Alterns zu ignorieren, wird in dieser Lebensphase schwieriger. Gravierende Lebensereignisse wie eigene Krankheiten oder im nahen Umfeld und altersbedingte körperliche Veränderungen wie das Klimakterium bei der Frau können der Anstoß zu einer veränderten und gesundheitsbewussteren Lebensweise sein.

1.6.1 Die Auswirkungen von körperlicher Aktivität auf Psyche (Depression) und Kognition (Demenz)

Laut WHO ist körperliche Aktivität jede Bewegung, die den Energieumsatz steigert. Auf der Basis wissenschaftlicher Erkenntnisse schlägt die WHO vor, dass Kinder und Jugendliche sich täglich mindestens 60 Minuten bewegen sollten. Für Erwachsene und Senioren werden mindestens 150 Minuten moderate körperliche Aktivität oder 75 Minuten intensive Aktivität wöchentlich vorgeschlagen, um gesundheitsförderliche Effekte zu erzielen (Finger et al., 2017).

Körperliche Aktivität meint aerobe Aktivität; dabei werden große Mengen von Sauerstoff verbraucht. Laufen, Schwimmen, Rudern, Walken, Radfahren, Tanzen und Skilanglauf gehören dazu. Durch Ausdauer und Intensität wird die Herzfrequenz auf eine individuelle, optimale Höhe gebracht.

Die KIGGS-Studie (Poethko-Müller et al., 2018), eine repräsentative Längsschnittuntersuchung zur gesundheitlichen Situation von Kindern und Jugendlichen in Deutschland, fand heraus, dass etwa die Hälfte der Kinder zwischen 3 und 10 Jahren einmal in der Woche Sport im Verein treibt. Mehr als 70 % der 3- bis 17-Jährigen geben an, Sport zu treiben und Jugendliche zwischen 11 und 17 Jahren sind zu 84 % einmal in der Woche sportlich aktiv. Jungen sind in bedeutendem Ausmaß häufiger aktiv als Mädchen und 11- bis 17-Jährige häufiger als 3- bis 10-Jährige. Es wurde herausgefunden, dass sich elterliches Sporttreiben und eine bewegungsfreundliche Wohnumgebung günstig auf das Sporttreiben der Kinder und Jugendlichen auswirken. Zusammengefasst treiben drei Viertel aller Kinder und Jugendlichen Sport, zwei Drittel sind im Sportverein.

Im Erwachsenenalter ist das Aktivitätsniveau niedriger: Nur 43 % der Frauen und 48 % der Männer sind 150 Minuten pro Woche sportlich aktiv (Finger et al., 2017).

Körperliches Training hat auf viele chronische Krankheiten einen positiven Effekt. Sowohl vorbeugende als auch rehabilitative Wirkungen sind z. B. nachgewiesen bei Herzerkrankungen, Krebs, Diabetes, Übergewicht, Bluthochdruck, Muskel- und Knochenerkrankungen wie Osteoporose und Stoffwechselprozessen. Körperliche Aktivität beugt nicht nur körperlichen Erkrankungen vor (siehe Exkurs), sie fördert auch die Langlebigkeit: 2–3 Stunden Bewegung pro Woche senken das Mortalitätsrisiko (Hardman & Stensel, 2009).

> **Exkurs: Gesundheitliche Effekte von körperlicher Aktivität**
>
> Erstmals im Jahr 1953 wurde ein Zusammenhang zwischen körperlicher Aktivität und Herz-Kreislauf-Erkrankungen festgestellt. Eine Untersuchung am Personal der Londoner Doppeldeckerbusse ergab Folgendes: Die Busfahrer mit ihrer hauptsächlich sitzenden Tätigkeit erlitten doppelt so häufig Herzinfarkte oder den plötzlichen Herztod als die Fahrkartenkontrolleure, die regelmäßig die Treppen hoch und runter liefen (Voelcker-Rehage, 2018). ◄

Die schützenden Effekte von körperlicher Aktivität sind unabhängig vom Körpergewicht, Ernährungsverhalten und dem sonstigen Gesundheitsverhalten. Selbst bei sehr alten Menschen, die noch nie sportlich aktiv waren, lassen sich noch durch entsprechend zugeschnittene Bewegungsprogramme Fortschritte und Verbesserungen im Herz-Kreislauf-System erreichen.

Bewegung senkt auch das Risiko, an Depressionen zu erkranken und wirkt sich positiv auf bereits vorhandene Depressionen aus. Zahlreiche Studien konnten positive Effekte finden, die sogar vergleichbar hoch waren wie eine medikamentöse Therapie oder Psychotherapie. Dass sportliche Betätigung zu einer Stimmungssteigerung führt, lässt sich zum einen biologisch erklären, da u. a. sogenannte Glückshormone (Endorphine) ausgeschüttet werden. Zum anderen lenkt sie ab von grübelnden Gedanken und vermittelt Selbstwirksamkeitsgefühle (Brand & Schlicht, 2009). Generell verbessert körperliche Aktivität das psychische Wohlbefinden. Allerdings weiß man noch wenig über die Wirkweise und den Zusammenhang zwischen Bewegung und Stimmungslage. Körperliche Aktivität beeinflusst auch das Denken, wie im Folgenden ausgeführt wird.

Körperliche Aktivität beeinflusst auch die Hirnfunktionen positiv (Voelcker-Rehage, 2018). Bei Menschen aller Altersstufen fand man direkt nach der sportlichen Aktivität Verbesserungen in ihren Gedächtnisleistungen und der Konzentration (Hogan et al., 2013). Bei alten Menschen konnte man durch Ausdauertrainings und durch Koordinationstrainings Verbesserungen in kognitiven Funktionen wie z. B. Aufmerksamkeit nachweisen (Voelcker-Rehage & Niemann, 2013). Für diese Verbesserungen reichen 2–3 wöchentliche Aktivitäten von 30 Minuten. Auch gibt es Hinweise, dass ein aktiver Lebensstil das Auftreten von Demenz reduziert. Frauen, die 150 Minuten pro Woche spazieren gingen, hatten einen besseren Schutz vor Demenz als nicht aktive Frauen (a. a. O.).

Ein aktiver Lebensstil, ein anspruchsvoller Beruf und soziale Kontakte stehen in positivem Zusammenhang mit kognitiven Funktionen. Dagegen wirken sich monotone Tätigkeiten im Berufsleben negativ auf die geistige Flexibilität aus. Hat man sich im Beruf mit neuen Herausforderungen auseinandersetzen müssen, bleibt diese Flexibilität auch im Alter erhalten.

1.6.2 Frauen- und Männergesundheit

Gesundheitsverhalten ist je nach Lebensphase und Lebensalter unterschiedlich ausgeprägt. So ist das Jugendalter eine eher gesundheitsriskante Lebensphase, Menschen ab dem mittleren Erwachsenenalter dagegen achten verstärkt darauf, ihre Gesundheit zu erhalten und zu verbessern. Aber nicht nur in Bezug auf das Alter unterscheidet sich das Gesundheitsverhalten, auch die Schichtzugehörigkeit und das Geschlecht sind wichtige Unterscheidungsmerkmale. Lange Zeit ist in der Gesundheitsforschung besonders das Geschlecht nicht berücksichtigt worden. So wurden z. B. Medikamente nur an männlichen Personen getestet. Männer haben aber u. a. ein höheres Körpergewicht und ein anderes hormonelles Profil als Frauen. Deshalb wirken auch manche Medikamente an Frauen nicht oder sind wegen zu starker Wirkung aufgrund zu hoher Dosierung für sie gefährlich (Regitz-Zagrosek & Schmid-Altringer, 2020, S. 191).

Die Unterschiede zwischen den Geschlechtern sind auf biologische und auf psychosoziale Faktoren zurückzuführen (Faltermaier, 2017, S. 325):

- Frauen und Männer haben unterschiedliche biologische Risiken aufgrund unterschiedlicher genetischer und hormoneller Ausstattung.
- Frauen und Männer erwerben aufgrund ihrer Lebenssituation und ihres Lebenslaufs unterschiedliche Risiken.
- Männer und Frauen gehen unterschiedlich mit Krankheiten und Beschwerden um.
- Frauen und Männer werden vom Gesundheitssystem unterschiedlich behandelt.

Ein bekanntes Phänomen ist die unterschiedliche *Lebenserwartung*. In den Industrienationen unterscheiden sich die Geschlechter um fünf bis acht Jahre zugunsten der Frauen. Gegenwärtig liegt in Deutschland die Lebenserwartung von Frauen bei 84,1 und bei Männern bei 79,1 (Statistisches Bundesamt, 2020). Insbesondere in der Altersspanne zwischen 15 und 65 Jahren ist die männliche Mortalitätsrate etwa doppelt so hoch wie bei Frauen dieses Alters (Brähler et al., 2001). Wie lässt sich dieses „Geschlechterparadox" (Kolip, 2003) erklären, demzufolge Frauen zwar das vermeintlich „kränkere Geschlecht" sind (Sieverding, 2005), aber eine höhere Lebenserwartung haben?

Zunächst interessiert die Frage, ob biologische oder soziale Faktoren bedeutsamer für die Lebensdauer sind. Das konnte durch die Klosterstudie (Luy, 2011; siehe Exkurs) beantwortet werden.

Exkurs: Klosterstudie

Die Studie ging von der Hypothese aus, dass es zwischen Mönchen und Männern der Allgemeinbevölkerung keine Unterschiede in der Lebenserwartung geben dürfte, wenn biologische, also nicht beeinflussbare Faktoren eine bedeutsame Rolle spielen würden. Sollten jedoch soziale Faktoren ausschlaggebend sein, müsste es einen bedeutsamen Unterschied zwischen Männern innerhalb und außerhalb des Klosters in der Lebenserwartung geben, denn der Lebensstil von Mönchen und Nichtmönchen unterscheidet sich gravierend. In diesem Fall dürfte auch zwischen Nonnen und Mönchen kein bedeutsamer Unterschied bestehen, da beide Gruppen in nahezu identischen Lebensumständen leben. Die Ergebnisse zeigten, dass die Mönche im Durchschnitt nur ein bis zwei Jahre kürzer lebten als die beiden Frauengruppen. (innerhalb und außerhalb des Klosters) Dagegen lebten die Männer der Allgemeinbevölkerung sechs Jahre kürzer als die beiden Frauengruppen und viereinhalb Jahre kürzer als die Mönche.

Kommentar: Biologische Unterschiede machen nur ca. ein bis zwei Jahre Unterschied in der Lebenserwartung der Geschlechter aus, nichtbiologische Faktoren dagegen ca. fünf Jahre. Die Lebenserwartung ist also wesentlich von beeinflussbaren Faktoren (Lebensstil) abhängig. ◄

Die Klosterstudie ergab, dass die Lebensdauer und damit Gesundheit und Krankheit eng mit der Lebenssituation zusammenhängen. Dazu gehören der Lebensstil, die Sozialisation und die individuellen Ressourcen. In diesen Faktoren unterscheiden sich die Geschlechter in typischer Weise. Biologische Faktoren sind dagegen weniger bedeutend.
Welche Geschlechtsunterschiede sind bekannt?

- Frauen haben eine höhere Aufmerksamkeit für körperliche Funktionen. Sie berichten häufiger über Beschwerden und nehmen Signale ihres Körpers eher wahr.
- Sie ernähren sich gesünder (mehr Gemüse und Obst, weniger Fleisch) als Männer.
- Frauen suchen ärztliche Behandlung im Falle von Beschwerden schneller auf als Männer und nehmen präventive Angebote häufiger in Anspruch. So sind Männer z. B. in Stressbewältigungskursen oder bei Entspannungstrainings kaum vertreten.
- Das aktive Aufsuchen von Hilfe und das Annehmen von Unterstützung sind generell weibliche Bewältigungsstile, die günstig sind, weil sie soziale Ressourcen aktivieren. *Soziale Unterstützung* ist ein Schutzfaktor in Stresssituationen. Auf diesen Schutzfaktor greifen Frauen in allen Altersstufen erheblich häufiger zurück als Männer.
- Frauen pflegen auch ihr Leben lang soziale Beziehungen und Netzwerke aktiver als Männer das tun. Bei ihnen besteht deshalb die Gefahr von Vereinsamung im Alter durch Verwitwung in viel geringerem Maß als das bei Männern der Fall ist. Als Teil eines sozialen Netzwerks pflegen sie aber auch andere in erheblichem Umfang. In Familien sind sie häufig die Expertinnen für die Gesundheit der Familienmitglieder, später pflegen sie ihre Ehemänner, Eltern und Schwiegereltern. Aufgrund eines fehlenden sozialen Netzwerks und der geringen Fähigkeit, sich Hilfen zu erschließen, sind geschiedene, alleinlebende und verwitwete Männer gesundheitlich gefährdeter und zeigen auch einen deutlich schlechteren Gesundheitszustand als verheiratete Männer. In einer Ehe bzw. einer Partnerschaft zu leben stellt also für Männer einen Schutzfaktor dar. Dieser Schutzfaktor zeigt sich besonders deutlich in unteren Bildungsschichten (Sieverding, 2005, 2010).
- Männer zeigen mehr *Risikoverhaltensweisen*, die gesundheitsschädlich sind und zu einer Verkürzung des Lebens beitragen. Sie konsumieren mehr Alkohol und Nikotin als

Frauen. Sie üben häufiger gefährliche Sportarten aus, haben mehr Autounfälle und sind häufiger in Gewalthandlungen verstrickt als Frauen. Auch dies sind Ursachen für ihre kürzere Lebenserwartung: In allen Altersstufen sind die Mortalitätsraten bei Männern aufgrund dieser Gründe drei bis viermal höher als bei Frauen.

Die kürzere Lebenserwartung ist also teilweise von den Männern „selbstverschuldet".
Schadet also die männliche Rolle der Gesundheit? Darüber gibt die Marlboro-Studie Aufschluss (siehe Exkurs). Sie bestätigt diese Vermutung. Rollenverhalten und Rolleneigenschaften beruhen auf gesellschaftlichen Erwartungen. Aufgrund ihres biologischen Geschlechts werden Frauen und Männern unterschiedliche Rollen zugewiesen. Traditionell ist der Mann für die materielle Basis der Familie zuständig. Er sichert das Überleben der Familie und definiert sich damit über Leistung. Die gesellschaftlich den Männern zugeschriebenen Eigenschaften werden als *instrumentell* bezeichnet und umfassen Merkmale wie „wettbewerbsorientiert", „unabhängig", „abenteuerlustig", „Druck standhaltend", „entscheidungsstark". Frauen werden dagegen *expressive* Eigenschaften zugeschrieben; diese dienen der Herstellung und Aufrechterhaltung sozialer Beziehungen. Feminine Merkmale sind demnach „freundlich", „sanft", „verständnisvoll" „hilfreich". Diese Werte sind natürlich einem Wandel unterlegen und weichen gerade in den letzten Jahren etwas auf. Dass Männer, die besonders dem Männlichkeitsideal von Stärke, Macht und Überlegenheit entsprechen, sich in riskanten Verhaltensweisen engagieren und auch Schwächen wie etwa Krankheitssymptome nicht zugeben und vielleicht auch gar nicht registrieren, ist leicht vorstellbar und wird durch Untersuchungen bestätigt (Kolip & Hurrelmann, 2016). Männer assoziieren im Gegensatz zu Frauen Gesundheit eher mit Leistungsfähigkeit: Der Körper soll funktionieren. Frauen verbinden mit dem Körper eher Wohlbefinden.

Experiment: Der Marlboro-Mann

In einer Studie (Sieverding 2004) sollte überprüft werden, ob Männer, die das Selbstkonzept eines Macho-Mannes haben, wie es die Marlboro-Werbefigur vertritt, weniger Beschwerden angeben als Männer, deren Selbstkonzept dem Marlboro-Mann eher unähnlich ist. Die Ergebnisse der Untersuchung an 450 Studierenden bestätigten die Hypothese. Männer, die dem Marlboro-Mann in ihrem Selbstkonzept ähnelten, gaben deutlich weniger Beschwerden an als die dem Marlboro-Mann eher unähnlichen Männer. Letztere hatten ähnlich hohe Beschwerdewerte wie die untersuchten Frauen. ◄

Traditionelle Rollenvorstellungen sind zeitgeschichtlichen Veränderungen unterworfen, und Männer dürfen mehr und mehr ihre femininen Anteile zeigen. Dass das für sie vorteilhaft ist, ergaben Untersuchungen, nach denen „feminine" Männer eine koronare Herzerkrankung länger überleben als „normale" Männer (Hunt et al., 2007). Die Anpassung von Frauen an männliches Verhalten hat dagegen einen gegenteiligen Effekt: Seitdem Frauen Männer in der Häufigkeit des Rauchens zunehmend einholen, erkranken sie auch vermehrt an Lungenkrebs. Insgesamt lässt sich festhalten, dass eine Feminisierung von Männern ihrer Gesundheit hilft, während eine Maskulinisierung des Gesundheitsverhaltens von Frauen diesen schadet.

Der Einfluss des Geschlechts auf die Gesundheit wird auch vom sozioökonomischen Status beeinflusst. So beträgt der Unterschied in der Lebenserwartung zwischen der höchsten und der niedrigsten Einkommensgruppe bei Männern 10,8 Jahre und bei Frauen 8,4 Jahre. Ein Mann der höchsten Einkommensgruppe hat eine um vier Jahre höhere Lebenserwartung als eine Frau der niedrigsten Einkommensgruppe. Solche Unterschiede in der Lebenserwartung reduzieren sich in dem Maße, wie die Lebenssituation beider Geschlechter sich angleicht (siehe Exkurs „Klosterstudie"). Ein niedriger sozialer Status tritt mit häufigerem Rauchen, Übergewicht und weniger sportlicher Aktivität auf. Es ist daher nicht verwunderlich, dass ein niedriger sozialer Status mit einem erhöhten Herz-Kreislauf-Risiko einhergeht. Ein Zusammenhang, der für beide Geschlechter gilt. Aber auch Umweltfaktoren wie schichtspezifisch schlechtere Arbeitsbedingungen, eine ungünstigere Wohngegend und erhöhte Luftverschmutzung spielen eine wichtige Rolle für die kürzere Lebenserwartung.

Zusammenfassung
Gesellschaftliche Erwartungen an geschlechtsbezogenes Verhalten und entsprechende Einstellungen haben eine erhebliche Bedeutung für die Gesundheit von Frauen und Männern. Traditionell männliches Rollenverhalten geht mit riskanterem Gesundheitsverhalten einher. Je mehr sich die Geschlechter in einer Gesellschaft angleichen, desto geringer fallen diese Unterschiede aus.

Aufgaben
- Welche Erklärung gibt es für die Unterschiede in der Lebenserwartung zwischen den Geschlechtern?
- Welche Schlussfolgerung lässt sich aus den Ergebnissen der Marlboro-Studie ziehen?
- Bringen Sie drei Belege dafür, dass männliches Gesundheitsverhalten ungesünder ist als weibliches Gesundheitsverhalten.

1.7 Die Kompensation von Defiziten als Entwicklungsaufgabe des Alters

Beginnen Sie mit einer kleinen Prüfung Ihres Alltagswissens über das Alter und alte Menschen und beantworten Sie die Fragen im folgenden Kasten:

Test zu Altersstereotypen (Auswahl aus Palmore: The facts of aging quiz 1988)

	Ja	Nein
Psychotherapien haben wenig Erfolg bei alten Menschen.	☐	☐
Die Mehrheit alter Menschen hat kein Interesse an Sexualität.	☐	☐
Die Mehrheit älterer Menschen ist sozial isoliert und einsam.	☐	☐
Die Mehrheit der alten Menschen kann sich an Veränderungen nicht anpassen.	☐	☐
Alte Menschen können nichts Neues mehr lernen.	☐	☐
Wenn ältere Menschen ihre Aktivitäten vermindern, geht es ihnen besser, als wenn sie das nicht tun.	☐	☐
Es gibt ungefähr gleich viele Witwen wie Witwer unter den alten Menschen.	☐	☐

Alle Fragen müssen aufgrund wissenschaftlicher Kenntnisse mit „Nein" beantwortet werden! Bei sämtlichen Feststellungen handelt es sich um Vorurteile. Der folgende Abschnitt korrigiert diese Vorurteile mithilfe wissenschaftlicher Forschungsergebnisse.

Die Altersbilder in unseren Köpfen haben nicht nur auf unser eigenes Verhalten, sondern auch auf das Leben des alten Menschen einen großen Einfluss. Die negativen Altersbilder aus der Umwelt werden von alten Menschen übernommen und treten im Sinne einer Sich-selbst-erfüllenden-Prophezeiung ein. Wird das eigene Altern als negativ und defizitorientiert betrachtet, werden Vorsorgeuntersuchungen und körperliche Trainings weniger wahrgenommen, als wenn der Blick auf das eigene Älterwerden positiv ist. Eine negative Selbstwahrnehmung wirkt sich also negativ auf das eigene Gesundheitsverhalten aus. Demgegenüber geht eine positive Sicht mit mehr Aktivität, besseren Gedächtnisleistungen und einer besseren Erholung nach Erkrankungen einher. Positive Altersbilder können beim Betreffenden sogar zu einer höheren Lebenserwartung führen (Levy et al., 2002). Die eigenen Altersbilder, die den Umgang mit dem alten Menschen prägen, haben also eine große Bedeutung für sein seelisches und körperliches Wohlbefinden und für seine Gesundheit.

In allen Altersstufen haben Menschen Vorstellungen über das Alter. Diese Altersbilder sind individuelle oder gesellschaftliche Vorstellungen und Einstellungen zum Alter und zu alten Menschen. Abgesehen von wenigen positiven Aspekten (würdevoll, altersweise), enthalten diese subjektiven Theorien über das Alter in unserer Gesellschaft eher negative Vorstellungen, die mehr von Verlusten als von Gewinnen des Alters ausgehen. Nachlassende geistige Fähigkeiten, Demenz, schlechte Stimmung und Rigidität gehören zu den negativen Beschreibungen des Alters (Staudinger & Kessler, 2018; siehe Exkurs).

Exkurs: Altersbilder steuern das Verhalten!

Nach dem Teufelskreis-Modell (Filipp & Mayer, 2005) aktiviert die Begegnung mit einem älteren Menschen negative Altersbilder, die eine Veränderung des Verhaltens des jüngeren Menschen bewirken. So konnte man in alltäglichen Pflegesituationen beobachten, dass – um das vermeintlich geringere Kompetenzniveau der älteren Person zu treffen – einfache Wörter, kurze Sätze und eine hohe Lautstärke benutzt wurden. Nonverbal konnte bei den Pflegenden ein aufgesetztes Lächeln, verschränkte Arme und ein Ausweichen des Blickkontakts beobachtet werden. In Experimenten ließ sich nachweisen, dass ein solcher Umgang das Selbstwertgefühl Älterer beeinträchtigt und sie eigene Defizite und Inkompetenz dafür verantwortlich machen (ein Studienüberblick findet sich bei Voos & Rothermund, 2019). Dass sich ältere Menschen aus solchen als unangenehm erlebten Kontakten zurückziehen, dadurch sozial isolierter werden und dann wirklich ein schnellerer kognitiver Abbau stattfindet, ist gut vorstellbar. ◄

Im Sinne des *Lebensspannenkonzepts* (Baltes, 1990) ist auch das hohe Alter eine spannende Entwicklungsphase mit zahlreichen Veränderungen. Bedeutende Entwicklungspsycholog*innen wie Ursula Lehr und Hans Thomae, Paul Baltes, Erik Erikson und Robert Havighurst erforschten speziell das hohe Lebensalter. Sie sind die wissenschaftlichen „Väter" und „Mütter" der Gerontologie.

▶ **Definition: Gerontologie** Die Lehre vom Älterwerden des alten Menschen wird als Gerontologie bezeichnet. Als ein Teilgebiet der Entwicklungspsychologie beschäftigt sie sich mit der Beschreibung, Erklärung und Veränderung von körperlichen, psychischen, sozialen, historischen und kulturellen Aspekten des Alterns und Alters, einschließlich der Analyse von altersrelevanten Umwelten und sozialen Institutionen (Baltes & Baltes, 1992).

In der Definition finden sich die Begriffe des „Alters" und des „Alterns". Alternsprozesse beginnen schon früh: Im dritten Lebensjahrzehnt vermindert sich bereits die Sehfähigkeit, ebenso die Hörfähigkeit; nach dem dritten Lebensjahrzehnt verringert sich die Muskelkraft und um die Lebensmitte beginnt die Herzmuskelmasse abzunehmen (Faltermaier et al., 2014, S. 163 ff.). Das Altern ist also ein Prozess des kontinuierlichen Wandels, der über den gesamten Lebenslauf anhält. Es gibt kein Alter, ab dem festgestellt werden kann: Nun beginnt das Alter. Altern beginnt ab der Geburt (Baltes, 1990; Kruse, 2006, 2011). Es ist nicht nur ein Abbauprozess, sondern ein Entwicklungsvorgang, der Veränderungen einer Person im Erleben und Verhalten mit sich bringt. Demgegenüber ist das Alter eine Zeitspanne. Die Gerontologie interessiert sich besonders für die Untersuchung von Alternsprozessen im Alter.

▶ **Definition: Altern und Alter** Altern ist ein lebenslanger Entwicklungsvorgang. Er ist ein Veränderungsprozess zentraler Bereiche, aus dem relativ überdauernde Veränderungen im Erleben und Verhalten resultieren. Er verläuft multidirektional (in unterschiedliche Richtungen), multidimensional (auf verschiedenen Ebenen) und multifaktoriell (durch viele Faktoren beeinflusst). Bei der Erforschung des Alterns des älteren Menschen wird weniger nach universellen Gesetzmäßigkeiten als vielmehr nach der Erklärung unterschiedlicher Altersverläufe und Altersformen gesucht (Kruse, 2011; Thomae, 1983). Der ältere Mensch ist nicht Spielball der Umstände, sondern kann seinen Altersprozess aktiv mitbestimmen, er hat die Chance zum konstruktiven Altern (Faltermaier et al., 2014, S. 168).

Das Alter ist eine Zeitspanne im individuellen Lebenslauf (Faltermaier et al., 2014, S. 230) und beginnt mit ca. 60 Jahren.

Repräsentative Studien, die auch den Verlauf des Alters betrachten, entstanden ab den 1960er-Jahren. Lehr und Thomae (1987) führten eine der ersten Längsschnittstudien an alten Menschen durch (*BOLSA-Studie*) und konnten anhand ihrer Ergebnisse mit zahlreichen Vorurteilen, die bis dahin mit dem Alter verbunden waren, aufräumen. Ab 1965 begannen sie, 222 Männer und Frauen zu untersuchen, die alle um 1900 geboren waren. In insgesamt acht aufeinanderfolgenden Untersuchungen wurden mittels Interviews, Persönlichkeitsfragebögen, psychomotorischen Funktionstests, Verhaltensbeobachtung und medizinischen Untersuchungen insgesamt 1000 Merkmale pro Person und pro Untersuchung erhoben und ausgewertet. Im Jahr 1980 nahmen noch 53 Personen teil, im Jahr 2000 lebten noch vier Teilnehmerinnen.

Eine weitere bedeutende Studie ist die *Berliner Altersstudie* (BASE-Studie, Lindenberger et al., 2010), eine ebenfalls thematisch breit angelegte, multidisziplinäre Längsschnittuntersuchung des Alters. Die BASE-Studie untersuchte Menschen im Alter von 70 bis über 100 Jahren, sie begann 1993 und umfasst insgesamt 14 Untersuchungstermine.

Eine dritte große Studie ist die *Generali Hochaltrigen Studie* (Kruse & Sittler, 2015), die sehr alte Menschen (85–100-Jährige) in den Mittelpunkt ihrer Untersuchung stellte.

Die Studien hatten zum Ziel, Altersprozesse zu erfassen und Fragen zu beantworten wie:

- Ist der Lebensverlauf eher kontinuierlich oder eher diskontinuierlich, d. h. ist das Erleben und Verhalten eines alten Menschen dasselbe wie im mittleren Alter?
- Haben ältere Menschen Kapazitäts- und Handlungsreserven?
- Entwickeln sie Kompensationsmechanismen für altersbedingte Defizite?
- Halten sich Gewinne und Verluste im Alter die Waage oder ist das Alter eine Phase des Abbaus auf allen Ebenen?
- Lässt sich das Alter in Unterphasen unterteilen?
- Sind individuelle Unterschiede im Alter aus lebensgeschichtlichen Daten vorhersagbar?
- Wie stellen sich Zusammenhänge zwischen medizinischen, psychologischen und sozioökonomischen Merkmalen dar?

Zur Beantwortung dieser Fragen wurden in allen drei Studien umfangreiche Daten u. a. zur geistigen und körperlichen Gesundheit, zur intellektuellen Leistungsfähigkeit, zur psychischen Befindlichkeit sowie zur sozialen und ökonomischen Situation erhoben. Im weiteren Verlauf dieses Kapitels werden ausgewählte Ergebnisse der Studien dargestellt.

Abgesehen vom Perspektivenwandel der Entwicklungspsychologie, der insbesondere von Baltes in Gang gesetzt wurde und Entwicklung als lebenslangen Prozess entwarf (Baltes, 1990; Wahl & Schilling, 2012, S. 312), ist ein weiterer Grund für die wissenschaftliche Hinwendung zum hohen Alter in der Tatsache zu sehen, dass die Lebenserwartung stetig ansteigt und immer mehr Menschen in Deutschland zur Gruppe der hochaltrigen Menschen (älter als 80 Jahre) gehören. Die 85-Jährigen sind die am stärksten wachsende Bevölkerungsgruppe in den nächsten Jahren und gegenwärtig ist es möglich, bei Eintritt in die Rente noch ein Viertel seines Lebens vor sich zu haben. Die durchschnittliche Lebenserwartung der Deutschen beträgt gegenwärtig für Männer 79,1 Jahre, für Frauen 84,1

1.7 Die Kompensation von Defiziten als Entwicklungsaufgabe des Alters

Jahre (Statistisches Bundesamt, 2020). Es ist deshalb auch aus volkswirtschaftlicher Sicht relevant, diese Altersgruppe zu erforschen: Gesundheits- und Pflegeausgaben sowie Armut im Alter verursachen zunehmend Kosten. In diesem Kontext sind wichtige Fragen: Wie kann man alte Menschen fördern, ihre Selbstständigkeit möglichst lange erhalten und ihnen z. B. Wohnformen anbieten, die weniger kosten und gleichzeitig ihren Bedürfnissen entgegenkommen? Daran schließen sich gesellschaftspolitische Fragen an, z. B. wie man Städte altersgerecht einrichtet, etwa durch mehr Barrierefreiheit und neue, altersgerechte Wohnformen (Altenwohngemeinschaften, Mehrgenerationenhäuser).

In der Literatur finden sich verschiedene Einteilungen des Alters. Eine verbreitete *Einteilung* der alten Menschen ist die in „junge Alte" (ab 60 Jahre) und „alte Alte" (ab 80 Jahren). Die über 80-Jährigen werden auch als Hochbetagte, Hochaltrige oder Langlebige bezeichnet (Lehr, 2007). Baltes (1990) spricht von vier Lebensaltern. Das erste umfasst das Kindheits- und Jugendalter, das zweite das Erwachsenenalter, das dritte Lebensalter bezeichnet die Altersspanne zwischen 60 und 80 Jahren und das vierte Lebensalter die Zeit ab 80 Jahren.

Für die Lebensqualität im Alter ist weniger das *kalendarische Alter als das funktionale Alter* aussagekräftig (Lehr, 2007, S. 23): Das funktionale Alter spiegelt die Funktionsfähigkeiten wider; sie sind nicht nur an das chronologische Alter gebunden, sondern hängen von biologischen und sozialen Faktoren ab, die während des ganzen Lebens einwirken wie z. B. ein aktiver Lebensstil, körperliches Training, vielseitige geistige Anregung und das Zusammensein mit anderen Menschen (Lehr & Thomae, 1987).

▶ **Merke!** Zeitlebens vorhandene wichtige biologische und soziale Faktoren, die die Lebensqualität im Alter positiv beeinflussen:

- aktiver Lebensstil,
- körperliches Training,
- geistige Anregung und
- soziale Kontakte.

Eine Person, die ihr Leben lang körperlich und geistig aktiv war und viele Kontakte gepflegt hat, ist gut auf das Alter vorbereitet, weil sie Interessen und Kontakte hat (a. a. O.). Beides puffert geistigen Abbau und Einsamkeit ab. Auch eine Berufstätigkeit, die anregend war und selbstbestimmt gestaltet werden konnte, ist eine gute Vorbereitung für eine aktive Gestaltung der Rentenzeit. Insoweit ist das ganze Leben eine Vorbereitung auf das Leben im Alter.

Ein wichtiges Unterscheidungskriterium innerhalb der Gruppe der alten Menschen ist der Gesundheitszustand. So gibt es große Differenzen zwischen Menschen desselben Alters: sie können entweder sehr rüstig sein oder bereits schwer erkrankt, dement und pflegebedürftig. Aber auch alte Menschen unterschiedlichen Alters unterscheiden sich manchmal in unerwarteter Weise. So kann ein 60-jähriger Mensch bereits senil sein, ein 90-jähriger aber noch sehr rüstig. Auch die Familien- und Wohnsituation ist relevant. Ist ein alter Mensch alleinlebend, alleinstehend und ohne Kinder? Lebt er mit eine*r pflegebedürftigen Partner*in zusammen oder ist selbst pflegebedürftig? Es sind vielfältige Faktoren, die den Alternsprozess positiv oder negativ beeinflussen.

Insgesamt sind ältere Menschen also eine Bevölkerungsgruppe, deren Mitglieder sich untereinander sehr stark unterscheiden.

> **Berufsbezug**
>
> Hat man mit alten Menschen beruflich zu tun, sind differenzierte Kenntnisse über die Wohn- und Familiensituation wichtig, weil sie Voraussetzung sind für die Einleitung von Kontakt-, Hilfs- und Unterstützungsmaßnahmen. Kenntnisse über den Gesundheitszustand und die geistige Verfassung sind ebenfalls unerlässlich. ◄

Da sich alte Menschen in zahlreichen Merkmalen ihrer Persönlichkeit und ihrer Lebenssituation gravierend unterscheiden, sind globale Aussagen über „die Alten" nicht nur nicht aussagekräftig, sondern gar nicht möglich. Deshalb lässt sich auch keine verbindliche Altersangabe machen, ab wann ein universeller Verfall oder ein Verlust von Funktionen festgestellt werden kann. Wie in allen anderen Lebensphasen auch, gibt es im Alter ebenso bedeutende intraindividuelle Veränderungsmuster wie auch bedeutende interindividuelle Unterschiede hinsichtlich des Beginns und der Geschwindigkeit von Veränderungen. Auch unterscheiden sich Menschen in ihren Kompensationsmöglichkeiten von altersbedingt auftretenden Verlusten.

Entwicklung als Veränderungsprozess bedeutet aber auch, nicht nur die Verluste (von Funktionen, von Gesundheit, von Rollen), sondern auch die Gewinne zu betrachten. So verliert man z. B. die soziale Rolle als berufstätige Person, gewinnt aber u. U. die Rolle als Großelternteil.

Trotz dieser großen Variabilität des Alterns im Alter gibt es Hinweise (Kruse & Sittler, 2015; Lindenberger et al., 2010), dass die Mitte des 9. Lebensjahrzehnts einen Wendepunkt im Alter darstellt: Zu diesem Zeitpunkt findet vermehrt ein Einbruch im subjektiven Wohlbefinden statt, der mit einem erhöhten Auftreten von Erkrankungen, einer verminderten Mobilität und einem sozialen Rückzug einhergeht (Abb. 1.9).

1.7.1 Theorien zum Alter

Eine der ersten Theorien über das Alter war die *Disengagement-Theorie* (Cumming & Henry, 1961). Sie besagt, dass sowohl die gesellschaftliche Umwelt als auch das Individuum selbst sich mit zunehmendem Alter einen sukzessiven Rückzug aus sozialen Rollen und Aufgaben wünscht. Da Krankheit und Tod des Individuums mit zunehmendem Alter immer wahrscheinlicher werden, reduziere sich die Bereitschaft zum Engagement der einzelnen Person. Altern sei deshalb geprägt von Disengagement (Rückzug) aus gesellschaftlichen Rollen, eingeleitet durch den beruflichen Ruhestand. Das sei für das gesellschaftli-

1.7 Die Kompensation von Defiziten als Entwicklungsaufgabe des Alters

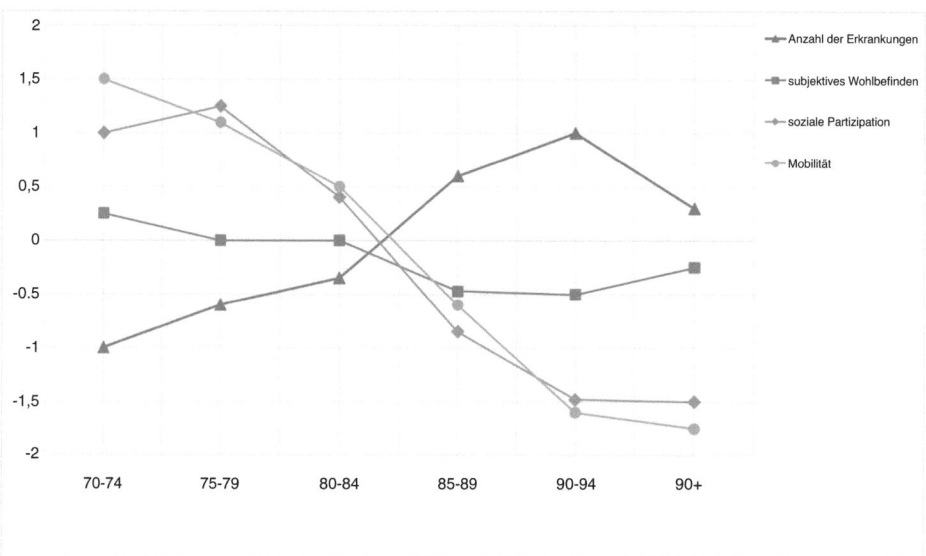

Abb. 1.9 Verlauf von subjektivem Wohlbefinden, Anzahl der Erkrankungen, sozialer Teilhabe und Mobilität im dritten und vierten Lebensalter (Smith & Baltes, 2010, S. 541)

che Funktionieren auch notwendig, weil sie dadurch der nachfolgenden Generation Platz mache. Als Gegenposition zu dieser Theorie entwickelte sich die *Aktivitätstheorie* (Tartler, 1961), die besagt, dass nur der Mensch zufrieden sei, der von anderen Menschen gebraucht werde und noch wichtige Funktionen zu erfüllen habe. Die sozialen und psychischen Bedürfnisse würden sich mit dem Alter nämlich nicht verändern. Subjektives Wohlbefinden und Zufriedenheit stellten sich dann ein, wenn eine Person aktiv sei, etwas leiste und von anderen Menschen gebraucht werde. Optimal sei deshalb ein Altern, bei dem die Aktivitäten des mittleren Erwachsenenalters so lange wie möglich beibehalten würden, weil dies nicht nur das Gefühl des Gebrauchtseins stärke, sondern auch der Einschränkung der sozialen Kontakte entgegenwirken würde (Havighurst, 1976).

Beide Theorien sind in ihrer Allgemeingültigkeit widerlegt, weil sie nicht die Individualität und damit die Unterschiedlichkeit der Menschen berücksichtigen. Alle Altersstudien (z. B. Lindenberger et al., 2010; Kolland, 1996; Lehr & Thomae, 1987; Kruse & Sittler, 2015) weisen vielmehr darauf hin, dass beide Theorien je nach der spezifischen Sozialisation, der spezifischen Persönlichkeitsstruktur und der jeweiligen Lebenssituation zutreffend sein können oder auch nicht.

Berufsbezug

Auswirkungen der Aktivitäts- und Disengagementtheorie auf die praktische Arbeit mit alten Menschen:

Auch wenn beide Theorien heute in ihrer ursprünglichen Form nicht mehr vertreten werden, haben sie bis heute Auswirkungen, z. B. für die Angebote der Altenarbeit. Wird

„Aktivität" zum wichtigen Bewertungsmaßstab, dann wird ein zurückgezogenes Leben im Alter nicht akzeptiert und Menschen im Altersheim werden genötigt, am Freizeitprogramm teilzunehmen. Dagegen kann eine geringe Altenpolitik damit begründet werden, dass die Alten „für sich allein sein wollen". Beides ist möglich. Deshalb sollte das jeweilige Theoriekonzept, welches Maßnahmen der Altenhilfe zugrunde liegt, immer kritisch hinterfragt werden. ◄

Die Möglichkeiten und Grenzen der individuellen Reaktion auf das Alter hängen also von einem „vielfältigen Geflecht sozialer, biographischer und gesundheitlicher Bedingungen" (Thomae, 1983, S. 147) ab und jeder Mensch wird auf unterschiedliche Art glücklich; deshalb lässt sich nicht von einem einzigen Konzept des befriedigenden Lebens im Alter ausgehen.

Trotzdem sind nach Backes und Clemens (2013, S. 139) einige wenige globale Aussagen über alte Menschen nachgewiesen; das sind folgende:

- Zurückgezogene alte Menschen sind seltener zufrieden als aktivere alte Menschen.
- Der bislang gewohnte Lebensstil prägt auch die Gestaltung des Alters.
- Traditionelle Geschlechtsrollen werden im Alter weiterhin gelebt: Die sozioemotionale Rolle erfüllt die Frau, die instrumentelle Rolle erfüllt der Mann.

▶ **Merke!** Auf die Gruppe der alten Menschen trifft das Postulat der Entwicklungspsychologie ebenso zu wie auf alle anderen Altersstufen: Entwicklung ist ein individueller Prozess, der unterschiedliche Richtungen nehmen kann. Weiterhin ist er ein differenzieller Prozess, d. h., Menschen unterscheiden sich untereinander in ihrer Entwicklung. Deshalb kann niemals eine einzige Theorie über das Alter (z. B. die Disengagementtheorie oder die Aktivitätstheorie) für alle alten Menschen Allgemeingültigkeit haben; sie treffen nur im Einzelfall zu.

Übung

Reflektieren Sie Ihre Einstellung zu alten Menschen im Allgemeinen. Haben Sie eher Respekt vor der Lebenserfahrung und Weisheit alter Menschen oder belächeln Sie eher ihre Vergesslichkeit und andere Defizite? Wie lässt sich Ihre Beziehung zu Ihren Großeltern beschreiben? Welchen „Gewinn", welchen „Verlust" stellen sie für Sie als Enkelkind dar?

1.7.2 Der Umgang mit Gewinnen und Verlusten

Ein herausragendes Charakteristikum des höheren Alters stellt die zunehmende Einschränkung der verfügbaren Ressourcen (z. B. Baltes, 1997; Lehr, 2007) und der Umgang

1.7 Die Kompensation von Defiziten als Entwicklungsaufgabe des Alters

mit diesen Verlusten dar. Eine der *Hauptaufgaben im Alter* besteht deshalb darin, diese Verluste zu kompensieren. Je älter ein Mensch wird, umso mehr muss er sich mit

- körperlichen (sensorischen, motorischen) Einschränkungen,
- chronischen körperlichen Erkrankungen,
- hirnorganischen Beeinträchtigungen und Erkrankungen,
- Hilfsbedürftigkeit,
- Pflegebedürftigkeit,
- Multimorbidität (das gleichzeitige Bestehen mehrerer Krankheiten),
- dem Verlust wichtiger Bezugspersonen,
- einem ausgedünnten sozialen Netz, reduzierten Kontakten und
- geringer bzw. keiner Kontrolle über diese Prozesse

auseinandersetzen (Hautzinger, 2012).

Außerdem lässt die kognitive Kontrolle im Alter nach. Kognitive Kontrolle ist ein Oberbegriff für geistige Funktionen, mit denen Menschen ihr eigenes Verhalten je nach Umweltbedingung steuern. Sie dienen dazu, das eigene Handeln möglichst optimal einer Situation anzupassen, um das selbst gesteckte Ziel zu erreichen. Kognitive Kontrolle ist überall im Alltag von zentraler Bedeutung und unverzichtbar für eine eigenständige Lebensführung. Kontrollprozesse werden besonders dann eingesetzt, wenn automatisiertes Handeln zur Problemlösung nicht mehr ausreicht (siehe Beispiel im Kasten; Abb. 1.10).

▶ **Definition: Kognitive Kontrolle** Mit kognitiver Kontrolle sind übergeordnete kognitive Prozesse gemeint, die sensorische, motorische, emotionale und kognitive Prozesse in Gang setzen und beeinflussen. Das Ziel ist eine optimale Anpassung an die Umwelt.

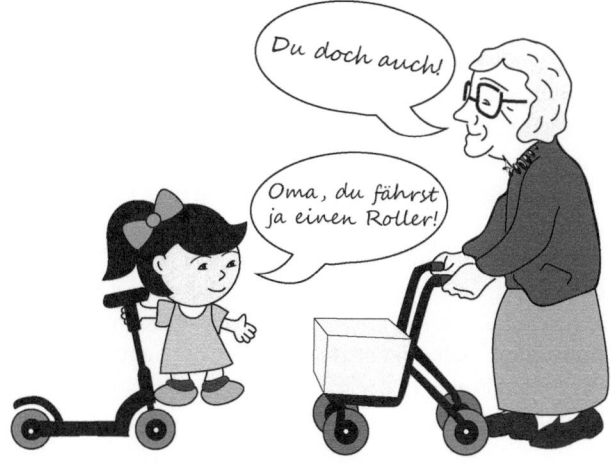

Abb. 1.10 Kleine Kinder und alte Menschen nähern sich an (angefertigt von Sabrina Hilz in Anlehnung an Klie & Gaymann, 2015, S. 55)

> **Beispiel**
>
> Der Gang über eine sehr befahrene Straße verlangt ein hohes Ausmaß kognitiver Kontrolle: Aufmerksamkeit, Hörvermögen, Konzentration, Sehkraft, Gleichgewichtssinn und motorische Fähigkeiten sind erforderlich. Einzelne Komponenten der kognitiven Kontrolle können sich gegenseitig ersetzen. So können nachlassende sensorische Funktionen durch erhöhte Konzentration ausgeglichen werden. Die kognitive Kontrolle lässt mit dem Alter nach. ◀

Wie kann ein erfolgreicher Bewältigungsprozess angesichts dieser vielfältigen Verluste gelingen? Und welche Strategien sind sinnvoll, weil sie Defizite kompensieren?

1.7.3 Erfolgreiches Altern

Die lange Zeit vorherrschende Sichtweise über das Alter als eine ausschließlich von Defiziten geprägte Lebensphase änderte sich durch Forschungsergebnisse, die zeigten, dass objektiv beeinträchtigte alte Menschen trotzdem ihr Leben als sehr zufrieden und sogar glücklich beschrieben (Lehr & Thomae, 1987). So spiegelten sich widrige Lebensumstände (z. B. gesundheitliche und finanzielle Beeinträchtigungen) kaum in der Bewertung des subjektiven Wohlbefindens der betroffenen Person wider. Die Zufriedenheitswerte änderten sich auch über die Jahre des Älterwerdens nicht, in denen immer weitere Beeinträchtigungen und Einschränkungen auftraten. Dieses Phänomen wird auch als *„Zufriedenheitsparadox"* beschrieben (Staudinger, 2000; Staudinger & Freund, 1998). Zufriedene alte Menschen wenden – unabhängig von ihrem objektiven Zustand – Mechanismen zur Lebensbewältigung an, die unglückliche und unzufriedene alte Menschen nicht benutzen.

Diese Mechanismen beschreibt das Ehepaar Baltes (1990) in ihrem Modell des „erfolgreichen" Alterns. Für die Forscher*innen ist Altwerden und „Erfolg" kein Widerspruch; in einer sehr positiven und ressourcenorientierten Sichtweise betonen sie die Möglichkeit des Individuums, aktiv gestaltend in den Prozess des Alterns einzugreifen. Erfolg ist dabei die gelungene Anpassung der einzelnen Person an die biologischen, sozialen und psychologischen Gegebenheiten ihrer Situation (Baltes & Baltes, 1989). Die Forscher*innen konnten zeigen, dass ein solches „gutes Altern" nicht durch ein allgemein gültiges Verhalten, wie z. B. durch Disengagement oder durch Aktivität, erzielt werden kann, sondern je nach Lebensstil auf unterschiedlichen Wegen zu erreichen ist (Thomae, 1980).

▶ **Merke!** Ein Großteil der alten Menschen fühlt sich trotz zunehmender Einschränkungen in zahlreichen Lebensbereichen sehr wohl. Dieses hohe subjektive Wohlgefühl ist ein Kriterium für „erfolgreiches Altern". Es entsteht aus einer gelungenen Anpassung an das Alter durch Selbstakzeptanz, positive Beziehungen zu anderen Menschen, Autonomie, Umweltkontrolle, Lebenssinn und persönlichem Wachstum (Jopp, 2003, S. 27). Objektive Kriterien erfolgreichen Alterns sind Gesundheit und Langlebigkeit.

1.7.4 Strategien erfolgreichen Alterns: Optimierung durch Selektion mit Kompensation

Die Theorie des erfolgreichen Alterns basiert auf der Beobachtung, dass Ältere, genau wie Jüngere, „stille Reserven" haben, die sich durch Üben, Lernen und gezieltes Training aktivieren lassen (Baltes & Baltes, 1990). Die altersbedingten Defizite, die z. B. durch eine nachlassende Leistungsfähigkeit der kognitiven Kontrolle bedingt sind, müssen also nicht als Schicksal akzeptiert werden, sondern können teilweise durch Aktivierung dieser Reserven ausgeglichen werden. Zwar werden diese Kapazitätsreserven mit zunehmendem Alter immer enger gesteckt. Trotzdem kann es aber älteren Menschen dadurch gelingen, ein positives Selbstbild und eine große subjektive Zufriedenheit beizubehalten, weil sie eine Einflussnahme und Kontrolle über ihr Leben wahrnehmen.

Paul und Margret Baltes (1990) beschreiben die Strategien der Selektion, Optimierung und Kompensation als zentrale Strategien erfolgreichen Alterns, die zum subjektiven Wohlbefinden beitragen. Erfolg wird in diesem Modell als Maximierung von Gewinnen bei gleichzeitiger Minimierung von Verlusten definiert (Baltes & Baltes, 1990). Die Strategien werden bereits in vorhergehenden Lebensphasen angewandt und stellen lebenslang eine wichtige Vorgehensweise dar, eigene Mängel auszugleichen. Im Alter kommt ihnen aber aufgrund der altersbedingten Verluste eine besondere Bedeutung zu.

▶ **Definition: Die Strategien der Optimierung, Selektion und Kompensation** *Selektion* bedeutet eine wohlüberlegte Auswahl und Spezifizierung von Vorhaben aus den vorhandenen Lebensmöglichkeiten, die mit den vorhandenen eigenen Möglichkeiten noch zu verwirklichen sind. Beispiel: Man wählt aus der Vielzahl an Spazierwegen nur noch solche aus, die asphaltiert sind und/oder solche, die in regelmäßigen Abständen mit Bänken ausgestattet sind.
Optimierung bedeutet, die noch zur Verfügung stehenden Ressourcen optimal einzusetzen und zu trainieren. Beispiel: Man zieht mit Absicht jeden Morgen die Schuhe an, obwohl Hausschlappen auch reichen würden. Das Anziehen der Schuhe dient dem Training der Gelenkigkeit (Bücken) und der Feinmotorik (Schnüren).
Kompensation bedeutet, dass nicht mehr vorhandene Fähigkeiten durch andere Fähigkeiten oder Hilfsmittel kompensiert werden. Beispiel: Es werden Hilfsmittel wie etwa Einkaufszettel, Sehhilfen, ein Rollator oder ein Gehstock benutzt.

Beispiel: Anwendung von Selektion, Optimierung und Kompensation

Der weltbekannte Pianist Arthur Rubinstein erzählte in einem Interview, wie er mit seiner altersbedingt nachlassenden Fingerbeweglichkeit umging: Als er merkte, dass es ihm zunehmend schwerfiel, das erforderliche Tempo der Klavierstücke einzuhalten, suchte er sich für sein Repertoire nur noch Stücke aus, die er wirklich beherrschte (Selektion), er musste länger üben (Optimierung) und er spielte vor schnellen Passagen deutlich langsamer, sodass der anschließende geringe Tempoanstieg bereits auffiel (Kompensation). ◄

1.7.5 Daseinsthemen im Alter

Nach Erikson (1988) ist es die Aufgabe des Alters, den nahenden Tod zu akzeptieren und sich mit dem vergangenen Leben auszusöhnen. Eine solche positive Bilanzierung der Entscheidungen der Vergangenheit, die auch die Fehler akzeptiert, hilft, die begrenzte Gegenwart ohne Verbitterung zu genießen und dem nahenden Tod gelassener entgegenzusehen.

Über weitere selbstgestellte Aufgaben und Daseinsthemen gewann die Generali Hochaltrigenstudie (Kruse & Sittler, 2015) Aufschluss. Sie befragte 400 Frauen und Männer im Alter von 85–98 Jahren in ausführlichen Interviews über ihre Erwartungen an ihr Leben.

Die fünf am häufigsten genannten Anliegen waren

1. Freude und Erfüllung in einer emotional tieferen Begegnung mit anderen Menschen,
2. intensive Beschäftigung mit der Lebenssituation und Entwicklung nahestehender Menschen, vor allem in der eigenen Familie und in den nachfolgenden Generationen,
3. Erfüllung im Engagement für andere Menschen,
4. Bedürfnis, auch weiterhin gebraucht zu werden und geachtet zu sein vor allem von nachfolgenden Generationen und
5. Sorge vor dem Verlust der Autonomie.

Viele alte Menschen wünschen sich demnach Kontakte vielfältiger Art, nicht nur familiäre, sondern auch in der Gesellschaft. Dass ältere Menschen über kognitive, lebenspraktische und sozialkommunikative Kompetenzen verfügen, die sie befähigen, innerhalb unserer Gesellschaft ein mitverantwortliches Leben zu führen – z. B. im Sinne eines ehrenamtlichen Engagements in Kommune, Verein oder in der Nachbarschaft – wurde ebenfalls in der Studie nachgewiesen; verbesserte materielle, soziale und gesundheitliche Ressourcen erlauben vielen diese Gestaltungsmöglichkeiten. Unsere Gesellschaft sollte deshalb ältere Menschen stärker als handelnde Mitbürger*innen ansprechen (Kruse, 2015). Im gleichen Maß, wie medizinische Kompensationsmöglichkeiten entwickelt werden, sollten auch Maßnahmen der psychologischen Prävention und Intervention im Alter – und die Teilhabe der alten Menschen an der Gesellschaft zählt dazu – gefördert werden.

Lebensbedingungen im Alter sind von soziodemografischen Merkmalen, Gesundheitsmerkmalen, Merkmalen des sozialen Netzwerks, materiellen und Wohnbedingungen geprägt. Die BASE-Studie (Lindenberger et al., 2010) konnte zeigen, dass sich alte Menschen bezüglich ihrer finanziellen Situation stark unterscheiden. Die finanzielle Situation im Alter hängt eng mit dem Familienstand und dem Geschlecht zusammen. So lässt sich von einer *Feminisierung des Alters* und einer Feminisierung der Altersarmut sprechen. Zwei Drittel der über 60-Jährigen und drei Viertel der über 75-Jährigen sind weiblich (a. a. O., S. 360). Mit dem Überleben von Frauen geht vermehrt Alleinleben und Altersarmut wegen geringer oder fehlender vorhergehender Berufstätigkeit einher. Während Männer bis zum Tod in der Regel mit ihrer Partnerin zusammenleben und von ihr gepflegt werden, sind Frauen im pflegebedürftigen Alter alleine. Alleinlebende alte Frauen haben den höchsten Pflegebedarf und gelten aufgrund der beschriebenen Merkmale als klassische Klientel der Sozialhilfe. Es ist davon auszugehen, dass aufgrund veränderter Familienkonstellationen (Scheidungen) und vermehrter Erwerbstätigkeit der Töchtergeneration die gegenwärtig noch vorhandene Pflegebereitschaft der Töchter abnehmen wird (Backes & Clemens, 2013, S. 362).

> **Zusammenfassung**
> Wie in allen anderen Lebensphasen verläuft auch im Alter die Entwicklung multidirektional, multidimensional und multifaktoriell. Deshalb geht man heute nicht mehr davon aus, dass es für das Alter spezifische und allgemeingültige Theorien der Entwicklung gibt wie z. B. die Disengagementtheorie (Cumming & Henry, 1961). Ergebnisse aus repräsentativen Längsschnittstudien (Generali Hochaltrigenstudie, 2015; Berliner Altersstudie BASE, 2010; Bonner Längsschnittstudie BOLSA, 1987) zeigen, dass Altern ein höchst individueller Prozess ist. Aus den Befunden dieser Studien wurde die Theorie des erfolgreichen Alterns (Baltes, 1990) entwickelt, die den alten Menschen als Gestalter*in der Entwicklung betrachtet. Erfolgreiches Altern geht mit der Anwendung der Strategien der Selektion, Optimierung und Kompensation einher, welche die negativen Folgen eines geringen Ressourcenstatus abfedern und somit das subjektive Wohlbefinden erhalten kann. Das Klischee vom Alter als negativer Lebensphase kann als widerlegt gelten. Das Alter stellt durch die zunehmende Lebenserwartung eine lange Lebensphase dar, die differenziert zu betrachten ist. So ist das dritte Lebensalter (60–80 Jahre) weitgehend eine Fortsetzung des mittleren Lebensalters, die Verluste sind noch gering und gut zu kompensieren. Das vierte Lebensalter (ab 80 Jahren) ist dagegen schwieriger zu bewältigen und von zahlreichen Verlusten geprägt. In diesem Alter werden die Grenzen der Beeinflussbarkeit durch das Individuum deutlich sichtbar. Obwohl das hohe Alter mit einer Reduktion von Ressourcen einhergeht, stehen dennoch Anpassungsmechanismen zur Verfügung, die einen optimalen Einsatz der verbleibenden Ressourcen ermöglichen. Das vierte Alter fordert den Einsatz der Gesellschaft, um den steigenden Bedarf an externen Ressourcen wie medizinischen, technischen und kulturellen Hilfen zu decken. Die noch weitgehend vorhandenen Ressourcen des dritten Alters sollten von der Gesellschaft aufgegriffen und genutzt werden. Die Primärgewinne eines gesunden, aktiven und vitalen dritten Lebensalters können Sekundärgewinne nach sich ziehen (Weitergabe von Erfahrungen im Erwerbsleben und anderen Bereichen, ehrenamtliche Tätigkeiten, reduzierte medizinische Behandlungskosten). Davon profitieren sowohl Individuum als auch Gesellschaft.

Aufgaben

- Definieren sie den Begriff „Alter" und den Begriff „Altern". Arbeiten Sie die Unterschiede heraus.
- Fassen Sie kurz die Disengagementtheorie und die Aktivitätstheorie zusammen. Warum sind Theorien über „das Alter" nicht zutreffend?
- Was ist mit „erfolgreichem Altern" gemeint?
- Beschreiben Sie das Modell der Optimierung durch Selektion und Kompensation.
- In welche zwei Phasen unterteilt man das Alter und wie unterscheiden sich diese beiden Phasen?
- Welche Wünsche äußerten die Hochaltrigen in der Generali Hochaltrigenstudie und welche Konsequenzen sollte die Gesellschaft daraus ziehen?

Für einen guten Überblick
Berk, L (2019). *Entwicklungspsychologie*. München: Pearson.

Allgemeine Psychologie (Kognition, Emotion, Motivation)

2

Die Psychologie beschäftigt sich unter anderem mit der Frage, wie das menschliche Denken, Begreifen und Erkennen funktionieren, wie intelligentes Verhalten hervorgebracht und auf welche Art und Weise dies von unserem Gehirn bewerkstelligt wird. Dies ist ein sehr spannendes Forschungsfeld, denn es ist die Frage nach der Möglichkeit des menschlichen Geistes, sich selbst mit seinen geistigen Operationen verstehen zu können.

2.1 Ansätze der Allgemeinen Psychologie

Das menschliche Denken und Erkennen sind durch eine besondere Intelligenz und Anpassungsfähigkeit gekennzeichnet, auch wenn wir uns vieler Fähigkeiten in unserem Alltagsleben gar nicht bewusst sind, weil sie uns selbstverständlich erscheinen. Wir hören aus einer Menge von Geräuschen in unserer Umgebung die Stimme unseres Gegenübers sehr genau heraus, wir finden uns in einem manchmal sehr komplizierten U-Bahnsystem einer Großstadt zurecht oder wir können Gegenstände, Pflanzen, Tiere oder bestimmte Personen voneinander unterscheiden.

2.1.1 Der Mensch als Verhaltenssystem

Nachdem in der Psychologie die Methode der Selbstbeobachtung des geistigen Geschehens (Introspektion) in Verruf geraten war, da sie zu unwissenschaftlich war und in vielen Fällen zu systematischen Verzerrungen bei der Beobachtung führte, fokussierte man sich im 20. Jahrhundert lange Zeit auf die Beobachtung von Verhalten. Das hiermit verbundene Denk- und Methodensystem nennt man *Behaviorismus*. Der Begriff Behaviorismus leitet sich von *behavior* (engl., Verhalten) ab. Ähnlich wie in der Physik

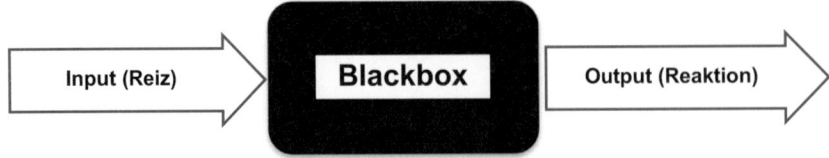

Abb. 2.1 Black-Box-Modell des Behaviorismus (eigene Darstellung)

soll sich die Erklärung menschlichen Handels und Entscheidens nur noch auf die Inputs, die in das Verhaltenssystem eingehen und das offen gezeigte Verhalten (Output) eingehen. Die dazwischenliegenden mentalen Prozesse (wie Denken, Fühlen, Motivation etc.) sollen ausgeblendet werden, weil sie nicht direkt erfasst werden könnten und von subjektiver (vermeintlich unwissenschaftlicher) Natur sind.

▶ **Definition: Behaviorismus** Behaviorismus bezeichnet ein Forschungsparadigma in der Psychologie, das das Verhalten von Tieren und Menschen über Beobachtung von äußerem Verhalten erklären will. Auf introspektive Methoden und den Einbezug innerlicher Vorgänge (wie Gedanken, Emotionen, Motivationen) wird in den Erklärungen verzichtet.

Man spricht daher auch vom *Black-Box-Modell* des Behaviorismus (Abb. 2.1).

Des Weiteren beruht der Behaviorismus auf der zentralen Annahme, dass alles menschliche Verhalten gelernt ist. Erst durch die prägenden Erfahrungen mit der Umwelt wird der Mensch zu einer Persönlichkeit. Der Mensch wird also allein durch Lernprozesse gesteuert und nicht durch seine Persönlichkeitsstruktur. Damit findet die Beeinflussung von außen statt, nicht von innen. Die Väter dieser Richtung sind Iwan Pawlow, John Watson sowie Burrhus Skinner.

2.1.1.1 Klassische Konditionierung (Assoziationslernen)

Beim klassischen Konditionieren findet ein Assoziationslernen statt. Eine klassische, im ersten Moment trivial wirkende, aber sehr bedeutsame Feststellung ist von Iwan Pawlow, einem russischen Physiologen und Arzt, gemacht worden.

Beispiel: Der Pawlow-Hund

Pawlow erforschte die Gesetzmäßigkeiten, die beim Lernen und der Verhaltenssteuerung wirken, und arbeitete vor allem mit Hunden. In einer klassischen Versuchsanordnung betätigte er immer, wenn er dem Hund Futter gab, eine Glocke. Dabei machte er folgende wegweisende Entdeckung: Die natürliche Reaktion des Hundes auf das Futter (Speichelfluss) trat nach einiger Zeit auch auf, wenn er ausschließlich die Glocke betätigte, d. h., obwohl gar kein Futter vorhanden war. Der Hund hatte also mit dem Läuten der Glocke eine Assoziation gelernt und zeigte eine hiermit verbundene konditionierte Verhaltensantwort. Aus einem neutralen Reiz ist ein *konditionierter* Reiz geworden. ◀

Daraus ergibt sich das allgemeine Prinzip des Assoziationslernens im Sinne der klassischen Konditionierung.

▶ **Definition: Klassische Konditionierung** Bei der klassischen Konditionierung wird ein neutraler Reiz gleichzeitig mit einem affektiv bedeutsamen Reiz dargeboten, der eine „natürliche" (unkonditionierte) Reaktion auslöst. Dadurch wird dieser neutrale Reiz künftig mit dem unkonditionierten Reiz assoziiert und löst in vielen Fällen ebenfalls diese Reaktion aus.

Pawlow konnte auf die gleiche Art und Weise bei den Hunden auch künstliche „Neurosen" (also übermäßige Ängste vor harmlosen Gegenständen) erzeugen und durch eine Gegenkonditionierung diese auch wieder „heilen". Diese Vorgehensweise ist für die Verhaltenstherapie von großer Bedeutung (Kap. 3).

Beispiel: Der kleine Albert

Der Behaviorist John B. Watson präsentierte einem elf Monate alten Kind, genannt „Der kleine Albert", verschiedene Tiere wie eine weiße Ratte oder ein Kaninchen. Das Kind zeigte dabei zunächst nie Angst, sondern griff sogar nach den Objekten. Darauf wurde jedoch, immer wenn ein Tier (wie die Ratte) präsentiert wurde, mit dem Hammer auf eine Eisenstange geschlagen, was ein lautes, für Kinder furchteinflößendes Geräusch erzeugt. Nachdem die Kopplung von Tier und Geräusch zwei Mal wiederholt wurde, weigerte sich Albert, die Ratte anzufassen. Nach sieben Wiederholungen zeigte er bereits starke Angst beim bloßen Anblick der Ratte. Doch nicht nur das. Auch beim Anblick von ähnlichen Reizen wie Fell von Hasen, Hunden oder auch Pelzmänteln oder auch weißen Bärten zeigte er klare Angstreaktionen.

Kommentar: Auch wenn dieser Versuch das Prinzip und die Bedeutung der klassischen Konditionierung eindrucksvoll verdeutlicht, ist er heute aus ethischer Sicht umstritten. ◀

Wenn so Ängste „erlernt" werden können, können Sie auf gleichem Wege auch „verlernt" werden. Hier spricht man von *Gegenkonditionierung*. Wenn dem kleinen Albert immer eine kleine Belohnung (z. B. ein Spielzeug) zukommen würde, wenn er den angstbesetzten Gegenstand (die Ratte) sieht, könnte sich seine Angst vor Ratten auch schrittweise verflüchtigen.

2.1.1.2 Operante Konditionierung (Lernen am Erfolg/ instrumentelles Lernen)

Gelernt wird aber nicht nur durch Assoziationen von Reizen, sondern vielmehr auch durch Verstärkungsschemata. Das so genannte operante oder instrumentelle Konditionieren kann man auch als *Lernen am Erfolg* definieren. Hier wird das Verhalten durch die Konsequenzen, die dem Verhalten folgen, beeinflusst. Die Konsequenz kann eine Belohnung oder eine Bestrafung sein. Konsequenzen sind definiert durch ihre Folgen. Unterschieden werden positive und negative *Verstärkung*.

Hieraus ergibt sich wiederum das allgemeine Prinzip der operanten Konditionierung.

▶ **Definition: Operante Konditionierung** Bei der operanten Konditionierung werden Reiz-Reaktions-Muster auf der Basis von spontan gezeigtem Verhalten gelernt, wodurch die Auftretenswahrscheinlichkeit von Verhaltensweisen erhöht oder reduziert wird.

> **Beispiel: Die junge Patientin Frieda**
>
> Frieda ist eine Patientin auf der Kinderstation und ist 7 Jahre alt. Seit einigen Tagen langweilt sie sich und traut sich nun endlich ins Spielzimmer der Station, nachdem sie ihren Eltern zunächst immer wieder gesagt hatte, dass sie dort nicht hin möchte (sie hat Schmerzen und sei dann lieber allein). Ein anderes Mädchen ist bereits dort und lädt sie zum gemeinsamen Spiel mit dem Puppenhaus ein. Nachdem sie auf das Angebot erst zögerlich reagiert, ist Frieda schon kurz darauf intensiv mit dem Spiel beschäftigt und hat ihre Schmerzen und Langeweile schnell vergessen und möchte sich direkt für den morgigen Tag wieder mit dem Mädchen verabreden.
> Sie hat in dem Fall also gelernt, dass es ein hilfreiches Verhalten ist, wenn man bei Langeweile oder Schmerzen Ablenkungen sucht und z. B. ins Spielzimmer geht. ◀

Verstärkung
Wie der Name schon suggeriert, geht es bei Verstärkung darum, dass die Häufigkeit von gezeigten Verhaltensweisen durch bestimmte Mechanismen (Hinzufügen von Lob oder Aufheben von Strafen) gesteigert, sprich: *verstärkt*, werden.

Ein Beispiel: Ein Kind wird dafür gelobt, dass es eine Süßigkeit mit seinem kleinen Bruder geteilt hat. Wenn das Kind dieses Verhalten nun in Zukunft noch häufiger zeigt, handelt es sich bei dem Lob der Eltern um einen positiven Verstärker und – da etwas hinzugefügt wurde: das Lob – um eine positive Verstärkung. *Positiv* meint hier einfach, dass auf ein Verhalten angenehme Konsequenzen folgen (es kommt etwas hinzu).

Wenn die Eltern sehen, dass ihr Kind die Süßigkeit mit seinem Bruder teilt und dafür den Stubenarrest aufheben, den das Kind eigentlich bekommen sollte, weil es seinen Bruder sehr stark geärgert hatte, dann handelt es sich um eine negative Verstärkung (insofern auch hier gilt, dass dieses prosoziale Verhalten nun in Zukunft häufiger gezeigt wird). Das Aufheben des Stubenarrests ist der negative Verstärker. Auch wenn dies etwas irreführend erscheinen mag: Bei *negativer* Verstärkung handelt es sich also nicht um Bestrafung. *Negativ* meint hier einfach, dass etwas entfernt oder abgezogen wird, dass man selbst als unangenehm empfindet (wie hier der Stubenarrest).

▶ **Merke!** Tritt ein Verhalten nach der Konsequenz häufiger auf, handelt es sich um einen positiven oder negativen Verstärker. Bei der *positiven Verstärkung* wird etwas „Angenehmes" gegeben, bei der *negativen Verstärkung* etwas „Unangenehmes" entfernt.

2.1 Ansätze der Allgemeinen Psychologie

Hiermit in Verbindung stehend wird zwischen primären und sekundären *Verstärkern* unterschieden:

▶ **Merke!** *Primäre Verstärker* befriedigen biologische Bedürfnisse wie Hunger und Durst, aber auch Lächeln und Körperkontakt gehören dazu.
Sekundäre Verstärker sind erlernte Belohnungen wie Schulnoten oder materielle Verstärker, beispielsweise Geld, Kleider und Statussymbole.

Bestrafung
Ganz ähnlich wie im Falle der Verstärkung verhält es sich bei der Bestrafung, nur, dass hier eine Abnahme der Auftretenshäufigkeit des bestraften Verhaltens fokussiert wird. Von „positiver" Bestrafung (auch: *direkte* Bestrafung) spricht man, wenn eine Verhaltensweise mit negativen Konsequenzen verbunden ist, die dann zur Abnahme ebendieses Verhaltens führen.

In Bezug auf unser Beispiel wäre es also der bereits erwähnte Fall, dass das Kind seinen kleinen Bruder wiederholt geärgert hat und als Konsequenz einen Tag Stubenarrest erhält. Hat es mehrfach die Erfahrung gemacht, dass das Ärgern unangenehme Konsequenzen mit sich bringt, wird die Häufigkeit dieses Verhaltens wahrscheinlich abnehmen.

Auch hier kann eine Bestrafung aber auch *indirekt* erfolgen, wenn es nämlich zum Entzug einer angenehmen Konsequenz kommt. So könnte es sein, dass der kleine Bruder, der geärgert wurde, seinen großen Bruder nicht mehr mit seinen (auch für den älteren Bruder attraktiven) Spielsachen spielen lässt. Etwas Begehrtes fällt hier also für den großen Bruder weg. Es handelt sich in diesem Sinne um eine „negative" Bestrafung.

▶ **Merke!** Tritt ein Verhalten nach der Konsequenz seltener auf, handelt es sich um eine positive oder negative Bestrafung. Bei der *positiven Bestrafung* wird etwas „Unangenehmes" hinzugefügt, bei der *negativen Bestrafung* etwas „Angenehmes" entzogen.

Auch hier kann zwischen primären und sekundären *Strafreizen* unterschieden werden:

▶ **Merke!** *Primäre Strafreize* wirken direkt auf den Organismus und können physischen oder psychischen Schaden verursachen (z. B. Schläge, Anschreien).
Sekundäre Strafreize sind erlernte Bestrafungen, d. h., dass sie als Bestrafungen fungieren, ergibt sich erst aus der individuellen Lerngeschichte (z. B. Ermahnungen).

Bestrafungen sind in vielen Fällen kein geeignetes Mittel zu einer adäquaten Beeinflussung von Verhaltensweisen (z. B. in der Erziehung), denn sie fördern selbst keine Einsicht in die Unrechtmäßigkeit der Handlung und müssten oftmals sehr stark ausfallen, um die ggf. positiven Konsequenzen, die sich aus dem zu bestrafenden Fehlverhalten ergeben, „auszugleichen". Strafe kann außerdem bewirken, dass jegliches Verhalten reduziert wird und nicht nur das, was bestraft wurde.

Die operante Verstärkung ist ein weit verbreitetes zwischenmenschliches Verhalten. Im Alltag ist sie z. B. ein intuitiv angewendetes Erziehungsmittel: Soziale Verstärker wie Lob, Zuwendung und Körperkontakt sind ständige Begleiter der Kindererziehung. Genauso sind diese Aspekte aber auch dauerpräsent im Berufsalltag von Gesundheitsfachkräften. Auch hier wird die Mitarbeit der Patient*innen gelobt, wird ihnen Aufmerksamkeit zu teil und manchmal spielt auch der Körperkontakt eine bedeutsame Rolle (z. B. im Bereich der Altenpflege).

Ebenso gehört die Nichtbeachtung oder der Entzug von Belohnungen zu unserem Verhaltensrepertoire. Wir steuern also ständig das Verhalten unseres Gegenübers durch die Art unserer Reaktion, ebenso werden wir von unserem Gegenüber auf diese Art beeinflusst.

Berufsbezug

Im Berufsalltag der Gesundheits- und Pflegeberufe können die klassische und operante Konditionierung eine große Rolle spielen. Wenn Sie beispielsweise mit Drogen- und Alkoholabhängigen zusammenarbeiten, muss dies bei der Medikamentenverabreichung berücksichtigt werden und ggf. auf bestimmte potenziell Suchtreaktionen auslösende Präparate verzichtet werden.

Ein weiteres Beispiel ist der Einsatz von Lob und „Tadel" im Umgang mit Patient*innen, die – im Sinne der operanten Konditionierung – erwünschtes Verhalten verstärken und problematisches Verhalten abschwächen können. ◄

Übung

Welche Möglichkeiten und Grenzen gibt es im Umgang mit Patient*innen? Denken Sie z. B. an Aspekte wie Gestaltung von bestimmten Abläufen, „Belohnungen" für das Einhalten von Absprachen, gute Kooperation etc.

Der Behaviorismus war zunächst sehr erfolgreich und hat die Psychologie maßgeblich über viele Jahrzehnte geprägt. In den USA haben sich die Psychologischen Institute teilweise sogar umbenannt in *Institute für Verhaltensforschung*.

Zunehmend stellte sich aber die Frage, ob sich wirklich alle Lernvorgänge auf klassische und operante Konditionierung zurückführen lassen und ob das Ausklammern aller mentaler Prozesse in der „Black Box" überhaupt sinnvoll ist. Zunächst konnte man feststellen, dass bestimmte Reize besser zu Kopplungszwecken eingesetzt werden können als andere. Dass wir also z. B. Aversionen gegenüber einem bestimmten Geschmack, Geruch oder bestimmten Tieren (wie Spinnen oder Schlangen) erzeugen können, ist viel einfacher und ausgeprägter als bei anderen Gegenständen. Es gibt also offenbar biologische Vorprägungen, die uns vor bestimmten Gefahren wie Vergiftungen schützen sollen. Dies steht jedoch im Widerspruch zu der Annahme des Behaviorismus, dass jegliche Reize *gleichermaßen* mittels eines assoziativen Lernvorgangs zu einer Verhaltenskonsequenz führen.

2.1.1.3 Beobachtungs- bzw. Modelllernen

Noch eindrücklicher zeigt das so genannte *Beobachtungslernen* (Lernen am Modell) auf, dass wir nicht nur aufgrund von Konditionierung Verhaltensweisen erlernen.

So lernen Kinder viele Verhaltensweisen, indem sie sich anschauen, wie andere Menschen handeln, und dieses Verhalten dann imitieren. So schauen sich Kinder an, wie die Eltern mit ihnen sprechen und ahmen dies im Umgang mit jüngeren Kindern/Geschwistern nach, indem sie selbst in die „Elternrolle" schlüpfen. Umgekehrt können sie auch durch die Beobachtung negativer Erfahrung anderer (jemand, der sich die Finger in der Tür eingeklemmt hat) lernen, dass man bestimmte Verhaltensweisen unterlassen sollte (nicht die Finger zwischen Türrahmen und Tür stecken!).

Insbesondere gilt dies auch für den Spracherwerb. Während der Behaviorist Skinner noch annahm, dass sich der Erwerb einer Sprache als eine kontingente Reaktion auf zufällig verstärkte Reizsituationen erklären lässt (d. h. das Kind produziert spontan Wörter und wird dafür von den Eltern gelobt und zeigt dieses Verhalten deswegen häufiger), ist inzwischen klar, dass der Spracherwerb viel intuitiver, sprunghafter und schneller verläuft und dabei die Nachahmung eine entscheidende Rolle spielt.

Exkurs: Bobo-Doll-Studie (Bandura et al. 1961)

Die Teilnehmenden der Studie waren Mädchen und Jungen im Alter von 3–5 Jahren. Die Kinder wurden zunächst dazu angehalten, ein Bild zu malen. In dem Raum befand sich außerdem eine erwachsene Person, die nach einer bestimmten Zeit aufstand und sich aggressiv gegenüber einer Plastikpuppe namens „Bobo" verhielt. So wurde Bobo geschlagen, getreten oder beschimpft. Das Kind beobachtete das Geschehen und wurde danach in einen benachbarten Raum geführt. Hier war eine Menge Spielzeug deponiert und das Kind durfte zunächst damit spielen. Es wurde dann jedoch nach einiger Zeit unterbrochen und mit dem Zusatz, dass das Spielzeug für andere Kinder aufgehoben werden soll, in einen weiteren Raum geführt, in dem nur wenig Spielzeug und die aufblasbare Bobo-Puppe vorhanden waren (dies sollte Frustration auslösen). Die Frage war nun, wie sich das Kind verhalten wird, wenn es allein in diesem Raum ist. In einer zweiten Gruppe gab es kein aggressives Erwachsenenmodell.

Es konnte festgestellt werden, dass die Kinder, die mit der Erwachsenenaggression konfrontiert waren, deutlich aggressiver mit der Bobo-Puppe umgingen als diejenigen in der anderen Gruppe. Wie die Erwachsenen haben sie auf die Puppe eingeschlagen und diese beschimpft. Dabei ahmten sie stark das Gesehene nach und benutzten sogar exakt die gleichen Worte.

Kommentar: Beim Erlernen von (aggressiven) Verhaltensweisen spielt die Beobachtung anderer Personen und Nachahmung von deren Verhalten eine entscheidende Rolle. ◄

Natürlich mögen auch – längerfristig gedacht – Verstärkung und Bestrafung hier eine Rolle spielen. Nach Ansicht Banduras lernen wir aber auch allein durch das Zuschauen, also durch Lernen am Modell.

> **Beispiel: Erlernen des Umgangs mit Verstorbenen am Modell (Bericht einer Auszubildenden)**
>
> „Mein Morgen auf der Station wurde schon von einer Vorahnung überschattet. Ich ging in das erste Pflegezimmer und sah, dass eine Patientin verstorben war. ‚Meine erste Verstorbene'. Was war zu tun? Ich hatte keine Erfahrung im Umgang mit Verstorbenen. Hilflosigkeit und Angst waren meine Begleiter. Dann kam eine Schwester zu mir und bot mir an, diese Frau zu versorgen. Meine Augen und Ohren weiteten sich, denn was ich nun erleben würde, sollte mich prägen. Sie sprach sie an und erklärte der Verstorbenen, was sie nun schrittweise tun würde …
>
> Jeder Vorgang, sei es das Ziehen der Braunüle, das Entfernen des Dauerkatheters, das Frischmachen oder Betten, wurde mit sanfter Stimme und viel Gefühl erklärt und begleitet. Der ganze Ablauf war wie ein großes Ritual, etwas ganz Besonderes. Mir standen die Haare zu Berge, ja, ich war gerührt. Alles war so friedlich, plötzlich hatte der Tod ein anderes Gesicht bekommen. So wollte ich auch behandelt werden, wenn meine Zeit kommen sollte. Ein Abschied vom Leben, begleitet von Zärtlichkeit, Verständnis, Wohlbefinden und Achtung.
>
> Dieses Erlebnis hatte mich so stark beeindruckt, dass es eine prägende Erfahrung in meinem Leben wurde. Eine Erfahrung, die ich immer weitergeben werde." (Dobroschek, 2001) ◄

> **Übung**

Überlegen Sie, inwiefern Lernen am Modell im Laufe Ihrer Entwicklung eine Rolle gespielt hat! Wie könnten Sie sich ein solches Lernen am Modell in Ihrem beruflichen Kontext zunutze machen?

Insgesamt scheint der Behaviorismus als alleinige Erklärungsbasis des Lernens und Verhaltens nicht hinreichend. Vielmehr wurde in der so genannten *kognitiven Wende* zunehmend klar, dass ein Lernen ohne die Mitwirkung mentaler Vorgänge nicht vorstellbar ist. Nach Maßgabe der von Bandura vertretenen sozial-kognitiven Lerntheorie ist Lernen ein aktiver, kognitiv-regulierter Verarbeitungsprozess von Erfahrungen.

2.1.2 Der Mensch als Computersystem

Eine Grundannahme der Kognitionspsychologie ist, dass menschliche Intelligenzleistungen auf elementaren kognitiven Prozessen beruhen. Wenn wir also Gegenstände anhand ihres Erscheinungsbildes differenzieren können oder eine andere Person als unsere Mutter erkennen, dann geht dies auf eine ganze Reihe von basalen informationsverarbeitenden Prozessen zurück (z. B. die Verarbeitung von Farb-, Struktur- und Formeigenschaften, Aufmerksamkeits- und Gedächtnisprozesse).

Während nach der Abkehr von der introspektiven Psychologie in der ersten Hälfte des 20. Jahrhunderts einige Jahrzehnte lang nur noch Untersuchungen beobachtbaren Verhaltens als wissenschaftlich respektabel angesehen wurden und Verhaltensbeobachtungen die einzige Grundlage wissenschaftlicher Theorien darstellten (*Behaviorismus*), sind mit dem Aufkommen der Computerwissenschaft und der Künstlichen-Intelligenz-Forschung im zunehmenden Maße *informationsverarbeitende Modelle des Geistes* in den Mittelpunkt der kognitiven Psychologie gerückt (z. B. Dörner et al., 1967). Die revolutionär neue Idee war, den Geist als etwas zu verstehen, das eine ähnliche Beschaffenheit aufweist wie ein Computer: Ein System, das in der Lage ist, bestimmte Symbole zu manipulieren, denen beliebige Bedeutungen zugewiesen werden können und das durch den Vorgang des Programmierens in die Lage versetzt werden kann, sich so zu verhalten, dass man bedeutungstragende Inhalte in dieses System projizieren kann.

▶ **Merke!** Das kognitive Paradigma der Psychologie analysiert und beschreibt den Menschen als informationsverarbeitendes System im Sinne eines Computers.

Nach Ansicht von Allen Newell und Herbert A. Simon (1976), Pionieren der Künstlichen-Intelligenz-Forschung, besteht das Wesen des menschlichen Denkens und der Intelligenz daher in der Fähigkeit, ganz ähnlich wie ein Computer mit Symbolen geistig operieren zu können. Die so genannte Black Box des Behaviorismus wurde so durch die Annahme interner Informationsverarbeitungsprozesse gefüllt.

Gedächtnis
Dies lässt sich gut am Beispiel des kognitionspsychologischen Modells des Gedächtnisses erläutern. Hier werden für gewöhnlich drei verschiedene Speichersysteme unterschieden: das sensorische, das Kurzzeit- bzw. Arbeitsgedächtnis und das Langzeitgedächtnis.

▶ **Merke!** Es gibt drei Speichersysteme des Gedächtnisses:

1. Sensorisches Gedächtnis (bzw. Ultrakurzzeitgedächtnis),
2. Arbeitsgedächtnis (inklusive Kurzzeitgedächtnis) und
3. Langzeitgedächtnis.

Alle drei Speichersysteme werden nun in ähnlicher Weise beschrieben, wie es für Computer charakteristisch ist (Abb. 2.2).

Das sensorische Gedächtnis nimmt eintreffende Reize auf und kodiert sie in „Informationen" um. Je nach Ausrichtung der Aufmerksamkeit gelangt ein Teil dieser Informationen ins Arbeitsgedächtnis. Dieses ist mit dem Arbeitsspeicher des Computers assoziiert, was sich ganz klar bei gängigen Begriffsbestimmungen zeigt. So ermöglicht uns das Arbeitsgedächtnis, *Informationen* vorübergehend zu *speichern* und diese gleichzeitig zu

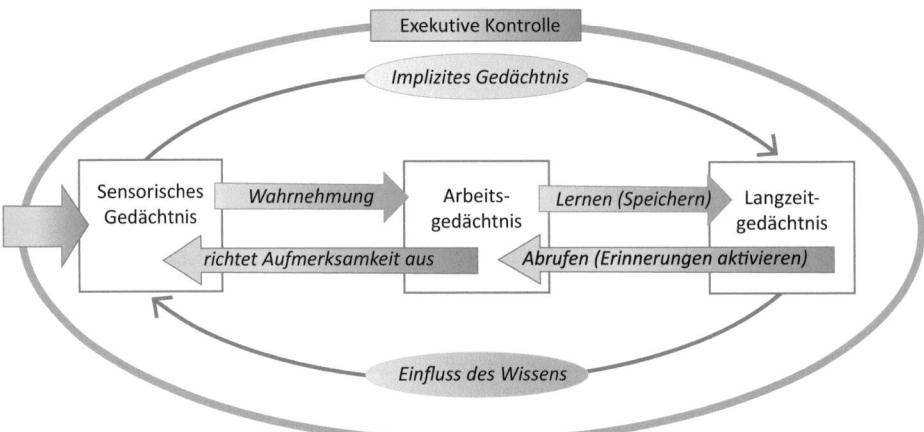

Abb. 2.2 Gedächtnismodell (in Anlehnung an Woolfolk, 2008)

verarbeiten; es weist eine zeitlich und inhaltlich bestimmbare *Speicherkapazität* und *Verarbeitungsgeschwindigkeit* auf. Das Arbeitsgedächtnis kann Informationen nur ca. 15 bis 20 Sekunden präsent halten und in etwa sieben Gegenstände gleichzeitig verarbeiten (z. B. sieben Zahlen wie 3523498).

Wenn wir mehr Elemente präsent behalten wollen, müssen wir Gruppen bilden (Chunking), also z. B. 35 23 498. Auf diese Weise haben wir aus sieben Items drei Gruppen gebildet, die dann wieder im Arbeitsgedächtnis gehalten werden können. Sie gehen sicher ganz intuitiv genauso vor, wenn Sie sich eine Telefonnummer merken möchten.

▶ **Definition: Chunking** Beim Chunking (Bündelung) werden Einheiten aus mehreren Elementen gebildet, um diese abzuspeichern. So kann der Umfang an abgespeicherten Daten stark erhöht werden.

Informationen, die länger behalten werden sollen, werden ins Langzeitgedächtnis überführt. Im Gegensatz zum Arbeitsgedächtnis ist dessen Speicherkapazität (sowohl im Hinblick auf die Menge als auch auf die Speicherdauer) praktisch unbegrenzt. Dafür ist der Zugang zu Informationen hier langwieriger und mühsamer, wie Sie selbst sicher aus Prüfungskontexten kennen.

Übung

Überlegen Sie, welche Bedeutung dem Arbeits- und Langzeitgedächtnis in Ihrer Berufstätigkeit zukommt? Inwiefern werden Sie selbst in dieser Hinsicht gefordert und inwiefern könnten auch die Gedächtnisleistungen (und Defizite) Ihrer Klient*innen wichtig sein!

Computermodelle des Geistes haben eine große Plausibilität und ermöglichen sehr gute Vorhersagen über kognitive Prozesse und Handlungen von Menschen, sodass sie sich in der psychologischen Forschung und Praxis bewährt haben. Dennoch lässt sich kritisieren, dass reine Computermodelle mentaler Leistungen die biologischen Grundlagen des Menschen vernachlässigen. Dabei ist eine Tatsache, dass alle mentalen Leistungen (wie Gedächtnis, Aufmerksamkeit, Denken) auf einer biologischen bzw. neurophysiologischen Grundlage basieren, die zugleich einen Rahmen für unsere Denk-, Empfindungs- und Entscheidungsmöglichkeiten ausmachen. Ohne Einbezug dieser Grundlagen bleiben reine computationale Theorien etwa etwas willkürlich, denn es stellt sich die Frage, inwieweit diese wirklich das beschreiben, was tatsächlich in unseren Köpfen vorgeht.

2.1.3 Der Mensch als biologisches System

In den 1990er-Jahren hat sich die *kognitive Neurowissenschaft* herausgebildet. Sie untersucht vor allem mit den neueren bildgebenden Verfahren, wie der funktionellen Magnetresonanztomographie oder Positronenemissionstomographie, den Aufbau und das Zusammenspiel von Hirnstrukturen und die Funktionsweise des Gehirns bei der Bewältigung von bestimmten kognitiven Anforderungen. Zentral ist die Frage, wie unser Denken, Erkennen und Handeln durch das Gehirn realisiert wird. Durch die enge Zusammenarbeit von Psychologie, Biologie, Informatik und Philosophie in diesem interdisziplinären Bereich konnten sich die Disziplinen gegenseitig sehr befruchten, wodurch ein umfassenderes Verständnis des menschlichen Denkens ermöglicht wurde.

Mittlerweile wird auch der Bereich der Emotionen zunehmend in dieses Forschungsfeld einbezogen, sodass dieser mittlerweile immer mehr als *kognitiv-affektive Neurowissenschaft* bezeichnet wird.

▶ **Merke!** Die kognitiv-affektive Neurowissenschaft untersucht mit bildgebenden Verfahren den Aufbau und das Zusammenspiel von Hirnstrukturen und die Funktionsweise des Gehirns bei der Bewältigung von bestimmten kognitiven bzw. affektiven Anforderungen.

Durch den Einbezug biologischer Mechanismen sind neue Anforderungen und Ansätze im Bereich der Diagnostik, Prävention und Intervention entstanden. Es ist daher wichtig, sich mit den wichtigsten Grundlagen in diesem Bereich vertraut zu machen.

2.1.4 Das Nervensystem

Das Nervensystem ist die Schnittstelle zwischen der Außenwelt und unserer inneren Erlebniswelt. Das Nervensystem nimmt die Eindrücke der Umwelt auf und gleicht sie mit

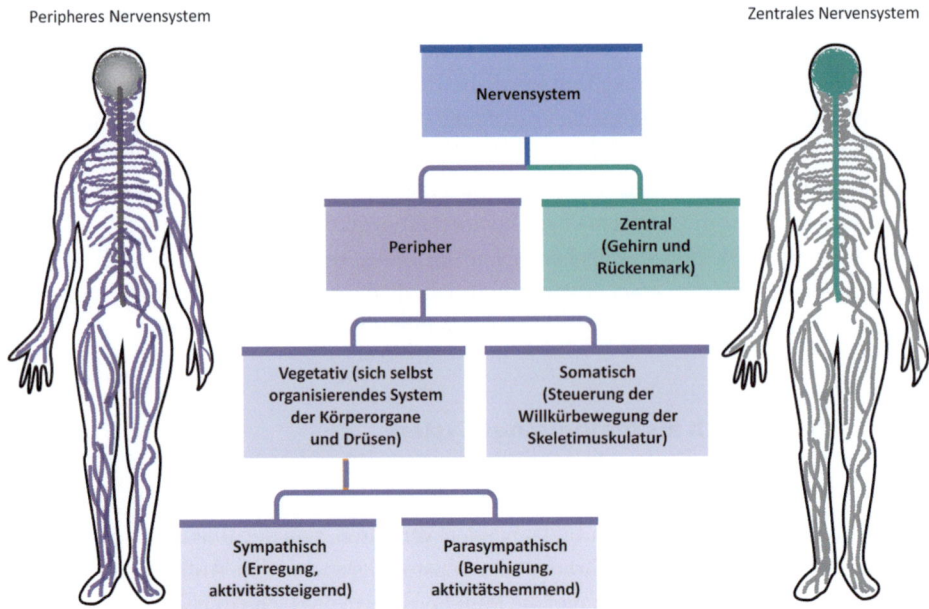

Abb. 2.3 Funktionelle Darstellung des Nervensystems

unseren Vorerfahrungen ab. Nur so ist es möglich, sich angemessen in Situationen verhalten zu können bzw. überhaupt erst wahrnehmen, denken und fühlen zu können.

Das Nervensystem besteht im Wesentlichen aus dem zentralen sowie dem peripheren Nervensystem. Wir werden diese verschiedenen Bereiche im Folgenden genauer betrachten (Abb. 2.3).

2.1.4.1 Zentrales Nervensystem (Gehirn und Rückenmark)

Das Gehirn des Menschen umfasst das Nach-, Mittel-, Zwischen- und Großhirn (Abb. 2.4).

Brücke (Pons) und verlängertes Rückenmark (Medulla oblongata) bilden das *Nachhirn* (Myelencephalon). Im *verlängerten Rückenmark* werden grundlegende Funktionen wie Blutzirkulation, Herzschlag oder Lungenaktivität kontrolliert. Außerdem wird hier eine Reihe von Reflexen gesteuert (z. B. Husten und Niesen). Die *Brücke* ist Durchgangs- und Verbindungsfunktion für die angrenzenden Bereiche des Zentralnervensystems.

Das *Mittelhirn* (Mesencephalon) liegt zwischen der Brücke und dem Zwischenhirn (Diencephalon). Auch das Mittelhirn ist für die Koordination der Motorik zuständig. Es steuert z. B. den überwiegenden Teil der vielzähligen Augenmuskeln.

▶ **Merke!** Der bisher betrachtete stammesgeschichtlich älteste Teil des Gehirns, der aus Mittelhirn, Brücke und verlängertem Rückenmark besteht, wird auch als *Hirnstamm* bezeichnet. Hier werden eine Vielzahl von überlebenswichtigen Funktionen gesteuert (wie Atmung, Reflexe), die prinzipiell auch ohne bewusste Einwirkungen ablaufen. Obwohl die stammesgeschichtlich älteren Abschnitte des Mittel- und Hinterhirns einfachere

2.1 Ansätze der Allgemeinen Psychologie

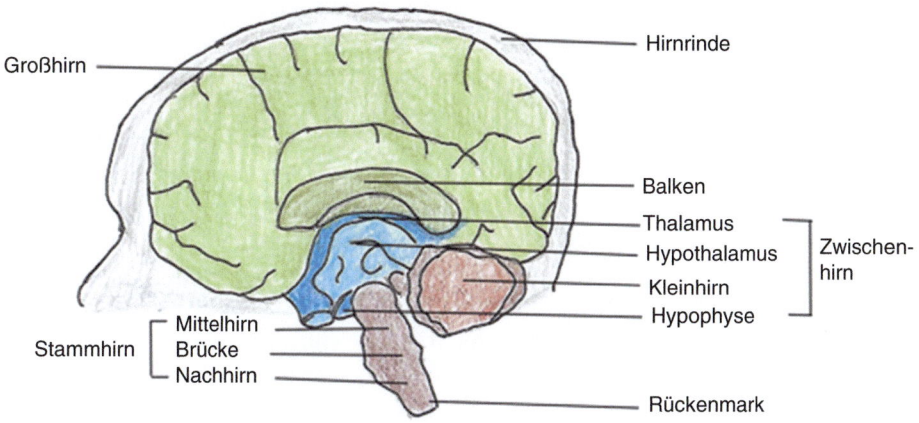

Abb. 2.4 Das Zentralnervensystem

Vitalfunktionen (z. B. Schlaf, Atmung) realisieren, sind sie an den „höheren" psychologischen Aufgaben des Vorderhirns in wesentlicher Weise beteiligt.

Das *Kleinhirn* (Cerebellum) ist von zentraler Bedeutung bei der Steuerung von Körperbewegungen: Es koordiniert das Ausmaß und die Kraft von Bewegungen und ist an der (nicht bewussten) Planung und dem Erlernen von Bewegungsabläufen beteiligt. Die neuere Forschung konnte außerdem aufzeigen, dass das Kleinhirn auch an der Realisierung vieler „höherer" kognitiver Prozesse (z. B. Planung- und Entscheidungsprozesse) beteiligt ist.

Die beiden nachfolgenden Strukturen (Zwischenhirn und Großhirn) bilden zusammen das *Vorderhirn* (Prosencephalon).

Das *Zwischenhirn* (Diencephalon), das oberhalb des Mittelhirns liegt, besteht vor allem aus zwei wichtigen Komponenten: dem Thalamus und dem Hypothalamus (inkl. Hypophyse, der zentralen Hormondrüse).

Den weitaus größten Teil des Zwischenhirns umfasst der *Thalamus*. Er besteht aus vielen Kerngebieten und hat viele Verbindungen zur gesamten Großhirnrinde (Cortex). Der Thalamus wird auch „Tor zum Bewusstsein" genannt, weil er eine ein- und ausgehende Informationen zum Großhirn abwandelt und teilweise filtert. Der Thalamus steuert, welche Informationen für den Organismus wichtig sind und an die Großhirnrinde weitergeleitet werden, wo sie dem Menschen bewusstwerden können, und welche Informationen eher unberücksichtigt oder zumindest unbewusst bleiben.

Der *Hypothalamus* befindet sich zwischen Thalamus und Hypophyse. Er ist das wichtigste Steuerzentrum des autonomen Nervensystems und besteht aus verschiedensten sich selbst regulierenden Regelkreisen. Obwohl es sich um eine verhältnismäßig kleine Hirnregion handelt, ist der Hypothalamus von ausschlaggebender Bedeutung für die Aufrechterhaltung des inneren Milieus (Blutdruck, Temperatur) und seiner Anpassung bei Belastungen des Organismus. Er bildet einerseits selbst wichtige Hormone und reguliert andererseits im Zusammenwirken mit der Hypophyse (der obersten Hormondrüse unseres Körpers, die sich unterhalb des Hypothalamus befindet) andere Hormondrüsen. Hierdurch steuert er von zentraler Stelle aus die autonomen (vegetativen) Funktionen des Körpers (z. B. Hunger, Durst, Sexualität).

▶ **Merke!** Der Thalamus ist das „Tor zum Bewusstsein", d. h. er nimmt eingehende Informationen auf und leitet nur einen Teil zum Großhirn weiter.
Der Hypothalamus ist das wichtigste Steuerzentrum des autonomen Nervensystems.

Das *Großhirn* (Telencephalon) ist die stammesgeschichtlich jüngste und für („höhere") geistige Funktionen wichtigste Gehirnregion. Dieser – einer Walnuss nicht unähnliche – Gehirnteil ist in zwei Großhirnhälften (Hemisphären) aufgeteilt, die über den *Balken* (Corpus callosum) miteinander verbunden sind. Der oberflächliche Teil der Hemisphären besteht aus der nur wenige Millimeter dicken Hirnrinde (Cortex). Diese auch als graue Substanz bezeichnete Struktur umfasst in mehreren Schichten angeordnete Nervenzellkörper. Unter dem Cortex liegt die so genannte weiße Substanz, ein engmaschiges Geflecht von Nervenfasern, über das unzählige Verbindungen (vor allem) innerhalb des Großhirns bewerkstelligt werden.

Die Großhirnrinde wird typischerweise in vier Bereiche (Lappen) eingeteilt (Abb. 2.5). Jeder Lappen hat typische Windungen/Hebungen (Gyri) und Einfaltungen/Senkungen (Sulci), was als eine evolutionäre Strategie zur Oberflächenvergrößerung angesehen werden kann, da das Volumen des Schädels relativ stark begrenzt ist.

▶ **Merke!** Der *Stirnlappen* (Frontallappen) ist vor allem für Planung, Entscheidung und Handlung zuständig; der *Scheitellappen* (Parietallappen) realisiert Körperempfindungen

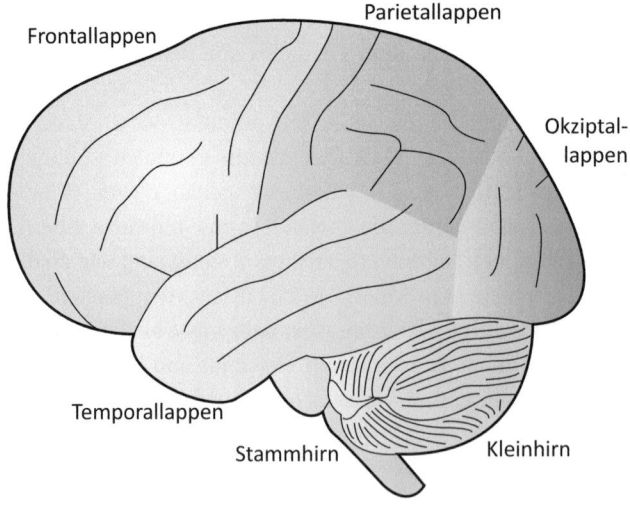

Abb. 2.5 Großhirnlappen

(Somatosensorik) und räumliche Orientierung. Während der *Schläfenlappen* (Temporallappen) u. a. die neuronale Basis des Hörens ist, ist der *Hinterhauptlappen* (Okzipitallappen) dies für das Sehen. Der gesamte Cortex weist außerdem Assoziationsfelder auf, die verschiedene Informationen zusammenführen (z. B. Gedanken und verschiedene Sinneseindrücke) und so hochkomplexe mentale Prozesse ermöglichen.

Unter der Großhirnrinde (also *subcortikal*) befinden sich weitere bedeutsame Strukturen wie das Limbische System oder die Basalganglien. Zum Limbischen System gehören neben einigen weiteren Komponenten die Amygdala (Mandelkern) und der Hippocampus. Es ist die wesentliche neuronale Basis von Motivation und Emotion. Hierdurch werden elementare Erfordernisse wie Nahrungsaufnahme, Sexualität oder auch im Kontext von Gefahren Abwehr- und Fluchtverhalten bewerkstelligt. Für (erlernte) Stress- und Furchtreaktionen ist die *Amygdala* von entscheidender Bedeutung. Sie fungiert als eine Art „emotionales Gedächtnis" unseres Körpers. Auch der *Hippocampus* ist an den Stressreaktionen des Körpers beteiligt. Dieser ist besonders empfänglich für das Stresshormon Cortisol in belastenden Situationen (z. B. in traumatischen Situationen oder bei chronischem Stress).

Die *Basalganglien* sind ein subcortikales Kerngebiet, das bei einer Vielzahl von psychischen Funktionen eine wichtige Rolle spielt (wie z. B. Affektivität, Initiative und Antrieb, Planen und Denken).

▶ **Merke!** Eine wichtige subcortikale (d. h. unter der Gehirnrinde befindliche) Struktur ist das Limbische System, zu dem u. a. die Amygdala und der Hippocampus gehören.

Das *Rückenmark* (Medulla spinalis) gehört ebenfalls zum zentralen Nervensystem. Es versorgt die Extremitäten (d. h. Arme und Beine) sowie den Rumpf mit Nervenfasern. Es verläuft innerhalb eines schützenden Wirbelkanals und ist über die Spinalnerven an das periphere Nervensystem angeschlossen. Wie auch das Gehirn besteht das Rückenmark aus grauer Substanz (Nervenzellkörper) und weißer Substanz (Nervenzellfortsätze = Axone).

2.1.4.2 Peripheres Nervensystem

Das periphere Nervensystem umfasst alle Teile des Nervensystems, die nicht zum zentralen Nervensystem gehören. Es besteht aus dem autonomen und somatischen Nervensystem.

Das somatische oder animalische Nervensystem bewerkstelligt die willentliche Steuerung der Skelettmuskulatur sowie die bewusste Wahrnehmung im Körper. Das autonome oder vegetative Nervensystem reguliert hingegen eher unbewusste Funktionen der inneren Organe, die keiner willentlichen Lenkung unterliegen; in diesem Sinne ist es also „autonom". Hierzu gehören die Vitalfunktionen wie Atmung, Verdauung und Herzschlag. Es existieren außerdem Verbindungen zu vielen Organsystemen (Sexualorgane, Hormondrüsen, Blutgefäßsystem). Diesen Bereich des peripheren Nervensystems werden wir uns im Folgenden etwas genauer anschauen, weil dieser bei vielen psychologisch relevanten Verhaltensweisen und auch Störungen eine wichtige Rolle spielt.

▶ **Definition: Autonomes Nervensystem** Das autonome Nervensystem weist drei anatomisch und funktionell abgrenzbare Teilsysteme auf:

- Sympathisches Nervensystem (Sympathikus)
- Parasympathisches Nervensystem (Parasympathikus)
- Enterisches Nervensystem (Darmnervensystem)

Sympathikus und Parasympathikus treten in unserem Organismus als Gegenspieler auf. Während das sympathische Nervensystem eher anregend wirkt und z. B. in Stress- und Gefahrensituationen die Herztätigkeit, den Abbau von Kohlenhydraten und den Stoffwechsel steigert und Adrenalin und Nordadrenalin freisetzt (Vorbereitung des Körpers auf Kampf oder Flucht), „verfolgt" der Parasympathikus das Ziel der Erholung und verlangsamt dementsprechend die Herzaktivität und den Stoffwechsel. Hingegen wird die Verdauungsaktivität gesteigert.

Problematisch ist, wenn die durch den Sympathikus erzeugte Anspannung zu lange andauert bzw. die Gegenreaktion durch den Parasympathikus zu lange ausbleibt. Ist der Mensch also in einem permanenten Stress- und Alarmzustand, kann dies – verbunden mit negativen Emotionen – zu körperlichen Krankheiten oder psychischen Störungen führen.

Das enterisches Nervensystem ist das Nervensystem des Magen-Darm-Trakts. Es ist ein vollkommen selbstständiges Regelsystem, das jedoch durch Signale vom sympathischen und parasympathischen Nervensystem beeinflusst wird. In der Wissenschaft wird derzeit erforscht, ob es die sprichwörtlichen Bauchgefühle bzw. Bauchentscheidungen somit tatsächlich gibt, denn es gibt erste Hinweise darauf, dass dem enterischen Nervensystem eine Rolle bei intuitiven Entscheidungen zukommt (Gershon, 2001).

Auch wenn die Prozesse des autonomen Nervensystems grundsätzlich ohne willentliche Steuerung ablaufen, können sie dennoch durch bestimmte Methoden und Techniken beeinflusst werden. Durch *Biofeedback*-Methoden können körperliche Vorgänge, die sonst für Menschen unbemerkt ablaufen, bewusstgemacht werden. Auf diese Weise können Ungleichgewichte im autonomen Nervensystem beeinflusst werden.

▶ **Definition: Biofeedback** Biofeedback beinhaltet eine Rückmeldung der Aktivität physiologischer Vorgänge in Form von Signalen optischer, akustischer oder anderer Art mit dem Ziel, die eigene bewusste Steuerung scheinbar autonomer körperlicher und seelischer Vorgänge zu ermöglichen. (Caspar 2017)

Über physiologische Messungen werden Körperfunktionen durch Töne oder Visualisierungen wahrnehmbar gemacht (wie Hirnströme, Puls oder Hautleitwert). Beispielsweise wird ein Anstieg des Hautleitwertes, der durch eine – meist stressinduzierte – erhöhte Schweißproduktion bedingt ist, durch eine zunehmende Tonlautstärke bzw. Tonhöhe oder eine sich verändernde Klangfarbe abgebildet. Häufig werden dann positive Veränderungen der physiologischen Parameter (wie das Absinken des Hautleitwertes) durch Punkte oder andere Dinge belohnt, sodass unmittelbare Anreize für die betroffene Person bestehen.

Schrittweise soll so über die stetige Rückkopplung eine verbesserte Regulation der körperlichen Vorgänge stattfinden (und z. B. einer übermäßigen Sympathikusaktivität entgegengewirkt werden).

> **Berufsbezug**
>
> Viele Patient*innen achten nicht auf ihre Körpersignale und nehmen nicht hinreichend Rücksicht auf ihre ggf. vorhandenen Einschränkungen. Es ist daher wichtig, dass Sie diese durch (wiederholte) Rückmeldungen und Hinweise hierfür sensibilisieren. ◄

2.1.5 Neuronen, Synapsen und Neurotransmitter

Nervenzellen (Neuronen) sind die Bausteine des menschlichen Geistes und sind auf die Weiterleitung von Erregungen sowie die Übertragung solcher Erregungen von einer Zelle zu einer anderen spezialisiert. Zusammen mit den Gliazellen, die vor allem Stütz- und Versorgungsaufgaben haben, bildet die Gesamtheit der Nervenzellen das Nervensystem. Man geht von mindestens 100 Milliarden Nervenzellen aus.

▶ **Merke!** Das Nervensystem besteht aus *Nervenzellen* (Weiterleitung von Erregung und Verarbeitung von Informationen) und *Gliazellen* (Versorgungs- und Stützfunktionen).

Wie in Abb. 2.6 dargestellt, besteht ein Neuron aus einem Zellkörper (Soma) und davon abgehenden Fortsätzen. Die vielen Verzweigungen im oberen Teil nennt man Dendriten, den nach unten verlaufenden zentralen Strang Axon. Die Dentriten stehen in Verbindung mit anderen Nervenzellen und nehmen Signale auf, die dann im Zellkörper verarbeitet und zu einem „Gesamtsignal" integriert werden. Ist dieses „Gesamtsignal" stark genug, kommt es am Beginn des Axons (Axonhügel) zu einer Erzeugung eines so genannten Aktionspotenzials. Es ist ein elektrochemisches Signal, das in Höchstgeschwindigkeit entlang der Schnürringe des Axons zu dessen Ende, dem synaptischen Endknöpfchen geleitet wird. Die Synapse ist die Schnittstelle des Neurons zu einer nachfolgenden Zelle (ein weiteres Neuron oder z. B. eine Muskelzelle). Durch das Eintreffen des Aktionspotenzials werden in den Zwischenraum zwischen den beiden Zellen (synaptischer Spalt) Botenstoffe, so genannte Neurotransmitter, entlassen. Durch die Wechselwirkung dieser Botenstoffe mit Andock-Stellen an der nachfolgenden Zelle wird an diese das Signal in gleicher, abgeschwächter oder auch verstärkter Form weitergegeben. Aus diesem Grund kommt den Neurotransmittern eine große Bedeutung zu, denn sie können Reaktionen verstärken und so z. B. Ängste auslösen oder sie können – weil sie nur in sehr begrenzter Zahl vorliegen – auch zu Niedergeschlagenheit und Antriebslosigkeit führen, wie dies bei Depressionen der Fall ist. Über 70 verschiedene im Nervensystem wirkende Botenstoffe wurden bereits entdeckt und es kommen immer noch neue hinzu. Beispiele für Neurotransmitter sind Dopamin, Serotonin, Acetylcholin oder Noradrenalin.

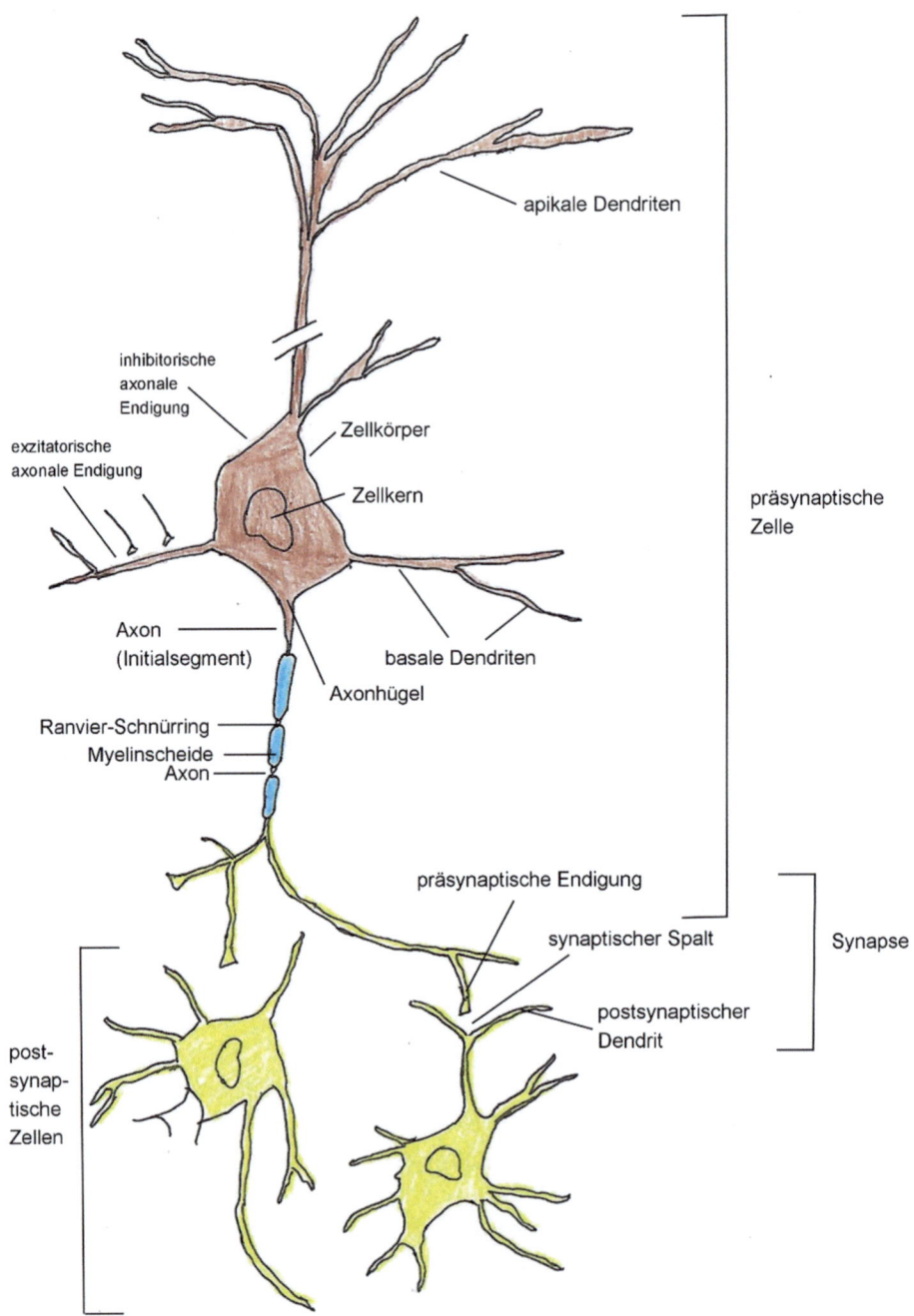

Abb. 2.6 Nervenzelle

2.1 Ansätze der Allgemeinen Psychologie

Beispiel: Neurotransmitter und Störungsbilder

Neurotransmitter spielen auch bei vielen Störungsbildern eine entscheidende Rolle. So ist eine übermäßig starke Dopaminproduktion mit dem Störungsbild der Schizophrenie verbunden, eine zu geringe Dopaminproduktion mit Parkinson. Eine zu geringe Versorgung mit Serotonin findet sich bei Depressiven vor. Bei Personen mit Alzheimer sterben die Neuronen ab, die Acetylcholin produzieren. ◄

Unsere Entwicklung und Ausbildung von geistigen Fähigkeiten hat zwar etwas mit der altersabhängigen Zunahme unserer Hirnsubstanz zu tun (so verdreifacht sich das Gehirnvolumen bis zur Pubertät), es ist aber weniger die Zunahme der Anzahl der Neuronen selbst, sondern vor allem die Ausbildung neuer Dendriten, die Myelinisierung (Myelin ist die Substanz, aus der Schnürringe entlang des Axons bestehen) und die Entstehung und Eliminierung von Synapsen (*Synaptogenese*), die hierfür entscheidend sind. Bereits vor der Geburt werden diese funktionell wichtigen Schnittstellen zwischen Nervenzellen mit einem rasanten Tempo ausgebildet, das sich – je nach Region im Nervensystem bzw. Gehirn – bis in die Kindheit und Jugend fortsetzt. Zunehmend werden dann aber immer auch Synapsen wieder eliminiert, d. h. Verbindungen zwischen Neuronen gekappt (und zwar bis zu 100.000 Synapsen pro Sekunde!). Welche Synapsen aufrechterhalten bleiben und welche abgebaut werden, hängt von unseren Erfahrungen bzw. den Anforderungen unserer Umwelt ab, in der wir aufwachsen und leben. Jedes Gehirn ist – trotz des gleichen Grundbaus – ganz individuell konfiguriert. Man spricht daher von der *Plastizität* des Gehirns. Potenziell könnte jeder Mensch jede erdenkliche Sprache der Welt als Muttersprache lernen. Macht er aber in bestimmten sensiblen Entwicklungsphasen keine Erfahrungen mit z. B. der japanischen Sprache, wird er Japanisch nicht mehr intuitiv muttersprachlich erlernen können. Im Hintergrund steht dabei der Abbau von spezifischen Synapsen in den für das Sprachenlernen relevanten Hirnregionen.

Die Plastizität des Gehirns zeigt sich darin, dass sich auch die Repräsentationen unseres Körpers je nachdem verändern, wie wir diesen benutzen. Sowohl für die Steuerung des Körpers als auch die Empfindungen unserer verschiedenen Körperregionen gibt es spezifische Cortex-Regionen. So haben wir beispielsweise relativ große Gehirnregionen, die Empfindungen unserer berührungsempfindlichen Lippen verarbeiten (Abb. 2.7).

Interessant ist, dass Personen, die in ihrem Leben bestimmte Körperteile besonders stark trainiert haben (wie z. B. ein Klavierspieler seine Hände), auch dementsprechend größere Repräsentationsflächen im Gehirn für die jeweilige Körperregion haben. Das Gehirn ist also einerseits ein Produkt der Erfahrungen eines Menschen, andererseits ist es auch die Grundlage für seine spezifischen Möglichkeiten zu handeln, zu denken und zu fühlen. Dass der Klavierspieler sein Instrument so virtuos spielen kann, geht auf die „Umgestaltung" seines Gehirns zurück, die u. a. seine automatisierten Bewegungsabläufe der Finger beim Spielen des Instruments ermöglichen.

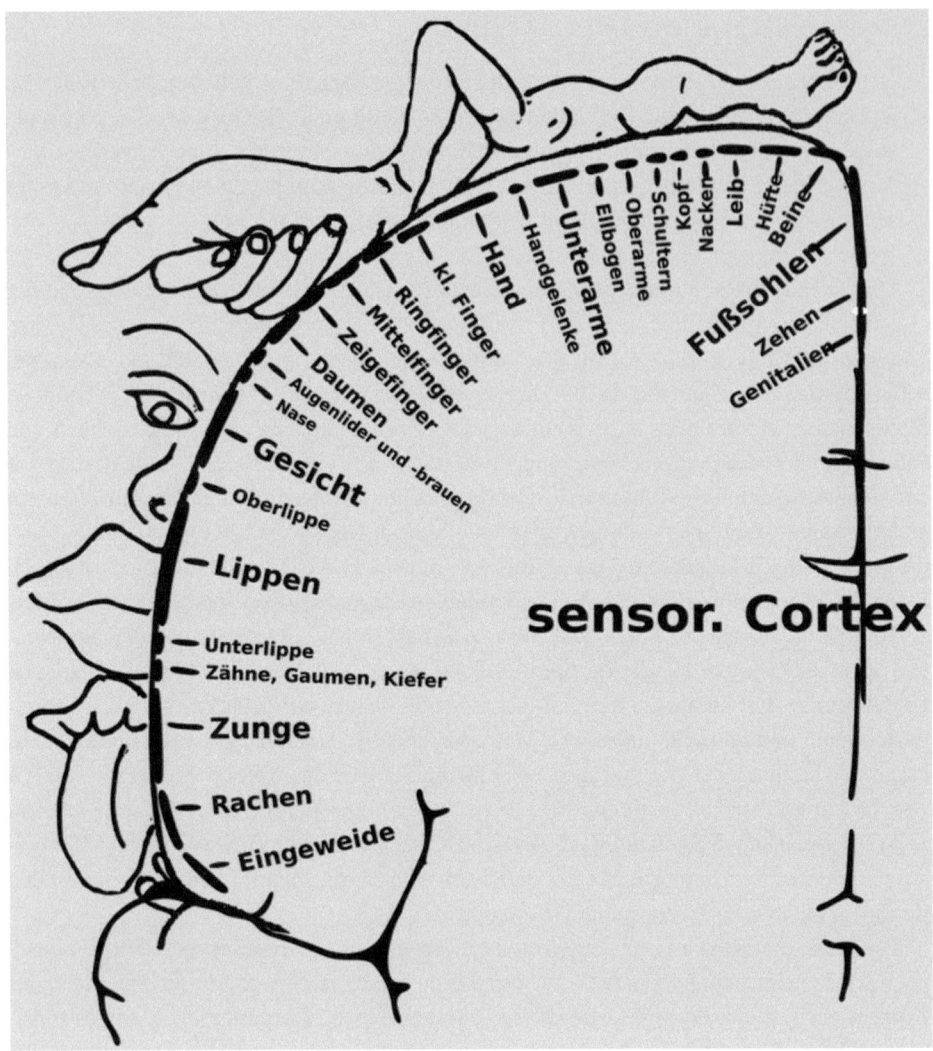

Abb. 2.7 Somatosensorischer „Homunkulus" (neuronale Repräsentation von Körperempfindungen)

▶ **Merke!** Entscheidend für die individuelle Entwicklung und den Aufbau von allen geistigen Leistungen ist die *Plastizität des Gehirns*. Das Gehirn wird aufgrund der gemachten Erfahrungen einerseits auf eine bestimmte Art und Weise konfiguriert, andererseits ist diese Konfiguration die Grundlage für die zukünftigen Erfahrungs- und Handlungsmöglichkeiten.

> **Berufsbezug**

Die Plastizität des Gehirns ist die Grundlage für das Lernen und Begreifen der Welt. Haben Patient*innen im Laufe ihres Lebens bestimmte Erfahrungen nicht oder kaum gemacht (z. B. warmherzige Beziehungen, anregende Lern- und „Sprach-Umwelten"), können sie – da die entsprechenden Gehirnstrukturen nicht hinreichend ausgeprägt bzw. aktiviert worden sind – bestimmte Aspekte nur schwer erkennen und verstehen (wie bestimmte Feinheiten in der sozialen Interaktion oder Kommunikation, die Bedeutung von Sprichwörtern etc.). Durch einen verständnisvollen Umgang hiermit und möglichst viele Wiederholungen und (nicht belehrende!) Erklärungen können auch bei älteren Patient*innen die neuronalen Strukturen verändert und hierdurch neue Erfahrungs- und Handlungsräume erschlossen werden. ◄

2.1.6 Das Hormonsystem

Dem Hormonsystem (auch *endokrines* System genannt) kommt eine wichtige Steuerungsfunktion in unserem Organismus zu, denn über Hormone werden eine Vielzahl von Stoffwechselvorgängen und Organfunktionen reguliert. Ähnlich wie Neurotransmitter sind Hormone Botenstoffe, die entweder direkt auf Nachbarzellen in ihrer Umgebung oder auf weiter entfernte Körperregionen bzw. -systeme einwirken können, indem sie über den Blutkreislauf an diese Orte gelangen. Im Vergleich zur neuronalen Informationsübertragung verläuft die hormonelle Informationsübermittlung zwar eher langsam, ist dafür aber langanhaltender. Das hormonelle System spielt eine wichtige Rolle bei der Entwicklung des Körpers, insbesondere bei der Entwicklung der Sexualorgane, aber auch bei der grundlegenden Aufrechterhaltung des inneren Milieus des Körpers (Homöostase).

▶ **Merke!** Das Hormonsystem ist eine entscheidende Steuerungsinstanz bei der körperlichen und sexuellen Entwicklung und sorgt für ein Gleichgewicht des inneren Milieus im Körper.

Der im Zwischenhirn befindliche Hypothalamus verbindet das Hormonsystem mit dem Nervensystem. Er ist mit der Hypophyse (Hirnanhangdrüse) verbunden und steuert deren Hormonausschüttung. Als „oberste" Hormondrüse reguliert diese die Hormonausschüttung aller weiteren Drüsen. Damit werden grundlegende Funktionen wie Körpertemperatur, Herzschlag oder die Nierenfunktion reguliert.

Eine weitere Drüse ist die unterhalb des Kehlkopfes liegende *Schilddrüse*, die die Hormone Thyroxin und Trijodthyronin ausschüttet. Diese Hormone regeln den Energieumsatz der Zellen und die Proteinproduktion. Bei einer *Schilddrüsenüberfunktion* findet der Energieumsatz schneller als üblich statt (was zu Gewichtsverlust und psychischer Anspannung führen kann), bei einer *Schilddrüsenunterfunktion* ist der Energieumsatz verlangsamt (wodurch die Körperfunktionen langsamer ablaufen und eine Gewichtszunahme begünstigt wird).

Weitere wichtige Drüsen sind die *Bauchspeicheldrüse*, die Insulin produziert und damit den Blutzuckerspiegel reguliert, oder die *Geschlechtsdrüsen* (Eierstöcke respektive Hoden), die u. a. die Geschlechtshormone Östrogen und Testosteron produzieren.

2.1.7 Das Immunsystem

Das Immunsystem fungiert als Abwehrsystem des Körpers gegenüber Krankheitserregern oder Gewebeschädigungen. Es ist höchst komplex und besteht aus verschiedenen Organen, dem Lymphsystem und spezifischen Molekülen im Blut. In lymphatischen Organen wie dem Knochenmark werden aus Stammzellen die weißen Blutkörperchen (Leukozyten) gebildet. Das Immunsystem spürt körperfremde Stoffe und Mikroorganismen (wie Bakterien, Pilze oder Viren) auf und macht diese unschädlich.

Auch körpereigene Zellen, die ihrer Funktion nicht mehr nachkommen oder einer Fehlentwicklung unterliegen, werden abgebaut. Bestimmte Körperzellen können sich z. B. so verändern, dass sie einem ungebremsten Wachstum unterliegen. Wenn das Immunsystem hier nicht schnell eingreift und diese Zellen zerstört, kann sich hieraus eine Krebserkrankung entwickeln.

Mit einfachen Organismen verbindet uns eine so genannte *angeborene Immunantwort*, die bereits frühzeitig in der Stammesgeschichte der Lebewesen auftrat und unverändert beibehalten wurde. Wirbeltiere, wie der Mensch, entwickelten zusätzlich eine *adaptive Immunabwehr*, die die Organismen aufgrund ihrer Anpassungsfähigkeit noch effektiver vor Krankheitserregern schützt.

Ähnlich wie das autonome Nervensystem ist auch das Immunsystem nicht wirklich unabhängig vom zentralen Nervensystem und den hier verorteten psychischen Funktionen. Unser Denken, Fühlen und Handeln hat also durchaus Auswirkungen auf die Funktionsweise und Funktionstüchtigkeit des Immunsystems. Mit den Wechselwirkungen in diesem Bereich setzt sich die noch sehr junge Disziplin der Psychoneuroimmunologie auseinander (Schedlowski & Thews, 1996; Schubert, 2016).

Exkurs: Konditionierte Immunreaktion

Ein Beispiel für aufschlussreiche Forschung in der Psychoneuroimmunologie: In einer Untersuchung von Robert Ader und Nicholas Cohen (1975) wurden *Immunsuppressiva* an Ratten verabreicht. Dies sind Stoffe, durch die die Funktion der Immunzellen unterdrückt wird. Das eigentlich Besondere war nun, dass sie zusammen mit einem Geschmacksreiz (Süßstoff) verabreicht wurden (Assoziation im Sinne der klassischen Konditionierung). Nach wenigen Kopplungen führte der Geschmacksreiz allein zur abgeschwächten Reaktion der Immunsuppression, also gänzlich ohne die Verabreichung von Medikamenten.

2.1 Ansätze der Allgemeinen Psychologie

Kommentar: Hier zeigt sich, dass mittels Konditionierungsprozessen eine Vielzahl von unbewusst und automatisch ablaufenden Reaktionen bzw. biologischen Vorgängen in bestimmten Grenzen beeinflussbar ist. ◄

Übung

Reflektieren Sie eigene Erfahrungen in Bezug auf die Bedeutung des Hormon- und Immunsystems und überlegen Sie, inwiefern auch auf Seiten der Patient*innen solche Aspekte in Ihre Arbeits- und Betreuungssituation hineinspielen können!

Im Folgenden werden wir das Zusammenspiel der erarbeiteten psychologischen (kognitiven), biologischen und verhaltenstheoretischen Einflüssen exemplarisch an den Themen Wahrnehmung und Aufmerksamkeit genauer betrachten und praktische Anwendungsmöglichkeiten herausarbeiten (Abb. 2.8).

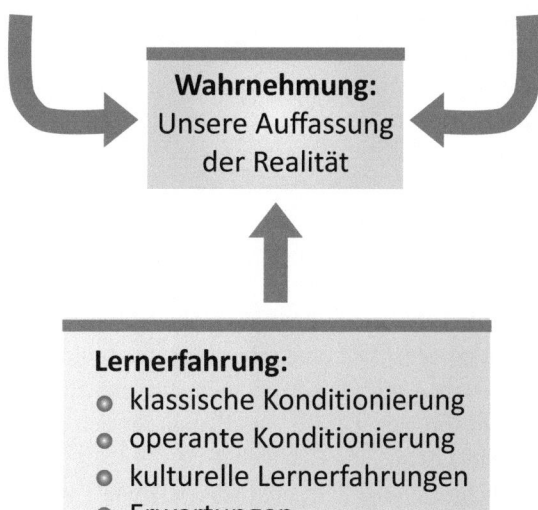

Abb. 2.8 Zusammenspiel von psychologischen, biologischen und verhaltenstheoretischen Einflüssen

Zusammenfassung

In diesem Kapitel haben Sie verschiedene Strömungen, grundlegende Modelle und Forschungsansätze der Psychologie kennengelernt.

Behaviorismus bezeichnet ein Forschungsparadigma in der Psychologie, das das Verhalten von Tieren und Menschen über Beobachtung von äußerem Verhalten erklären will. Auf introspektive Methoden und den Einbezug innerlicher Vorgänge (wie Gedanken, Emotionen, Motivationen) wird in den Erklärungen verzichtet.

Das *kognitive Paradigma* der Psychologie analysiert und beschreibt den Menschen als informationsverarbeitendes System im Sinne eines Computers. Ein Beispiel für ein kognitionspsychologisches Modell liefert die Gedächtnisforschung. Hier werden für gewöhnlich drei verschiedene Speichersysteme unterschieden: das sensorische, das Kurzzeit- bzw. Arbeitsgedächtnis und das Langzeitgedächtnis.

Das *biologische Paradigma* bzw. die kognitiv-affektive Neurowissenschaft untersucht mit bildgebenden Verfahren den Aufbau und das Zusammenspiel von Hirnstrukturen und die Funktionsweise des Gehirns bei der Bewältigung von bestimmten kognitiven bzw. affektiven Anforderungen.

Das *Nervensystem* nimmt die Eindrücke der Umwelt auf und gleicht sie mit unseren Vorerfahrungen ab. Es fungiert als Schnittstelle zwischen der Außenwelt und unserer inneren Erlebniswelt. Das *Hormonsystem* ist eine entscheidende Steuerungsinstanz bei der körperlichen und sexuellen Entwicklung und sorgt für ein Gleichgewicht des inneren Milieus im Körper. Das *Immunsystem* fungiert als Abwehrsystem des Körpers gegenüber Krankheitserregern oder Gewebeschädigungen.

Entscheidend für die individuelle Entwicklung und den Aufbau von allen geistigen Leistungen ist die *Plastizität des Gehirns*. Das Gehirn wird aufgrund der gemachten Erfahrungen einerseits auf eine bestimmte Art und Weise konfiguriert, andererseits ist diese Konfiguration die Grundlage für die zukünftigen Erfahrungs- und Handlungsmöglichkeiten.

Aufgaben

- Vergleichen Sie die Paradigmen bzw. Perspektiven der Psychologie (behavioristischer Ansatz, kognitionspsychologischer Ansatz, biologisch-neurowissenschaftlicher Ansatz)! Welche Unterschiede und Gemeinsamkeiten gibt es?
- Welche Bedeutsamkeit haben diese Paradigmen für den Kontext der Gesundheitsberufe? Zeigen Sie dies auch an Beispielen auf!
- Sehen Sie Möglichkeiten der „Gegenkonditionierung", wenn Patient*innen Angst vor bestimmten Gegenständen oder Abläufen (im Krankenhaus) haben?

2.2 Wahrnehmung und Heuristiken

Warum sollte man sich mit dem Thema Wahrnehmung auseinandersetzen? Die Wahrnehmung von Gegenständen und Personen ist sehr relevant, weil sie in jeglichen alltags- und berufsbezogenen Kontexten am Beginn von Entscheidungs- und Handlungsprozessen steht und diese somit von vornherein beeinflussen oder in eine bestimmte Richtung lenken kann. Durch die Beschäftigung mit der Wahrnehmungspsychologie werden die Hintergründe unserer Wahrnehmungserfahrungen bewusst. Ob Sie ein favorisiertes Musikstück hören, ein Gespräch mit einem Freund führen oder eine/n Patient*in im Hinblick auf ihre Fähigkeit zur selbstständigen Lebensführung beurteilen müssen, es stehen immer Wahrnehmungsprozesse am Beginn dieser Ereignisse bzw. Aufgaben und diese können entscheidend gelenkt werden.

2.2.1 Die Relativität der Wahrnehmung

Dass wir etwas wahrnehmen können, unterliegt bestimmten physischen und psychischen Bedingungen. Entgegen einem Alltagsverständnis, das sich längere Zeit auch in der Wissenschaft wiedergefunden hat, gibt es über unsere Sinne keine einfache *Abbildung* der Umwelt, wie dies vielleicht – im Hinblick auf unser visuelles System – eine Kamera zu tätigen vermag.

Sicherlich gibt es viele Parallelen zwischen dem Aufbau und der Funktionsweise einer Kamera und unserem Auge, z. B., dass wir ein aus der Hornhaut, dem Kammerwasser und der Linse eine Art zusammengesetztes „Objektiv" haben oder dass wir eine „Scharfstellung" des Bildes anhand einer Veränderung der Linsenkrümmung erzeugen.

Die These, dass unser Wahrnehmungssystem wie eine Kamera arbeiten würde, ist nicht zu halten. Betrachten Sie die Abb. 2.9 und 2.10.

Abb. 2.9 Optische Täuschung (Linienrelativität). (Ladenthin, 2008 – Eigenes Werk, gemeinfrei, https://commons.wikimedia.org/w/index.php?curid=5595517)

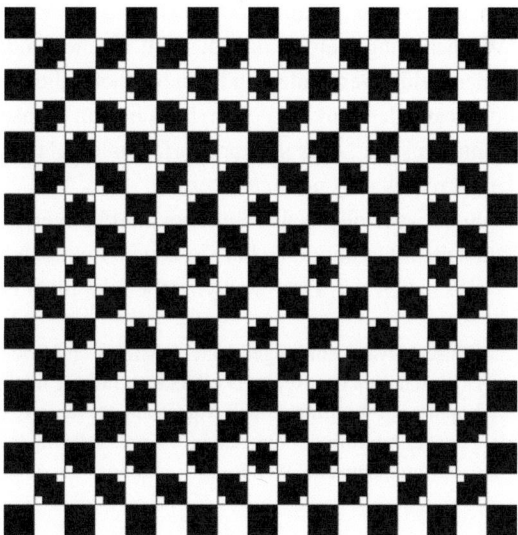

Abb. 2.10 Münsterberg-Täuschung (auch: Kaffeehaus-Täuschung). (Fibonacci, 2007 – Eigenes Werk, CC BY-SA 3.0, https://commons.wikimedia.org/w/index.php?curid=1788689)

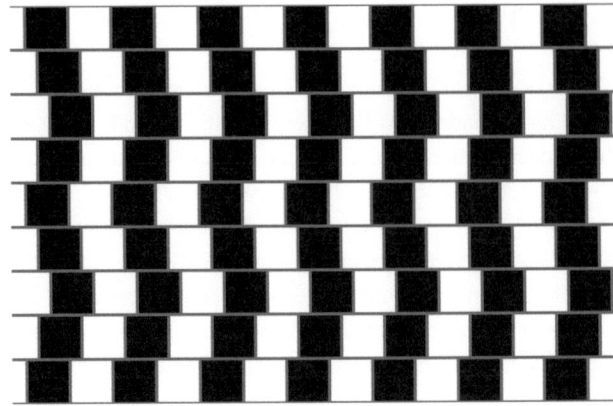

Sie haben sicherlich den Eindruck, dass die Trennlinien zwischen den Teilquadraten in Abb. 2.9 wellenförmig gekrümmt sind. Dies ist nicht der Fall: Alle Trennlinien verlaufen völlig gerade! Das Quadrat besteht aus schachbrettartig angeordneten hellen und dunklen Teilflächen. Durch die Einfärbung der Ecken einiger dunkler Teilflächen kommt es nun zu einer Veränderung in der Helligkeit der Quadrate, was primär der Wahrnehmungstäuschung zugrunde liegt.

Auf ähnliche Weise werden Sie bei der Betrachtung von Abb. 2.10 wahrscheinlich den Eindruck haben, dass die Querbalken keilförmig verfasst sind. Tatsächlich verlaufen alle horizontalen Linien exakt parallel und die Querstreifen sind Rechtecke. Diese Täuschung heißt Münsterberg-Täuschung, weil sie 1874 erstmals von Hugo Münsterberg beschrieben wurde, der sie auf einer amerikanischen Pferdebahn-Abokarte entdeckte. Er selbst bezeichnete sie später als verschobene Schachbrettfigur (Münsterberg, 1897). Der Effekt kann über einen Helligkeitskontrast erklärt werden: Wenn die Reihen schwarzer und weißer Felder durch schmale graue Linien getrennt sind, nimmt man diese zwischen schwarzen Feldern als deutlich heller wahr und zwischen hellen Feldern dunkler. In unserer Wahrnehmung werden nun die hell erscheinenden Linienabschnitte mit den Ecken der hellen Felder verbunden und entsprechend die dunkel erscheinenden Liniensegmente mit den Ecken der dunklen Felder. Dies hat zur Konsequenz, dass der subjektive Eindruck der Konturen so ist, dass sie zur Horizontalen als geneigt und damit zugleich die Rechtecke keilförmig wahrgenommen werden.

Solch spezielle Wahrnehmungstäuschungen sind natürlich in unserer Alltagswirklichkeit selten vorzufinden, aber sie zeigen dennoch etwas auf, was für unsere Wahrnehmung grundsätzlich gilt: Das, was wir sehen, ist nicht einfach das, was vor uns liegt.

„Unsere Wahrnehmungen unterscheiden sich vielmehr qualitativ von den physikalischen Eigenschaften der Reize. Die Ursache hierfür liegt darin, dass das Nervensystem aus einem Impuls nur bestimmte Informationen extrahiert, andere hingegen ignoriert und die ausgewählten Informationen dann im Kontext früherer Erfahrungen interpretiert: Wir *empfangen* elektromagnetische Wellen verschiedener Frequenzen; was wir *wahrnehmen*, sind jedoch

Farben: rot, grün, orange, blau oder gelb. Wir empfangen Druckwellen, hören jedoch Worte und Musik. Wir kommen durch Luft und Wasser mit einer Unzahl von chemischen Substanzen in Kontakt, empfinden aber Geruch und Geschmack. Farben, Geräusche, Geruch und Geschmack sind mentale Konstruktionen, die durch die sensorische Verarbeitung im Gehirn entstehen. Sie existieren als solche nicht außerhalb unseres Gehirns. Wir können also die klassische Frage der Philosophen beantworten: Macht ein im Wald umfallender Baum Geräusche, wenn kein Ohr nah genug ist, um sie zu hören? Wir können mit Sicherheit sagen, dass das Umfallen zwar Druckwellen in der Luft erzeugt, aber keine Geräusche. Geräusche entstehen nur dann, wenn die Druckwellen des umfallenden Baumes ein Lebewesen erreichen und von ihm wahrgenommen werden. Unsere Wahrnehmungen sind also keine direkten Aufzeichnungen der uns umgebenden Welt; sie werden vielmehr nach eigenen Regeln und Beschränkungen konstruiert, die durch die Fähigkeiten des Nervensystems auferlegt werden." (Martin & Jessell, 1996, S. 376; Hervorh. im Orig.)

Unsere Wahrnehmungen ergeben sich immer aus einem Zusammenspiel von reizbezogenen Anteilen (also aus den Informationen, die über unser Sinnessystem aufgenommen werden) und unserer subjektiven Vorerfahrung, unseren Erwartungen und Gewohnheiten. Insofern nehmen wir nach Maßgabe unserer Erfahrungen, des Einflusses anderer Personen oder von Kulturen keine wirklichkeitsgetreue, sondern immer eine subjektiv eingefärbte Abbildung unserer Umwelt vor.

Berufsbezug

Ähnlich wie bei den illustrierten Sinnestäuschungen sind auch unsere Wahrnehmungen in beruflichen Kontexten niemals eine wirklichkeitsgetreue Abbildung der Gegebenheiten. Aufgrund von früheren Erfahrungen, Erwartungen und Gewohnheiten werden auch hier Patient*innen immer subjektiv eingefärbt wahrgenommen. Erinnert uns ein*e Patient*in z. B. sehr stark an eine andere Person, die wir früher einmal betreut haben, mag es dazu kommen, dass wir hier von einer ähnlichen Hintergrundgeschichte ausgehen und dass diese Annahmen dann auch den Umgang mit dieser Person und die durchgeführten Hilfemaßnahmen beeinflussen, obwohl dies ggf. nicht zielführend ist (da hier eine ganz andere Problematik im Hintergrund steht, als wir – vorschnell verallgemeinernd – angenommen haben). ◄

2.2.2 Gestaltpsychologie

Unser Wahrnehmungssystem unterliegt insofern eigenen Gesetzen, die Farben, Formen, Muster, Entfernungen und Bewegungen von Objekten in unserem Blickfeld auf eine bestimmte Art und Weise darstellen bzw. anordnen. In der Psychologie ist es vor allem die von den deutschen Psychologen Max Wertheimer, Kurt Koffka und Wolfgang Köhler begründete *Gestaltpsychologie*, die sich mit den Organisationsgesetzen der Wahrnehmung befasst hat.

▶ **Merke!** Die Gestaltpsychologie hat verschiedene Organisationsmechanismen der Wahrnehmung herausgestellt, durch die Reize der Umgebung auf eine bestimmte Art und Weise in unserer Wahrnehmung strukturiert werden.

Obgleich wir es bei der Wahrnehmungsorganisation immer noch mit einem stark reizbezogenen Vorgang zu tun haben, beinhaltet sie bereits gewisse Prinzipien der Strukturierung. Wenn in diesem Kontext von „Gestalt" die Rede ist, meint dies, dass die einzelnen Bestandteile unseres Wahrnehmungsbildes zueinander einen bestimmten Bezug aufweisen, der ihnen eine übergeordnete Bedeutung zuweist. Der Ursprung dieses Gedankens, dass das Ganze mehr ist als die Summe seiner Teile, findet sich bereits in der Antike beim Philosophen Aristoteles.

Ein grundlegendes Gestaltprinzip der Wahrnehmung ist die Einteilung unseres Wahrnehmungsfelds in Bereiche, die in unserem Erleben Einheiten bilden. So strukturieren wir unsere Sinneseindrücke nach den Prinzipien der Ähnlichkeit/Unähnlichkeit oder auch nach nah/fern. Hierzu orientieren wir uns vor allem an Farb- und Texturmerkmalen. In der Anordnung in Abb. 2.11 besteht zwischen allen Punkten der gleiche Abstand, dennoch werden sie entweder als Muster von Zeilen oder als Muster von Spalten in unserer Wahrnehmung organisiert.

Ein weiteres Gestaltprinzip ist die *Figur-Grund-Gliederung*, mittels derer wir die Tiefendimension in unseren Wahrnehmungseindruck bringen (bedenken Sie, dass das „Bild", das auf unsere Retina produziert wird, keineswegs dreidimensionalen Charakter hat; die Hervorbringung der erlebten Tiefendimension ist eine Leistung unseres psychischen Apparates). So zeigt Abb. 2.12a ein sogenanntes Kippbild, bei dem wir allein mittels mentaler Anstrengung zwischen zwei alternativen Figur-Grund-Gliederungen wechseln können und so entweder zwei Gesichter oder eine Vase erkennen. Der Gegensatz von Figur und Hintergrund verdeutlicht ein zentrales Prinzip der visuellen Wahrnehmung: Nur ein bestimmter Bereich des Bildes fällt in das Zentrum der Aufmerksamkeit, während der Rest des Bildes in den Hintergrund tritt.

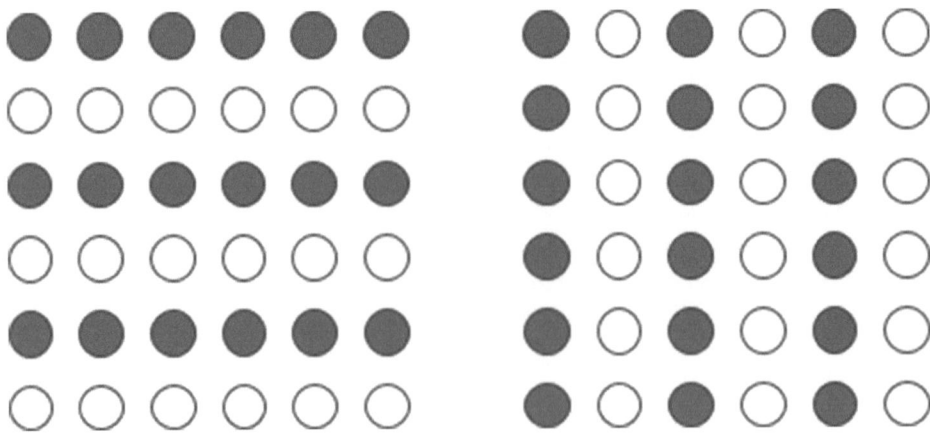

Abb. 2.11 Gesetz der Ähnlichkeit

2.2 Wahrnehmung und Heuristiken

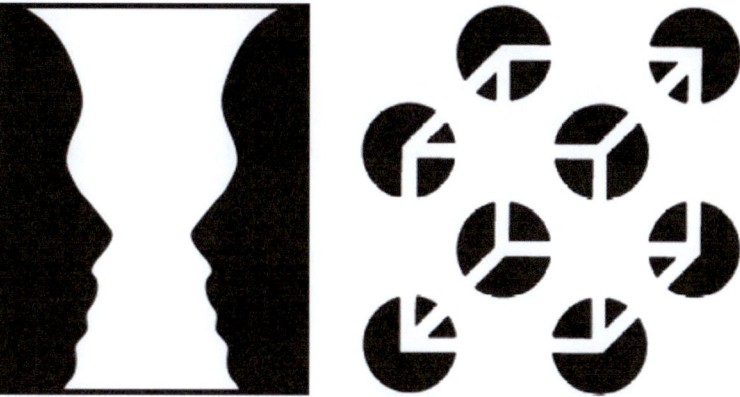

Abb. 2.12 Kippbild. **a** „Vase vs. Gesichter", **b** „3D-Objekt". (Mausfeld, 2006, S. 8)

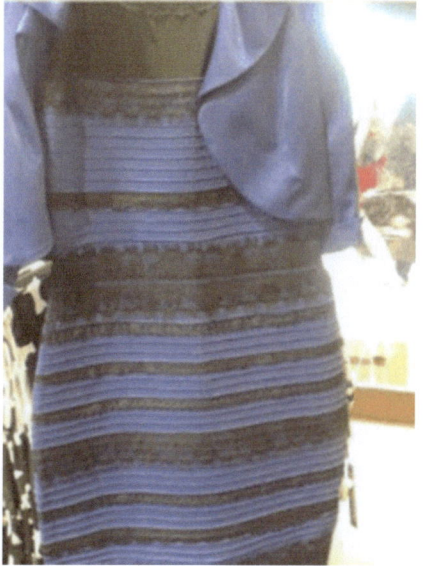

Abb. 2.13 „The dress" (Bleasdale, 2015, https://en.wikipedia.org/wiki/The_dress#/media/File:The_dress_blueblackwhitegold.jpg)

In Abb. 2.12b sehen wir eine Illustration des *Gestaltprinzips der geschlossenen Form* (Metzger, 1953); eine weitere Art des Gestaltprinzips. Obwohl eine geschlossene Form auf dem Bild nicht vorliegt, erzeugen wir sie als Beobachter, indem wir die Linien auch vor dem weißen Hintergrund mental als gegeben ansehen, und haben so den Eindruck eines weißen Würfels.

Kürzlich gab es einen regen Streit in diversen Internetforen bzw. sozialen Netzwerken über die Farbe des in Abb. 2.13 dargestellten Kleides (bekannt als „The dress"). Welche Farbe sehen Sie? Etwa Blau-schwarz, Gold-weiß oder doch Blau-gold? Wie beurteilt ihr Partner, ihre Freundin oder Kollege dieses Bild? Tatsächlich wird das Kleid von Person zu

Person farblich unterschiedlich gedeutet. Die meisten Personen sehen es in Weiß-golden. Die Unterschiede in der Farbwahrnehmung lassen sich darauf zurückführen, dass wir die Beleuchtung in der dargestellten Situation anders interpretieren würden.

Wenn man die Helligkeit um das Kleid herum als sehr stark ansieht, wird in unserem Wahrnehmungssystem der Schluss gezogen, dass das Kleid eigentlich dunkler sein müsste, als es auf dem Bild den Anschein hat. Dadurch sieht das Kleid in diesem Fall eher blauschwarz aus. Wird die Beleuchtung als weniger stark interpretiert, erscheint das Kleid hingegen heller, also z. B. gold-weiß. Auch wenn man nun künstlich die Umgebung des Kleides abdeckt, ändert sich am einmal gewonnenen Farbeindruck meist jedoch nichts mehr. „Wer dem Kleid einmal Farben zugeordnet hat, wird sie nachträglich kaum mehr ändern" (Gegenfurthner, 2015).

Anhand der Gestaltprinzipien wird deutlich, dass Wahrnehmung im Wechselspiel zwischen den Eigenschaften der Objekte unserer Umwelt und der Konstruktion eines „Bildes" durch uns selbst (das Subjekt) erfolgt. Die Beziehung zwischen den Elementen des Wahrnehmungsbereiches ist besonders wichtig, wenn ein Element den Gesamteindruck dominiert. Solche dominierenden Elemente werden als *Ankerpunkte*, Frames oder zentrale Eigenschaften bezeichnet, mittels derer wir eine Einschätzung von Objekten und/oder Personen vornehmen. Ankerpunkte sind ein Produkt vergangener Lernerfahrungen und werden häufig durch die Kultur bestimmt oder zumindest beeinflusst. Wir bilden dabei gewissermaßen aus der Menge der thematisch relevanten Reize eine Art Mittelwert, den wir dann zur Beurteilung von Situationen, Personen oder Gegenständen heranziehen. Wann eine Person z. B. als groß oder als höflich wahrgenommen wird, hat mit unseren regional- und/oder kulturspezifischen Vorerfahrungen zu tun, aufgrund derer wir hierfür einen bestimmten subjektiven Schwellenwert abgespeichert haben.

Übung

Überlegen Sie sich Situationen im beruflichen Kontext, in denen Ankerpunkte von Bedeutung sein könnten. Inwiefern könnte es personenabhängige Unterschiede in der Beurteilung von Personen oder Ihren Problemlagen geben? Welche Konsequenzen könnten hiermit verbunden sein?

2.2.3 Klassifikation – Die Welt in Schubladen

„Einzelne Elemente des Wahrnehmungsfeldes werden zu bestimmten bedeutungshaltigen Klassen zusammengefasst. Erst die spezifische Konstellation dieser einzelnen Elemente ergibt eine für den Wahrnehmenden relevante Information." (Fischer & Wiswede, 2009, S. 203)

Diese Art der Zusammenfassung und Ordnung unserer Wahrnehmungen in bestimmte Klassen (im Sinne von bedeutungstragenden kognitiven Kategorien) ist der Vorgang der *Klassifikation*. So haben wir nur sehr selten den Eindruck, es mit undifferenzierten Gegenständen, Situationen oder Personen zu tun zu haben. Stattdessen gehören diese offenbar fast immer irgendwelchen Kategorien an: Ich weiß, dass es ein Stuhl ist, auf dem ich sitze, und dass es sich hierbei um ein Möbelstück handelt. Es ist mein Eindruck, dass das gestrige Meeting mit den Kolleg*innen von besonderer Anspannung gekennzeichnet war oder dass die Eisverkäuferin ein besonders zuvorkommender Mensch ist.

Wie genau diese Klassifikation in unserem Wahrnehmungssystem realisiert wird, ist nicht abschließend geklärt. Einige Theorien besagen, dass wir – aufgrund unserer Vorerfahrungen – in unserem Gedächtnis bestimmte „Schablonen" oder Schemata abgespeichert haben und unser „Netzhautbild" mit diesen abgleichen würden. Haben wir also eine Schablone „freundlicher Mensch" in unserem Langzeitgedächtnis als Gedächtnisspur abgelegt und wenden dies nun auf unseren Wahrnehmungsgegenstand an, werden wir feststellen, dass der Gegenstand zu unserer Schablone passt, und daher wissen, dass es sich um einen Gegenstand der Kategorie „freundlicher Mensch" handelt.

> **Übung**
>
> Inwiefern könnten auch in Ihrem (zukünftigen) beruflichen Kontext Klassifikationsprozesse im Sinne eines „Schubladen-Denkens" eine Rolle spielen? Welche Einfluss könnten Sie auf Ihre Arbeit, Ihren Umgang mit Patient*innen haben?

Datengesteuerte und konzeptgesteuerte Wahrnehmung

Was sich aus den vorangegangen Ausführungen bereits ableiten lässt, ist, dass in der Psychologie zwei grundlegende Formen der Wahrnehmung unterschieden werden. Die erste Art der Wahrnehmung wird als *datengesteuerte Wahrnehmung* bezeichnet und meint die Verarbeitung der über die verschiedenen Sinneskanäle erhaltenen Informationen (die Verarbeitung des vor mir befindlichen Autos, das ich über meine Augen sinnlich erfasse). Da mit diesem Prozess Informationen gewissermaßen von „unten" nach „oben", d. h. von den Sinnen ins Gehirn transportiert werden, wo sie als Basis einer höherstufigen (kognitiven/emotionalen) Verarbeitung dienen, spricht man hier auch von einer *Bottom-up-Verarbeitung* von Informationen. Die Abbildung dieser Sinnesdaten im Gehirn erfolgt gemäß einfacher Organisationsprinzipien wie Ähnlichkeit, räumlicher und zeitlicher Nähe, die mehr mit dem Reizmaterial unserer Umwelt an sich zu tun haben als mit unserem eigenen Erfahrungshorizont. Es wird daher in diesem Zusammenhang auch von einer passiven Registrierung von Ereignissen gesprochen (Schwarz, 1985). Dieser Informationsverarbeitungsprozess ist relativ langsam, da er aufgrund der Vielzahl von Detailinformationen, die von unseren Sinnen aufgenommen werden und einer weiteren Verarbeitung bedürfen, kognitiv sehr aufwendig ist.

▶ **Merke!** Die Bottom-Up-Wahrnehmung bezieht sich auf die datengesteuerte Wahrnehmung, bei der Informationen, die über die Sinnesorgane in unseren Körper gelangen, verarbeitet werden.

Empfange ich z. B. eine*n Patient*in zu einem ersten Gespräch, beinhaltet die Bottom-Up-Wahrnehmung, dass ich das Äußere dieser Person über meine Sinne erfasse: Wie sieht sie aus? Welche Kleidung trägt er? Welche Haar- und Augenfarbe hat sie?

Die zweite Art ist die *konzeptgesteuerte* Wahrnehmung. Sie stellt das Gegenstück zur datengesteuerten Wahrnehmung dar, da hier auf Erfahrung beruhende kognitive Kategorien, Wahrnehmungsschemata und -hypothesen die maßgeblichen Determinanten der Informationsverarbeitung sind. Es sind also die höherstufigen kognitiven Prozesse, die das von den Sinnen kommende „Material" in einen Zusammenhang mit den im Gedächtnis abgelegten Informationen stellen. Hier geht es also darum, welche Vorerfahrungen ich mit verschiedenen Menschen gesammelt habe. Sieht eine neue Patientin z. B. einer früheren Patientin sehr ähnlich oder hat einen ganz ähnlichen Gesprächsstil, könnte eine Schlussfolgerung sein, dass sich beide Menschen auch im Hinblick auf ihre Bedürfnisse sehr ähneln werden und ich mit derselben Verfahrensstrategie zu einem ähnlichen Erfolg kommen werde, obwohl dies keineswegs zutreffen muss.

Es findet also eine *Konstruktion abstrakter Vorstellungen* von Umweltereignissen statt. Aus diesem Grund spricht man hier auch von einer Verarbeitungsrichtung, die von „oben" nach „unten" verläuft, also einer *Top-Down*-Verarbeitung. Bei der konzeptgesteuerten Wahrnehmung handelt es sich um einen relativ schnellen Prozess. Voraussetzung hierfür ist allerdings, dass es sich um einen bereits bekannten Gegenstand handelt (Anderson, 2013).

▶ **Merke!** Die Top-Down-Wahrnehmung bezieht sich auf die konzeptgesteuerte Wahrnehmung, bei der in unserem Gedächtnis abgespeicherte Informationen abgerufen und bei der Betrachtung des Gegenstandes einbezogen werden.

Es kann also festgehalten werden, dass unsere Wahrnehmung im Spannungsfeld zweier Pole entsteht: Einerseits gibt es die Reize bzw. das Sinnesmaterial, was in unserer Umgebung vorliegt, andererseits gibt es sensorische und kognitive Verarbeitungsprozesse seitens des wahrnehmenden Subjekts.

Es kann gesagt werden, dass Wahrnehmung keine einfache Abbildung oder wahrheitsgetreue Kopie einer „Realität an sich" ist, sondern einen (re-)konstruktiven Prozess darstellt. Dies wird in Abb. 2.14 verdeutlicht.

Die Verarbeitung der Reize unserer Umgebung, wie sie auf unsere Sinnesorgane treffen und Empfindungen in uns auslösen, ist der zentrale Ausgangspunkt unserer Wahrnehmung. Jedoch ist der Eindruck, den wir von unserer Umwelt und unseren Mitmenschen haben, immer das Produkt einer aktiven Verarbeitung von Informationen, die nur zum Teil aus unserer Umwelt stammen bzw. über unsere Sinne transportiert werden. Ein wesentlicher Anteil der Wahrnehmung geht auf unser in der Vergangenheit erworbenes Wissen, unsere Erwartungen und auch unsere Motivation (zur näheren Beschäftigung mit dem fraglichen Wahrnehmungsgegenstand) zurück. Diese Erfahrungen lenken unsere Aufmerksamkeit auf bestimmte Facetten der uns potenziell zur Verfügung stehenden Informationsmenge.

2.2 Wahrnehmung und Heuristiken

Abb. 2.14 Der Wahrnehmungsprozess (in Anlehnung an Fischer & Wiswede, 2009, S. 206)

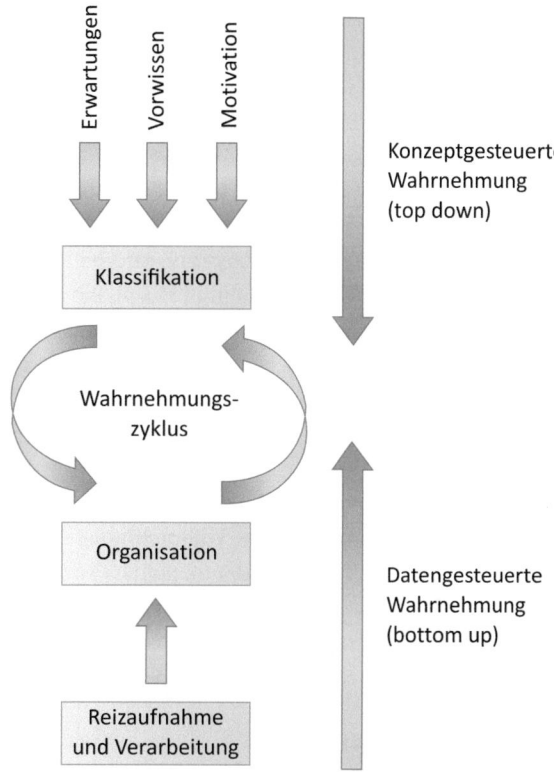

▶ **Merke!** Wahrnehmung findet fast immer im Spannungsfeld zwischen einer Bottom-Up-Verarbeitung von Umweltreizen und einem konzeptgesteuerten Verarbeitungsmodus (Top-Down) statt, der auf unseren Vorerfahrungen basiert.

2.2.4 „Fallen" der Wahrnehmung (anderer Personen)

Nachdem der Prozess der Wahrnehmung einschließlich der Verarbeitung eines Gegenstandes von der Aufnahme über die Sinnesorgane bis hin zu einer neuronal realisierten Objekterkennung und hiermit zusammenhängenden Verhaltensweisen betrachtet wurden, werden im Folgenden besondere Formen der Kategorisierung beleuchtet.

Hierzu wird zunächst ein allgemeines Modell der Informationsverarbeitung vorgestellt, das verdeutlicht, dass wir Entscheidungen auf zwei verschiedenen Wegen treffen können: So verfügen wir einerseits über ein schnell ablaufendes, aber irrtumsanfälliges und andererseits über ein langsameres, aber dafür reflektierteres Wahrnehmungs- und Entscheidungssystem.

2.2.4.1 Intuitive vs. reflektierte Entscheidungen

Wie Kahneman (2003) herausgestellt hat, kann man in Bezug auf kognitive Informationsverarbeitungsprozesse zwischen zwei typischen Formen unterscheiden: Zwischen einerseits einer intuitiven, oberflächlichen, dafür aber schnell ablaufenden und andererseits einer langsamen, rationalen und präzise kalkulierenden Informationsverarbeitung.

Das Modell von Kahneman geht vom Wahrnehmungsprozess als erstem Schritt der Informationsverarbeitung aus. Dabei werden die Inhalte dieses Prozesses, also die wahrgenommenen Reize, zunächst intuitiv verarbeitet. Diese Verarbeitung erfolgt assoziativ, schnell und automatisch. Sie kann in Bezug auf verschiedene Inhalte oder Reize in paralleler Form erfolgen und ist in emotionaler Hinsicht bedeutsam. Die Vorgänge sind automatisiert und laufen ohne bewusstes, planmäßiges Nachdenken ab. Bei dieser Art der Informationsverarbeitung werden bestätigende Hypothesen und Schemata verwendet, die sich zugleich nur schwer ändern lassen (ein Beispiel wären Vorurteile gegenüber bestimmten Personengruppen).

Gleichzeitig haben wir Menschen auch einen alternativen, langsameren Operationsmodus. Wenn wir aktiv unsere Wahrnehmungen und Urteile reflektieren, liegt eine bewusste, willentliche Kontrolle der mentalen Prozesse vor. Die Informationsverarbeitung in diesem Modus orientiert sich an Regeln und ist verhältnismäßig flexibel (ein Beispiel wäre die gedankliche Auseinandersetzung damit, ob ein Vorurteil gegenüber einer Personengruppe wirklich gerechtfertigt ist).

▶ **Merke!** Nach dem Modell von Kahneman haben wir einerseits einen automatisch ablaufenden Teil des Wahrnehmungsprozesses, bei dem unreflektierte Vorannahmen (z. B. Vorurteile) in die Betrachtung einer Situation einfließen können, andererseits können wir durch einen zweiten, langsameren Wahrnehmungsmodus unsere (Vor-)Urteile selbst revidieren.

Der im Folgenden erläuterte Ansatz kognitiver Heuristiken thematisiert vor allem Vorgänge, die der intuitiven Wahrnehmung zugeordnet werden können.

Übung

Überlegen Sie, wie Sie mit spontanen, intuitiven (aber ggf. vorurteilsbehafteten) Einschätzungen Ihrer Patient*innen umgehen können? Wie können Sie den „langsameren Operationsmodus" in Ihrem Denken aktivieren?

2.2.4.2 Suche nach Bestätigung der eigenen Überzeugungen und „Vor-Urteile"

Grundsätzlich neigen Menschen eher dazu, nach Bestätigungen für ihre Überzeugungen zu suchen als nach Widerlegungen, wodurch die Gefahr von Fehlschlüssen besteht. So wird sich ein überzeugter Wähler einer bestimmten Partei bei seiner Suche nach Informationen eher die Seiten im Internet oder die (Artikel in) Tageszeitungen lesen, die Informationen transportieren, die seiner politischen Überzeugungen entsprechen, und die Aspekte, die dieser nicht entsprechen, eher ignorieren.

Dies trifft genauso auf die Wahrnehmung und Beurteilung anderer Personen zu. Auch hier gibt es die Tendenz, dass wir eher darauf ausgerichtet sind, unsere Hypothesen über unsere Mitmenschen zu bestätigen, während wir hierzu im Widerspruch stehende Informationen eher ausblenden, vergessen oder uminterpretieren (Bierhoff, 2006). Eine wichtige Art der Verzerrung ist der *konfirmatorische Bias*.

▶ **Definition: Konfirmatorischer Bias** Ein *konfirmatorischer Bias* (kognitive Verzerrung) beinhaltet den Umstand, dass Informationen, die mit den eigenen Erwartungen und Meinungen übereinstimmen, die Wahrnehmung in eine bestimmte Richtung lenken können und auch leichter in Erinnerung bleiben als hiermit nicht übereinstimmende Informationen (Cohen, 1981).

Solche Vorannahmen können bei der Wahrnehmung und Beurteilung anderer Personen sowie der sozialen Interaktion einen großen Stellenwert haben. Auf der einen Seite erleichtern sie, wenn sie auf richtigen Annahmen beruhen, die Kommunikation. So kann es durchaus sinnvoll sein, sich beim ersten Eindruck von auffälligen Merkmalen einer Person leiten zu lassen, die bestimmte Persönlichkeits- oder Verhaltensmerkmale suggerieren. Auf der anderen Seite können diese aber auch zu schwerwiegenden einseitigen Verzerrungen des Bildes führen, das wir uns von anderen Menschen machen.

Experiment: Konfirmatorische Fragestrategien (Snyder & Swan 1978)

In einer Studie sollten Beurteiler die Hypothese abklären, ob eine bestimmte Person eher introvertiert (1. Gruppe) oder extravertiert (2. Gruppe) ist. Hierzu durften sie der Person nur bestimmte vorformulierte Fragen stellen, die sich nach drei Kategorien einteilen lassen:

1. Fragen, die auf introvertiertes Verhalten abzielen: Warum magst du laute Partys nicht?
2. Fragen, die auf extravertiertes Verhalten abzielen: Wie würdest du eine Party in Schwung bringen?
3. Fragen mit neutralen Inhalten: An welche Hilfsorganisation würdest du Geld spenden?

Die Versuchspersonen konnten die Fragen zur Abklärung der Hypothese frei wählen. Dabei zeigte sich, dass in der ersten Gruppe (Abklärung von Introversion) tatsächlich mehr Fragen der ersten Kategorie, während in der zweiten Gruppe (Abklärung von Extraversion) tatsächlich mehr Fragen aus der zweiten Kategorie herangezogen wurden (Bierhoff, 2006).

Kommentar: Allein durch die Auswahl der Fragen ergibt sich so der Eindruck, dass die zu untersuchende Person tatsächlich der fraglichen Eigenschaftsklasse angehört. So kamen sogar neutrale Beobachter der Befragungssituation zu dem Schluss, dass die Zielpersonen, deren Extraversion abgeklärt werden sollte, tatsächlich extravertierter, selbstsicherer, ausgeglichener sind. Die Fragetechnik allein erzeugt hier also ein bestimmtes Persönlichkeitsbild. ◄

Die Befunde zeigen auf, dass insbesondere im Bereich der Diagnostik die Gefahr von Urteilsverzerrungen durch konfirmatorische Fragestrategien besteht. Eine Diagnose kann so eben nicht nur von der Persönlichkeit und dem Verhalten der befragten Person abhängen, sondern auch von den Erwartungen und Vorannahmen der beurteilenden Person.

Übung

Von Ihren Kolleg*innen werden Sie bei der Teambesprechung darauf hingewiesen, dass es sich bei Ihrer neuen Patientin, Frau Müller, um eine Person mit starker Intelligenzminderung und auffälligen Störungen des Sozialverhaltens handelt. Inwiefern könnten diese Informationen Ihre Befragung so lenken, dass konfirmatorische Tendenzen zum Tragen kommen?

2.2.5 Heuristiken

Im Alltag und Berufsleben müssen wir fortwährend eine Vielzahl von kleinen und manchmal auch großen Entscheidungen treffen. Nicht immer haben wir in solchen Situationen alle relevanten Informationen zur Hand oder unser Wissen und unsere kognitiven Ressourcen sind sehr begrenzt. Wie fällen wir in solchen Fällen Urteile? Wie die Forschung zeigt, orientieren wir uns hierbei meist an sogenannten Heuristiken.

▶ **Definition: Heuristiken** Heuristiken sind Urteilstechniken, die zu einer Verringerung der Komplexität von zu bewältigenden Aufgaben beitragen (Kahneman & Tversky, 1973). Heuristiken beinhalten Wahrscheinlichkeitsabschätzungen (Kahneman et al., 1982). Sie können als im Laufe des Lebens angeeignete *Faustregeln* betrachtet werden, die eine schnelle Entscheidungsfindung ermöglichen.

Ein Beispiel für Heuristiken sind *mentale Anker*. Sie sind gewisse, aufgrund von Vorerfahrungen gebildete Grenzwerte bei der Zuschreibung von Eigenschaften (wie höflich, groß, motiviert).

Beispiel

Wir verwenden im Alltag ständig Heuristiken. Dies ist bereits der Fall, wenn wir auf eine Fußballmannschaft wetten (z. B. diejenige zu wählen, die die meisten Siege in der jeweiligen Paarung davongetragen hat) oder wenn wir im Supermarkt günstig einkaufen wollen (die günstigeren Produkte befinden sich im unteren Regalbereich) oder wenn wir wählen gehen (die Partei XYZ setzt sich am ehesten für Familien ein). ◄

Die Verwendung dieser Urteilstechniken bringt den Vorteil mit sich, dass sie unter Zeitdruck eine schnelle Urteilsbildung gewährleistet, die keinen großen Aufwand bedeutet. Hier ist also das intuitive System 1 nach Kahneman (2003) aktiv. Der Preis hierfür ist, dass nicht alle potenziell relevanten Informationen bei der Entscheidungsfindung Berücksichtigung finden, sodass es – trotz einer grundsätzlichen Funktionalität solcher „Abkürzungsprozesse" (Arkes, 1991) – zu Urteilsfehlern kommen kann.

Heuristiken stehen also bewusst gesteuerten und geplanten Entscheidungsstrategien gegenüber. Letztere gehen auf logische Kalküle, präzise Wahrscheinlichkeitsberechnungen oder dem Prinzip der Maximierung des erwarteten Nutzens zurück (Gigerenzer & Gaissmaier, 2011) und sind mit System 2 nach Kahneman (2003) assoziiert.

Übung

- Welche Faustregeln wenden Sie in Ihrem Alltag an?
- Welche Möglichkeiten sehen Sie, das Auftreten von Urteilsfehlern (aufgrund einer vorschnellen Anwendung von Heuristiken) zu verhindern?

Es gibt verschiedene Typen der Heuristik, die erklären, welche Mittel jeweils zur Urteilsbildung herangezogen werden.

2.2.5.1 Zugänglichkeit oder Verfügbarkeit

Bei der Verfügbarkeitsheuristik entscheiden die Zugänglichkeit und Verfügbarkeit der Informationen darüber, welche Entscheidung wir fällen. Stehen wir vor der Aufgabe, die Wahrscheinlichkeit von Ereignissen einschätzen zu müssen, so zeigt sich, dass wir hierbei solche Informationen besonders stark gewichten, die wir unmittelbar aus dem Langzeitgedächtnis abrufen können und die für uns leicht vorstellbar sind (Kahneman & Tversky, 1973). Vor allem, wenn wir nicht gewillt sind, die Wahrscheinlichkeit eines Ereignisses präzise zu beurteilen oder uns die hierfür notwendigen Informationen nicht vorliegen, greifen wir – in der Regel unbewusst – auf diese Strategie zurück. Das bedeutet, dass wir die Ereignisse als wahrscheinlicher beurteilen, an die wir uns sehr leicht erinnern.

Der Vorgang des sogenannten *Primings* kann hierbei die Zugänglichkeit von Schemata, also mentalen Strukturen, die uns bei der Einordnung der Welt helfen, erhöhen.

▶ **Definition: Priming** *Priming* bedeutet die Aktivierung von Gedächtnisinhalten, die mit kognitiven oder affektiven Schemata assoziativ verknüpft sind. Reize, die diese Aktivierung auslösen, werden als *Prime* bezeichnet. „Als Ursache wird die neuronale Aktivitätsausbreitung assoziativer Netzwerke gesehen, bei denen Begriffe oder Affekte als Knoten fungieren, die verschiedene Linien miteinander verbinden" (Fischer & Wiswede, 2009, S. 226).

Hat man z. B. gerade einen Krimi im Kino gesehen, in dem eine Person in einer dunklen Ecke eines Parks ermordet wurde, verspürt man wahrscheinlich auch eine gewisse Beunruhigung, wenn man kurz darauf durch einen Park spaziert.

Berufsbezug

Kommen Sie gerade aus einer angespannten oder belastenden beruflichen oder privaten Situation, kann dies Ihre Wahrnehmung stark beeinflussen. Beispielsweise könnten negative Schemata sehr stark aktiviert sein. Sind Sie nun damit befasst, z. B. eine Beurteilung von bestimmten Personen vorzunehmen (z. B. einen Bericht zu verfassen), könnte es sein, dass Ihnen besonders die problematischen Aspekte der Person in den Blick kommen, viele Ressourcen und Weiterentwicklungen allerdings nicht. ◄

Übung

Überlegen Sie, ob es auch andersherum gehen kann, dass also auch Patient*innen durch vorhergehende Situationen so beeinflusst sind, dass dadurch ihr Verhalten in einer Gesprächssituation mit Ihnen so verändert ist, dass es ggf. zu Fehleinschätzungen kommen kann.

Im Alltag erweist sich diese Verfügbarkeitsheuristik zumeist als sehr nützlich. Irrtümer sind aber gerade dann möglich und wahrscheinlich, wenn keine konkreten, schnell abrufbaren Informationen vorliegen (Bierhoff, 2006). So kann man bei Spielern an Spielautomaten in größeren Hallen mit vielen Automaten die Tendenz feststellen, ihr Glücksspiel vehementer fortzusetzen, weil sie öfter (aufgrund der Größe der Halle) jemanden beim Gewinnen beobachten und dieses Bild bei der Entscheidung, ob sie noch weiterspielen sollen, aus dem Gedächtnis abrufen. Auch führt der Umstand, dass bereits kleine Gewinne mit Klingelzeichen und Lichtsignalen versehen sind, während Verluste eher laut- und kommentarlos über die Bühne gehen, zu einer Verstärkung des Spielverhaltens und der Ausblendung von Risiken (Kahneman & Tversky, 1973; Myers, 2013).

Exkurs: Verfügbarkeitsheuristik

„Die Versuchspersonen von Lichtenstein und Mitarbeitern (1978) sollten beurteilen, mit welcher Wahrscheinlichkeit bestimmte Ereignisse eintreten. Wie sich herausstellte, überschätzten sie die Häufigkeit bestimmter Begebenheiten. Sie meinten beispielsweise:

- Bei Tornados sterben mehr Menschen als an Asthma (in Wirklichkeit gibt es in den Vereinigten Staaten 20-mal mehr Asthma- als Tornadoopfer).
- Es kommen genauso viele Menschen bei Unfällen ums Leben wie durch Krankheiten (auch hier verhält es sich umgekehrt; an Krankheiten sterben 16-mal mehr Menschen als bei Unfällen).

Diese Ergebnisse lassen sich damit erklären, dass es Tornados und Unfälle viel häufiger auf die Titelseiten schaffen als Asthma und andere Krankheiten" (Ciccotti, 2011, S. 171 f.). ◄

Ein weiteres Beispiel für einen möglichen Irrtum ist der sogenannte *falsche Konsensus*. Hiermit ist gemeint, dass die meisten Menschen das Ausmaß überschätzen, in dem andere Personen ihre eigene Meinung teilen (Ross et al., 1979a, b). Als Erklärungsgrund für die Verzerrung wird die kognitive Zugänglichkeit herangezogen. So sind die persönlichen Auffassungen besonders leicht aus dem Gedächtnis abrufbar und werden daher als plausibel und allgemein verbreitet angesehen (Bierhoff, 2006).

2.2.5.2 Repräsentativität

Die Repräsentativitätsheuristik besagt, dass wir die Wahrscheinlichkeit von Ereignissen häufig danach beurteilen, wie genau diese Ereignisse bestimmten prototypischen Situationen oder Personen entsprechen (Myers, 2013).

> **Exkurs: Basisratenfehler (Kahneman & Tversky, 1973)**
>
> In der Studie wurden den Versuchspersonen Kurzbeschreibungen von Personen vorgelegt, die mit prototypischen Vorstellungen eines Juristen oder eines Ingenieurs kompatibel waren (z. B. Jack, 45 Jahre, ist verheiratet und hat vier Kinder; er ist eher konservativ, sorgfältig und ehrgeizig, interessiert sich nicht für Politik oder soziale Fragen. In der Freizeit geht er überwiegend seinen vielfältigen Hobbys nach wie z. B. Tischlern, Segeln und mathematischer Denksport). Den Versuchspersonen wurde mitgeteilt, dass diese Personenbeschreibungen aus Interviews resultieren, an denen 30 Juristen und 70 Ingenieure teilgenommen haben (dies kann auch ausgedrückt werden als Basisrate von 30/100 vs. 70/100). Die Versuchspersonen sollten nun abschätzen, mit welcher Wahrscheinlichkeit es sich bei der Fallgeschichte um einen Ingenieur oder Juristen handelt.
>
> Das Ergebnis war, dass die unterschiedlichen Ausgangswahrscheinlichkeiten aufgrund der Basisrate kaum Einfluss auf das Urteil hatten, obwohl sie in rationaler, statistischer Hinsicht von entscheidender Bedeutung sind. Die Befragung der Versuchspersonen ergab, dass sie sich bei der Beurteilung fast ausschließlich an der Personenbeschreibung orientiert hatten, die sie als prototypisch für eine Person eines bestimmten Berufes empfanden.
>
> *Kommentar*: Dass ihnen deutlich mehr Personenbeschreibungen von Ingenieuren (höhere Basisrate) vorgelegt wurden, haben die Versuchspersonen bei ihren Einschätzungen ignoriert. ◄

Bei vielen aus der Erfahrung gezogenen Schlüssen stellt die Repräsentativität von Ereignissen eine erfolgversprechende Strategie dar. Dagegen werden falsche Schlussfolgerungen bezüglich der Wahrscheinlichkeit von Ereignissen vor allem dann getätigt, wenn es zu einer Verabsolutierung der Repräsentativität kommt, indem z. B. Einzelfälle zu prototypischen Beispielen erhoben werden. So könnte es zu einer generellen Abwertung von Personen aus einem bestimmten Kulturkreis kommen, weil eine einzelne Person aus ebendiesem Kreis bei einem Fehlverhalten beobachtet wurde (Bierhoff, 2006).

Übung

Gibt es auch im Berufsleben von Gesundheitsfachkräften Situationen, in denen es sinnvoll sein kann, anhand von Heuristiken zu entscheiden? Inwiefern kann es hierbei zu Fehlentscheidungen kommen und welche Tragweite könnten diese aufweisen?

Zusammenfassung

In diesem Abschnitt haben Sie verschiedene Theorien und Modelle der Wahrnehmung kennengelernt. Unsere Wahrnehmungen ergeben sich immer aus einem Zusammenspiel von reizbezogenen Anteilen (also aus den Informationen, die über unser Sinnessystem aufgenommen werden) und unserer subjektiven Vorerfahrung, unseren Erwartungen und Gewohnheiten. Insofern nehmen wir nach Maßgabe unserer Erfahrungen, des Einflusses anderer Personen oder von Kulturen keine wirklichkeitsgetreue, sondern immer eine subjektiv eingefärbte Abbildung unserer Umwelt vor.

Die Gestaltpsychologie hat verschiedene Organisationsmechanismen der Wahrnehmung herausgestellt, durch die Reize der Umgebung auf eine bestimmte Art und Weise in unserer Wahrnehmung strukturiert werden.

Die Bottom-Up-Wahrnehmung bezieht sich auf die datengesteuerte Wahrnehmung, bei der Informationen, die über unsere Sinne in unseren Körper gelangen, verarbeitet werden. Die Top-Down-Wahrnehmung bezieht sich auf die konzeptgesteuerte Wahrnehmung, bei der in unserem Gedächtnis abgespeicherte Informationen abgerufen und bei der Betrachtung des Gegenstandes einbezogen werden.

Sie haben verschiedene Fallgruben der Wahrnehmung kennengelernt wie z. B. vorschnelle „intuitive" Entscheidungen oder Selbstbestätigungstendenzen (konfirmatorischer Bias).

Heuristiken sind Urteilstechniken, die zu einer Verringerung der Komplexität von zu bewältigenden Aufgaben beitragen. Sie können als im Laufe des Lebens angeeignete *Faustregeln* betrachtet werden, die eine schnelle Entscheidungsfindung ermöglichen. Maßgeblich hierfür ist die Verfügbarkeit von Informationen oder die Repräsentativität einer Situation oder Person.

Aufgaben

- Erläutern Sie das Zusammenspiel von daten- und konzeptgesteuerter Wahrnehmung an einem Beispiel (aus dem Kontext Ihrer Berufspraxis)!
- Beschreiben Sie Fallgruben der Wahrnehmung und erörtern Sie deren Stellenwert für Ihren späteren Arbeitskontext!
- Was sind Heuristiken und was meint die Repräsentativität einer Situation oder Person in diesem Zusammenhang?

2.3 Aufmerksamkeit

Nachdem wir den Prozess der Wahrnehmung besprochen und dabei die Verarbeitung eines Gegenstandes von der Aufnahme über die Sinnesorgane bis hin zu einer neuronal realisierten Objekterkennung und hiermit zusammenhängenden Verhaltensweisen nachgezeichnet haben, wird nun eine zentrale Einflussgröße auf Wahrnehmungsvorgänge besprochen: Selektions- und Aufmerksamkeitsprozesse.

Wahrnehmung ist keine passive Abbildung der Umwelt, sondern eine sehr schöpferische, konstruierende Angelegenheit. Zugleich sind wir aber auch in der Auswahl der Stimuli keine passiven Reizempfänger, sondern nehmen aktiv eine Auswahl vor. In diesem Sinne „beachten wir bestimmte Objekte oder Orte innerhalb einer Szene besonders und ignorieren andere Objekte oder Orte. Wir richten *Aufmerksamkeit* auf bestimmte Objekte und Orte. Dabei handelt es sich um einen Prozess des Fokussierens und Auswählens, der weit mehr umfasst, als bloß die Dinge anzuschauen. Wenn [wir] die Aufmerksamkeit auf ein Objekt richten, rückt dieses Objekt nicht nur in den Blickpunkt, sondern es wird auch dessen Verarbeitung und somit dessen Wahrnehmung verbessert" (Goldstein, 2013, S. 128; Hervorh. im Orig.; Ergänzung des*der Autor*in).

Das wichtigste Mittel zur Selektion von Gegenständen, Orten oder Personen in unserer Umwelt ist also die Aufmerksamkeit.

▶ **Definition: Aufmerksamkeit** Aufmerksamkeit ist ein Zustand konzentrierter Bewusstheit, begleitet von einer Bereitschaft, auf Stimulationen zu reagieren. Es ist gewissermaßen die Brücke, über die Informationen aus der äußeren Welt in die subjektive Welt des Bewusstseins gebracht werden, sodass die Person ihr Handeln darauf einstellen kann (Carver & Scheier, 1981).

Aus der meist chaotischen Fülle an sensorisch wahrnehmbaren Reizen wählt das Individuum nur bestimmte, für die Situation wichtig erscheinende Aspekte aus. Diese Selektion dient der Wahrnehmungsökonomie, um Menschen vor einer Reizüberflutung (wie sie für bestimmte psychische Störungen wie Autismus charakteristisch ist) zu bewahren.

2.3.1 Aufmerksamkeit: eine begrenzte Ressource

Aufmerksamkeit ist eine sehr begrenzte Ressource. Eine Vielzahl an Untersuchungen aus der kognitiven Psychologie zeigt, dass zwar viele Informationen ins sensorische Gedächtnis gelangen, aber für die weitere (bewusste) Verarbeitung verloren gehen, wenn wir nicht unsere Aufmerksamkeit auf sie richten bzw. gerichtet halten. Daher wird Aufmerksamkeit häufig auch als eine Art Filter oder Flaschenhals betrachtet, der die Menge der zu verarbeitenden Informationen begrenzt und so unser informationsverarbeitendes System vor Überlastung schützt.

2.3.1.1 Die Filtertheorie

Die von Broadbent (1958) formulierte *Filtertheorie* geht davon aus, dass die von unseren Sinnesorganen aufgenommenen Informationen so lange unser Wahrnehmungssystem durchlaufen, bis sie auf eine Art Flaschenhals treffen. An dieser Stelle gibt es in unserem Nervensystem einen Mechanismus, der es bewerkstelligt, dass nur ein Teil der Informationen weiterverarbeitet wird, während der Rest „herausgefiltert" wird. Wie spätere Forschung zeigten, darf man sich diesen Mechanismus aber nicht im engeren Sinne des Wortes als rein „mechanisch" vorstellen, denn bei der Auswahl der Inhalte gehen wir durchaus nach inhaltlichen Gesichtspunkten vor (indem wir z. B. überlegen, was uns gerade in einer bestimmten Situation wichtig ist und was nicht).

▶ **Merke!** Nach der Filtertheorie der Aufmerksamkeit beinhaltet die Wahrnehmung eine Selektion von Informationen, bei der (vermeintlich) unbedeutende Informationen ausgeblendet bzw. nicht weiterverarbeitet werden.

2.3.1.2 Der Cocktailparty-Effekt

Ein anschauliches Beispiel für einen solchen Filtervorgang liefert der sogenannte *Cocktailparty-Effekt*. Stellen Sie sich vor, Sie sind auf einer gut besuchten und stimmungsvollen Cocktailparty. Es läuft Musik, es wird rege diskutiert, gescherzt und gelacht. Sie sind mitten im Geschehen, unterhalten sich – trotz der hohen Lautstärke des Partygeschehens – angeregt mit einer Freundin, die sie seit längerer Zeit nicht gesehen und hier überraschend getroffen haben. Ihre Freundin hat viele spannende Details über ihre Erlebnisse der letzten Monate zu berichten, sodass Sie gespannt zuhören und alles andere um sie herum kaum mitbekommen: Es tritt buchstäblich in den Hintergrund ihrer Wahrnehmung. Und genau das ist der besagte Effekt. Er bezieht sich also auf selektives Hören und bezeichnet die Fähigkeit des menschlichen Wahrnehmungsapparates, selektiv bestimmte auditive Sinneseindrücke aus einem Gesamtgemisch an Umgebungsgeräuschen herauszuheben und andere zu unterdrücken. So hören sie die Stimme ihres Gesprächspartners in exponierter Weise, während alle anderen Stimmen und Geräusche in ihrem subjektiven Empfinden stark *gedämpft* werden.

▶ **Merke!** Eine besondere Form der Filterung von Informationen ist der sogenannte Cocktailparty-Effekt, bei dem ein selektives Hören von bestimmten auditiven Reizen (z. B. Sprache) stattfindet, während andere Reize in den Hintergrund treten.

2.3.1.3 Die Grenzen der Aufmerksamkeit

In der menschlichen Informationsverarbeitung gibt es Punkte, ab denen es nicht mehr möglich ist, Informationen parallel zu verarbeiten. Dies lässt sich an motorischen Handlungen illustrieren:

2.3 Aufmerksamkeit

Übung

Versuchen Sie bitte gleichzeitig mit einer Hand rhythmisch auf einen Tisch zu klopfen, während Sie mit der anderen Hand auf Ihrem Bauch kreisende Bewegungen ausführen. Beschreiben Sie Ihre Erfahrungen!

Grundsätzlich fällt es uns nicht schwer, gleichzeitig zwei verschiedene Bewegungen auszuführen. Zumindest gilt dies, wenn die Handlungen verschiedene Handlungssteuerungssysteme betreffen, wie z. B. gehen und sprechen. Wenn aber „dasselbe motorische System zwei Dinge sofort tun soll, haben wir Probleme. Wir haben zwar zwei Hände, aber nur *ein* motorisches System, um sie zu bewegen. Deshalb fällt es bei bestimmten motorischen Aufgaben schwer, sie gleichzeitig jeweils mit einer Hand auszuführen. … Es gibt viele motorische Systeme bei uns Menschen – eines zum Bewegen der Füße, eines für die Hände, ein weiteres für Augenbewegungen und so weiter, und sie können unabhängig und getrennt arbeiten, aber man kann sie nur schwer dazu bringen, zwei Dinge gleichzeitig zu tun" (Anderson, 2013, S. 53, Hervorh. im Orig.).

Es gilt der Grundsatz, dass Menschen nicht zwei verschiedenen Aspekten gleichzeitig ihre volle Aufmerksamkeit widmen können. Menschen können „nur einen Sprachstrom zur Zeit verarbeiten, ihre Hände zu einer Zeit nur auf eine Weise bewegen oder eine Sache zur Zeit aussprechen" (a. a. O., S. 69 f.).

▶ **Merke!** Menschen können nicht zwei Aspekten gleichzeitig ihre volle Aufmerksamkeit widmen.

Die durch die Aufmerksamkeit bewirkte Konzentration auf bestimmte Wahrnehmungsbereiche birgt das Risiko, dass wichtige Reize, die außerhalb des durch die Aufmerksamkeit eingeengten Wahrnehmungsbereiches liegen, nicht (bewusst) oder nicht schnell genug erfasst werden. Dies kann insbesondere in neuartigen und anspruchsvollen Situationen eine Herausforderung oder sogar Gefahr darstellen.

Beispiel: Telefonieren/Lesen/Schreiben beim Autofahren: Echte Gefahr?

Viele Studien (z. B. Strayer & Johnston, 2001; Strayer & Drews, 2007) belegen, dass Menschen, die am Steuer telefonieren oder gar Nachrichten schreiben, Ampeln oder andere wichtige Verkehrsgeschehnisse verspätet wahrnehmen oder gänzlich übersehen. Die Reaktionsgeschwindigkeit ist herabgesetzt. Auch das Telefonieren über Freisprechanlagen schnitt in den Untersuchungen nicht wesentlich besser ab. „Dagegen beeinträchtigen Radiohören oder Abspielen von Hörbüchern das Fahren nicht. Strayer und Drews vermuten, dass Telefongespräche höhere Anforderungen an die zentrale Kognition stellen. Wenn jemand am Handy etwas sagt, erwartet er anschließend eine Antwort und wird unaufmerksam, was das Fahren betrifft. Dagegen lenken Gespräche mit Beifahrer*innen, wie die Autor*innen anmerken, nicht ganz so stark ab, weil Mitfahrende die Gespräche an die Verkehrssituation anpassen und den Fahrer auf Dinge wie Autobahnausfahrten hinweisen" (Anderson, 2013, S. 69).

Gleich nach überhöhter Geschwindigkeit sind Ablenkungen (u. a. durch Smartphones) die häufigste Ursache für schwerste Verkehrsunfälle mit Todesfolge (Bundesministerium für Verkehr und digitale Infrastruktur, 2017).

Kommentar: Auch wenn Sie es also (im Berufsleben) gerade sehr eilig haben oder nach einer wichtigen E-Mail schauen möchten, sollten Sie am Steuer auf keinen Fall auf Ihr Handy bzw. Smartphone schauen. Die tatsächliche Gefährdung ist hier viel stärker ausgeprägt, als es den Anschein haben mag. ◄

Es scheint des Weiteren ein optimales Erregungsniveau zu geben, das mit einer größtmöglichen Aufmerksamkeitsleistung einhergeht. Eine zu niedrige Erregung schließt eine gerichtete Reizverarbeitung aus, während eine Überaktivierung mit negativen Emotionen wie Angst, Ärger oder Wut einer sinnvollen Ordnung unserer Eindrücke entgegensteht.

Übung

Wieso könnten neuartige oder emotional belastende berufliche Situationen Sie in Bezug auf Ihre Aufmerksamkeitssteuerung bzw. -kapazitäten vor gewisse Herausforderungen oder gar Probleme stellen? Wie könnten Sie damit umgehen?

2.3.1.4 Übung und Automatisierung

Trainiert man bestimmte Aufgaben über einen hinreichenden Zeitraum, gehen die Ansprüche an die kognitive Kontrolle dieser Aufgabe deutlich zurück.

▶ **Definition: Automatisierung** Automatisierung bedeutet, dass man die kognitive (zunächst stärker Aufmerksamkeit beanspruchende) Komponente einer Aufgabe „so trainiert hat, dass die Aufgabe nur wenig oder keinen Denkaufwand mehr erfordert" (Anderson, 2013, S. 70).

Viele Handlungen, die wir anfänglich nur mit bewusster Kontrolle ausführen können, lassen sich durch Übung automatisieren (Schneider & Shifrin, 1977). Denken Sie z. B. an das Erlernen eines Instrumentes (Klavierspielen). Am Anfang muss jede Bewegung der Hände genau überwacht werden. Hat eine Schülerin bereits bestimmte Tonfolgen sehr gut eingeübt, wird sie nicht mehr jede Fingerbewegung bewusst überwachen müssen. Die Bewegungsmuster erfolgen in weiten Teilen „wie von selbst" und die Schülerin hat kognitive Ressourcen, auf Feinheiten beim Spiel zu achten, die sie zuvor noch außer Acht lassen musste.

Auch hier ist das Autofahren ein weiteres gutes Beispiel. Die meisten Abläufe (Lenken, Schalten, Pedale bedienen) erfolgen bei geübten Autofahrenden automatisch, d. h. ohne dass jeder Handgriff bzw. jede Fußbewegung bewusst kontrolliert werden müsste. Daher können wir während des Fahrens Gespräche mit Beifahrenden führen oder ein Hörbuch hören. Vielleicht kennen Sie auch den Umstand, dass Sie eine längere Autobahnfahrt absolviert haben und sich hinterher fragen, was Sie auf der Fahrt eigentlich gemacht haben, da Ihnen die Erinnerung (an zumindest bestimmte Abschnitte der Fahrt) fehlt. Wie wir bereits im Vorfeld im Hinblick auf das Telefonieren oder Nachrichtenschreiben am Steuer gesehen haben, hat die Automatisierung aber durchaus ihre Grenzen und wird – insbesondere von jungen Autofahrenden – häufig falsch eingeschätzt. Fahranfänger*innen haben meist die Fähigkeit zur selektiven Aufmerksamkeit, d. h., wichtige von unwichtigen Informationen der Verkehrsumwelt zu unterscheiden, noch nicht hinreichend ausgebildet und können so in Gefahrensituationen nicht schnell genug von der automatisierten in eine kontrollierte Verarbeitung zurückgehen (Pollatsek et al., 2006).

Berufsbezug

Gerade für Berufsanfänger*innen können Aufgaben im Arbeitskontext zunächst mit viel bewusster Kontrolle ausgeführt werden müssen und erst zunehmend automatisiert werden. Erst wenn sich bestimmte Routinen und damit Automatisierungen einstellen, sind ggf. erst Ressourcen vorhanden, um auf bestimmte Details in Situationen zu achten. Stellen Sie sich vor, Sie betreuen erstmals eine*n Patient*in im Rahmen Ihrer Ausbildung. Sie überlegen, welche Vorgehensweise Sie im Rahmen Ihrer theoretischen Unterweisung und in der Vorbereitung mit Ihren Kolleg*innen besprochen haben. Da Sie so notwendigerweise sehr mit Ihren eigenen Planungen beschäftigt sind, die – da Sie noch nicht routiniert sind – sehr viele mentale Ressourcen in Anspruch nehmen, werden Ihnen bestimmte Details in Bezug auf die Kleidung, Mimik, Gestik oder das Verhalten der Person wahrscheinlich nicht unbedingt auffallen, die erfahreneren Kolleg*innen, die über mehr „freie" mentale Ressourcen verfügen, wahrscheinlich nicht entgangen wären.

Aber auch für erfahrene berufstätige Personen im Gesundheitsbereich ist das Thema relevant: Stellen Sie sich eine Gesundheitsfachkraft vor, die schon über viele Jahre in einem Krankenhaus tätig ist. Viele ihrer Handlungen (Kontaktaufnahme, Kommunikation, praktische Tätigkeiten, Abfassen von Berichten) werden aufgrund der Routine keinen großen kognitiven Aufwand mehr erzeugen und laufen stärker automatisiert ab. Vielleicht wird es aber auch Situationen geben, die nicht in das über die Zeit aufgebaute Schema passen. Hier könnte ein „Umschalten" auf eine bewusste, kontrollierte Informationsverarbeitung vonnöten sein. Erfolgt dies nicht, kann auch dies negative Folgen nach sich ziehen. ◄

Übung

Wie könnte die hier notwendige Fähigkeit zur Unterscheidung wichtiger und unwichtiger Informationen verbessert werden? Was sollte im Allgemeinen Anlass geben, von einer automatisierten zu einer bewusst-kontrollierten Aufmerksamkeit überzugehen (d. h. bei einer bestimmten Situation genauer hinzuschauen)?

2.3.2 Aufmerksamkeitslenkung

Aufmerksamkeit ist ein Zustand intensiver, gerichteter Wahrnehmung. Sie kann sowohl auf bestimmte Gegenstände oder Orte im Raum (unabhängig davon, welche Objekte hier präsent sind) ausgerichtet werden (Anderson, 2013). Der Normalfall ist eine *offene* Wahrnehmung, bei der wir das Beobachtungsobjekt direkt fixieren. Es gibt aber auch eine *verdeckte* Aufmerksamkeit, bei der das Objekt unseres Interesses nicht direkt angeschaut wird. Dies spielt bei einigen Sportarten eine Rolle (Goldstein, 2013).

> **Übung**
>
> Überlegen Sie, bei welchen Sportarten dies der Fall sein könnte und warum es so ist! Fallen Ihnen auch andere Situationen ein, in denen wir das Objekt/die Person unseres Interesses aus bestimmten Erwägungen heraus nicht direkt fixieren?

Es existieren eine Reihe kognitiver, motivationaler und sozialer Einflussfaktoren der Selektivität von Wahrnehmung. Die hiermit verbundene zielgerichtete *intentionale* Aufmerksamkeit bezieht sich auf die Bereiche des Wahrnehmungsraumes, die Gegenstände oder Personen, die aufgrund von Vorerfahrung/Vorwissen, verfolgten Zielen oder individuellen Motivationslagen als besonders informativ und interessant erlebt werden. Hier zeigen auch viele Untersuchungen mit Geräten, die die Blickbewegungen der Versuchspersonen erfassen (Eye-Tracker), dass die intentionale Aufmerksamkeit über verschiedene Personen hinweg sehr stark variiert. Es sind die individuell verschiedenen Vorerfahrungen und Interessen, die bedingen, welche Objekte in einer bestimmten Szene zuerst betrachtet und welche erst später erfasst werden (Castelhano & Henderson, 2008).

Unser kategoriales Wissen bringt zugleich Top-Down-Prozesse mit sich, die unsere Aufmerksamkeit steuern. So haben wir sogenannte Skripts abgespeichert, wie bestimmte Situationen/Ereignisse prototypisch ablaufen. Skripts sind kognitive Schemata bzw. Regeln, die eine (situationsbezogene) Handlung beschreiben. Man denke z. B. an den Besuch eines Restaurants: Man betritt das Restaurant, fragt die Servicekraft nach einem Tisch, bekommt einen solchen zugewiesen, nimmt dort Platz, inspiziert die Karte, trifft eine Auswahl, ruft die Servicekraft heran und bestellt usw. Wenn etwas nun von diesem Szenenschema abweicht (z. B. finden Sie in einem vielseitig als sehr nobel gepriesenen Restaurant Plastikstühle an den Tischen vor), werden solche Abweichungen schneller und länger betrachtet.

> **Übung**
>
> Inwiefern könnten auch motivationale Aspekte (z. B. Ihr Interesse an bestimmten Themen oder Personen) sowie soziale Aspekte (z. B. die Meinungen und Handlungen Ihrer Mitmenschen) Ihre intentionale Aufmerksamkeit beeinflussen? Überlegen Sie sich insbesondere Beispiele aus Ihrem (zukünftigen) beruflichen Kontext!

2.3.3 Achtsamkeit in Gesundheitsberufen

Achtsamkeit ist ein Thema, das in den letzten Jahren stark an Beachtung in wissenschaftlichen und praxisbezogenen Kontexten gewonnen hat. Es spielt in allen Gesundheits- und Pflegeberufen eine große Rolle. Achtsamkeit ist von Bedeutung im Umgang mit den Patient*innen, aber auch im Umgang mit sich selbst und den eigenen Ressourcen und Bedürfnissen.

▶ **Definition: Achtsamkeit** „Achtsamkeit stammt ursprünglich aus der buddhistischen Tradition und ist eine Übersetzung des Pali-Begriffes *sati*. Gemeint ist die Fähigkeit des Geistes, bei etwas zu verweilen, etwas im Gedächtnis zu behalten und mit der Aufmerksamkeit gegenwärtig zu sein. ... Die rechte Sammlung oder Konzentration meint die Fähigkeit des Geistes, stetig bei einer Sache verweilen zu können und gesammelt zu sein. Dies gelingt, wenn man mit der rechten Intention und Absicht den Geist übt. Daraus ergibt sich dann die Fähigkeit zur Achtsamkeit, zum Eingedenken, Erinnern und Gegenwärtigsein nicht nur in der formalen Übung der Meditation (Achtsamkeitsmeditation), sondern auch in allen Aspekten des Lebens, bei alltäglichen Verrichtungen oder bei Begegnungen mit Menschen" (Walach, 2020).

Achtsamkeit ist demnach eine spezielle, konzentrierte Form der aufmerksamen Wahrnehmung, gleichzeitig aber auch eine spezielle Art von Einstellung und Haltung. Es ist ein Präsentsein im Augenblick, ohne Ablenkung und ohne Gedanken an die Vergangenheit und Zukunft. Dabei findet in der Regel keine Beurteilung des Wahrgenommenen statt.

Eine achtsame Ausübung von gesundheitsbezogenen Berufen ist eine große Bereicherung für die zu betreuenden Personen als auch ein Schutzfaktor für die Beschäftigten. Achtsamkeit kann durch Übungen trainiert und verbessert werden.

Beispiel: Physiotherapeutin Simone

Physiotherapeutin Simone arbeitet als Angestellte in einer Praxis. Sie liebt ihre Arbeit und wird auch von allen Patient*innen hochgeschätzt. Sie ist verheiratet und hat drei Kinder. Insbesondere in Zeiten, die beruflich und familiär stark fordernd sind, ist sie manchmal erschöpft und ihr fehlt es an Schaffenskraft in der Arbeit, insbesondere bei den vielen dokumentarischen Angelegenheiten, die sich mit anderen dringenden Aufgaben überlagern.

Aber da ist dieser nette ältere Patient mit dem Rückenleiden, Herr Kunert, den sie zweimal pro Woche behandelt. Sie weiß Bescheid über seine Krankheitsgeschichte und auch einiges über seine persönliche Biografie, denn er erzählt während der Behandlungen gerne über seine bisherige Lebensgeschichte.

Simone ist nun wieder ganz in der momentanen Situation mit ihrer Aufmerksamkeit. Sie nimmt ihre physiotherapeutische Behandlung vor und verfolgt aufmerksam die Berichte des Patienten. Sie betrachtet sich das Gesicht von Herrn Kunert, den strengen Mund, seine kräftigen Hände und Arme sowie die Lachfältchen um die Augenregion.

Ihr fällt auf, dass Herr Kunert eine sehr tiefe Stimme hat. Auch wenn dieser sehr achtsame Moment nur wenige Minuten dauerte, fühlt sie sich jetzt wieder viel „geerdeter" und weniger erschöpft. ◄

2.3.4 Ablenkungen und Aufmerksamkeitsdefizite

Aufmerksam zu agieren, hat viele wichtige Funktionen. Wie Goldstein (2013) aufzeigt, steht unsere Aufmerksamkeitsleistung mit drei wichtigen Befunden im Zusammenhang.

▶ **Merke!** Mentale Aufmerksamkeit …

- … verbessert unsere *Reaktionsfähigkeit*,
- … begünstigt die *Wahrnehmung* von Objekten und
- … verstärkt die *physiologische Reaktion* auf Objekte.

Wie bereits thematisiert wurde, ist Aufmerksamkeit eine sehr begrenzte Ressource. Sie filtert unsere Wahrnehmung und führt nur einen Teilbereich der sinnlich erfassten Umgebungsinformationen unserer bewussten Verarbeitung zu. Was passiert aber, wenn wir in unserer Aufmerksamkeit abgelenkt sind oder solche nur sehr eingeschränkt aufbringen können? Werden die Objekte, denen wir keine Aufmerksamkeit schenken, tatsächlich gar nicht verarbeitet und fehlen (unwiederbringlich) in unserem Wahrnehmungserlebnis?

2.3.4.1 Ablenkungen

Wir sind im Alltag und auch in unserem Berufsleben sehr häufig Ablenkungen ausgesetzt, die uns von unserem eigentlich vorhandenen Anliegen in einer Situation abbringen. Natürlich sind es manchmal auch wir selbst, die uns von einer Aufgabe ablenken.

> **Beispiel: Ablenkung im Berufsalltag**
>
> Stellen Sie sich vor, dass Sie mit einem*einer Patient*in ein Gespräch führen und Ihnen fällt während des Gesprächs auf, dass der*die Patient*in das gleiche Hemd trägt, dass Sie kürzlich Ihrem Mann/Ihrer Frau zum Geburtstag geschenkt haben. Allerdings entdecken Sie, dass bei dem Hemd ein Knopf fehlt. Während Sie über beide Aspekte innerlich schmunzeln müssen, fällt Ihnen auf, dass Sie die letzten Ausführungen Ihres Gegenübers nicht wirklich registriert haben. Durch Ihre Beschäftigung mit dem Hemd sind Sie gewissermaßen in den Hintergrund getreten und erst durch die Vergegenwärtigung Ihrer Ablenkung wieder ganz präsent. ◄

Wie sich auch im Beispiel gezeigt haben sollte, können uns gerade unerwartete situative Gegebenheiten von dem, was wir gerade zu erledigen haben, ablenken. So können auffällige Plakate am Straßenrand oder die Anwesenheit einer attraktiven Person dazu führen, dass wir beim Autofahren kurzzeitig unkonzentriert sind und das Verkehrsgeschehen nicht in adäquater Weise erfassen.

Solche Gegebenheiten, die uns von unserer eigentlichen Betätigung ablenken, werden *aufgabenirrelevante Reize* genannt. Wie wir bereits gesehen haben, haben Reize einen unterschiedlichen Grad an Salienz (Aufmerksamkeitsbindung), der damit zugleich ihr „Ablenkungspotenzial" bestimmt.

Aus einer Vielzahl von Untersuchungen (z. B. Lavie, 2006) weiß man außerdem, dass sich aufgabenirrelevante Reize vor allem dann auf die Leistung auswirken, wenn es sich um Aufgaben mit einem geringen Schwierigkeitsgrad handelt. Bei sehr beanspruchenden Aufgaben gibt es hingegen keine oder nur eine sehr geringe Auswirkung auf die erbrachte Leistung.

▶ **Merke!** Ablenkung kann nur stattfinden, wenn die mentalen Ressourcen nicht bereits durch ein verfolgtes Ziel bereits vollständig gebunden sind.

2.3.4.2 ADHS

Eine bekannte Störung der Aufmerksamkeit ist die sogenannte Aufmerksamkeitsdefizit-/Hyperaktivitätsstörung (ADHS). Sie gehört zu den Verhaltens- und emotionalen Störungen mit Beginn in der Kindheit und Jugend, wobei ca. 5 % der Kinder hiervon betroffen sind mit einem deutlich größeren Anteil an Jungen gegenüber Mädchen (Neuy-Bartmann, 2005; Lehmkuhl et al., 1998). ADHS zeigt sich in einer unangepassten Aufmerksamkeitslenkung und Selbstregulation sowie impulsivem Verhalten der betroffenen Personen.

▶ **Merke!** ADHS ist eine Verhaltens- bzw. emotionale Störung mit Beginn in der Kindheit. Kernmerkmale sind:

- unangepasste Aufmerksamkeitslenkung,
- Schwierigkeiten bei der Selbstregulation und
- impulsives Verhalten.

Es müssen nicht alle der Symptome vorliegen, jedoch ist allen Subformen gemeinsam, dass eine Störung der Aufmerksamkeit in der Hinsicht vorliegt, dass die Kinder und Jugendlichen erhebliche Schwierigkeiten haben, ihre kognitiven Funktionen zu kontrollieren und ihr eigenes Verhalten situationsadäquat (in der Schule) zu steuern (Mietzel, 2007).

ADHS gilt mittlerweile als eine neurobiologisch bedingte Störung und hat sowohl genetische als auch umweltbedingte Ursachen. Die betroffenen Personen, ihre Familienmitglieder und sonstigen Umgangspersonen (z. B. Lehrer*innen) fühlen sich meist äußerst belastet. Die Folgen sind in vielen Fällen geringe schulische Leistungen bis hin zu Schulabbrüchen sowie die Ausbildung weiterer psychischer Störungen.

Im Umgang mit ADHS ist es besonders wichtig, dass die betroffenen Personen Strategien zur Kontrolle der eigenen Aufmerksamkeit vermittelt bekommen und diese hinreichend einüben können (Mietzel, 2007). Dies ist auch ein zentraler Gegenstand verhaltenstherapeutischer Maßnahmen. Hier wird durch verschiedene Materialien und Übungen versucht, geeignetes Verhalten und eine adäquate Aufmerksamkeitssteuerung zu fördern. Es wird meist mit konkreten Handlungs- und Verstärkungsplänen gearbeitet sowie Wissen über Aufmerksamkeit und strategisches Handeln vermittelt. Dass eine solche Therapie bei ADHS hilft (mit oder ohne eine Kombination mit Medikamenten), konnte in einer Reihe von Studien nachgewiesen werden (Pfiffner & Haack, 2014).

> **Zusammenfassung**
> In diesem Abschnitt haben Sie verschiedene Konzepte und Theorien der Aufmerksamkeit, ihrer Lenkung und Ablenkung kennengelernt. Aufmerksamkeit ist ein Zustand konzentrierter Bewusstheit, begleitet von einer Bereitschaft, auf Stimulationen zu reagieren. Es ist gewissermaßen die Brücke, über die Informationen aus der äußeren Welt in die subjektive Welt des Bewusstseins gebracht werden, sodass die Person ihr Handeln darauf einstellen kann.
>
> Aufmerksamkeit ist eine sehr begrenzte bzw. begrenzende Ressource. Sie wird häufig auch als eine Art Filter oder Flaschenhals betrachtet, der die Menge der zu verarbeitenden Informationen begrenzt und so unser informationsverarbeitendes System vor Überlastung schützt.
>
> Es existieren eine Reihe kognitiver, motivationaler und sozialer Einflussfaktoren der Selektivität von Wahrnehmung.
>
> Eine bekannte Störung der Aufmerksamkeit ist die sogenannte Aufmerksamkeitsdefizit-/Hyperaktivitätsstörung (ADHS). Sie gehört zu den Verhaltens- und emotionalen Störungen mit Beginn in der Kindheit und Jugend. Die wichtigsten Kennzeichen von ADHS sind eine unangepasste Aufmerksamkeitslenkung, Schwierigkeiten bei der Selbstregulation sowie ein impulsives Verhalten.

Aufgaben

- Inwiefern ist es korrekt zu sagen, dass Aufmerksamkeit eine begrenzte und zugleich begrenzende Ressource darstellt?
- Erläutern Sie kognitive, motivationale und soziale Einflussfaktoren der aufmerksamkeitsbezogenen Wahrnehmungseingrenzung!

2.4 Emotionen und sozial-emotionale Kompetenz

Beispiel: Angst vor Spritzen

Ben (10 Jahre) ist Patient in der Kinderklinik. Er hat starke Angst vor Spritzen. Wenn er weiß, dass an einem bestimmten Tag Blut abgenommen werden muss, ist er schon am Tag zuvor sehr angespannt. Wenn die Kinderärztin dann erscheint, um die Spritze

2.4 Emotionen und sozial-emotionale Kompetenz

zu setzen, würde er am liebsten davonlaufen. Er bekommt ganz schwitzige Hände und sein Herz fängt schnell und laut an zu schlagen. Er hat immer das unangenehme Gefühl des Einstichs im Kopf und denkt daran, wie er sich einmal versehentlich mit seinem Schnitzmesser verletzt hatte. Dies hatte eine tiefe Wunde hinterlassen, die genäht werden musste. Gerade bei der ersten Blutabnahme am Tag seiner Ankunft im Krankenhaus wirkte er so stark benommen, dass die Ärztin und Pfleger*innen Sorge bekamen, dass er das Bewusstsein verlieren könnte. Aufgrund des behutsamen Vorgehens aller Beteiligten und kleinen „Belohnungen" (er darf sich ein kleines Spielzeug nach der Blutabnahme aussuchen) hat seine Angst mittlerweile etwas abgenommen. ◀

Emotionen wie Angst, Freude, Wut, Trauer, Ekel oder Hoffnung bestimmen unser Leben und spiegeln unsere persönliche Perspektive auf die Welt unsere Mitmenschen wider. Wir freuen uns über eine nette Geste unseres Gegenübers, haben Angst vor einer bestimmten Prüfung (oder vor einem bestimmten Tier wie im Fallbeispiel) und sind verärgert über einen dummen Spruch unseres besten Freundes. Emotionen sind allgegenwärtig. Hiermit in Verbindung steht die Motivation, die unsere Anstrengungen auf das Erreichen eines Ziels ausrichtet und damit unser Verhalten sehr stark beeinflussen kann.

2.4.1 Emotionen und sozial-emotionale Kompetenzen

Zunächst ist es wichtig herauszustellen, dass der wissenschaftliche Emotionsbegriff nicht mit dem im Alltag verwendeten Gefühlsbegriff gleichzusetzen ist. Subjektive Gefühle einer ganz bestimmten Qualität sind ein zentraler Bestandteil von Emotionen. Echte Emotionen (im Gegensatz zu Stimmungen, Empfindungen etc.) sind aber eben mehr als bloße Gefühle. Sie sind durch insgesamt vier Komponenten gekennzeichnet:

1. Gefühle einer bestimmten Erfahrungsqualität (z. B. das ganz spezifische Gefühl der Angst),
2. eine Intention (Annäherung vs. Entfernung) bzw. ein Verhalten,
3. körperliche bzw. physiologische Veränderungen (z. B. im Hinblick auf die Puls- oder Atemfrequenz),
4. Kognitionen, die entweder bestimmte Gefühle hervorrufen oder das Gefühlserleben begleiten können.

Übung

Inwiefern können Sie die vier Komponenten von Emotionen in dem oben geschilderten Fallbeispiel von Ben wiederfinden? Gehen Sie diese systematisch durch! Welchen Stellenwert mögen Bens Gedanken für seine Angst haben? Überlegen Sie sich ein ähnliches Beispiel aus Ihrem (zukünftigen) beruflichen Kontext!

Jede Emotion hat also zunächst eine bestimmte subjektive Erfahrungsqualität, ein *Gefühl*. Angst fühlt sich auf eine ganz bestimmte Art und Weise an und ist von einer ganz anderen Qualität als z. B. Trauer, Ärger oder Freude.

Haben wir positive Emotionen wie Freude oder Stolz, ist dies angenehm und wir haben die *Intention*, diese Emotionen aufrecht zu halten. Bei negativen Emotionen wie Trauer oder Ärger möchten wir diese in den meisten Fällen möglichst rasch überwinden und aus diesen emotionalen Zuständen wieder heraus.

Wenn wir Angst oder Wut verspüren, zeigen sich die Auswirkungen dieses Zustands nicht nur auf der Ebene unseres bewussten Erlebens, sondern auch im *Körper*. Jeder sollte es aus dem Alltag kennen: Ohne körperliche Reaktionen findet keine Emotion statt. Hierbei ist das autonome bzw. vegetative Nervensystem von entscheidender Bedeutung. Der Sympathikus veranlasst die Hormondrüsen dazu, bestimmte Stresshormone wie Adrenalin auszuschütten, unsere Leber stellt dem Körper mehr Zucker zur Verfügung, die Atmung wird gesteigert, die Verdauung verlangsamt. Auf diese Weise wird unser Körper auf eine potenzielle „Kampfsituation" vorbereitet. Erst wenn die potenzielle Gefahrensituation vorbei ist, weil sich unser angstbesetztes Objekt (die Spritze) verschwunden ist oder sich – im Falle einer Konfliktsituation – unser Widersacher für ein Fehlverhalten entschuldigt hat, nehmen Angst oder Wut und damit auch die körperliche Anspannungssituation wieder ab. Es übernimmt der parasympathische Teil des autonomen Nervensystems die Oberhand, der Stresshormonspiegel nimmt ab, die Atmung und der Herzschlag werden ruhiger, die Verdauung wird nun angeregt. Auch wenn physiologische Reaktionen bei allen Emotionen auftreten, ist es schwierig, sie allein auf der physiologischen Ebene unterscheiden zu wollen. So gehen – wie gerade beschrieben – Angst oder Wut mit einer sehr ähnlichen körperlichen Reaktion einher.

Bereits am obigen Beispiel von Ben sollte sich der zentrale Stellenwert von *kognitiven Prozessen* bei der Entstehung von Emotionen gezeigt haben. Ben hat Angst vor Spritzen, weil er diese mit einem Erlebnis aus seiner Vergangenheit (Verletzung mit einem Messer) verbindet und daher als gefährlich einschätzt. In der Psychologie wurde allerdings viel darüber diskutiert und geforscht, was zuerst da ist: die Kognition oder das Gefühl. Beurteile ich mental eine Situation als potenziell gefährlich und bekomme deswegen Angst, ein laut schlagendes Herz und verschwitzte Hände oder ist es eher andersherum, dass sich im Angesicht einer bestimmten Situation in meinem Körper bestimmte (physiologische) Prozesse ergeben (Zittern, lauter Herzschlag), deren Wahrnehmung dann erst einen Gefühlszustand erzeugt? So besagt die *Zwei-Faktoren-Theorie der Emotion* von Schachter und Singer (1962), dass wir im Angesicht von Gefahr physiologisch erregt sind, diese Erregung dann kognitiv interpretieren und dadurch das subjektive Gefühl der Angst entsteht. Es gibt außerdem Nachweise dafür, dass es emotionale Reaktionen auf bestimmte Situationen geben kann, die ohne bewusstes Nachdenken ablaufen (denken Sie z. B. an einen bestimmten Duft, der Sie in einen besonderen emotionalen Zustand versetzt, ohne dass Sie darüber nachgedacht haben).

Andere Forscher wie Lazarus (1991, 1999) halten dagegen und betonen, dass *jede* Emotion auf der Basis der kognitiven Bewertung einer Situation zustande kommt. Eine solche Bewertung kann allerdings auch unbewusst erfolgen, dennoch handelt es sich um einen kognitiven Prozess. In Abhängigkeit von Gedanken und Einschätzungen einer Situation kommt es überhaupt erst zum Auftreten einer ganz bestimmten Emotion. Mittels kognitiver Prozesse können wir unsere Emotionen *regulieren*.

▶ **Merke!** Emotionen entstehen immer im Wechselspiel zwischen Gedanken und körperlichen Reaktionen. In der Regel nehmen wir – bewusst oder unbewusst – Bewertungen von Situationen vor, die dann zur Ausprägung einer bestimmten Emotion führen.

2.4.1.1 Emotionsregulation

Als emotionale Selbstregulation lässt sich die Kompetenz bezeichnen, in angemessener Art und Weise mit seinen eigenen Gefühlen umzugehen und den Emotionsausdruck in sozialen Situationen steuern zu können (Saarni, 2002). Eine adäquate Regulation von Emotionen ist entscheidend dafür, sich im Austausch mit anderen Menschen angemessen verhalten und gesetzte Ziele auch tatsächlich erreichen zu können. Sie ermöglicht es, vorhandene Emotionen je nach den Erfordernissen einer Situation zu verstärken oder abzuschwächen und sie in einer sozial akzeptablen Weise auszudrücken.

Nicht alle Menschen können ihre Emotionen gleichermaßen gut regulieren. Manche Kinder weisen schon von ihrer Veranlagung her eine geringere emotionale Erregbarkeit auf und machen daher einen ausgeglicheneren Gesamteindruck als andere. Wiederum gibt es Kinder, die besonders versiert darin sind, mit den eigenen Emotionen umzugehen.

Berufsbezug

Arbeitnehmer*innen im Dienstleistungssektor (insbesondere im Gesundheitswesen) sind häufig sehr stark darin gefordert, bestimmte emotionale Reaktionen zu zeigen, sich in sehr beanspruchenden Situationen ruhig zu verhalten und gelassen mit Verärgerungen oder Fehlverhalten von Patient*innen umzugehen. Wenn im Beruf ein solches Handeln gefordert ist, kann dieses als Emotionsarbeit (Hochschild, 1990) bezeichnet werden. Sie ist ein zentraler Bestandteil in allen gesundheitsbezogenen Berufsfeldern und das auf allen Qualifikationsebenen. Sie kann sowohl eine Quelle von Wertschätzung und Anerkennung sein als auch mit Unzufriedenheit, psychischer Belastung bis hin zu Burnout-Phänomenen einhergehen, wenn längerfristig ein inadäquater Umgang mit emotionalen Dissonanzen vorliegt (Zapf et al., 2002; Lichtenthaler & Fischbach, 2010). Emotionale Dissonanz meint, dass nach außen ein anderer Emotionsausdruck gezeigt werden muss, als dieser tatsächlich empfunden wird. Hat man z. B. eine Patientin, die offenbar ihre Körperhygiene über längere Zeit stark vernachlässigt hat, mag es zwar sein, dass dies Ekelgefühle bei Ihnen auslöst, die Sie aber nicht offen zeigen können und trotz der unangenehmen Situation freundlich und sachbezogen agieren müssen. ◀

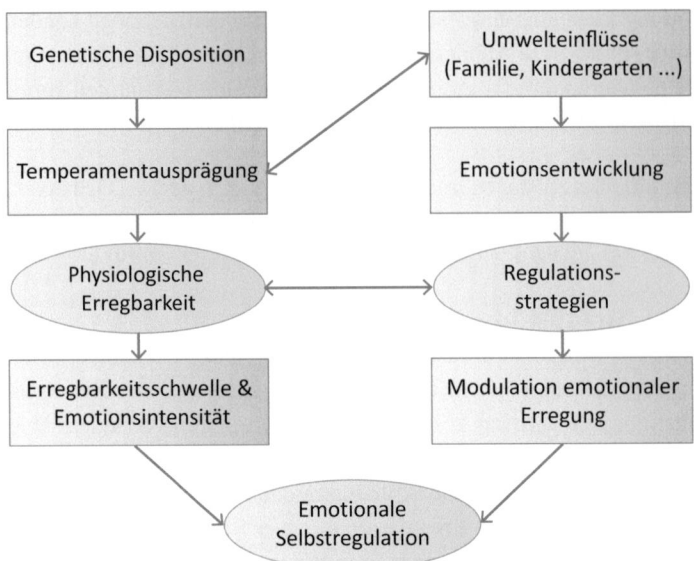

Abb. 2.15 Komponenten der emotionalen Selbstregulation (in Anlehnung an Petermann & Wiedebusch, 2008, S. 66)

Wie gut wir unsere emotionalen Zustände regulieren können, hängt vor allem von zwei Größen ab: von unserer *physiologischen Reaktivität* (Stressanfälligkeit) und der Verfügbarkeit von *Regulationsstrategien* (Grolnick et al., 1999; Abb. 2.15).

Emotionale Zustände sind durch verschiedene Intensitäten der erlebten Gefühle charakterisiert. Außerdem haben Menschen unterschiedliche Erregungsschwellen, d. h. bestimmte Ausmaße an körperlicher Erregung, ab denen z. B. Angst einsetzt. Die Ausprägung beider Aspekte wird entscheidend beeinflusst durch die physiologische Erregbarkeit, die auf der Basis von genetischen Dispositionen zu Unterschieden im Temperament von Personen führt. So springen manche Menschen leichter auf eine Provokation an oder erleben intensivere Freude bei einem Erfolg als andere, was überwiegend angeboren ist. Im Falle einer stärkeren physiologischen Erregbarkeit fällt das Risiko für emotionale und Verhaltensprobleme höher aus. Allerdings kann die physiologische Reaktivität durch äußere Einflüsse verändert werden. So lernen z. B. Kinder vor allem am Modell der Eltern und anderer wichtiger Bezugspersonen, wie diese mit ihren Emotionen umgehen, was sich günstig oder ungünstig auf die eigene emotionale Erregbarkeit auswirken kann.

▶ **Merke!** Die physiologische Erregbarkeit variiert von Mensch zu Mensch. Durch Lernen am Modell und den Aufbau angemessener Regulationsstrategien kann ihr Einfluss auf die Fähigkeit zur Emotionsregulation verändert werden.

Ebenso ist das Vorhandensein adäquater verhaltensbezogener sowie kognitiver Regulationsstrategien ein wichtiger Faktor eines gelungenen Sozialverhaltens. Hierzu gehören

2.4 Emotionen und sozial-emotionale Kompetenz

z. B. Selbstberuhigungsstrategien, Ablenkung der Aufmerksamkeit, Rückzug oder die Umbewertung der Situation. Wichtig ist dabei insbesondere, dass Menschen zwischen kontrollierbaren Situationen (Wahl des Krankenhauses oder der physiotherapeutischen Praxis) und unkontrollierbaren Situationen (Durchführung einer dringend erforderlichen Behandlung/Operation) unterscheiden können, in denen ein abwehrendes Verhalten kontraproduktiv ist.

Ein unangemessener Umgang mit den eigenen Emotionen führt dagegen auf Dauer zu Problemen. So führt einerseits eine starke Tendenz zur Unterdrückung negativer Emotionen und andererseits ein langwieriges „Überwältigtsein" von Emotionen auf Dauer zu psychischen Belastungen (Malti et al., 2009).

▶ **Merke!** Es gibt Verhaltensstrategien und kognitive Strategien zur Emotionsregulation. Wichtig ist, dass zwischen kontrollierbaren und unkontrollierbaren Situationen unterschieden wird.

Übung

Überlegen Sie, wie Sie mit emotionalen Belastungen in Ihrem Beruf umgehen könnten! Welche kognitiven (Ablenkung, Umdeutung …), motivationalen (persönlicher Ansporn …) oder verhaltensbezogenen Strategien (Sport als Ausgleich …) würden Sie nutzen wollen? Warum diese? Überlegen Sie, welche Vor- und Nachteile hiermit verbunden sein könnten!

2.4.1.2 Emotionsverständnis

Eine weitere zentrale sozial-emotionale Schlüsselkompetenz ist das Emotionsverständnis (Mayer & Salovey, 1997; Saarni, 1999), das auch für eine adäquate Regulation von Emotionen wichtig ist. Es ist die Kompetenz, Emotionen bei sich selbst und anderen identifizieren zu können und zu wissen, was sie bedeuten, was sie beeinflusst und welche sozialen Funktionen sie besitzen. Auch die Fähigkeit zur emotionalen Perspektivenübernahme lässt sich als eine zentrale Komponente des Emotionsverständnisses verstehen.

Um die Emotionen von anderen Menschen zu erkennen, müssen wir ihre körperlichen, mimischen und sprachlichen Reaktionen wahrnehmen und adäquat entschlüsseln können. Manchmal handelt es sich um äußerst subtile Aspekte, wie ein bestimmter Tonfall in der Stimme, der für die richtige Deutung maßgeblich ist. Hier ist aber auch gerade der nonverbale Bereich von allergrößter Bedeutung. So kann ein Blick ganz viele Botschaften transportieren, von Begehren, Unterordnung vs. Dominanz bis hin zu offenkundiger Ablehnung.

Je nachdem, welche Erfahrungen wir im Laufe unseres Lebens gemacht haben, können wir für die Entschlüsselung von Emotionen besonders empfänglich sein. So hat man in Experimenten festgestellt, dass Kinder mit körperlichen Misshandlungserfahrungen Anzeichen von negativen Emotionen wie Wut viel schneller erkennen als andere Kinder (Pollak & Kistler, 2002). Ebenso sind introvertierte Menschen tendenziell besser in der Lage,

Emotionen anderer zu erkennen, wobei jedoch grundsätzlich gilt, dass die Emotionen von extravertierten Personen besser abzulesen sind. Des Weiteren gilt, dass Frauen im Vergleich zu Männern in der Regel besser in der Lage sind, nonverbale Hinweisreize auf Emotionen bei anderen Menschen richtig und schnell zu deuten (Hall, 1987).

Eine besondere Facette des Emotionsverständnisses ist die Fähigkeit zur emotionalen Perspektivenübernahme. Sie bezieht sich auf das Verständnis der emotionalen Verfassung anderer (Steins & Wicklund, 1993) und ist somit zentral für unsere Empathie anderen Menschen gegenüber. Empathische Personen sind in der Lage, den emotionalen Zustand einer anderen Person nachzuempfinden und haben über die emotionale Perspektivenübernahme ein Wissen und Verständnis dieses Zustandes.

> **Übung**
>
> Manche Menschen haben starke Schwierigkeiten, die Emotionen anderer Personen zu erkennen und sich in deren emotionalen Zustand hineinzuversetzen. Überlegen Sie, inwiefern sich hieraus Schwierigkeiten in sozialen und beruflichen Situationen ergeben können!

2.4.1.3 Die Bedeutung sozial-emotionaler Kompetenzen für die Entwicklung

Ein entscheidender Einfluss auf ein angepasstes Sozialverhalten und beruflichen Erfolg geht von einer adäquaten Entwicklung emotionaler Kompetenzen aus. Als Kennzeichen einer sogenannten *emotionalen Intelligenz* werden Aspekte genannt, wie z. B. sich selbst motivieren können, seine eigenen Gefühle (an)erkennen und auch die von anderen verstehen zu können, wozu Empathie und die Fähigkeit zur emotionalen Perspektivenübernahme vonnöten sind. Darüber hinaus bedarf es aber auch einer adäquaten Emotionsregulation, d. h. der Fähigkeit, die innere Gefühlswelt, aber auch den nach außen gerichteten Emotionsausdruck kontrollieren zu können (Mayer & Salovey, 1997; Saarni, 1999). Die Bedeutung emotionaler Intelligenz zeigt sich daran, dass der EQ (Emotionaler Intelligenzquotient) offenbar besser als der IQ den Lebenserfolg bzw. die Lebenszufriedenheit eines Menschen vorhersagt, insbesondere was seine sozialen Beziehungen angeht (Felsman & Vaillant, 1987; Siegler et al., 2011).

Sozial-emotionale Fertigkeiten sind entscheidende Determinanten für ein gelungenes Sozialverhalten (Eisenberg et al., 1997). Es ist möglich, anhand der emotionalen Fertigkeiten von Kindergartenkindern (Emotionsausdruck, Emotionsverständnis und Emotionsregulation) ihr späteres Sozialverhalten vorherzusagen (Denham et al., 2003). Ebenso zeigt sich, dass bei verhaltensauffälligen Kindern sehr häufig verschiedene emotionale Schlüsselfertigkeiten nur unzureichend ausgeprägt sind. Insbesondere weisen sie Defizite im Erkennen des mimischen Emotionsausdrucks anderer Personen auf und haben insgesamt ein geringeres Emotionswissen (Bohnert et al., 2003). Dies kann ihre Schwierigkeiten im sozialen Kontext gut erklären. Denn wenn ein Kind anhand des Gesichtsausdrucks seines Gegenübers dessen emotionalen Zustand nicht erschließen kann, wird es sein eigenes Verhalten auch nicht an die situativen Erfordernisse anpassen können.

2.4 Emotionen und sozial-emotionale Kompetenz

Eine der wesentlichen Voraussetzungen für angemessenes Verhalten in sozialen Situationen ist, die Sichtweise eines anderen zu verstehen. Kompetenzen wie Empathie, prosoziales Verhalten, moralische Entwicklung oder das Lösen von zwischenmenschlichen Problemsituationen werden durch die Fähigkeit zur Perspektivenübernahme positiv beeinflusst.

Ebenso hat man festgestellt, dass aggressives Verhalten und Mobbing mit einer dysfunktionalen (d. h. nicht konstruktiven, nicht erfolgreichen) Emotionsregulation zusammenhängt (Buckley et al., 2003). Dieser Befund ist auch darin begründet, dass diese Kinder und Jugendlichen emotionale Fertigkeiten, die Voraussetzung für prosoziales Verhalten und Empathie sind (wie z. B. die Fähigkeit zur emotionalen Perspektivenübernahme), nur unzureichend entwickelt haben (Eisenberg et al., 1997).

Fallbeispiel

Tom ist 10 Jahre alt und besucht die vierte Klasse einer Grundschule. Häufig schlägt er seine Mitschüler*innen ohne ersichtlichen Grund. Seine Lehrerin bezeichnet ihn als besonders aggressiv. Tom kann diese Anschuldigungen nicht verstehen, da er sich stets von den Mitschüler*innen angegriffen fühlt. Immer wenn er eine Frage beantworten muss, hat er den Eindruck, dass die anderen ihn provokativ anschauen. Er hat das Gefühl, dass ihn alle auslachen. Nach der Stunde rächt er sich an den Mitschüler*innen und hofft, dass diese ihn in der nächsten Stunde nicht mehr mit Blicken durchbohren. ◄

Natürlich bleibt die schulische und berufliche Leistungsfähigkeit und Lernbereitschaft von sozial-emotionalen Schwierigkeiten nicht unberührt (Wiedebusch, 2007). Bei Kindern, die im Kindergartenalter über eine altersangemessene sozial-emotionale Kompetenz verfügen, lässt sich später auch eine positivere Einstellung zur Schule feststellen. Sie können sich an den Schulalltag besser anpassen und weisen größere schulische Erfolge auf (Denham, 2006; Raver, 2002). Dagegen weisen Kinder mit sehr gering ausgeprägten sozial-emotionalen Fertigkeiten eine unzureichende Schulreife, geringere schulische Leistungen und eine größere Anzahl von Konflikten mit ihren Mitschüler*innen auf (Blair, 2002). Neben der Emotionsregulation und dem Emotionsverständnis hat auch die reine qualitative Beschaffenheit des emotionalen Erlebens einen Einfluss auf die schulische und berufliche Leistungsfähigkeit. So konnten Roeser et al. (2001) nachweisen, dass ein häufiges Erleben von negativen Emotionen die Lern- und Leistungsfähigkeit dezimiert, wohingegen die Dominanz positiver Emotionen mit höheren Leistungen einhergeht (Izard, 2002).

▶ **Merke!** Durch die mangelhaften sozial-emotionalen Kompetenzen kommt es bei den betroffenen Personen zu einem häufigeren Auftreten von negativen Emotionen und einer unzureichenden Emotionsregulation.

2.4.2 Angst

Wie in dem obigen Beispiel erläutert, gibt es vielfältige angstbesetzte Objekte und Situationen. Menschen können Angst vor Tieren haben (wie Hunden, Schlangen oder Spinnen) oder Angst vor ganz bestimmten Situationen wie größere Menschengruppen, dem zahnärztlichen Personal oder dem Alleinsein.

Was Ben im Hinblick auf Spritzen erlebt, ist für alle Fälle von Angst charakteristisch: Die betroffenen Personen erleben in Bezug auf eine Situation oder ein Objekt Unkontrollierbarkeit, die mit einer Empfindung von Hilflosigkeit verbunden ist. Es entsteht ein *Angstgefühl*.

Hiermit ist die *Intention* verbunden, aus einer Situation entfliehen zu wollen. Auf der Verhaltensebene zeigt sich Angst darin, dass das *Verhalten* der betroffenen Person „extremer" wird: Es kommt zu einem Erstarren oder zu einer übermäßigen Aktivität.

Physiologisch zeigt sich Angst durch eine Veränderung der Herzfrequenz (kann sich verlangsamen oder auch stark erhöhen) und des Blutdrucks. Wir schwitzen, werden blass und haben eine höhere Anspannung der Muskeln.

Kognitiv liegen z. B. Einschränkungen bzw. Einengungen der Wahrnehmung vor. Sieht Ben eine Spritze und stellt sich diese vor, ist er auf dieses Objekt völlig fokussiert und blendet alles andere aus. Es kann auch zu sprunghaften Gedankenverkettungen und Denkblockaden kommen (z. B. bei Angst in Prüfungssituationen).

2.4.2.1 Begriffsdifferenzierung

Wichtig ist, zwischen Angst, Ängstlichkeit und Furcht zu unterscheiden.

Angst bezieht sich auf eine aktuell vorliegende Situation und den sich hier akut abspielenden Angstzustand („state"). Eine Person muss auf ihrem Heimweg ein sehr dunkles Waldstück passieren und hat akut Angst.

Ängstlichkeit hingegen bezieht sich auf eine Persönlichkeitseigenschaft eines Menschen („trait"). Es ist also nicht eine ganz spezielle Situation vor der man Angst hat, sondern es ist eine situationsübergreifende Charakteristik eines Menschen. Dieser hat dann z. B. nicht nur im dunklen Wald Angst, sondern auch in Prüfungssituationen, beim Sprechen vor anderen oder vor medizinischen Eingriffen.

Eine *Furcht* hat einen konkreten, greifbaren Gegenstand zum Anlass und kann in der Regel rational begründet werden (als eine reale Bedrohung). So ist Bens Angst vor Spritzen genau genommen eine Furcht von Spritzen, weil seine Sorge vor Verletzungen eine reale Situation zum Ausgangspunkt hat. Die diffuse Angst im Dunkeln, die irrational erlebte Angst bei Panikattacken sind demnach keine Fälle von Furcht.

▶ **Merke!** Während Ängste auch eher diffuser (unkonkreter) Natur sein können, bezieht sich eine Furcht immer auf einen konkreten, greifbaren Gegenstand (wie bestimmte Tiere, Objekte oder Situationen).

2.4.2.2 Umgang mit Ängsten

Ansatzpunkte für den Umgang mit Angst finden sich auf der physiologischen, verhaltensbezogenen oder kognitiven Ebene der Angst. Wir können versuchen, die physiologischen Angstsymptome zu reduzieren oder unser Denken über die angstbesetzte Situation bzw. den angstbesetzten Gegenstand so zu verändern, dass die Angst abgeschwächt oder ganz aufgelöst wird.

Auf der *physiologischen* Ebene kann man mit bestimmten Entspannungsverfahren wie progressive Muskelentspannung oder autogenem Training ansetzen. Über die erlernten autosuggestiven Techniken kann man sich in Angstsituationen dann selbst aus dem Zustand wieder herausführen oder lernen – auch das ist möglich – trotz einer gewissen Angst in einem entspannten Zustand zu sein.

In Bezug auf das *Verhalten* ist die Überwindung von Vermeidungsverhalten ein wichtiger Ansatzpunkt. Ein Beispiel liefert wiederum Ben, der sich immer wieder dem angstbesetzten Objekt, der Spritze, gestellt hat (gefördert durch die kleinen „Belohnungen") und allmählich seine Angst verringert. Dies nennt man in der Psychologie *Konfrontation*.

Die *kognitive* Ebene bietet eine Vielzahl von Möglichkeiten zur Angstreduktion oder -überwindung. Indem ich meine für die Angst ursächlichen Gedanken aufdecke, diese zulasse und akzeptiere, besteht eine Grundlage für die Veränderung ebendieser Gedanken. Ebenso können weitere positive Gedanken hinzugefügt werden. Ben hat nun einige positive Erfahrungen im Krankenhaus gesammelt und erkennt zunehmend, dass seine Furcht vor Spritzen unbegründet ist. Damit erscheint die gesamte Situation gar nicht mehr so unkontrollierbar und gefährlich, wie er zuvor dachte.

Übung

Auch im Berufsalltag können Situationen auftreten, die Angst und Überforderungseindrücke auslösen. Denken Sie z. B. an bestimmte Patient*innen mit sehr hohem Gewaltpotenzial. Welche Möglichkeiten sehen Sie, mit Ihren Ängsten in solchen Situationen umzugehen? Überlegen Sie sich Strategien auf den verschiedenen Ebenen (physiologisch, verhaltensbezogen und kognitiv).

2.4.3 Ärger und Wut

2.4.3.1 Begriffsdifferenzierung

Die Emotion *Ärger* bezieht sich auf einen Gefühlszustand, bei dem eine Unzufriedenheit mit einem bestimmten Ereignis vorliegt, für das eine bestimmte Person oder Institution verantwortlich gemacht wird. So könnte Ben den Krankenpfleger Tim für die für ihn unliebsame Situation verantwortlich machen, weil dieser die Spritze bereitgelegt hat. Das Ausmaß an Ärger hängt dabei von der Bedeutsamkeit bzw. Unerwünschtheit des

Ereignisses ab. Je stärker Ben sich gepeinigt gefühlt hat, desto stärker wird sein Ärger sein. *Wut* bezeichnet dabei einen besonders intensiven Ärger, dem eine Herabwürdigung oder Kränkung der Person vorausgeht und der den Selbstwert einer Person bedroht (Mees, 1992). Der antike Dichter Horaz hat bei Wut von einem kurzen Wahnsinn gesprochen. Gemeinsam ist beiden, dass sie Reaktionen auf etwas sind, was andere Personen – gemäß der eigenen Einschätzung – falsch gemacht haben, was besonders ausgeprägt ist, wenn davon ausgegangen wird, dass die anderen dies mit Absicht getan haben und es vermeidbar gewesen wäre. Insbesondere wenn Ben davon ausgehen würde, dass Tim ihn absichtlich peinigen will oder seine Furcht vor Spritzen nicht ernst nimmt, könnte aus dem Ärger Bens schnell eine richtige Wut auf Tim werden.

Während Angst in einer Konfliktsituation eher die Tendenz mit sich bringt, aus dieser fliehen zu wollen, begünstigen Ärger und vor allem Wut eher die *Intention*, in den „Kampf" zu gehen. Es hängt dabei ganz von Situation ab, ob Flucht oder Kampf ein angemessenes Verhalten darstellt.

Physiologisch zeigen sich Ärger und Wut in einer starken Aktivierung des sympathischen Nervensystems: Der Körper macht sich durch eine Steigerung der Herzfrequenz, der Durchblutung des Kopfes, des Muskeltonus und der Atmung zum Kampf bereit.

Kognitiv liegen ähnlich wie bei Ängsten Einschränkungen bzw. Einengungen der Wahrnehmung vor. Die ärgerbezogene Situation und deren negative Deutung stehen im Mittelpunkt des Erlebens, während andere ggf. „entlastende" oder relativierende Gedanken zur Einschätzung der Situation eher ausgeblendet bzw. nicht zur Kenntnis genommen werden.

2.4.3.2 Umgang mit Ärger und Wut

Der Umgang mit Ärger und Wut – insbesondere in beruflichen Kontexten – hat einen großen Stellenwert, denn wie eine Vielzahl an Studien zeigt, kann uns ein häufiges Erleben dieser Emotionen regelrecht krankmachen. Chronischer Ärger kann beispielsweise zu Herzerkrankungen führen (Müller, 1993).

Lange Zeit nahm man an, dass ein Abreagieren der Wut in Form von aggressiven Handlungen oder Pseudohandlungen in der Fantasie (Katharsis genannt) Wut effektiv abbauen kann. Auch wenn einige Daten darauf hindeuten, dass dies in ganz speziellen Situationen funktionieren kann (bei direkter und berechtigter Gegenwehr und einem nichtüberlegen Gegenüber; Geen & Quanty, 1977), ist hierbei – wenn überhaupt – nur eine kurzfristige Entspannung zu erwarten.

Der Regelfall ist ein anderer: Ein starker Ausdruck von Ärger führt zu noch mehr Ärger. Durch die aggressive Reaktion wird häufig eine ebenso in ihrer Intensität gesteigerte Reaktion des Gegenübers provoziert und beide Parteien geraten schnell in eine Aggressionsspirale. In vielen Fällen (auch Fantasien) wird die Wut außerdem noch größer und nicht weniger, wenn man sie stark herauslässt.

2.4 Emotionen und sozial-emotionale Kompetenz

Exkurs

In einer klassischen Studie haben Ebbesen et al. (1975) 100 Ingenieur*innen und Techniker*innen, die gerade von einem Luftfahrtunternehmen entlassen worden waren, einer Befragung unterzogen. Mit Fragen wie: „Erinnern Sie sich an Situationen, in denen Sie die Organisation unfair behandelt hat?" sollte in einer Gruppe Wut erzeugt werden, die über die Beantwortung der Fragen „abgelassen" werden konnte. Die andere Gruppe erhielt Fragen zu „neutralen" Themen. In einem späteren Fragebogen, der ihre Einstellung gegenüber der Firma erfasste, konnte festgestellt werden, dass statt einer Abnahme der Wut – im Vergleich zur Kontrollgruppe – noch eine immense Steigerung der Feindseligkeit gegenüber der Firma zu verzeichnen war.

In einer neueren Studie hat Bushmann (2002) die Teilnehmenden zunächst einer gewissen Provokation ausgesetzt. Daraufhin wurde wiederum die Hälfte der Versuchspersonen darum gebeten, auf einen Boxsack einzuschlagen, während sie dabei an die Person denken sollten, die sie wütend gemacht hat. In der Folge bot er ihnen eine Gelegenheit, eine gewisse „Rache" zu verüben und stellte dabei fest, dass diejenigen, die den Boxsack bearbeitet hatten, hierbei noch aggressiver vorgingen als die Personen, die dies nicht gemacht hatten.

Kommentar: Die Ansicht, dass das Herauslassen von Aggressionen zu einem Abbau von Wut und Ärger führt (Katharsis) gilt als widerlegt. Eine Ausnahme bilden ggf. sportliche Betätigungen. ◄

Wie sollte man dann mit Ärger und Wut umgehen? Natürlich ist ein gelungener Umgang mit negativen Emotionen eine sehr individuelle Sache. Manche treiben hierzu Sport, machen ausgiebige Spaziergänge, tauschen sich mit Familien und Freunden aus und überdenken so noch einmal die konfliktbelastete Situation. Wichtig ist dabei, sich Zeit zu nehmen, den Ärger abklingen zu lassen und nicht vorschnell zu reagieren. Ebenso ist es wichtig, ein gutes Gleichgewicht zwischen einer nach außen gerichteten Reaktion (dem Ärger konstruktiv und kontrolliert Luft machen, indem z. B. am nächsten Tag das Gespräch mit dem*der Chef*in gesucht wird) und einer internen Regulation (z. B. durch kognitive Umbewertung) zu finden. Ziel muss also ein kontrollierter Ausdruck von Ärger und Wut sein, anstatt diese Emotionen innerlich aufzustauen oder sich einem Wutausbruch hinzugeben (Myers, 2013).

Übung

Suchen Sie nach eigenen Erfahrungen, in denen Sie einen adäquaten und auch inadäquaten Umgang mit einer ärgerlichen Situation hatten und überlegen Sie – vor dem Hintergrund der erörterten Theorien und Befunde – woran dies lag. Wie könnten Sie mit solchen Situationen im Arbeitsleben umgehen? Wie könnten Sie selbst auf Ärger und Wut Ihrer Patient*innen reagieren?

2.4.4 Schuld und Scham

Gemeinsam ist beiden Emotionen, dass sie darauf bezogen sind, dass man in seiner Wahrnehmung den Anforderungen anderer oder an den Ansprüchen an sich selbst nicht gerecht wird. Beide können mit Erröten, Veränderung in Atmung und Muskelanspannung einhergehen. Es kann zu Schwindel und Beklemmungsgefühlen, Sprachproblemen oder auch stärkeren Gefühlsausbrüchen kommen.

Auch wenn im alltäglichen Sprachgebrauch zwischen Schuld und Scham nicht immer klar unterschieden wird, ist aber doch wichtig, zwischen beiden Emotionen zu differenzieren. Schuldgefühle sind auf ein konkretes (Fehl-)Verhalten bezogen. Daher sind hiermit Reuegefühle und Bedauern verbunden sowie der Wunsch, die Folgen dieses Verhaltens aus der Welt zu räumen (Hoffman, 2000). Schuld geht also mit Empathie für andere einher.

Anders verhält es sich bei Schamgefühlen. Wenn Menschen sich schämen, liegt der Fokus auf ihnen selbst: Man fühlt sich der Beobachtung durch andere Personen ausgesetzt und möchte dieser Situation nur noch entkommen (Tangney et al., 2007). Insofern hängt Scham nicht direkt mit der Sorge um andere zusammen, sondern primär mit dem eigenen Selbstwert.

▶ **Merke!** Schuld ist auf das (Fehl-)Verhalten der Person bezogen und mit Reuegefühlen und Wiedergutmachungswünschen verbunden. Scham bezieht sich auf die ganze Person und ist meist mit einem herabgesetzten Selbstwertgefühl verbunden.

2.4.4.1 Die Herausbildung von Scham- und Schuldgefühlen

Schuld und Scham gehören wie Stolz oder Verlegenheit zu Emotionen, die eine Selbstvergegenwärtigung erfordern. Ich kann nur Verlegenheit empfinden, wenn ich den Eindruck habe, mich im Mittelpunkt der Aufmerksamkeit meines Umfeldes zu befinden. Diese Emotionen setzen als Selbstbewusstsein voraus und bilden sich daher erst relativ spät im Entwicklungsverlauf heraus.

Bereits in der kindlichen Entwicklung ist es so, dass manche Kinder eher Schuld-, manche Kinder eher Schamgefühle aufbauen, obwohl es sich um vergleichbare Anlässe handelt. Zum einen mag dies mit individuellen Dispositionen zusammenhängen, zum anderen aber auch stark mit dem Erziehungsverhalten der Eltern und weiteren Bezugspersonen des Kindes (Erzieher*innen, Lehrer*innen etc.). Die zentrale Frage ist: Auf was nehmen die Erwachsenen Bezug, wenn das Kind ein „Fehlverhalten" gezeigt hat? Fokussieren Sie hierbei das Verhalten („Es ist nicht schön, was Du da gerade gemacht hast") oder aber das Kind selbst („Du bist ein ungezogenes Kind"). Steht das Verhalten im Mittelpunkt, was ggf. außerdem noch damit verbunden ist, dass die Eltern auf die Konsequenzen des Verhaltens und die Bedeutung von Wiedergutmachungen hinweisen, dann bilden die Kinder eher Schuldgefühle aus. Steht das Kind selbst im Mittelpunkt der Kritik (und nicht sein Fehlverhalten), dann bilden sich vermehrt Schamgefühle aus, insbesondere wenn eine Besprechung der Verhaltensfolgen und Wiedergutmachungsmöglichkeiten unterbleibt (Hoffman, 2000).

2.4.4.2 Umgang mit Schuld und Scham

Aber auch im Umgang von Erwachsenen miteinander, insbesondere in beruflichen Kontexten (z. B. einer Betreuungssituation), spielen solche Mechanismen eine entscheidende Rolle. Je nachdem, wie in solchen Kontexten kommuniziert wird, bilden sich eher günstige oder ungünstige emotionale Reaktionen und Entwicklungsverläufe heraus.

> **Übung**
>
> Folgende Situation: Sie sind als Sozialarbeiter*in im Krankenhaus tätig und unterstützen eine alleinerziehende Mutter, die über kognitive Einschränkungen verfügt, nach einem längeren Krankenhausaufenthalt bei der Rückkehr in ihren beruflichen und familiären Alltag. Sie stellen immer wieder fest, dass die Frau Ihren Ausführungen nicht ganz folgen kann. Mehrfach vergisst sie beispielsweise, als sie die Tagesabläufe durchgehen, dass sie ihre Tochter von der Schule abholen muss. Überlegen Sie, inwiefern hier seitens der Mutter Schuld- und/oder Schamgefühle vorhanden sein könnten! Inwiefern können Sie insbesondere der Ausbildung von Schamgefühlen entgegenwirken?

Wichtig ist, dass potenziell schambesetzte Situationen oder Handlungen offen thematisiert werden und Raum für die Gefühle der betroffenen Personen geschafft wird. Dabei sollte unbedingt Raum für alternative, nichtselbstwertbedrohende Interpretationen einer Situation (wie der Betreuung) gegeben werden. Grundsätzlich gilt auch hier, dass bei Rückmeldungen das Verhalten (und nicht die Person und ihre Defizite) im Mittelpunkt stehen sollte und dabei insbesondere das zukünftig mögliche Verhalten (anstatt des Fehlverhaltens). Hat die Mutter aus dem Fallbeispiel kognitive Schwierigkeiten, dann sollte der Fokus in der Wiederholung der wichtigsten Abläufe liegen, anstatt auf einer Bewertung ihres möglicherweise stattfindenden Fehlverhaltens.

2.4.5 Emotionen und kultureller Kontext

Zunächst gilt, dass manche basalen Emotionen in allen Kulturen der Welt ähnlich gezeigt werden, d. h. durch einen ähnlichen Gesichtsausdruck gekennzeichnet sind. Egal, ob man sich Menschen in Europa, Afrika oder Asien anschaut, sehen ein Lächeln und Anzeichen von Wut überall äußerst ähnlich aus. Bereits Charles Darwin nahm an, dass alle Menschen über ein angeborenes Set an bestimmten Emotionsausdrücken und damit verbundenen Gesichtsmuskelbewegungen verfügen. Da diese Vorgänge eine universelle Gültigkeit besitzen, haben sie zum Überleben der Menschheit beigetragen, denn hierüber konnten von unseren Vorfahren, die ggf. noch nicht über eine gesprochene Sprache verfügten, sehr schnell und effektiv Botschaften bezüglich Bedrohungen, Dominanz und Unterordnung ver- bzw. übermittelt werden.

Es gibt aber auch relevante Unterschiede, was die Anlässe für und die Darbietung von Emotionen angeht. Beispielsweise sind es sehr verschiedene Situationen, die von Kultur zu Kultur eine Emotion hervorrufen. In Kulturen, die eher kollektivistisch geprägt sind (wie z. B. viele Länder Asiens oder Ozeaniens wie Japan oder Tahiti), erleben Personen eher Verlegenheit oder Scham, wenn sie – für alle Umstehenden ersichtlich – eine Aufgabe besser bewältigen als andere. So vermeiden Japaner, einen einzelnen Menschen zu loben, weil dies damit assoziiert wäre, dass der Fokus auf der einzelnen Person liegt und damit die Bedürfnisse und Interessen der sozialen Gruppe, des Kollektivs, vernachlässigt werden (Lewis, 1992). Wenn soziale oder familiäre Verpflichtungen nicht erfüllt werden können, kommt es vermehrt zu Scham- oder Schuldgefühlen (Mascolo et al., 2003) im Gegensatz zu stärker individualistisch geprägten Kulturen (wie z. B. den USA). In individualistischen Kulturen liegt der Fokus viel stärker auf dem Individuum als auf der Gruppe. Vergleicht man nun z. B. die USA mit Japan, kann man feststellen, dass japanische Kinder viel seltener Stolz im Zusammenhang mit einem persönlichen Erfolg erleben (Furukawa et al., 2012). Auch ist die Tendenz, Wut relativ ungehindert herauszulassen, charakteristisch für individualistische Kulturen, findet sich aber kaum in kollektivistischen Kulturen, da das Zeigen von Wut und Ärger hier als eine Bedrohung für die Gruppenharmonie betrachtet wird (Markus & Kitayama, 1991).

In anderen Kulturkreisen (wie in der arabisch oder türkisch geprägten Kultur) wird großer Wert auf die Ehre einer Familie gelegt, zugleich ist die Hervorhebung von Erfolgen und Leistungen keineswegs Tabu.

▶ **Merke!** Verschiedene Kulturen unterscheiden sich teilweise stark darin, wie und ob bestimmte Emotionen gezeigt werden. Durch Unkenntnis kultureller Hintergründe von Personen können Fehleinschätzungen von Verhaltensweisen und damit Konflikte zwischen Personen(gruppen) entstehen.

Übung

Überlegen Sie, welche Bedeutung diese kulturabhängige Verschiedenheit des Auftretens und Umgangs mit Emotionen für Ihre Berufstätigkeit haben kann!

Zusammenfassung

In diesem Abschnitt haben Sie verschiedene Modelle und Theorien der Emotion und sozial-emotionalen Kompetenz kennengelernt. Echte Emotionen sind durch vier Komponenten gekennzeichnet: Gefühle einer bestimmten Erfahrungsqualität (z. B. das ganz spezifische Gefühl der Angst), eine Intention (Annäherung vs. Entfernung) bzw. ein Verhalten, körperliche bzw. physiologische Veränderungen (z. B. im Hinblick auf die Puls- oder Atemfrequenz) sowie Kognitionen, die entweder bestimmte Gefühle hervorrufen können oder das Gefühlserleben begleiten können.

Als *Emotionsregulation* lässt sich die Kompetenz bezeichnen, in angemessener Art und Weise mit seinen eigenen Gefühlen umzugehen und den Emotionsausdruck in sozialen Situationen steuern zu können. Wie gut wir unsere emotionalen Zustände regulieren können, hängt vor allem von zwei Größen ab: von unserer physiologischen Reaktivität (Stressanfälligkeit) und der Verfügbarkeit von Regulationsstrategien.

Das *Emotionsverständnis* ist die Kompetenz, Emotionen bei sich selbst und anderen identifizieren zu können und zu wissen, was sie bedeuten, was sie beeinflusst und welche sozialen Funktionen sie besitzen.

Wichtige Emotionsarten (mit ggf. starken Auswirkungen im Berufskontext) sind Ängste, Ärger und Wut sowie Schuld und Scham.

Verschiedene Kulturen unterscheiden sich teilweise stark darin, wie und ob bestimmte Emotionen gezeigt werden. Durch Unkenntnis kultureller Hintergründe von Personen können Fehleinschätzungen von Verhaltensweisen und damit Konflikte zwischen Personen(gruppen) entstehen.

Aufgaben

- Was ist der Unterschied zwischen echten Emotionen und Stimmungen oder (Körper-)Empfindungen?
- Warum haben Kognitionen einen besonderen Stellenwert für die sozial-emotionale Kompetenz und sind auch ein zentraler Ansatzpunkt für Fördermaßnahmen?
- Erläutern Sie, inwieweit das Zeigen und Regulieren von Emotionen kulturbezogene Abhängigkeiten aufweist!

2.5 Motivation und Motivierung

Beispiel: Eine Ergotherapeutin in der Psychiatrie

Sie treten nach Ihrem Studium bzw. Ihrer Ausbildung eine Stelle als Ergotherapeutin in einer psychiatrischen Klinik an. Hierzu gehört auch, dass Sie eine gute Arbeitsbeziehung zu Ihren Patient*innen aufbauen und die subjektive Veränderungsbereitschaft erhöhen.

Patient Karl Müller (42 Jahre) ist an einer schweren Depression erkrankt und zugleich stark alkoholabhängig. Er schafft es nicht, seinen Lebensalltag zielgerichtet zu organisieren und hat – auch aufgrund der Alkoholsucht – Schwierigkeiten, die verordneten Medikamente regelmäßig einzunehmen. Er ist geschieden und hat drei Kinder (14, 10, 8 Jahre), die immer wieder Kontakt zu ihm suchen. Aufgrund der starken Suchtproblematik und wiederholten Rückfällen darf Herr Müller nur noch in begleiteter

Form (Jugendamt) stundenweise mit den Kindern Umgang haben. Dies belastet ihn sehr und führt – wie er es beschreibt – auch zum starken Wunsch, sich mit dem Alkohol „zu betäuben".

An Ihren Angeboten aus den Bereichen handwerkliche Fertigkeiten, Gruppeninteraktion und Musiktherapie nimmt er nur mit wenig Motivation teil. Oft wirkt er ganz abwesend, grüblerisch und scheint diese Angebote nur irgendwie hinter sich bringen zu wollen. ◄

In den im Folgenden dargestellten Bereichen der Motivationspsychologie liefern sowohl einen Rahmen zur Erklärung der Hintergründe solcher Problemlagen als auch einen Ansatzpunkt zur Lösung der Probleme.

▶ **Definition: Motivation** „Motivation wird gewöhnlich definiert als interner Zustand, der Verhalten aktiviert, die Richtung des Verhaltens vorgibt und es aufrechterhält" (Woolfolk, 2008, S. 451).
Nach Rheinberg (2004) ist Motivation definiert als „aktivierende Ausrichtung des momentanen Lebensvollzuges auf einen positiv bewerteten Zielzustand" (S. 15).

Motivation ist ein Zustand, der uns auf bestimmte Ziele hinlenkt bzw. uns diese überhaupt erst verfolgen lässt. Wir wollten einen guten Schulabschluss machen und haben uns dafür über Monate und Jahre angestrengt. Wir wollten eine zu uns passende Arbeitstätigkeit finden und haben ggf. eine Vielzahl an Bewerbungen geschrieben und Vorstellungsgespräche geführt. Dass sich der eine dabei etwas mehr angestrengt hat als der andere, kann mit Unterschieden in der Persönlichkeit zu tun haben, aber auch mit situativen Gegebenheiten. Einerseits haben manche Personen ein stärkeres Leistungsmotiv oder aber auch Prüfungsangst, die eher überdauernde Eigenschaften sind. Andererseits gibt es situative Anreize (die Prüfung ist meine „Eintrittskarte" zu meinem Wunschstudium), eine besondere Erfolgserwartung, sozialen Druck oder Bedürfnisse, die eher situationsspezifisch sind.

▶ **Merke!** Motivation ist in der Regel eine Mischung aus personenspezifischen überdauernden Eigenschaften und einem situationsspezifischen Zustand.

2.5.1 Intrinsische und extrinsische Motivation

Manchmal sind wir an einer Sache selbst interessiert und lesen ein Buch, lernen für eine Prüfung oder treiben Sport, weil es uns Spaß macht. Hierbei spricht man von intrinsischer Motivation, die auf Tätigkeiten oder Gegenstände bezogen sein kann.

▶ **Definition: Intrinsische Motivation** Wunsch oder Absicht, eine Handlung auszuführen, weil die Handlung selbst als interessant, spannend oder auf eine bestimmte Weise zufriedenstellend erscheint. Der Anreiz zu handeln liegt hier in der Tätigkeit selbst (Deci & Ryan, 1985; Schiefele & Streblow, 2005).

Im Falle intrinsischer Motivation handeln wir von uns selbst aus und brauchen keinen Anstoß von außen. Das Buch ist spannend und ich freue mich darauf, es zu lesen. Da Mathematik mein Lieblingsfach in der Schule ist, sehe ich der Prüfung gelassen entgegen und freue mich vielleicht sogar ein bisschen darauf, mein Wissen unter Beweis stellen zu können. Oder im Falle von Sport habe ich Spaß an einem guten Workout im Fitnesscenter.

Mit intrinsischer Motivation geht oftmals ein Zustand einher, den man als *Flow-Erleben* bezeichnet (Csikszentmihalyi, 1985), wenn man gänzlich in seiner Tätigkeit versinkt und alles Geschehen in seiner Umgebung vergisst. Stellen wir uns einen Schachspieler vor, der hochkonzentriert auf das vor ihm stehende Schachbrett blickt und von den Ereignissen in seiner Umgebung kaum Notiz nimmt. Oder stellen wir uns eine Person vor, die sich lange Zeit auf das neue Buch ihrer Lieblingsbücherreihe (z. B. Harry Potter) gefreut hat. Nachdem sie es gekauft hat, „verschlingt" sie es direkt zu Hause und ist nachts um 2 Uhr, als das Buch zu Ende gelesen ist, sehr verwundert, wie sie alles um sich herum vergessen bzw. wie die Zeit so schnell – wie im Fluge – vergehen konnte. Das Besondere am Flow-Erleben ist auch, dass man sich zwar einerseits in einem selbstvergessenen Zustand befindet, aber andererseits dennoch hochkonzentriert die Kontrolle über eine Handlung behält.

▶ **Merke!** Ein Flow-Erlebnis liegt vor, wenn man ganz in einer Tätigkeit aufgeht. Der Zustand hat folgende Merkmale (Csikszentmihalyi & Schiefele, 1993):

1. Verschmelzen von Handlung und Bewusstsein,
2. Zentrierung der Aufmerksamkeit auf die momentane Tätigkeit,
3. Selbstvergessenheit und
4. Ausüben von Kontrolle über eine Handlung.

Während bei intrinsischer Motivation der Anreiz zu handeln, in der Tätigkeit oder in dem Gegenstand des Interesses selbst liegt, kommt die Motivation zu handeln bei extrinsischer Motivation gewissermaßen „von außen". Sie liegt genauer gesagt außerhalb der Tätigkeit selbst. Wir lesen das Buch, weil wir dies für die Schule oder Universität tun müssen, wir lernen für die Prüfung, weil wir eine gute Note erreichen wollen oder gehen ins Fitnessstudio, weil wir Gewicht verlieren wollen bzw. weil wir Angst haben, bei einer weiteren Gewichtszunahme für unseren Partner nicht mehr attraktiv zu sein.

▶ **Definition: Extrinsische Motivation** Wunsch oder Absicht, eine Handlung auszuführen, um positive Folgen herbeizuführen oder negative Konsequenzen zu vermeiden (Schiefele & Streblow, 2005).

Intrinsische Motivation und extrinsische Motivation treten nur selten in „Reinform" auf. Eher handelt es sich um zwei relativ unabhängige Charakteristika, die in verschiedenen

Abstufungen zeitgleich auftreten können. So mögen wir zwar für die Klausur lernen, weil wir das Thema der Arbeit spannend finden, aber zugleich kann uns das Abschneiden in ebendieser Prüfung auch sehr wichtig sein. Ebenso schließt es nicht aus, dass wenn wir Sport treiben, um abzunehmen, dass uns diese Betätigung auch Spaß macht.

Übung

Nehmen Sie die Person Karl Müller aus dem Fallbeispiel. Welche Möglichkeiten zu einer Motivierung könnten hier sinnvoll sein? Inwiefern könnten hier auch bestimmte Formen intrinsischer Motivation angestoßen werden? Wie kann man diese unterstützen?

2.5.2 Lern- und Leistungsmotivation

Mit intrinsischer und extrinsischer Motivation hängen zwei weitere motivationale Orientierungen zusammen, die dann ins Spiel kommen, wenn man in schulischen und beruflichen Kontexten bestimmte Ziele verfolgt. Ziele adäquat zu setzen, ist von entscheidender Bedeutung für motiviertes Handeln. Ziele lenken die Aufmerksamkeit auf die anstehenden Aufgaben, liefern Energie für die notwendigen Anstrengungen und erhöhen die Ausdauer. Ebenso fördern sie den Erwerb neuer Kompetenzen und Strategien (Locke & Latham, 2002).

Ziele sollten dabei klar formuliert sein, einen mittleren Schwierigkeitsgrad aufweisen und so kleinschrittig formuliert sein, dass Erfolge bereits in nächster Zeit sichtbar und nicht erst in ferner Zukunft auftreten (Pintrich & Schunk, 2002). Das Ziel eine*r Patient*in, ein selbstständiges Leben zu führen und die Drogensucht zu überwinden, sind zwar an sich sinnvolle Zielsetzungen, nur bleiben sie so zu abstrakt, um sie wirklich verfolgen zu können und Erfolge zu erleben. Stattdessen sollten diese in kurzfristig umsetzbare Teilziele zerlegt werden (Tabletten regelmäßig nehmen, täglich praktischen Tätigkeiten nachgehen, wie sie mit der ergotherapeutischen Fachkraft erarbeitet wurden; einen Monat Abstinenz schaffen oder Ähnliches).

▶ **Merke!** Gelungene Zielsetzungen sollten folgende Aspekte beinhalten:

1. klare Formulierung des Ziels,
2. mittlerer Schwierigkeitsgrad des Ziels und
3. Zerlegung von globalen, langfristigen Zielen in kurzfristig umsetzbare Teilziele.

Übung

Wie genau würden Sie gemeinsam mit Herrn Müller an adäquaten Zielsetzungen arbeiten? Schlagen Sie eine ganz konkrete Zielsetzung vor!

2.5 Motivation und Motivierung

Menschen in Lern- und Betreuungssituationen unterscheiden sich nun darin, warum sie bestimmte Ziele verfolgen. Einigen geht es darum, ihre Kompetenzen zu erweitern, sich zu verbessern und das ganz unabhängig davon, wie sie vor anderen dastehen. Hier spricht man von einer *Lernzielorientierung*, die mit der Suche nach Herausforderungen und Ausdauer verknüpft ist. Diese Personen sind von sich aus darum bemüht, sich Hilfe zu suchen, wenn sie dies benötigen, haben eine gründlichere Arbeitsweise und effektivere Strategien.

Anderen geht es im Gegenteil hierzu eher darum, nach außen zu zeigen, wie gut sie ihre Aufgaben erledigen können. Es geht dabei weniger um die Aufgabenerledigung selbst, sondern eher darum, wie gut sie sich selbst bei ebendieser darstellen können. Aus diesem Grund spricht man hier auch von einer *Leistungszielorientierung*, bei der Selbstdarstellungsziele verfolgt werden. Da diese Personen sehr um ihre Außenwirkung bemüht sind, geben sie weniger zu, dass sie bestimmte Dinge nicht verstanden haben, versuchen Misserfolge zu verheimlichen oder suchen sich nur widerwillig Hilfe.

▶ **Definition: Lern- und Leistungszielorientierung** Eine Lernzielorientierung beinhaltet den Wunsch, seine Kompetenzen zu erweitern. Hierbei steht der persönliche Wissens- und Fähigkeitszuwachs im Mittelpunkt.
Eine Leistungszielorientierung beinhaltet den Wunsch nach bestmöglicher Aufgabenerledigung und Anerkennung der Leistung durch andere.

Eine Leistungszielorientierung muss aber nicht per se problematisch sein, denn wie Befunde aus dem Kontext der Pädagogischen Psychologie zeigen, können Schüler*innen und Studierende auch mit einer solchen Zielorientierung über lange Zeit sehr erfolgreich sein, über eine hohe Selbstwirksamkeit (Kap. 5) und aktive Lernstrategien verfügen (Stipek, 2002). Entscheidend für die Motivationslage ist daher die Frage, ob die leistungsorientierten Personen eher *Annäherungs- oder Vermeidungstendenzen* aufweisen. Bei Annäherungstendenzen suchen sie von sich aus Leistungssituationen auf, um ihr Können zu präsentieren und um ggf. in einem Vergleich zu anderen einen guten Eindruck zu machen. Ganz anders sieht es bei leistungsorientierten Personen mit Vermeidungstendenzen aus. Ihr Ziel ist es vielmehr, vor anderen nicht schlecht dazustehen. Dadurch gehen sie Situationen aus dem Weg, in denen sie Gefahr laufen würden, dass sie inkompetent erscheinen. Aus diesem Grund stellen sie sich dann aber kaum Herausforderungen und Lernsituationen und sind im Allgemeinen sehr defensiv (Woolfolk, 2008).

▶ **Merke!** Für motiviertes Verhalten sind Annäherungs- und Vermeidungstendenzen von entscheidender Bedeutung. Während Personen mit Annährungstendenzen Leistungssituationen aktiv aufsuchen und hier brillieren wollen, gehen Personen mit Vermeidungstendenzen solchen Situationen systematisch aus dem Weg und verpassen so viele Lerngelegenheiten.

Für die Frage, welche Tendenz ausgebildet wird, ist die Art der Rückmeldung zu Patient*innen von größter Relevanz. Hierbei sollte die individuelle gegenüber der sozialen

Bezugsnorm berücksichtigt werden. Das heißt, auf keinen Fall sollten im Sinne der sozialen Bezugsnorm Vergleiche zu anderen Personen gezogen werden („im Vergleich zu Frau Meyer können Sie sich ja schon ganz gut um ihren eigenen Haushalt kümmern"). Stattdessen sollten die individuellen Fortschritte (oder ggf. auch Rückschritte) im Sinne der individuellen Bezugsnorm im Mittelpunkt stehen. Hierbei wird der jetzige Zustand einer Person mit dem Zustand zu früheren Zeitpunkten verglichen („im Vergleich zum letzten Jahr haben Sie sich in ihren Leistungen schon deutlich verbessert"; „Leider hat sich die Situation bei Ihnen im Vergleich zum letzten Monat etwas verschlechtert, aber ich bin überzeugt, dass Sie dies zukünftig wieder so gut meistern können").

Berufsbezug

Auch im Umgang mit Ihren Patient*innen sollten Sie die individuelle Bezugsnorm bei Rückmeldungen fokussieren. Wenn es Herr Müller geschafft hat, einige Wochen abstinent zu bleiben und seine Tabletten regelmäßig zu nehmen, dann sollten diese Fortschritte zurückgemeldet werden und ein Vergleich zu früheren Zeitpunkten gezogen werden. Auch kleinere Fortschritte können hierbei im Mittelpunkt stehen. Hingegen sollte kein Vergleich zu anderen Patient*innen oder auch Bezugspersonen vorgenommen werden. ◂

▶ **Merke!** Bei Rückmeldungen zu Patient*innen sollte die individuelle Bezugsnorm und nicht die soziale Bezugsnorm angewendet werden.

Übung

Nehmen wir an, Ihr Patient Karl Müller hat sehr starke Vermeidungstendenzen und versucht die Schwierigkeiten in der Bewältigung seines Alltags bestmöglich vor Ihnen zu verbergen. Hilfsangeboten versucht er auszuweichen oder nimmt diese nur widerwillig an. Wie gehen Sie mit dieser Situation um? Wie könnten Sie auf den Patienten einwirken, sodass sich seine Vermeidungstendenzen verringern?

2.5.3 Maslows Hierarchie der Bedürfnisse

Im Zentrum der sogenannten humanistischen Psychologie steht die Verwirklichung von Bedürfnissen. Menschen zu motivieren bedeutet dieser Auffassung nach, sie dazu anzuregen, ihre in ihnen angelegten Potenziale zu entfalten, ihre Kompetenzen, ihre Selbstbestimmung und Selbstverwirklichung zu fördern.

Die bekannteste Theorie in diesem Gebiet ist die von Abraham Maslow (1970) konzipierte Bedürfnishierarchie. Hier wird sie in etwas vereinfachter Form besprochen (Abb. 2.16). Sie besteht aus zwei Teilbereichen. Auf den untersten drei Ebenen befinden sich die Bedürfnisse, die für das Überleben eines Menschen von ausschlaggebender Be-

2.5 Motivation und Motivierung

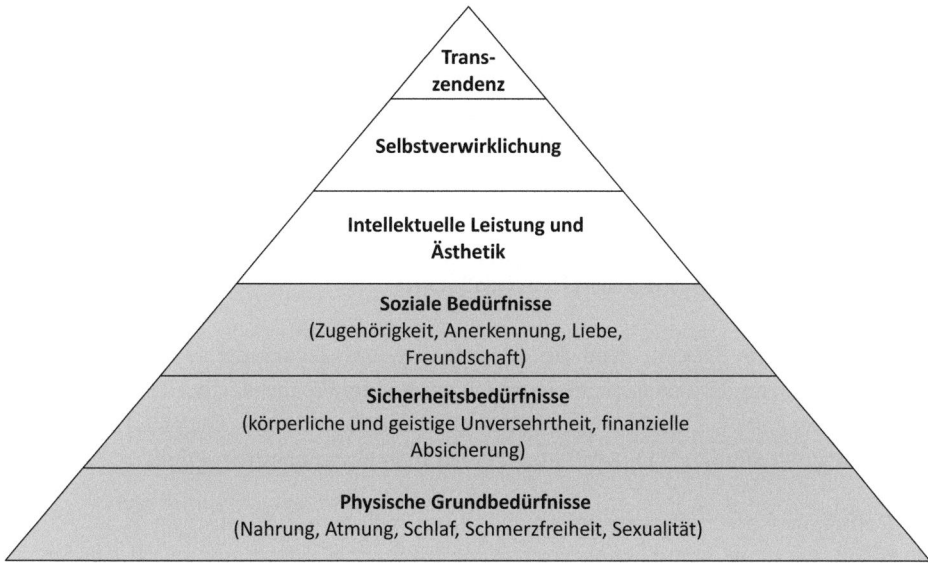

Abb. 2.16 Bedürfnispyramide nach Abraham Maslow

deutung sind: physische Grundbedürfnisse, Sicherheitsbedürfnisse sowie soziale Bedürfnisse. Maslow bezeichnet diese Bedürfnisklassen als Mangelbedürfnisse. Wenn der bestehende Mangel an ihnen beseitigt ist, d. h., wir gesättigt sind, uns sicher und sozial eingebunden fühlen, dann sind dies Bedürfnisse befriedigt und ein weiteres Verlangen liegt nicht mehr oder kaum mehr vor.

Anders verhält es sich bei den oberen drei Bedürfnisklassen: intellektuelle Leistung und Ästhetik, Selbstverwirklichung und Transzendenz. Hierbei handelt es sich nach Maslow um Wachstumsbedürfnisse, die niemals vollständig befriedigt werden können, denn mein Wissensdurst kennt prinzipiell keinen Sättigungspunkt. Ebenso ist das Bedürfnis danach, uns selbst und unsere Potenziale und Fähigkeiten zu verwirklichen, wohl zu keinem Zeitpunkt im Leben abgeschlossen. Und auch unsere religiösen Bedürfnisse, d. h. über uns selbst hinauszuwachsen und einen tieferen Sinn im Leben zu finden (was Maslow mit „Transzendenz" zusammenfasst), haben keinen konkreten Punkt, an dem diese gesättigt sein könnten.

Eine weitere Annahme von Maslow ist, dass die Bedürfnisse auf einer bestimmten Ebene erst zum Tragen kommen, wenn die darunterliegenden Bedürfnisse befriedigt sind. So würden z. B. soziale Bedürfnisse erst für uns wichtig, wenn unsere physischen und sicherheitsbezogenen Bedürfnisse befriedigt sind. Ebenso könnten wir uns erst mit Lernen und persönlicher Selbstverwirklichung beschäftigen, wenn unsere basaleren Mangelbedürfnisse befriedigt sind. Auch wenn dieses Schema sehr plausibel erscheinen mag, lassen sich auch Gegenbeispiele finden (z. B. Personen, die sich für andere aufopfern und dabei ihre physischen und Sicherheitsbedürfnisse außer Acht lassen).

> **Übung**
>
> 1. Überlegen Sie sich Beispiele aus dem Berufskontext, in denen auch die strenge hierarchische Abfolge der Bedürfnisse verletzt sein könnte!
> 2. Welche Bedürfnisse könnten bei Herrn Karl Müller aus dem obigen Fallbeispiel eine besondere Rolle spielen?

2.5.4 Die Theorie der Selbstbestimmung

Am Anfang dieser Theorie stand die Beobachtung, dass es durch eine von außen kommende Belohnung der Personen, die von sich aus bereits Freude an einer Tätigkeit haben, nicht etwa zu einer weiteren Steigerung der Motivation kommt. Das Gegenteil ist der Fall: Die Motivation nimmt ab. Diesen Befund nennt man Korrumpierungseffekt.

▶ **Definition: Korrumpierungseffekt** Der Korrumpierungseffekt bezieht sich auf den Umstand, dass eine ursprünglich vorhandene intrinsische Motivation durch Anreize im Sinne der extrinsischen Motivation geschwächt wird (Rudolph, 2013).

Nach Ansicht der Selbstbestimmungstheorie von Deci und Ryan (2000, 2008) gibt es drei psychologische Grundbedürfnisse: Menschen wollen sich erstens kompetent und gewertschätzt fühlen; sie möchten den Eindruck haben, dass sie auf die Dinge, die ihnen wichtig sind, einwirken können und gesetzte Ziele erreichen können. Zweitens haben Menschen ein Bedürfnis nach erfüllten zwischenmenschlichen Beziehungen. Und schließlich benötigen Menschen drittens ein gewisses Maß an Kontrolle über ihre eigene Lebensgestaltung. Sie müssen den Eindruck haben, dass das, was sie tun, aus freien Stücken heraus geschieht und nicht durch äußere Zwänge. Damit betonen Deci und Ryan sehr stark die Bedeutung intrinsischer Motivation.

▶ **Merke!** Nach Ansicht der Selbstbestimmungstheorie gibt es drei psychologische Grundbedürfnisse:

1. Kompetenz,
2. soziale Eingebundenheit und
3. Autonomie.

Nach Befunden von Deci und Ryan (2008) ist eine selbstbestimmte Motivation gegenüber extrinsisch motiviertem Verhalten deutlich effektiver, insbesondere, wenn Durchhaltevermögen und Kreativität gefordert sind.

Die Motivation ist dabei stark davon abhängig, wie sich eine Person im Allgemeinen die Ursachen ihrer Leistungen und Handlungen erklärt (Theorie der *Kausalattributionen*,

2.5 Motivation und Motivierung

Kap. 4). Ein Gefühl der Autonomie wäre in diesem Sinne verhindert bei einer Person, die eine starke Tendenz hat, die Ursachen für ihr Verhalten in ihrer Umgebung zu suchen und nicht in der eigenen Person. Ebenso würde einem Kompetenzerleben ein Attributionsmuster entgegenstehen, das erreichte Erfolge typischerweise auf externe Aspekte (leichte Aufgabe, Glück etc.) zurückführt.

Werden die psychologischen Grundbedürfnisse in stärkerem Umfang und/oder über längere Zeit nicht befriedigt, kommt es zu Frustrationen und damit zu stärkeren Motivationsdefiziten. Die Folge kann sein, dass die Personen nach Ersatzbefriedigungen suchen, antriebslos werden oder rigide und unter Umständen sogar selbstschädliche Handlungen begehen. Hiermit verbunden ist die Abnahme der Gesundheit und des Wohlbefindens der Person. Ein Beispiel für die Entwicklung rigider und selbstschädlicher Verhaltensweisen ist die Entstehung von Magersucht. Aus der Perspektive der Selbstbestimmungstheorie betrachtet, versuchen die Personen in einem Bereich, über den sie Kontrolle besitzen (d. h. die Nahrungszufuhr), ein Gefühl der Selbstbestimmung zurückzugewinnen. In entsprechender Weise können auch Drogenkonsum und antisoziales Verhalten als fehlgeleitete Kompensationsversuche verstanden werden (Deci & Ryan, 2000).

Ebenso gehen Deci und Ryan davon aus, dass aus einer dauerhaften Unterdrückung oder Nichtbefriedigung der sozialen Eingebundenheit ein Streben nach materiellem Reichtum, Ruhm und Ansehen erwachsen kann, um auf diese Weise die versagte Anerkennung und Wertschätzung zu erreichen.

▶ **Merke!** Eine langwierige Frustration der psychologischen Grundbedürfnisse kann weitreichende Motivationsdefizite, die Suche nach Ersatzbefriedigungen oder sogar selbstschädliches Verhalten nach sich ziehen.

Trotz ggf. erfolgender Hilfestellungen, die Ihr professionelles berufliches Handeln ausmachen, sollte das Gefühl der Selbstbestimmtheit der Patient*innen aufrechterhalten bleiben und gefördert werden. So sollten für alle Maßnahmen nachvollziehbare Begründungen gegeben werden, die Patient*innen in alle Entscheidungen einbezogen werden und weiterhin auch Raum für eigenständige, unabhängige Entscheidungen bleiben. Im Gegensatz zum lerntheoretischen Ansatz empfiehlt es sich aus dieser Perspektive, auf ergebnisabhängige Belohnungen gänzlich zu verzichten. Wenn etwas belohnt werden sollte, dann die Bemühung, ein bestimmtes Ziel zu erreichen. Wie gut dies gelungen ist, sollte nur von nachgeordneter Relevanz sein.

Übung

Überlegen Sie sich für das Fallbeispiel von Karl Müller, wie Sie hier im Umgang mit dem Patienten die drei psychologischen Grundbedürfnisse nach Kompetenz, sozialer Eingebundenheit und Autonomie berücksichtigen und fördern könnten!

Zusammenfassung

In diesem Abschnitt haben Sie verschiedene Ansätze und Theorien der Motivationspsychologie kennengelernt. Motivation wird gewöhnlich definiert als interner Zustand, der Verhalten aktiviert, die Richtung des Verhaltens vorgibt und es aufrechterhält. *Intrinsische Motivation* bezieht sich auf den Wunsch oder die Absicht, eine Handlung auszuführen, weil die Handlung selbst als interessant, spannend oder auf eine bestimmte Weise zufriedenstellend erscheint. Ein besonderes Beispiel intrinsischer Motivation ist das Flow-Erleben, bei dem man ganz in die Erledigung einer Tätigkeit „versinkt". *Extrinsische Motivation* bezieht sich auf den Wunsch oder die Absicht, Handlungen auszuführen, um positive Folgen herbeizuführen oder negative Konsequenzen zu vermeiden.

Ziele adäquat zu setzen ist von entscheidender Bedeutung für motiviertes Handeln. Ziele sollten klar formuliert sein, einen mittleren Schwierigkeitsgrad aufweisen und eine Zerlegung von globalen, langfristigen Zielen in kurzfristig umsetzbare Teilziele beinhalten.

Eine *Lernzielorientierung* beinhaltet den Wunsch, seine Kompetenzen zu erweitern. Hierbei steht der persönliche Wissens- und Fähigkeitszuwachs im Mittelpunkt. Eine *Leistungszielorientierung* beinhaltet den Wunsch nach bestmöglicher Aufgabenerledigung und Anerkennung der Leistung durch andere.

Die von Abraham Maslow konzipierte *Bedürfnishierarchie* besteht aus zwei Teilbereichen. Auf den untersten drei Ebenen befinden sich die Mangelbedürfnisse, die für das Überleben eines Menschen von ausschlaggebender Bedeutung sind: physische Grundbedürfnisse, Sicherheitsbedürfnisse sowie soziale Bedürfnisse. Die oberen drei Bedürfnisklassen (Wachstumsbedürfnisse) sind intellektuelle Leistung und Ästhetik, Selbstverwirklichung sowie Transzendenz. Im Gegensatz zu Mangelbedürfnissen können diese niemals vollständig befriedigt werden.

Nach Ansicht der *Selbstbestimmungstheorie* gibt es drei psychologische Grundbedürfnisse: Kompetenz, soziale Eingebundenheit und Autonomie.

Aufgaben

- Was ist der Unterschied zwischen intrinsischer und extrinsischer Motivation? Erläutern Sie, inwiefern auch beide Motivationsformen zugleich vorliegen können!
- Welche Bedeutung hat die Theorie von Maslow für Ihre (zukünftige) Berufstätigkeit?
- Welche Gemeinsamkeiten und Unterschiede gibt es zwischen der Selbstbestimmungstheorie und dem Modell von Maslow?

Für einen guten Überblick

Myers, D. G. (2013). *Psychologie*. Berlin: Springer.

Klinische Psychologie 3

Die Klinische Psychologie beschäftigt sich mit psychischen Störungen, ihrer Entstehung und Behandlung. Ist eine psychische Störung festgestellt und benannt (diagnostiziert), bieten zahlreiche Krankheitsmodelle Erklärungen zur Entstehung und Heilung an.

Laut Jacobi et al. (2014) erkrankt mehr als jeder vierte erwachsene deutsche Bundesbürger im Alter zwischen 16 und 65 Jahren im Laufe eines Jahres an einer psychischen Erkrankung. Bei Kindern und Jugendlichen beträgt der Anteil etwa 20 % (Steinhausen, 2019, S. 33).

Menschen, die im Gesundheitsbereich tätig sind, haben entweder direkt Kontakt zu psychisch erkrankten Personen, weil sie z. B. in einer Psychiatrie oder in einer Psychosomatischen Klinik arbeiten; oder sie arbeiten mit körperlich erkrankten Personen, die zwar nicht psychisch erkrankt sind, aber unter großem psychischen Stress stehen, weil sie Angst haben vor einer bevorstehenden Operation oder wegen einer schwerwiegenden Diagnose. Deshalb sind für Tätige in diesem Arbeitsbereich fundierte Kenntnisse über psychische Störungen, aber auch über Verhalten in Krisensituationen und typische Trauerreaktionen wichtig. Auch wenn es nicht zum Arbeitsbereich der Gesundheitsfachkraft gehört, psychische Störungen genau zu diagnostizieren und einzuordnen, um im Anschluss eine Psychotherapie durchzuführen, so muss sie doch erkennen, ob eine psychische Störung vorliegt, um daraufhin eine ärztliche oder psychotherapeutische Fachkraft hinzuzuziehen.

Im vorliegenden Kapitel werden zunächst die Aufgaben der Klinischen Psychologie aufgezeigt; daran anschließend wird erläutert, wie psychische Störungen diagnostiziert und klassifiziert werden. Es folgt eine Auswahl der häufigsten psychischen Störungen samt ihren Symptomen. Weiterhin werden Erklärungsansätze zur Entstehung psychischer Störungen erläutert, die zur Linderung oder Vorbeugung psychischer Störungen wichtig

© Springer-Verlag GmbH Deutschland, ein Teil von Springer Nature 2022
A. Boeger, M. Lüdmann, *Psychologie für die Gesundheitswissenschaften*,
https://doi.org/10.1007/978-3-662-63622-0_3

sind. Schließlich werden Beratungs- und Therapiekonzepte vorgestellt; sie stellen die Basis für das Führen professioneller Beratungsgespräche in zahlreichen gesundheitsbezogenen Tätigkeitsfeldern dar.

3.1 Klassifikation und Diagnostik psychischer Störungen

Die Klinische Psychologie befasst sich mit psychischen Störungen, ihren Erscheinungsbildern und ihrer Diagnose. Weiterhin interessiert sie sich für die Entstehungsbedingungen psychischer Störungen und geht der Frage nach, wie eine Heilung erfolgen kann (Wittchen & Hoyer, 2011a).

Zentrale Fragen der Klinischen Psychologie sind:

- Woran erkennt man eine psychische Störung und wie ordnet man sie ein (Beschreibung und Klassifikation)?
- Welche psychischen Störungen treten besonders häufig auf und welche Symptome haben sie (Epidemiologie)?
- Wie ist die Störung entstanden (Ätiologie)?
- Wie hängen die verschiedenen Störungen zusammen (Komorbidität)?
- Hätte der psychischen Störung vorgebeugt werden können und wenn ja, wie (Prävention)?
- Wie sieht eine Beratung oder Behandlung bei einer psychischen Störung aus (Beratung und Psychotherapie)?

▶ **Definition: Klinische Psychologie** Die Klinische Psychologie erforscht die Entstehung und Aufrechterhaltung psychischer Störungen sowie körperliche Störungen, bei denen psychische Faktoren eine bedeutsame Rolle spielen. Zur Klinischen Psychologie gehört auch die Diagnostik der Störungen sowie die Entwicklung und Durchführung psychotherapeutischer Behandlungen. Außerdem entwickelt sie Programme zur Vorbeugung psychischer Erkrankungen (Prävention) und zur Rehabilitation. Die Klinische Psychologie untersucht die Verbreitung psychischer Erkrankungen in der Bevölkerung (Epidemiologie) und untersucht und bewertet (evaluiert) das Ausmaß an Gesundheitsversorgung eines Staates (Baumann & Perrez, 2011, S. 32).

Menschen unterscheiden sich in ihrer Fähigkeit, Konflikte und Belastungen, die im Laufe ihres Lebens auftreten, zu bewältigen. Die Lebensprobleme unterscheiden sich sowohl von Mensch zu Mensch als auch nach Lebensphase. Gelingt es einer Person, sich den wechselnden Anforderungen und Herausforderungen anzupassen und diese erfolgreich zu bewältigen, wird sie als psychisch gesund angesehen. Kommt ein Mensch aber aufgrund einer psychischen Beeinträchtigung nicht mehr mit den Anforderungen zu Hause und bei der Arbeit zurecht und kann er seine selbstgesteckten oder gesellschaftlichen Ziele nicht mehr erreichen, leidet er unter einer psychischen Störung. Das Erleben der einzelnen Person weicht von ihrem sonst üblichen subjektiven Erleben ab. Die Einschätzung, ob eine psychische Erkrankung vorliegt, lässt sich aus drei Blickwinkeln vornehmen (Jungnitsch, 1999, S. 58 f.). Bemerkt die einzelne Person dauerhafte, negative Veränderungen im eigenen Verhalten oder Empfinden und spürt Leidensdruck, ist dies die *subjektive Norm* für eine psychische Erkrankung. Sie wird ergänzt von der *funktionalen Norm:* Die Leistungen der erkrankten Person weichen von der gesellschaftlich erwünschten Norm ab. Die *statistische Norm* kennzeichnet die psychisch erkrankte Person als abweichend von der Norm, weil nur sehr wenige in der Gesellschaft ihre (ungewöhnlichen) Verhaltensweisen und Wahrnehmungen teilen.

▶ **Definition: Psychische Störung** Psychische Störungen sind ein Verhaltensmuster einer Person, das mit Leiden oder Beeinträchtigungen in wichtigen Lebensbereichen einhergeht. Die Beeinträchtigungen können mit dem Risiko zu sterben, mit Schmerzen und dem Verlust an Freiheit einhergehen. Bei der betroffenen Person ist eine Funktionsstörung auf der Verhaltens-, der biologischen und/oder der psychischen Ebene zu beobachten. Normabweichendes Verhalten auf religiöser, sexueller oder politischer Ebene oder Konflikte anderer Art mit der Gesellschaft sind keine psychischen Störungen (Wittchen & Hoyer, 2011a).

3.1.1 Klassifikation psychischer Störungen

Zu den wichtigsten Aufgaben der Klinischen Psychologie gehört es, Diagnosen zu stellen. Weil sich aus einer gründlichen Diagnostik Krankheitsverläufe, Ursachen und Risikofaktoren sowie Behandlungsmöglichkeiten ableiten lassen, ist eine solche Diagnose unerlässlich. Die von der Weltgesundheitsorganisation (WHO) herausgegebene „Internationale Klassifikation psychischer Störungen (ICD-10), Kapitel V (F)" in der deutschen Version von Dilling et al. (2015) listet weitgehend vollständig alle psychischen Störungen auf und beschreibt diese anhand von Symptomen. Das ICD-Manual wird in der Gesundheitsversorgung angewandt. Inzwischen ist in den U.S.A. eine neue Version des ICD-10 erschienen, das ICD-11 (WHO, 2019). Es wird in den kommenden Jahren auch auf Deutsch erscheinen. Das ICD-Klassifikationssystem ist so angelegt, dass die Diagnose einer Störung anhand des Vorliegens bestimmter Symptomkomplexe (*Syndrome*) erfolgt. Der Begriff *Störung* bezeichnet einen klinisch erkennbaren Komplex von Symptomen oder Verhaltensauffälligkeiten. Dabei werden Kriterien (z. B. Anzahl, Dauer und Schwere der Symptome) spezifiziert, die erfüllt sein müssen, damit eine bestimmte Störung diagnostiziert werden kann.

▶ **Definition: Symptom und Syndrom** Ein Symptom ist ein einzelnes Anzeichen einer Erkrankung. Symptome psychischer Erkrankungen können beispielsweise ein Gefühl (z. B. Niedergeschlagenheit), ein Verhalten (im Bett liegen bleiben), eine Wahrnehmung (z. B. Stimmen hören, obwohl niemand spricht) oder einen Gedanken (übertriebene Sorge oder Suizidgedanken) betreffen.

Ein Syndrom ist das gleichzeitige Vorliegen mehrerer Symptome. So sind z. B. depressive Verstimmung, Schlafstörungen, Suizidgedanken und Konzentrationsprobleme allesamt Symptome des Syndroms einer Depression. Die depressive Verstimmung ist also ein Symptom, die Depression ist ein Syndrom.

Tab. 3.1 listet die psychischen Störungen des ICD-10 auf. Diese lassen sich in zehn Hauptkategorien unterscheiden und sind in Kapitel V (F) des ICD-10 dargestellt (Dilling et al., 2015).

Auf einige besonders häufige Erkrankungen wird im Folgenden eingegangen.

Das ICD-10-Klassifikationssystem nimmt eine *kategoriale Systematik* vor. Das heißt, Diagnostiker*innen müssen entscheiden, ob die Person in eine diagnostische Kategorie passt oder nicht. Dadurch entsteht der Eindruck, dass es keine Kontinuität zwischen gestörtem und normalem Verhalten gibt (Hautzinger & Thies, 2009, S. 16). Die meisten Symptome lassen sich aber auch *dimensional* beschreiben, d. h. über Abstufungen im

Tab. 3.1 Psychische Störungen nach ICD-10 (Dilling et al., 2015)

F0	Organische, einschließlich symptomatischer psychischer Störungen	Ppsychische Störungen aufgrund einer Schädigung oder Störung des Gehirns oder einer körperlichen Erkrankung
F1	Psychische und Verhaltensstörungen durch psychotrope Substanzen	Psychische Störungen, die durch Opioide, Cannabis oder andere psychotrope Substanzen verursacht werden: akute Vergiftungen, schädlicher Gebrauch, Abhängigkeitssyndrom, Entzugssyndrom, psychotische Störung und sonstige Folgen
F2	Schizophrenie, schizotype und wahnhafte Störungen	Alle psychotischen Störungen, die nicht organische Ursachen haben
F3	Affektive Störungen	Alle Formen der Depression und Manie
F4	Neurotische Belastungs- und somatoforme Störungen	Zwangsstörungen, Angststörungen, Reaktionen auf schwere Belastungen, Anpassungsstörungen und somatoforme Störungen (körperliche Störungen, die nicht auf körperliche Ursachen zurückgeführt werden können)
F5	Verhaltensauffälligkeiten mit körperlichen Störungen	Z. B. Essstörungen, nicht organisch bedingte Schlafstörungen, sexuelle Funktionsstörungen, Störungen im Wochenbett
F6	Persönlichkeits- und Verhaltensstörungen	Spezifische Persönlichkeitsstörungen, die nicht durch Störungen des Gehirns bedingt sind, wie z. B. Störungen der Impulskontrolle und Störungen der Geschlechtsidentität
F7	Intelligenzminderung	Nach Schweregrad eingeteilt
F8	Entwicklungsstörungen	Umschriebene Entwicklungsstörungen des Sprechens, schulischer Fertigkeiten und motorischer Funktionen und schwerwiegende Störungen wie frühkindlicher Autismus
F9	Verhaltens- und emotionale Störungen mit Beginn in Kindheit und Jugend	Hyperkinetische Störungen (ADHS), Störungen des Sozialverhaltens, emotionale Störungen und Ticstörungen

Ausmaß. Manche Menschen haben ein wenig Bluthochdruck, andere Menschen haben starken Bluthochdruck. Manche Menschen haben eine leichte depressive Verstimmung, andere Menschen eine schwere Depression. Sie unterscheiden sich dann im Ausmaß der Krankheit (auf einer Messlatte von Null bis 100) und nicht im Vorhandensein (Kategorie zutreffend oder nicht). In der Unterscheidung zwischen der kategorialen und der dimensionalen Diagnostik spiegeln sich unterschiedliche wissenschaftliche Positionen wider.

Die kategoriale Einordnung entspricht dem klassischen medizinischen Krankheitsbild, das eine klare Grenze zwischen normalem und abnormem Verhalten postuliert (Auckenthaler, 2012, S. 40 f.). Das klassische medizinische Krankheitsbild geht davon aus, dass psychische Krankheiten ebenso wie körperliche Krankheiten eine körperliche Ursache haben. Damit haben lebensgeschichtliche Faktoren nur eine auslösende Funktion. Die psychisch erkrankte Person ist für ihre Krankheit nicht verantwortlich und die Therapie besteht im Wesentlichen aus einer medizinischen Behandlung. Die Verwendung eines kategorialen Benennungssystems hat weitere Nachteile. Die Vereinfachung, die eine Einteilung in eine einzelne, übergeordnete Klasse bedeutet, führt immer zu einem Informationsverlust (Butcher et al., 2009, S. 9). So erfahren Sie als Gesundheitsberater*in mehr über eine Schizophrenie, wenn Sie den Fallbericht eines an Schizophrenie erkrankten Menschen lesen als aus der Mitteilung der Diagnose. Außerdem sind Diagnosen psychischer Störungen häufig mit einem Stigma belegt.

▶ **Definition: Stigma** Ein Stigma ist ein Makel. Es ist ein negativ besetztes, auffälliges Merkmal, welches die Person, die damit behaftet ist, aus der Gesellschaft ausgrenzt. Ein Stigma kann sich durch eine Etikettierung verfestigen: Die Person bekommt eine einzige Eigenschaft zugeschrieben und wird auf diese reduziert. Das Selbstkonzept einer Person kann dadurch auf direktem Weg negativ beeinflusst werden.

Im Gegensatz dazu geht das *biopsychosoziale Krankheitsmodell* (Kap. 5: Psychische Gesundheit) davon aus, dass sich psychische Gesundheit und psychische Krankheit nicht qualitativ, sondern quantitativ unterscheiden (Jungnitsch, 1999, S. 35; Auckenthaler, 2012, S. 40). „Normal-gesunde" Menschen und psychisch kranke Menschen unterscheiden sich nach dem biopsychosozialen Krankheitsmodell hinsichtlich der Häufigkeit und der Intensität bestimmter Verhaltens- und Erlebensweisen. Es liegt also eine dimensionale Einordnung zugrunde. Außerdem geht das Modell von einer *Multikausalität* bei der Entstehung psychischer Störungen aus. Damit ist gemeint, dass eine Vielfalt von psychischen, körperlichen und sozialen Faktoren zusammenwirkt, die je nach Einzelfall zwar von unterschiedlicher Bedeutung, im Prinzip aber alle gleichrangig sind.

Das biopsychosoziale Modell hat sich in den Sozialwissenschaften, der Psychologie, der Psychotherapie und teilweise auch in der Medizin durchgesetzt. Es integriert verschiedene Modelle der Krankheitsentstehung in ein Gesamtmodell.

Die ICD-11-Neufassung folgt dieser Sichtweise des biopsychosozialen Modells und wird damit der Tatsache gerecht, dass sich Menschen in Bezug auf psychische Krankheiten eher quantitativ unterscheiden. So werden z. B. Krankheiten nun auch nach ihrem

Schweregrad eingeordnet. Die Neuerungen im ICD-11 sollen weiterhin dazu dienen, psychische Erkrankungen weniger abwertend, sondern neutral zu beschreiben (Hogrefe Testzentrale, 2021).

Beispiel: Kategoriale und dimensionale Diagnose

Kategoriale Diagnose: Ein Patient mit starken Bauchschmerzen kommt zum Arzt. Der Arzt muss nun die richtige Krankheit innerhalb einer Gruppe symptomatisch ähnlicher Krankheiten diagnostizieren. Ein Magengeschwür, eine Magenverstimmung, eine Blinddarmreizung und ein Magenkrebs können ähnliche Symptome hervorrufen, schließen sich aber gegenseitig aus.

Kommentar: Die Diagnose der richtigen Krankheit führt zum Ausschluss aller anderen möglichen Krankheiten. Der Patient wird nur eine einzige Krankheit haben. Es handelt sich um eine kategoriale Diagnostik.

Dimensionale Diagnose: Die 16-jährige Lena hat Liebeskummer: Ihr neuer Freund hat sie bei einer Party vor einer Woche kaum beachtet, sich vielmehr einer Klassenkameradin zugewandt. Seitdem hat sie Bauch- und Kopfschmerzen, gegessen hat sie nur noch wenig. Sie hat keinerlei Appetit. Heute liegt sie – wie schon in den vergangenen Tagen – den ganzen Nachmittag auf dem Bett und muss immer wieder weinen. An das Erledigen der Schulaufgaben ist nicht zu denken.

Kommentar: Lena hat eine leichte Depression (depressives Syndrom). Mehrere Symptome der Depression sind festzustellen: traurige Stimmung, Antriebsminderung, Appetitmangel und Somatisierung (der Körper reagiert auf die Belastung mit Unwohlsein). Es ist aber davon auszugehen, dass Intensität und Dauer dieser Verstimmung nicht so ausgeprägt sind wie bei einer behandlungsbedürftigen Depression. Höchstwahrscheinlich wird sie in Kürze wieder zuversichtlich und positiv dem Leben gegenüberstehen. Ihre Depression unterscheidet sich also in der Quantität und Dauer von der Depression einer psychisch erkrankten Person, nicht in der Qualität. Auf einer Depressionsskala von Null bis 100 befindet sie sich vielleicht auf dem Wert 20. Die Dimension liegt damit im unteren Bereich. Es liegt eine dimensionale Diagnostik vor. ◄

Übung

Stellen Sie sie sich vor, Sie bekämen die Diagnose einer Depression oder einer Schizophrenie. Wie würden Sie sich fühlen, wie würden Sie auf die Mitteilung reagieren? Würden Sie die Diagnose sofort annehmen oder zunächst ablehnen?

▶ **Merke!** Im Kontext der Arbeit mit psychisch erkrankten Personen ist es wichtig, sehr sorgfältig mit der sprachlichen Bezeichnung umzugehen. So sollten Sie sich vergegenwärtigen, dass Klassifikationssysteme keine Menschen klassifizieren, sondern psychische Störungen. Eine Person hat zwar eine Störung, wird aber durch diese nicht definiert. Es ist wertschätzender, respektvoller und weniger stigmatisierend von „einer Person mit Schizophrenie" zu sprechen als von „dem Schizophrenen."

3.1.2 Klinisch-psychologische Diagnostik

Die klinisch-psychologische Diagnostik ist gekennzeichnet durch die Sammlung, Bewertung und Aufbereitung spezifischer Informationen, um daraus

- bestimmte Schlussfolgerungen,
- Prognosen oder
- kontrollierte Maßnahmen

ableiten zu können (Fisseni, 2004, S. 14). Das Stellen einer Diagnose ist also die Voraussetzung für die Planung der passenden Behandlung. Sie ist die Basis für die darauffolgenden *Interventionen*. Mit einer falschen Diagnose wird auch die darauffolgende Behandlung nicht erfolgreich sein. Weiterhin ist ohne das Vorliegen einer fundierten Diagnose eine Krankenversicherung nicht bereit, für die Behandlungskosten aufzukommen. Aus diesen Gründen ist das Erstellen einer Diagnose unerlässlich.

▶ **Definition: Intervention** Eine Intervention ist eine geplante und gezielt eingesetzte Maßnahme, um Störungen vorzubeugen (Prävention), sie zu beheben (Therapie) und bereits eingetretene negative Folgen einzudämmen (Rehabilitation). Die Maßnahmen setzen nach einer Diagnose ein. Ein anderer Begriff für Intervention ist „Behandlung". Die Behandlungseffekte sind erwartungsgemäß dann besonders gut, wenn die Passung zwischen Diagnose und Intervention optimal ist (Amelang & Zielinski, 2012, S. 433).

Um eine zuverlässige Diagnose zu erzielen, müssen zuverlässige diagnostische Methoden durchgeführt werden. In der Medizin ist das z. B. die Röntgenaufnahme oder die körperliche Untersuchung. In der Klinischen Psychologie sind es klinische Interviews, biologische Verfahren, psychologische Tests und Verhaltensbeobachtung. Diese Verfahren werden im Folgenden vorgestellt. Mit ihnen soll

- die Erfassung der Symptome und Syndrome,
- die Erfassung der geistigen Fähigkeiten,
- die Erfassung der Persönlichkeitsmerkmale,
- die Erfassung der umweltbedingten Stressoren,
- die Erfassung der persönlichen und sozialen Ressourcen der Person und
- ein Verständnis der lebensgeschichtlichen Entwicklung und Krankheitsanamnese

erreicht werden (Butcher et al., 2009, S. 139).

Diese umfangreichen und aus der subjektiven Sicht der erkrankten Person geschilderten Informationen können z. B. im Rahmen des klinischen Interviews gewonnen werden. Diese Interviewform wird am häufigsten in der klinischen Diagnostik angewandt. Im Gegensatz zu anderen Testverfahren erhält man durch das klinische Interview besonders umfangreiche und aus der subjektiven Sicht der erkrankten Person geschilderte Informationen. Patient*innen können in diesem Fall selbst die inhaltlichen Schwerpunkte legen: Was ist besonders wichtig? Was von den Gedanken, Gefühlen und Handlungen wird erzählt? Auf welche Art und Weise werden Belastungen verarbeitet? Das sind sehr wichtige Hinweise für den*die Gesundheitsberater*in.

Ein solches Interview kann eher strukturiert durchgeführt werden. Die Fragen sind dann festgelegt und erfolgen in einer bestimmten Reihenfolge. Es kann auch eher unstrukturiert stattfinden. Dann folgt der/die Interviewer*in den Assoziationen ihres Gegenübers und lässt sich von ihm thematisch führen („Wie geht es Ihnen heute? Was möchten Sie erzählen?"). Das ermöglicht ihm viel Freiraum bei der Darstellung seiner Geschichte.

Das am häufigsten durchgeführte strukturierte klinische Interview zur Erfassung psychischer Störungen ist das SCID-5-CV (strukturiertes klinisches Interview für DSM-5, 2019) von Beesdo-Baum et al. (2019).

Beispiel: Interview zur Erfassung von Symptomen und Problemvorgeschichte

Untenstehend finden Sie einen Auszug aus dem SCID (strukturiertes klinisches Interview). Es wird nach den Hauptbeschwerden, der derzeitigen Problematik, dem lebensgeschichtlichen Kontext, dem Verlauf der Störung, der Behandlungsgeschichte und anderen derzeitigen Problemen gefragt.

- „Und was führt Sie hierher? Was ist das Hauptproblem?
- Was hat sich in Ihrem Leben ereignet, als das begann?
- Wann haben Sie sich das letzte Mal in Ordnung gefühlt?
- Wann haben Sie zum ersten Mal wegen psychischer Probleme Hilfe aufgesucht?
- Waren Sie schon einmal Patient*in in einer psychiatrischen/psychotherapeutischen/psychosomatischen Klinik?
- Wie war bisher Ihre körperliche Gesundheit?
- …
- Hatten Sie im vergangenen Monat noch irgendwelche anderen Probleme (wie kamen Sie auf der Arbeit zurecht, zu Hause, mit anderen Menschen?)
- Wie war Ihre Stimmung?
- …"

(SCID-5-CV [strukturiertes klinisches Interview für DSM-5]; Beesdo-Baum et al., 2019) ◀

Bei vielen psychischen Störungen sind auch biologische Prozesse gestört. *Biologische Erhebungsverfahren* können deshalb wertvolle Informationen über diese Störungsbilder geben. Biologische Erhebungsverfahren sind z. B. bildgebende Verfahren, die einen Einblick in die Struktur und die Aktivität des Gehirns geben. Typische Strukturveränderungen des Gehirns weisen etwa auf eine beginnende Demenz hin. Manche Gehirnveränderungen sind aber so minimal, dass sie sich nicht abbilden lassen. Dann sind neuropsychologische Tests hilfreich. Verschiedene psychologische Funktionen sind in verschiedenen Bereichen des Gehirns lokalisiert. Wenn Patient*innen Defizite in einem getesteten Bereich (z. B. Gedächtnis, Aufmerksamkeit, Konzentration, kognitive Flexibilität) zeigen, lässt sich daraus schließen, in welcher Gehirnregion möglicherweise eine Störung vorliegt (Hautzinger & Thies, 2009, S. 19 ff.).

Beispiel: Neuropsychologischer Test: Uhrentest

Der Uhrentest ist Teil eines Demenztestes. Die Person wird gebeten, das Zifferblatt einer Uhr zu zeichnen und eine bestimmte Zeigereinstellung, die man ihr nennt, einzutragen (Brunnhuber et al., 2005). Die Auswertung erfolgt nach sechs Einstufungen. Bei Stufe eins ist die Uhr perfekt gezeichnet, die 12 Ziffern sind an der richtigen Stelle, die Uhrzeit ist korrekt eingezeichnet. Bei Stufe sechs ist keine Darstellung der Uhr mehr möglich (Abb. 3.1). ◄

Zur klinisch-psychologischen Diagnostik gehört auch die *Anamnese*. Die Anamnese ist eine wichtige Säule der Diagnostik. Sie legt ihren Schwerpunkt auf die Vorgeschichte des Problems und die Biografie des betroffenen Menschen.

▶ **Definition: Anamnese** Die Anamnese fasst die Leidensgeschichte der erkrankten Person aus ihrer eigenen Sicht zusammen. Die Anamnese kann je nach ihrem inhaltlichen Schwerpunkt z. B. als psychosoziale Anamnese, Familienanamnese, soziale Anamnese, sexuelle Anamnese oder als Suchtanamnese bezeichnet werden. Umfasst die Befragung die gesamte Lebensgeschichte von Patient*innen, wird sie als biografische Anamnese bezeichnet. Werden Patient*innen nicht selbst befragt (Anamnese), sondern eine Person aus

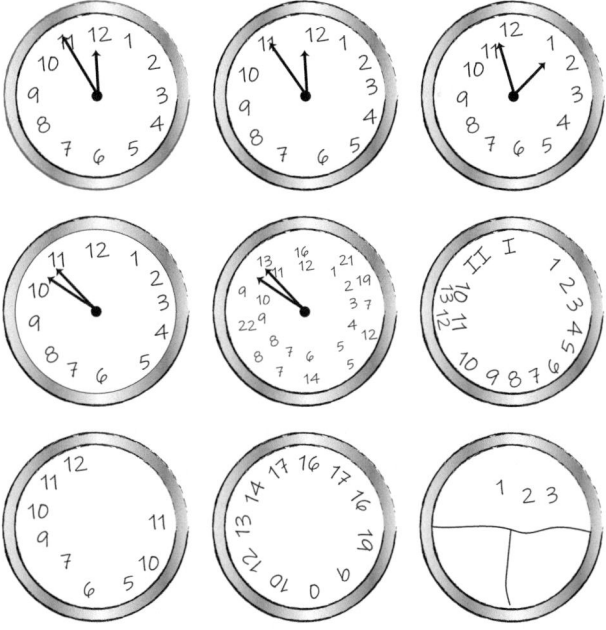

Abb. 3.1 Uhrentest bei Verdacht auf Demenz. Die abgebildeten Uhren zeigen den zunehmenden Grad an Desorganisation bei Patienten mit Alzheimer-(Shulman et al., 1993)

dem Umfeld, handelt es sich um eine Fremdanamnese. Sie kann wichtige Zusatzinformationen über Patient*innen liefern (Wittchen & Hoyer, 2011c).

Psychologisch-klinische Tests
Psychologische Tests sind festgelegte Verfahren zur Messung von Eigenschaften und Verhaltensweisen einer Person. Anhand von Fragebögen soll sich eine Person selbst beurteilen. Bei einem Persönlichkeitstest liegen Aussagen vor, denen Patient*innen in Bezug auf sich selbst zustimmen können oder die sie ablehnen können. Es gibt eine große Anzahl von Fragebögen; sie erfassen Aussagen zu Ängstlichkeit, Aggressivität, Lebenszufriedenheit und vieles mehr (Fisseni, 2004, S. 213).

> **Beispiel: Persönlichkeitsfragebogen**
>
> Das Freiburger Persönlichkeitsinventar von Fahrenberg et al. (2010) ist der in Deutschland am häufigsten angewandte Persönlichkeitsfragebogen. Er misst Lebenszufriedenheit, soziale Orientierung, Leistungsorientiertheit, Gehemmtheit, Erregbarkeit, Aggressivität, Beanspruchung, körperliche Beschwerden, Gesundheitssorgen und Offenheit.
>
> Beispielaussagen aus dem 74 Aussagen umfassenden Fragebogen (Fahrenberg et al. 2010)
>
> | | Stimmt | Stimmt nicht |
> |---|---|---|
> | In meinem Urlaub reise ich gern. | | |
> | Es fällt mir schwer, den richtigen Gesprächsstoff zu finden wenn ich jemanden kennenlernen will. | | |
> | Ich habe häufig Kopfschmerzen. | | |
> | Ich spüre mein Herz gelegentlich bis zum Hals hinauf schlagen. | | |
> | Ich verliere schnell meine Beherrschung, aber ich fasse mich auch schnell wieder. | | |
> | Ich werde ziemlich schnell verlegen. | | |
> | Ich kann in eine langweilige Gesellschaft schnell Leben bringen. | | |
> | Ich fühle mich manchmal ohne Grund ziemlich elend. | | |

Da es bei Fragebögen relativ leicht durchschaubar ist, welche Antworten als „normal" gelten, kann es zu verzerrten Antworten kommen: Die getestete Person antwortet dann entsprechend den von ihr angenommenen Erwartungen, die an sie gestellt werden, und nicht so, wie sie wirklich empfindet. Um das zu verhindern, wurden weniger durchschaubare Tests entwickelt, die *projektiven Tests*. Sie bestehen aus mehrdeutigen Reizen, z. B. Bildern, zu denen Patient*innen eine Geschichte erzählen sollen. Man geht davon aus, dass Patient*innen ihre eigenen Motive und Konflikte in diese unstrukturierten Bilder hineinlegen (hineinprojizieren). Bekannte Verfahren sind der Familie-in-Tieren-Test (Brem-Gräser, 2011) und der Satzergänzungstest (Rauchfleisch, 2001, S. 74). Beim

Familie-in-Tieren-Test erhält das Kind die Anweisung, seine Familienmitglieder als Tiere zu zeichnen. Der Satzergänzungstest besteht aus Satzanfängen, die Patient*innen zu Ende führen sollen.

> **Übung**
>
> Stellen Sie sich vor, Sie hätten wegen Ihrer psychischen Probleme einen Termin zur Diagnostik bei einem*einer Psychotherapeut*in. Würden Sie Auskunft über Ihre Person lieber anhand von Fragebögen oder im persönlichen Gespräch geben? Tragen Sie Vor- und Nachteile beider Vorgehensweisen aus Ihrer subjektiven Sicht zusammen.

> **Beispiel: Projektive Testverfahren**
>
> Der Satzergänzungstest (Rauchfleisch, 2001, S. 74) besteht aus 66 angefangenen Sätzen jeweils für Jungen oder Mädchen, die beendet werden sollen.
>
> - Wenn sie alleine war ...
> - Sie wünschte sich oft ...
> - Manchmal hatte sie ein schlechtes Gewissen, weil ...
> - Einmal hatte sie erlebt, dass ...
> - Sie war sehr traurig als ... ◄

Projektiven Verfahren liegt die Annahme zugrunde, dass eigene Motive, Wünsche, Ängste und Konflikte unwissentlich bzw. „unbewusst" von der getesteten Person geäußert werden. Die Patient*innen erklären und interpretieren ihre Aussagen am besten gemeinsam mit der*dem Diagnostiker*in.

Auch bei der nonverbalen Diagnostik der Verhaltensbeobachtung kann sehr viel über die Persönlichkeit des Gegenübers in Erfahrung gebracht werden. Hierbei werden Verhalten und Erscheinungsbild des Gegenübers in der Interaktion beobachtet: Wie ist es gekleidet, wie sind seine emotionalen Reaktionen im Verlauf des Gesprächs, nimmt es Kontakt auf oder ist es in sich gekehrt, zeigt es Depressionen, Angst oder Aggression.

Nach diesem Überblick über die diagnostischen Methoden und Aufgaben bei der Beurteilung eines Menschen, erfahren Sie im folgenden Abschnitt, zu welchen Resultaten die Diagnostik zur Krankheitsverbreitung in der Bevölkerung geführt hat. Mit dieser Fragestellung befasst sich das Forschungsgebiet der Epidemiologie.

3.1.3 Epidemiologie: Auftretenshäufigkeit psychischer Störungen

Die Epidemiologie untersucht die räumliche und zeitliche Verteilung von Krankheiten in einer festgelegten Population (Gruppe von Menschen); sie misst die Häufigkeit von Krankheiten und die Krankheitsverteilung auf bestimmte Gruppen innerhalb der Bevölkerung. Im Rahmen der Klinischen Psychologie liefert die Epidemiologie z. B. Daten zur Häufigkeit psychischer Störungen, zur Alters- und Geschlechtsverteilung sowie zu räumlichen (z. B. Stadt/Land) und sozioökonomischen Unterschieden (z. B. Arbeitslosigkeit). Anhand dieser Daten kann sie Aussagen zu Risikofaktoren machen und nach Ursachen und auslösenden Faktoren für die gefundenen Ergebnisse suchen. Die Daten helfen bei der Abschätzung des Versorgungsleistungen. Gleichzeitig können sowohl Inanspruchnahme als auch Qualität von Versorgungsleistungen erfasst werden. Damit liefern diese Daten die Grundlage für die Entwicklung von Maßnahmen auf dem Gebiet der Gesundheitsförderung und Prävention. In der Regel beruhen epidemiologische Daten auf repräsentativen Studien und sind somit verallgemeinerbar.

Eine epidemiologische Studie könnte also beispielsweise eine oder mehrere der folgenden Fragen untersuchen und beantworten (Wittchen & Jacobi, 2011):

- Wie häufig sind psychische Erkrankungen in der Bevölkerung?
- Wie viele Menschen werden vom Versorgungssystem erfasst und bekommen Hilfe?
- Unterscheiden sich die Geschlechter bezüglich Auftretenshäufigkeit und Art der psychischen Erkrankungen?
- Was sind die Risikofaktoren für den Beginn und den Verlauf psychischer Erkrankungen?
- Wie wirken Genetik und spezifische Umweltfaktoren zusammen?

▶ **Definition: Epidemiologie** Die Epidemiologie beschäftigt sich mit der räumlichen und zeitlichen Verteilung von Erkrankungen in einer bestimmten Bevölkerungsgruppe. Diese Beschreibung der Fakten wird als deskriptive Epidemiologie bezeichnet. Weiterhin untersucht die Epidemiologie den Zusammenhang der Erkrankung mit demografischen, genetischen, Verhaltens- und Umweltfaktoren. Das Ziel besteht darin, herauszufinden, welche Faktoren die Hauptursache für die Entstehung psychischer Krankheiten sind. Das wird analytische Epidemiologie genannt.

Die Gesamtzahl aller erkrankten Menschen, die zum Untersuchungszeitpunkt ermittelt wird, wird als Prävalenz bezeichnet. Die Prävalenzzahl ist in diesem Fall eine Momentaufnahme. Die Prävalenz kann auch einen Zeitraum umfassen; dann beschreibt sie den prozentualen Anteil der Personen, die z. B. in den letzten 30 Tagen, in den letzten 12 Monaten vor der Befragung oder in ihrem bisherigen Leben (Lebenszeitprävalenz) mindestens einmal die erfragte Erkrankung hatten.

Die Inzidenz ermittelt die Häufigkeit von Neuerkrankungen an einer Krankheit in einer festgelegten Zeitspanne.

Im folgenden Beispiel finden Sie eine typische epidemiologische Fragestellung und ihre Umsetzung.

Beispiel: Epidemiologische Fragestellung, Krebsverteilung in Deutschland

Der erste Krebsatlas wurde 1997 herausgegeben; in ihm sind die Verteilung und Anzahl aller Krebsarten in ganz Deutschland grafisch dargestellt (Becker & Wahrendorf, 1998).

Ein Ergebnis der deskriptiven Epidemiologie war, dass in den neuen Bundesländern die Erkrankungs- und die Sterblichkeitsrate bei Brustkrebs um 20–30 % niedriger war als in den alten Bundesländern. Die analytische Epidemiologie führte als mögliche Erklärung die Tatsache an, dass in der damaligen DDRFrauen früher Kinder bekamen, sie länger stillten und auch weniger Hormone einnahmen als die westdeutschen Frauen. Diese schützenden Faktoren wirkten sich noch Jahrzehnte später positiv aus. ◄

Psychische Störungen sind weit verbreitet und für den einzelnen Menschen und die Gesellschaft folgenreich. Für die betroffene Person ist die Erkrankung mit vielfältigen Einschränkungen verbunden, für die Gesellschaft bedeutet es eine große Krankheitslast. So sind ca. ein Drittel der Frühberentungen mit einer psychischen Erkrankung begründet (Sonnenmoser, 2012). Im Rahmen einer repräsentativen Längsschnittstudie zur Gesundheit Erwachsener in Deutschland wurden von einer Forscher*innengruppe (Jacobi et al., 2014) auch psychische Störungen differenziert erfasst. Im Folgenden werden einige wichtige epidemiologische Daten dargestellt. Abb. 3.2 zeigt die 12-Monats-Prävalenz psychischer Störungen, d. h. den Prozentsatz der Personen, die in den 12 Monaten vor der Untersuchung die Kriterien für mindestens eine der aufgeführten Diagnosen erfüllten.

Die Abb. 3.2 zeigt, dass im 12-Monats-Zeitraum vor der Untersuchung 33,3 % der Bevölkerung unter einer oder mehreren psychischen Störungen litten. Wie weiter unten in

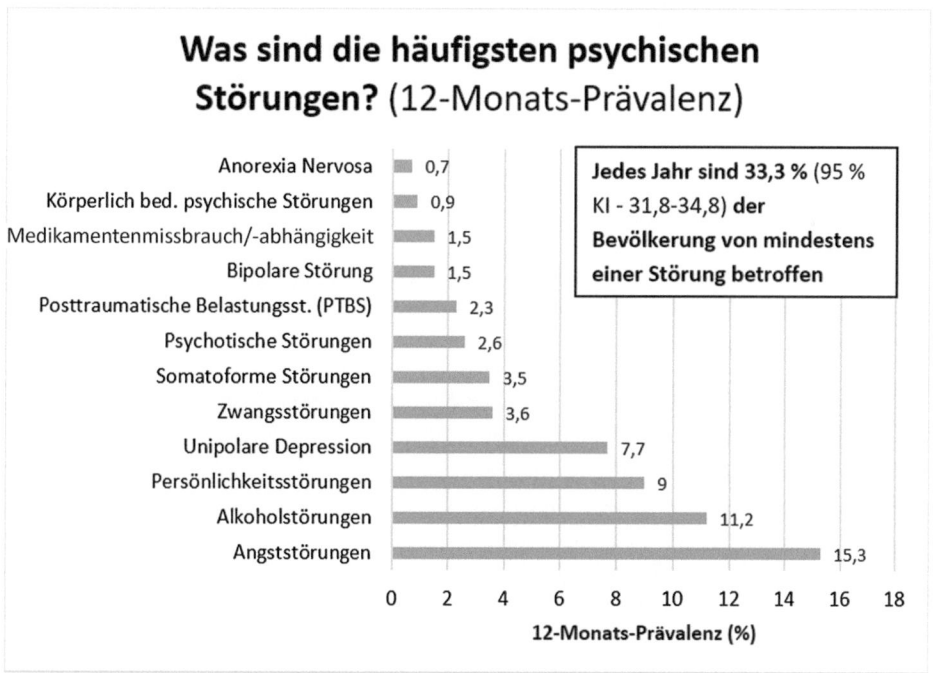

Abb. 3.2 Die häufigsten psychischen Störungen im Alter von 18–79 Jahren (Jacobi et al., 2014), ergänzt um Persönlichkeitsstörungen (Wälte, 2011, S. 134)

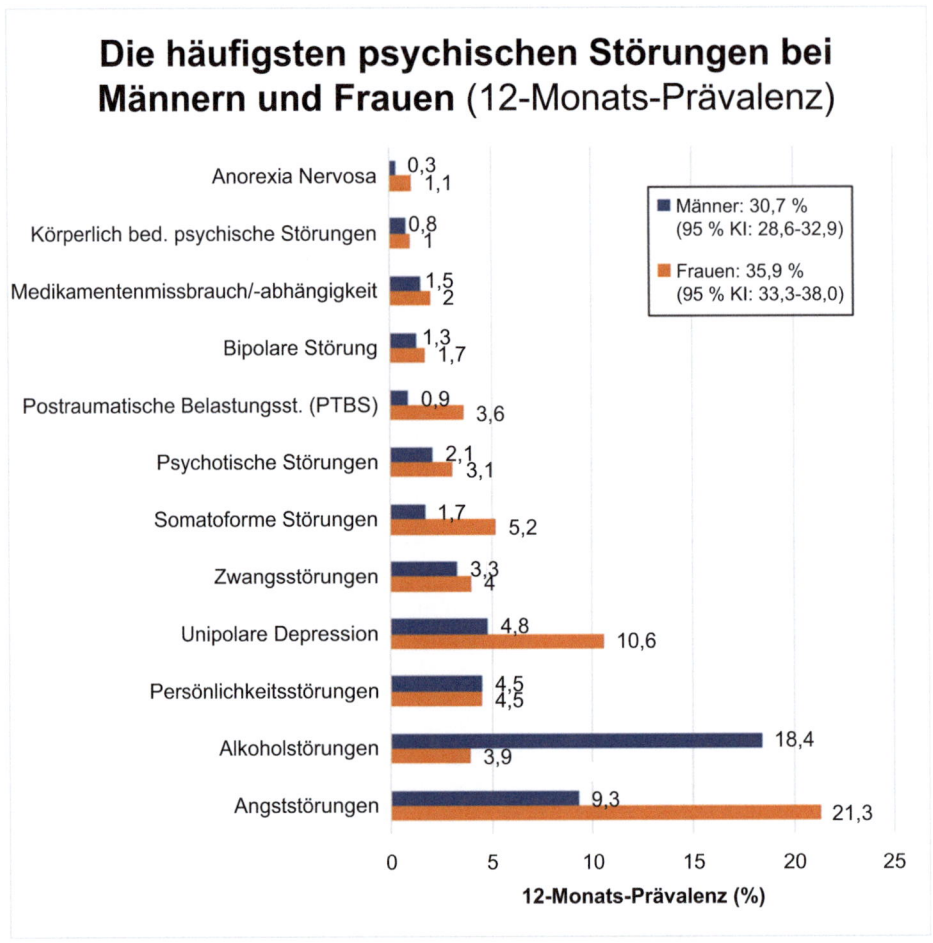

Abb. 3.3 Prozentsatz an Männern und Frauen, die jemals in ihrem Leben eine oder mehrere psychische Störungen gehabt haben (Jacobi et al., 2014), ergänzt um Persönlichkeitsstörungen (Wälte, 2011, S. 134)

Abb. 3.3 zu sehen ist, zeigte sich kein gravierender Geschlechterunterschied in der Häufigkeit des Auftretens (Männer 30,7 %, Frauen 35,9 %), wohl aber in der Art der Erkrankung. Die häufigsten Störungen bei den Männern waren Substanzstörungen, Angststörungen und Depression. Bei den Frauen standen die Angststörungen an erster Stelle, gefolgt von Depression und somatoformen Störungen (körperliche Beschwerden, wie z. B. Müdigkeit, Magenschmerzen, Rückenschmerzen aus psychischen Gründen). Weitere Ergebnisse der Studie waren die sehr hohen Prävalenzraten in der Altersgruppe von 18–34 Jahren (45 %) und eine ausgeprägte *Komorbidität* (mehr als ein Drittel der erkrankten Personen hatten Mehrfachdiagnosen).

▶ **Definition: Komorbität** Komorbidität bedeutet das gleichzeitige Bestehen mehrerer psychischer Erkrankungen. So hat eine alkoholabhängige Person häufig eine Depression oder eine posttraumatische Störung. Eine Magersucht geht häufig mit einer Depression einher.

Beispiel: Komorbidität

Die alleinerziehende Frau Schulz leidet unter einer Panikstörung. Wegen ihrer Angstanfälle fehlt sie häufig auf ihrer Arbeitsstelle; der Chef kündigt ihr deshalb. Aus Angst in der Öffentlichkeit in Panik zu verfallen, bleibt sie meist zu Hause; sie kauft selten ein. Der Kühlschrank bleibt weitgehend leer. Mit Beruhigungstabletten und Alkohol versucht sie ihre Ängste unter Kontrolle zu halten. Den Haushalt versorgt sie kaum noch. Irgendwann macht die Grundschullehrerin einen Hausbesuch. Sie bringt Frau Schulz in eine psychiatrische Klinik. Dort kommt sie auf die Entgiftungsstation. Die Gesundheitsberaterin motiviert sie, wegen ihrer Panikstörung eine Psychotherapie zu beginnen und vermittelt sie in eine Selbsthilfegruppe Tablettenabhängiger. Die Sozialarbeiterin unterstützt sie bei der Arbeitssuche und organisiert eine Kinderbetreuung. ◀

Das Beispiel zeigt, dass eine einzige Störung eher die Ausnahme darstellt. Eine besonders häufige Kombination bilden Sucht, Depression und Angstzustände.

Ein weiteres wichtiges Ergebnis der Studie von Jacobi et al. (2014) ist, dass nur ein Drittel aller betroffenen Menschen Kontakt zu Behandlungseinrichtungen hatte. Die Mehrzahl der erkrankten Personen versucht demzufolge, allein mit der Erkrankung fertig zu werden oder hat keine Krankheitseinsicht.

Das bedeutet für Sie, liebe Leser*innen, dass Sie im Gesundheitsbereich auf zahlreiche Patient*innen treffen werden, die eine unerkannte und unbehandelte psychische Erkrankung haben. Es ist wichtig, dass Sie die psychische Erkrankung erkennen und die Patient*innen weiterleiten. Im folgenden Abschnitt lernen Sie einige häufige psychische Störungen kennen.

Zusammenfassung
Die Klinische Psychologie beschäftigt sich mit der Klassifikation, Diagnostik, Therapie und Prävention psychischer Störungen. Sie forscht zu diesen Themen und entwickelt Modelle zur Erklärung und Behandlung psychischer Störungen. Zur Diagnose psychischer Störungen werden das klinische Interview, Verhaltensbeobachtung, verschiedene Testverfahren und biologische Verfahren angewandt. Zur Einordnung der diagnostizierten psychischen Krankheit dient das Klassifikationssystem ICD-10 (Dilling et al., 2015). Erkenntnisse über die Verteilung und Determinanten psychischer Störungen in der Bevölkerung, die die Grundlage für weitere Forschung, Therapie und gesundheitspolitische Maßnahmen darstellen, gewinnt die Klinische Psychologie durch epidemiologische Untersuchungen.

> **Aufgaben**
> - Was sind zentrale Fragen der Klinischen Psychologie?
> - Definieren Sie Epidemiologie, Prävalenz und Inzidenz. Welche Fragen lassen sich durch epidemiologische Studien beantworten?
> - Was ist eine komorbide Störung?
> - Was ist ein Stigma?
> - Beschreiben Sie ein Verfahren zur Diagnose psychischer Störungen näher.

3.2 Häufige psychische Störungen

In diesem Abschnitt werden exemplarisch einige in der Praxis relevante und häufig anzutreffende psychische Störungen vorgestellt. Es werden die jeweils relevanten Symptome nach dem ICD-10 aufgelistet und anhand eines Beispiels veranschaulicht.

3.2.1 Affektive Störungen

> In dem Augenblick, in dem der Mensch den Sinn und den Wert des Lebens bezweifelt, ist er krank. (S. Freud)

Die affektiven Störungen sind psychische Störungen, die durch eine Veränderung der Stimmungslage charakterisiert sind. Die Stimmung kann gesenkt (depressiv) oder gehoben (Manie) sein. Nach dem ICD-10 gehören zu den affektiven Störungen neben den Depressionen die Manie und der Wechsel zwischen Manie und Depression (bipolare Störung). Folgende affektive Störungen listet das ICD-10 auf (Dilling et al., 2015, S. 159 ff.):

- **F30** Manische Episode
- **F31** Bipolare affektive Episode
- **F32** Depressive Episode
- **F33** Rezidivierende depressive Episode
- **F34** Anhaltende affektive Episode
  - **F 34.0** Zyklothymia
  - **F 34.1** Dysthymia

Die häufigsten Erkrankungen aus dieser Gruppe sind sowohl in Deutschland als auch weltweit die Depressionen.

Als Risikofaktoren für Depressionen gelten (Beesdo-Baum & Wittchen, 2011)

- *Alter*: Das Erwachsenenalter ist am häufigsten betroffen.
- *Geschlecht*: Frauen sind etwa doppelt so häufig betroffen wie Männer.

- *Familienstand bei Männern*: Geschiedene, verwitwete und getrenntlebende Männer sind häufiger betroffen.
- *Familienstand bei Frauen*: Junge, verheiratete Frauen sind häufiger von Depressionen betroffen als weibliche Singles.
- *sozioökonomischer Status*: Ein geringer Status geht mit höheren Depressionsraten einher.
- *psychosoziale Stressoren*: Verlusterlebnisse wie Scheidung und Trennung, Belastungsfaktoren wie finanzielle Sorgen, Arbeitslosigkeit, Isolation. Auch sehr früh im Leben aufgetretene psychosoziale Stressoren können verantwortlich sein für Depressionen, die sich erst Jahrzehnte später entwickeln.

Komorbid treten Depressionen häufig mit körperlichen Erkrankungen und Angststörungen auf. Die depressive Erkrankung wird häufig chronisch (ungefähr bei 30 % der erkrankten Personen); es handelt sich dann um eine rezidivierende depressive Episode (F33). Die erkrankte Person ist ihr Leben lang mal mehr, mal weniger von der Krankheit betroffen, es treten immer wieder depressive Episoden auf.

▶ **Merke!** Zentrale Merkmale einer depressiven Episode sind (Dilling et al., 2015, S. 135 ff.):

- gedrückte Stimmung,
- Interessenverlust,
- Freudlosigkeit,
- Antriebsminderung und
- erhöhte Ermüdbarkeit.

Weiterhin können zusätzlich auftreten:

- verminderte Konzentration,
- vermindertes Selbstwertgefühl,
- Gefühle der Wertlosigkeit,
- eine pessimistische Zukunftsperspektive,
- Suizidgedanken und -handlungen sowie
- verminderter Appetit und andere somatische Symptome (z. B. Unruhe, Schlafstörungen).

Die Symptome zeigen sich in allen Bereichen von Verhalten und Erleben: im körperlichen, emotionalen, kognitiven und sozialen Bereich.

Das Erkennen einer Depression wird dadurch erschwert, dass sich eine Depression hinter einer körperlichen Erkrankung verstecken kann. Die erkrankte Person sucht dann hausärztliches Fachpersonal auf und klagt z. B. über starke Rückenschmerzen, die dann in der Folge mit Schmerzmitteln bekämpft werden. Untersuchungen haben gezeigt, dass Männer häufiger Depressionen hinter aggressivem Verhalten und Sucht verbergen.

Eine Depression ist behandlungsbedürftig, wenn die oben aufgelisteten Symptome mindestens zwei Wochen lang am Stück auftreten. Eine gefürchtete Folge der Depression ist der Suizid. Schätzungsweise 15 % der Patient*innen mit schweren depressiven Störungen versterben durch Suizid. Insgesamt gehen 40–70 % aller Suizide auf eine Depression zurück (Jacobi et al., 2014). Häufig wird die Schwere der Erkrankung sowohl von den Familienmitgliedern als auch von Ärzt*innen unterschätzt. Außerdem werden von Hausärzt*innen oftmals die depressionsbegleitenden körperlichen Symptome vorrangig behandelt (Bermejo et al., 2009). Beides trägt dazu bei, dass ein Teil der erkrankten Menschen keine angemessene Behandlung erhält.

Eine manische Episode ist das Gegenteil einer depressiven Episode. Sie ist durch eine gehobene Stimmung und gesteigerte Aktivität gekennzeichnet. Beide affektive Störungen können sich auch abwechseln. Ist das der Fall, handelt es sich um eine bipolare Störung. Für sie ist das Schwanken zwischen Phasen mit gehobener Stimmung und Aktivität und Phasen mit depressiver Stimmung und verminderter Aktivität typisch. Die Zyklothymia ist eine bipolare Störung in abgeschwächter Form (Dilling et al., 2015, S. 145 ff.).

> **Beispiel: Manische Episode**
>
> Herr A. mit der Diagnose F30 Manische Episode befindet sich auf einer psychiatrischen Station. Bei der Visite antwortet er auf die Frage des Arztes, wie es ihm gehe: „Fantastisch, vorzüglich, ich könnte Bäume ausreißen. Heute Mittag leihe ich mir von Pfleger M. das Fahrrad aus und fahre nach Venedig (Anmerkung: 1000 km entfernt von der Klinik). Dafür brauche ich allenfalls drei Stunden. Dann trinke ich im Sonnenschein auf dem Markusplatz einen Cappuccino". Bevor der 29-jährige Patient aufgenommen worden war, hatte er sich innerhalb weniger Tage stark verändert. Er hatte seine Arbeit gekündigt und einen hohen Kredit aufgenommen, um eine neuartige Geschäftsidee zu realisieren. Von dem Kredit hatte er sich aber einen Sportwagen gekauft. Er meinte, bald Millionär zu sein. Er schlief fast gar nicht mehr und konnte kaum ruhig sitzen. Nachdem er das gemeinsame Haus spontan verkauft hatte, um mit dem Geld eine angebliche Erfindung zu finanzieren, veranlasste seine Frau die Einweisung in die Psychiatrie. ◄

> **Beispiel: Depressive Episode**
>
> Frau M. ist wegen der Abklärung starker Rückenschmerzen im Krankenhaus. Als die Gesundheitsfachkraft sie fragt, wie es ihr gehe, schweigt sie zunächst und starrt vor sich hin. Dann bricht es aus ihr heraus: „Ich will nicht mehr. Alles ist völlig sinnlos. Keiner hilft mir. Wenn ich nur meine Ruhe hätte. Ich könnte auch sterben, dann wäre ich von allem erlöst." ◄

Manisch erkrankte Menschen befinden sich in gehobener, euphorischer Stimmung, sie überschätzen sich und ihre Fähigkeiten, stürzen sich u. U. in einen Kaufrausch und verschulden sich. Ihr Optimismus kann sich bis zum Größenwahn steigern. Sie sind überaktiv und schlafen manchmal zwei Nächte hintereinander nicht. Depressiv erkrankte Menschen befinden sich am entgegengesetzten Pol der Dimension manisch – depressiv. Für sie ist eine Herabsetzung von Stimmung, Antrieb und Selbstwertgefühl kennzeichnend. Auch bei ihnen können wahnhafte Denkinhalte auftreten. So ist z. B. der Schuldwahn eine wahnhafte, zwanghaft auftretende Idee, moralisch gesündigt zu haben (Köhler, 2017, S. 124).

> **Definition: Wahn**
>
> Wahn beschreibt eine feste Überzeugung, die trotz Beweisen vom Gegenteil aufrechterhalten wird. Wahn kann eine Begleiterscheinung schwerer psychischer oder organischer Erkrankungen sein. Er kann auch ein eigenes Krankheitsbild sein.
>
> Bei einer schweren Depression kann Schuld-, Verarmungs- oder Hypochondriewahn auftreten: Die Überzeugung, Schuld auf sich geladen zu haben und Strafe zu verdienen, die Überzeugung, verarmt zu sein, die Überzeugung, eine schwere, unheilbare Krankheit zu haben.
>
> Als Begleitsymptom bei organischen Erkrankungen kann Wahn bei Alkohol- und Drogenmissbrauch und anderen Vergiftungen, als Medikamentennebenwirkung und bei Erkrankungen des zentralen Nervensystems wie z. B. Demenz, Parkinson, bösartigen Tumoren auftreten. Ebenso kann Wahn bei Organinsuffizienz auftreten und bei Erkrankungen der Sinnesorgane.
>
> Wahn tritt oft gemeinsam mit Halluzinationen (Abschn. 3.2.2) auf. Der Patient im Alkoholdelir (Alkoholentzug) sieht Millionen von schwarzen Spinnen auf seiner Bettdecke, die auf ihn zukrabbeln (Halluzination). Er beschimpft das Pflegepersonal als Spione des russischen Geheimdienstes, die ihn umbringen wollen (Wahn). ◄

3.2.1.1 Behandlung der bipolaren Störung und der Depression

Die bipolare Störung wird i. d. R. medikamentös behandelt (mit dämpfenden Antipsychotika, Lithiumsalzen, Antiepileptika). Eine Behandlung in den manischen Phasen ist oft schwierig aufgrund des fehlenden Krankheitsgefühls der erkrankten Person, die sich in einer euphorischen Stimmung befindet und Absprachen mit dem ärztlichen Fachpersonal nicht einhält. Weiterhin hat sich eine *Psychoedukation* bewährt (Meyer & Bauer, 2011, S. 873), die sowohl Patient*innen als auch Familienmitglieder über die Krankheit und ihren Verlauf aufklärt, über Schutz- und Risikofaktoren informiert und z. B. für individuelle Warnsignale, die einen neuen Krankheitsschub ankündigen, sensibilisiert.

▶ **Definition: Psychoedukation** Psychoedukation (educare, lat.: erziehen), auch Patientenschulung genannt, ist die Vermittlung von wissenschaftlich fundierten Informationen über die Erkrankung an psychisch erkrankte Personen und ihre Familienmitglieder. Sie dient dem Krankheitsverständnis und der Krankheitsbewältigung. Falsche Vorstellungen, Vorurteile und Ängste sollen ebenfalls dadurch abgebaut werden (v. Schlippe & Schweitzer, 2016, S. 62).

Als psychologische Therapie der Depression hat sich die kognitive Therapie (Abschn. 3.3.6) gut bewährt. Konkret kann die Therapie vielfältige Maßnahmen umfassen, wie z. B. die Erarbeitung von Bewältigungsstrategien zur Aktivierung und Strukturierung des Tageslaufs, den Aufbau von Kontakten und dem Erkennen eigener, negativer Gedanken. Die medikamentöse Behandlung der unterschiedlichen Formen der Depression besteht in der Gabe von Antidepressiva. Sehr ausgeprägte Formen der Depression lassen sich zunächst nur medikamentös beeinflussen, andere Formen sind besser durch Psychotherapie zu behandeln, wobei bei sehr schweren Formen beides erfolgen sollte (Comer, 2008, S. 249).

> **Berufsbezug: Umgang mit depressiven Menschen**
>
> Richtig:
>
> - Kleine Anzeichen von Aktivität bestärken,
> - Fortschritte betonen,
> - von Schuldgefühlen entlasten,
> - Realität herstellen,
> - darauf hinweisen, dass die Krankheit eine Phase ist, die vorübergeht.
>
> Falsch:
>
> - „Trösten" i. S. v. Bagatellisieren: „Ihnen geht's doch gut, draußen scheint die Sonne, Sie haben eine nette Familie."
> - Schuldgefühle verstärken: „Sie sollten dankbar sein!"
> - Den Willen ansprechen: „Nehmen Sie sich zusammen."
> - Sich selbst nicht abgrenzen und nach dem Patient*innenkontakt ebenfalls niedergeschlagen sein. ◄

3.2.1.2 Keine psychische Störung: Verlustgefühle und Trauer

Trauer ist im Gegensatz zur Depression eine Grundemotion, die zum Leben dazugehört. Depressive fühlen sich emotional erstarrt, trostlos und ihrem Erleben ausgeliefert. Sie sind pessimistisch und grübeln, haben Selbstzweifel und eine generelle Hoffnungslosigkeit. Trauernde dagegen sind emotional schwingungsfähig, sie können Trost annehmen, fühlen sich nicht ausgeliefert und haben ein intaktes Selbstwertgefühl. Besonders bei dem Verlust eines Menschen entsteht als Reaktion Trauer. Aber auch im Krankenhaus müssen Verluste bewältigt werden. Sie sind kein Abschied von einem Menschen, sondern Abschied von Gesundheit, von der Vorstellung, unverletzlich zu sein und einen intakten Körper zu haben. Es gibt die Trauer um einen amputierten Körperteil und die Trauer um den Verlust einer langen Lebensperspektive. Verschiedene Trauerforscher*innen (Kübler-Ross, 2014; Kast, 2015; Worden, 2006) haben Modelle der Trauerverarbeitung entwickelt, die hier zusammengefasst skizziert werden. Sie beziehen sich auf den Verlust eines Menschen, aber lassen sich ebenso auf die vielfältigen Verluste, die ein kranker Mensch verarbeiten muss, anwenden:

Am Anfang eines Verlustes oder einer schwerwiegenden Mitteilung stehen in der Regel der *Schock* und das *Nicht-wahrhaben-Wollen*. Man kann es nicht fassen und versucht, sich selbst vor der Realität zu schützen indem man sie abweist und verdrängt („Es ist nicht so schlimm, was ich habe, denn das kann gar nicht sein!"). Daran schließt sich häufig eine Phase des Ärgers, der *Wut* an. Man stellt sich die Frage: „Warum trifft mich das? Was habe ich falsch gemacht, dass ich so hart bestraft werde?". Man hadert mit seinem Schicksal und starke Emotionen wie Ärger und Wut brechen auf. Diese richten sich auf Familienmitglieder und das Gesundheitspersonal. Anschließend treten *Verzweiflung und starke Trauer* auf („Ich weine darum, dass ich meine Kinder nicht weiter aufwachsen sehen werde, meine Enkel nicht mehr erleben werde."). Am Schluss steht die Phase der *Akzeptanz und Anpassung* an die neue Situation („So ist es nun und ich bin dankbar für das, was ich hatte. Die verbleibende Zeit nutze ich nun."). Jeder Trauerprozess ist individuell verschieden; man kann in einer Phase stecken bleiben oder Phasen überspringen. Dass man zu einer Akzeptanz seines Schicksals kommt, wäre ideal, wird aber häufig nicht erreicht. Menschen sind diesen Phasen nicht hilflos ausgeliefert, sondern auch Gestaltende ihres eigenen Schicksals. Bei dem Prozess der Trauerverarbeitung ist es hilfreich, empathische Gesprächspartner*innen an der Seite zu haben.

Berufsbezug: Umgang mit Trauernden

- Den starken und teilweise widersprüchlichen Gefühlen mit Akzeptanz und Empathie begegnen und diese in Worte fassen.
- Die Gefühle mitaushalten.
- Den Verlust und die Trauer nicht bagatellisieren, aber trotzdem andeuten, dass sich diese Gefühle verändern werden. ◄

3.2.2 Schizophrenie

Die Fachliteratur ist sich einig, dass die Schizophrenie eine der schwerwiegendsten psychischen Störungen ist. Mit ihr geht eine tiefgreifende Veränderung des Denkens, Fühlens, Erlebens und des Realitätsbezugs einher. Im allgemeinen Sprachgebrauch, insbesondere von Familienmitgliedern, wird sie häufig auch als „Psychose" oder „psychotische Störung" bezeichnet (Bosshard et al., 2013, S. 190). Wie kaum eine andere psychische Störung ist sie mit vielen gesellschaftlichen Vorurteilen behaftet: Viele betroffene Personen leiden darunter, als „verrückt" oder „wahnsinnig" eingestuft zu werden. Da die Bezeichnung „Schizophrenie" kein einheitliches Krankheitsbild umfasst, sondern vielmehr ein Oberbegriff für eine ganze Gruppe an Unterkategorien ist, die eine Vielzahl unterschiedlichster Symptome beinhalten, kann im Folgenden nur eine Kurzdarstellung der zentralen Krankheitsmerkmale erfolgen. Die Erkrankung beginnt meist im Jugendalter oder im frühen Erwachsenenalter. Männer sind häufiger betroffen als Frauen, ebenso sind Personen niedrigerer sozialer Schichten häufiger betroffen als Personen höherer sozialer Schichten (Rey, 2011).

Nach ICD-10 (Dilling et al., 2015, S. 127 ff.) werden folgende Symptomgruppen (F20) unterschieden:

- Gedankenlautwerden, Gedankenentzug (die eigenen Gedanken werden von außen entzogen), Gedankeneingebung (die Gedanken werden als von außen „eingezwungen" erlebt),
- Wahnwahrnehmungen, Kontrollwahn, Beeinflussungswahn,
- bizarrer Wahn, z. B. eine religiöse Person zu sein,
- Hören von kommentierenden oder dialogischen Stimmen, die über die erkrankte Person und ihr Verhalten reden (akustische Halluzinationen),
- weitere anhaltende Halluzinationen,
- Gedankenabreißen, Zerfahrenheit (der flüssige Gedankengang bricht plötzlich ab, u. U. mitten im Satz, der betroffene Mensch schweigt, weil er alles vergessen hat),
- katatone Symptome (Störungen der Motorik und des Antriebs), Stupor (Erstarrung des ganzen Körpers), Mutismus (fortwährendes Schweigen),
- Apathie, Sprachverarmung (kaum Affekte, sozialer Rückzug),
- Ziellosigkeit, Trägheit.

Die Symptome werden häufig in positive und negative Symptome unterteilt. Zur *Positivsymptomatik*, die von größerer Relevanz für die Diagnosestellung ist, gehören Wahn und Halluzinationen, zur *Negativsymptomatik* gehören Affektverflachung, Apathie und Kontaktmangel. Die Positivsymptome stellen ein Übermaß und eine Verzerrung des normalen Erlebens dar, während die Negativsymptome eine Verminderung der normalen Funktionen darstellen (Rey, 2011): Die kranke Person liegt tagelang auf dem Bett, braucht den halben Tag um sich zu waschen oder die Nägel zu schneiden oder sich anzuziehen. Der Krankheitsverlauf ist durch unregelmäßig auftretende psychotische Schübe gekennzeichnet (Benecke, 2014, S. 410). Die Erkrankung neigt ebenso wie die depressive Erkrankung zur Chronifizierung. Dies bedeutet, dass es keine Heilung gibt, sondern dass die erkrankte Person lebenslang Krankheitssymptome (Schübe) hat, die über die Zeit stärker oder schwächer auftreten. Das trifft bei der Schizophrenie in einem Drittel der Fälle zu (Rey, 2011). Hierbei besteht das Risiko, dass die betroffenen Personen auch zwischen den Schüben Krankheitssymptome haben. Bei wiederholten Schüben kann sich die „Residualsymptomatik" (Reste der Symptome) zwischen den Schüben verstärken.

Beispiel: Schizophrenie: Symptom Wahn

Bei der schizophrenen Psychose kann z. B. der Wahn auftreten, vom Nachbarn oder einem Geheimdienst abgehört zu werden: Überall vermutet man versteckte Mikrofone. Es fehlt der Wunsch nach Realitätsüberprüfung und es zeigt sich ein krankhafter Ich-Bezug: Unwesentliche Aspekte der Umwelt bekommen eine besondere Bedeutung und werden auf die eigene Person bezogen: Man ist davon überzeugt, dass die lachende Frau auf dem Werbeplakat für Margarine einem mitteilen soll, dass das Leben lachhaft, lächerlich ist und es besser beendet werden sollte.

Der Patient Herr G. ist überzeugt, dass böse Mächte ihn vergiften wollen. Er lehnt jegliches Essen und Trinken ab. Er besorgt sich Essen aus der Cafeteria. Er wählt nur solches aus, was in Plastik verpackt ist und sucht die Verpackung jeweils genau nach Löchern oder Ähnlichem ab. ◄

▶ **Definition: Halluzination** Halluzinationen sind Sinneswahrnehmungen ohne sensorischen Input: Die betroffenen Person hört beispielsweise Stimmen, Geräusche oder Musik, ohne dass Geräusche vorhanden sind (Rey, 2011).

Behandlung von Schizophrenie
Es gibt keine eindeutigen Aussagen über die Entstehung der Schizophrenie und der wissenschaftliche Streit über eine mehr psychogene (auf psychischen Faktoren beruhende) oder eine mehr somatogene (auf biologischen Faktoren beruhende) Entstehung kann gegenwärtig nicht entschieden werden (Köhler, 2017, S. 100). Eine Konsequenz aus der Vielzahl von psychologischen und biologischen Befunden zur Entstehung (Comer, 2008, S. 387 ff.; Butcher et al., 2009, S. 595 ff., Rey, 2011) war die Anwendung des Diathese-Stress-Modells (Abschn. 3.1 und Kap. 5.2). Dieses Modell postuliert eine überdauernde, erhöhte Verletzbarkeit des Individuums, deren Folge unter bestimmten Umweltbedingungen eine schizophrene Erkrankung sein kann. Alle Behandlungsformen sind lediglich Symptombehandlungen, da die Ursachen unbekannt sind. Es lassen sich drei Behandlungsansätze finden:

- Bei der *medikamentösen Behandlung* werden Antipsychotika verabreicht. Da die Medikamente die massiven Symptome wie z. B. Wahnvorstellungen mildern, ermöglichen sie es der erkrankten Person, sich in eine weitere, psychotherapeutische Behandlung zu begeben.
- Als *psychotherapeutisches Verfahren* ist die k*ognitive Therapie* am häufigsten (Abschn. 3.3.6). Bei ihr werden Bewältigungsstrategien erarbeitet, die dabei helfen sollen, die Symptome zu kontrollieren. Techniken sind z. B. Ablenkung, Aufmerksamkeitsfokussierung und Entspannung (Comer, 2008, S. 407 f.). Die *Familientherapie* kann den Familienmitgliedern helfen, mit dem teilweise bereits erwachsenen Familienmitglied eine geeignete Kommunikationsform zu finden und das bizarre Verhalten zu akzeptieren. Wichtig ist die Aufklärung der Familienmitglieder über das Krankheitsbild (*Psychoedukation*). Dass die Familie des schizophren erkrankten Menschen nicht immer eine unterstützende Umgebung ist, sondern auch eine Quelle emotionaler und sozialer Spannungen, fand die Expressed-Emotion-Forschung heraus (Hahlweg, 1995). Sie konnte ein von Kritik, Feindseligkeit und emotionalem Überengagement geprägtes Familienklima ausmachen, welches die Rückfallrate der erkrankten Person beschleunigt.

▶ **Definition: Expressed Emotion** Der Begriff „Expressed Emotion" steht für die negative Haltung von Familienmitgliedern gegenüber Patient*innen; sie drückt sich durch Kritik, Feindseligkeit und emotionalem Überengagement aus. Hohe Expressed-Emotion-Werte sind Ausdruck von hohem familieninternen Stress (Hahlweg et al., 2000).

- *Umfassende Rehabilitationsmaßnahmen* sind wegen des hohen Rückfallrisikos und der geringen Heilungschancen als dritte Behandlungssäule nötig. Wichtige Ziele der Wiedereingliederung bestehen darin, eigenverantwortlich einen Arbeitsplatz auszufüllen, selbstständig den häuslichen und familiären Verpflichtungen nachzukommen und die Freizeit nach eigenen Wünschen zu gestalten. Berufstätigkeit (z. B. in einer beschützenden Werkstätte) und selbstständiges Wohnen (z. B. im betreuten Wohnen) aktivieren die Eigeninitiative.

Wegen des häufig chronischen Verlaufs der Erkrankung verbringen aber auch viele Patient*innen ihr Leben in einer psychiatrischen Klinik.

Besonders dann ist es wichtig und selbstwertstärkend für die Patient*innen, wenn Sie im Umgang mit ihnen ihre gesunden Anteile betonen, nicht die Defizite.

Bei einem Klinikverbleib sollten die individuellen Ressourcen (Interessen, Begabungen und Kontakte) gefördert werden, um Hospitalisierungseffekte (Abschn. 3.3.2) möglichst gering zu halten. Mit Hospitalisierungseffekt ist gemeint, dass man durch die jahrelange Rundumbetreuung passiv wird und die eigenen Fähigkeiten verlernt. Man traut sich selbst immer weniger zu und möchte deshalb gar nicht mehr selbstständig werden (Dörner et al., 2019, S. 490).

Berufsbezug: Umgang mit schizophrenen Menschen

Wie bereits in der Definition von Wahn erläutert, können die Symptome Wahn und Halluzinationen auch bei anderen psychischen (z. B. bei Depression) und körperlichen Erkrankungen (bei Demenz) auftreten. Je nach Erkrankung ist das Ziel der Intervention unterschiedlich.

Generell ist ein Ausreden der wahnhaften Überzeugung sinnlos. Es besteht keine Krankheitseinsicht und Patient*innen halten unbeeinflussbar an Überzeugungen fest.

Stellen Sie sich vor, Sie sind felsenfest davon überzeugt, dass Sie gerade von Mördern verfolgt werden, die Ihr Leben bedrohen. Sie haben Todesangst, aber niemand glaubt Ihnen und niemand hilft Ihnen! Eine schreckliche Situation.

Hilfreich sind dann

- Perspektivenübernahme,
- eine Reduzierung der Ängste, indem man gemeinsam nach Lösungen sucht, und
- Wiederherstellung des Realitätsbezugs, z. B. durch feste (Tages-)Strukturen. ◀

> **Exkurs: Filmtipp: Darstellung der Schizophrenie im Film**
>
> Differenzierte Darstellungen des schizophrenen Krankheitsbildes finden sich in verschiedenen Filmen. In dem Film „Das weiße Rauschen" spielt Daniel Brühl einen Studenten, der nach dem Konsum von halluzinogenen Pilzen eine Schizophrenie entwickelt. In „A beautiful mind" verkörpert Russell Crowe den berühmten Mathematiker John Forbes Nash, der im frühen Erwachsenenalter an einer Schizophrenie erkrankte und sich seitdem vom Geheimdienst verfolgt fühlte; später bekam er trotz Krankheit den Nobelpreis für seine Forschungen. In „Hirngespinster" steht die familiäre Belastung im Mittelpunkt, die die Schizophrenie des Vaters bedeutet. ◄

3.2.3 Angststörungen

Die Angststörung (auch: phobische Störung) ist ein Sammelbegriff für psychische Störungen, die sich entweder in einer übertriebenen, unspezifischen Angst oder in einer konkreten Angst (Phobie) vor einem bestimmten Objekt oder einer bestimmten Situation äußern. Auch Panikstörungen oder Panikattacken zählen zu den Angststörungen (Comer, 2008, S. 108 f.).

Angstgefühle begleiten die meisten psychischen Erkrankungen. So haben schizophren erkrankte Menschen Angst vor ihren Wahninhalten, wie z. B. Angst vor ihren vermeintlichen Verfolgern. Depressive haben Angst vor dem Leben und seinen Herausforderungen, Drogenabhängige haben Angst vor dem Entzug, Essgestörte haben Angst vor der Gewichtszunahme. Angst ist eine Grundemotion des Menschen. Sie hat eine lebenserhaltende Funktion, weil sie ein Alarmsignal darstellt, in einer Gefahrensituation sehr schnell alle notwendigen Energien zu aktivieren (Bandelow, 2006, S. 16). Im Gegensatz zu dieser sinnvollen Funktion von Angst sind Angststörungen durch eine unkontrollierbare, intensiv erlebte Angst ohne das Bestehen einer objektiven Gefahr gekennzeichnet (Wälte, 2011). Die Angst steht im Mittelpunkt der Störung. Bei den betroffenen Personen bestehen ein starker Leidensdruck und die Tendenz, angstauslösende Situationen zu meiden. Häufig gehen Angststörungen mit einer starken Einschränkung des Lebens einher. Sie gehören zu den häufigsten psychischen Störungen. Auf der körperlichen Ebene machen sie sich durch Symptome wie Zittern, Herzrasen, Schwitzen, Schwindel, Luftnot und Brustschmerzen bemerkbar, auf der Verhaltensebene tritt Vermeidungsverhalten auf und auf der kognitiven Ebene sind belastende Gedanken und Befürchtungen vorhanden.

Angststörungen sind häufig chronische Störungen. Angstpatient*innen konsultieren wegen der ausgeprägten körperlichen Symptome meist zunächst medizinisches Fachpersonal statt Psychotherapeut*innen und es dauert im Durchschnitt acht Jahre, bis die Angststörung festgestellt wird (In-Albon & Margraf, 2011, S. 933).

Das ICD-10 (Dilling et al., 2015, S. 190 ff.) unterscheidet folgende Angststörungen:

- F40: phobische Störungen (Agoraphobie, soziale Phobien und spezifische Phobien)
- F41: andere Angststörungen (Panikstörungen, generalisierte Angststörung, andere Angststörungen)

3.2.3.1 Phobien

Eine Phobie bezeichnet eine übersteigerte Angstreaktion gegenüber objektiv ungefährlichen Situationen oder Objekten. Aufgrund der starken Angst wird die Konfrontation mit diesen Situationen oder Objekten vermieden oder nur unter massiver Furcht ertragen. Allein die Vorstellung, der gefürchteten Situation ausgesetzt zu sein, erzeugt Angst. Es werden bei den Phobien die Agoraphobie, die soziale Phobie und die spezifischen Phobien unterschieden (Comer, 2008, S. 121). Eine *Agoraphobie* bedeutet die Angst, allein das Haus zu verlassen und sich in Menschenmengen zu begeben (agora, griech.: der Marktplatz). Es wird befürchtet, im Falle einer Ohnmacht oder eines anderen körperlichen Zusammenbruchs keine Hilfe zu bekommen, sondern „in der Falle" zu sein. *Soziale Phobien* sind Angstreaktionen in sozialen Interaktionen oder sozialen Leistungssituationen (vor anderen Personen sprechen, mündliche Prüfungen). Es besteht die Angst, sich zu blamieren und kritisiert zu werden. Durch die Vermeidung dieser Situationen kommt es zu extremer sozialer Isolation (Stangier et al., 2009, S. 8 ff.). Bei einer *spezifischen Phobie* liegt eine übertriebene Angst vor einer klar umrissenen Situation oder einem Objekt vor. Hierzu zählen die zahlreichen Tierphobien (z. B. vor Hunden, Spinnen, Schlangen, Mäusen) oder Situationen wie z. B. Dunkelheit, Höhe, Fliegen und geschlossene Räume.

3.2.3.2 Andere Angststörungen

Bei der *Panikstörung* erlebt die betroffene Person schwere Angstattacken, die „wie aus heiterem Himmel" auftreten. Eine phobische Angst kann in eine Panikstörung übergehen. Bei der *generalisierten Angststörung* besteht eine fortwährende und kaum zu kontrollierende Erwartungsangst, dass irgendetwas Schlimmes geschieht.

3.2.3.3 Behandlung von Angststörungen

Bei der Agoraphobie und sozialen Ängsten gilt die Konfrontationstherapie als beste Therapie (In-Albon & Margraf, 2011). Hierbei werden Patient*innen so lange der angstbesetzten Situation ausgesetzt, bis sich die Angst von selbst reduziert. Generell ist bei Angststörungen ein Entspannungstraining hilfreich. Da es nicht möglich ist, körperlich entspannt zu sein und gleichzeitig Angst zu haben, reduziert sich die Angst, wenn man körperlich entspannt ist (Abschn. 3.3.5).

3.2.3.4 Keine psychische Störung: Angst im Krankenhaus

Als Gesundheitsfachkraft werden Sie oft mit Angstreaktionen von Patient*innen konfrontiert werden, die nicht Ausdruck einer psychischen Störung, sondern eine nachvollziehbare Reaktion auf die Krankenhaussituation sind.

Nach Seligmans Theorie der erlernten Hilflosigkeit (Abschn. 3.3.6 und 4.3.2) entsteht Angst in Situationen, die man als unvorhersehbar, unkontrollierbar und unsicher erlebt. Es entsteht ein Gefühl des Hilflos-Ausgeliefertseins, was wiederum Angst erzeugt. Die Gefühle der Hilflosigkeit und Unkontrollierbarkeit entstehen im Krankenhaus z. B. durch mangelnde Ansprechbarkeit des Personals, mangelnde Informationen über die Krankheit und den weiteren Ablauf, quälendes Warten auf Befunde und das Umgebensein von einem hohen Maß an Technik.

Untersuchungen zeigen, dass Patient*innen, die vor einer Operation Angst hatten, einen schlechteren postoperativen Heilungsverlauf hatten als Patient*innen, die keine Angst hatten bzw. die die Möglichkeit hatten, ihre Angst durch unterstützende Gespräche zu reduzieren. Nicht nur eine unmittelbar bevorstehende Operation löst Angst aus; Angst ist generell eins der bedeutendsten Phänomene im Krankenhaus. Nach einer Umfrage des Statistischen Bundesamtes hatten 30 % der befragten Personen Angst vor dem Krankenhaus (Statistisches Bundesamt, 2019).

Berufsbezug: Umgang mit angstvollen Patient*innen: Strategien zur Angstreduktion im Krankenhaus

Feste Bezugspersonen, das Vorstellen mit Namensnennung, das Mitteilen des weiteren Verlaufs und Informationen über den geplanten Eingriff sind einfache Strategien, Sicherheit und Kontrolle zu vermitteln und damit Angst zu reduzieren. Generell sind Informationen eine gute Strategie gegen Angst. Es ist auch hilfreich, Patient*innen durch empathisches Zuhören die Möglichkeit zu geben, die Ängste auszusprechen.

Prüfen Sie, wie realistisch die Angst ist und ob sie entkräftet werden kann. Dann können Sie mit Empathie herausfinden, was für Ihr Gegenüber hilfreich ist. Möchte es Ablenkung, hilft ihm Mut zusprechen oder möchte es Körperkontakt (z. B. die Hand halten)? Generell möchte niemand in seiner Angst alleine gelassen werden. ◄

Übung

Wie gehen Sie mit Ihrer eigenen Angst um? Wann hatten Sie das letzte Mal Angst und was hat Ihnen geholfen?

Exkurs: Lesetipp

In dem Klassiker „Miteinander reden, Band 2: Stile, Werte und Persönlichkeitsentwicklung" beschreibt Schulz von Thun (2010b) verschiedene Persönlichkeitsstrukturen und was diese bei anderen Menschen auslösen.

In dem Taschenbuch „Der ganz normale Wahnsinn: Vom Umgang mit schwierigen Menschen" (2009) stellen die Psychiater Lelord und Andre kurzweilig und trotzdem wissenschaftlich ebenfalls verschiedene Persönlichkeitsstrukturen und -störungen anhand zahlreicher Fallbeispiele vor.

Beide Bücher ergänzen die hier dargestellten psychischen Störungen und erweitern damit Ihren Blick auf menschliche Verhaltensweisen. ◄

Zusammenfassung
Es wurden einige häufige psychische Störungen dargestellt. Ihre typischen Symptome wurden nach dem Klassifikationssystem ICD-10 aufgeführt. Es ist wichtig, psychische Erkrankungen zu erkennen, um angemessen mit dem erkrankten Menschen umzugehen und hilfreiche Maßnahmen einzuleiten.

Aufgaben

- Definieren Sie, was einen Wahn kennzeichnet und bringen Sie ein Beispiel für einen Wahn.
- Beschreiben Sie die Positiv- und Negativsymptomatik der Schizophrenie.
- Nennen Sie die wichtigsten Symptome der depressiven Episode.
- Skizzieren Sie Behandlungsansätze bei der Schizophrenie.
- Definieren Sie „Expressed-Emotion".

3.3 Erklärungskonzepte psychischer Störungen

Im Folgenden werden zentrale Aspekte der vier großen psychologischen Schulen dargestellt, die jeweils ein Erklärungsmodell zur Entstehung psychischer Störungen sowie ein psychologisches Therapiekonzept entwickelt haben. Ein fünftes, übergeordnetes und sehr allgemeines Modell der Entstehung psychischer Störung ist das Diathese-Stress-Modell. Es ist integrativ, weil es alle anderen bestehenden Modelle in sich vereint, und wird deshalb auch als biopsychosoziales Modell bezeichnet. Als ein integratives Modell steht es nicht im Widerspruch zu den anderen Modellen und wird daher als erstes vorgestellt. Die anderen Modelle sind

- das psychoanalytische Modell,
- das klientenzentrierte Modell,
- das systemische Modell und
- das verhaltenstheoretische/kognitive Modell.

3.3.1 Das Diathese-Stress-Modell

Die Basis des Diathese-Stress-Modells ist die Annahme, dass sowohl Anlage- als auch Umweltfaktoren den Menschen beeinflussen. Mit Diathese wird die ererbte, angeborene oder erworbene Neigung des Individuums bezeichnet, eine Störung zu entwickeln. Wei-

3.3 Erklärungskonzepte psychischer Störungen

tere Begriffe für Diathese sind Anfälligkeit, Disposition oder Vulnerabilität. Diathesen können biologisch, psychologisch, sozial und ökologisch sein (Butcher et al., 2009, S. 297). Das Diathese-Stress-Modell wird auch als biopsychosoziales Modell bezeichnet.

▶ **Definition: Vulnerabilität** Vulnerabilität (vulnus, lat.: Wunde) bedeutet eine erhöhte psychische Verletzlichkeit und eine herabgesetzte Widerstandsfähigkeit gegenüber Belastungen. Sie kann ererbt, angeboren oder erworben sein.

Biologische Diathesen müssen nicht genetisch sein, sondern können z. B. durch Geburtskomplikationen, Erkrankungen der Mutter während der Schwangerschaft oder Mangelernährung erworben werden. Solche Faktoren können Fehlfunktionen des Gehirns bewirken und so für psychische Störungen anfällig machen. *Psychologische Diathesen* können z. B. Verlusterlebnisse in der Kindheit, sexueller Missbrauch oder unsichere Bindungsmuster sein. Armut, das Aufwachsen in einem sozialen Brennpunkt und mangelnde Schulbildung sind Beispiele für *soziale Diathesen*. Eine *ökologische Diathese* ist z. B. die radioaktive Bestrahlung.

Das Diathese-Stress-Modell besagt, dass eine erhöhte Diathese zwar den Ausbruch einer Erkrankung begünstigt, aber als alleinige Ursache nicht ausreicht. Zum Ausbruch kommt es erst, wenn zusätzlich äußere Einflüsse auf das Individuum einwirken. Diese äußeren Einflüsse oder belastenden Lebensereignisse werden als Stressoren bezeichnet. Stress entsteht, wenn dem Individuum bei dem Auftreten unangenehmer Ereignisse keine angemessenen Strategien zur Problemlösung zur Verfügung stehen. Sind die Stressoren zu stark bzw. treten sie über eine bestimmte, individuelle Schwelle, kommt es zum Krankheitsausbruch. Die Schwelle wird ferner von dem Vorhandensein von Risiko- und Schutzfaktoren beeinflusst (Kap. 5). Das Diathese-Stress-Modell analysiert die Wechselwirkungen zwischen der Diathese für eine Krankheit und den belastenden Ereignissen (dem Stress). Wechselwirkungen sind individuell verschieden und hängen davon ab, wie stark die Diathese und wie stark das äußere Ereignis im Einzelfall ist. Bei einer starken Diathese genügt z. B. geringer äußerer Stress; allerdings kann aber auch eine minimale Diathese zum Krankheitsausbruch führen, wenn entsprechend schwere Traumata auf den einzelnen Menschen einwirken (Butcher et al., 2009, S. 297 f.).

Beispiel: Diathese-Stress-Modell

Herr M. ist seit 12 Jahren verheiratet und hat zwei Kinder. Seine Frau geht im Verlauf der Ehe immer wieder außereheliche Liebesbeziehungen ein. Da Herr M. Angst vor Auseinandersetzungen hat und seine Frau nicht verlieren will, toleriert er das Verhalten seiner Frau stillschweigend und bewertet es als harmlos. Schließlich lernt seine Frau einen Mann kennen, mit dem sie zusammenleben will. Sie will ausziehen und die Kinder mitnehmen. Sie stellt ihren Mann vor vollendete Tatsachen. Für Herrn M. bedeutet das eine maximale Stresssituation, für die er keine Bewältigungsstrategien zur Verfügung hat. Bei Herrn M. bricht in dieser ihm ausweglos erscheinenden Situation erst-

mals eine akute schizophrene Psychose aus. Er entwickelt Wahnvorstellungen, Halluzinationen und hört kommentierende Stimmen, die darüber diskutieren, auf welche Weise er sein Leben beenden sollte. Trotz Aufsuchens eines Psychiaters und der Einnahme von Medikamenten (Neuroleptika), begeht er Suizid durch Sturz von einer Brücke.
Kommentar: Herr M. hatte vermutlich eine Diathese für Schizophrenie. Ob diese Erkrankung jemals ausgebrochen wäre, wenn sein Leben weiter in ruhigen Bahnen verlaufen wäre und kein existenzieller, ihn überfordernder Stress aufgetreten wäre, kann nicht beurteilt werden. In jedem Fall hat aber die Krisensituation, aus der er keinen Ausweg gesehen hat, den Ausbruch der Krankheit in diesem Moment begünstigt. ◄

Das Diathese-Stress-Modell wurde von Zubin und Spring (1977) zur Erklärung der Schizophrenie entwickelt. Demnach zeichnen sich Schizophrenie gefährdete Menschen durch eine besonders ausgeprägte Vulnerabilität und Sensibilität („Dünnhäutigkeit") aus, die durch ein Zusammenwirken mit stressvollen lebensgeschichtlichen, situativ-sozialen oder körperlich-hormonellen Belastungen zum Ausbruch einer Schizophrenie führen. Das Modell erlaubt eine multifaktorielle Erklärung der Schizophrenie (und auch jeder anderen Krankheit): Sie entsteht aus zahlreichen, biopsychosozialen Gründen. Damit ermöglicht das Modell die Zusammenführung ganz unterschiedlicher Behandlungskonzepte wie das der Neurobiologie und der psychologischen Therapieschulen: Nicht nur biochemische Prozesse des neuronalen Systems, sondern auch der Erziehungsstil oder traumatische Ereignisse können zur Entstehung der Erkrankung beitragen. So ergänzen sich unterschiedliche Behandlungsmethoden und tragen ihren Teil zur Heilung bei. Elemente aus der Verhaltens- und Gesprächspsychotherapie, aus medikamentöser Behandlung und Erkenntnisse aus der Biografie können kombiniert werden, um für den einzelnen Menschen eine individuell passende Behandlungsform zu schaffen. Ein solcher multimodaler (vielfältiger) Therapieansatz wird gegenwärtig als Standard bei der stationären Behandlung psychisch kranker Personen angesehen (Stemmer-Lück, 2009, S. 20).

Übung

Überlegen Sie sich ein Beispiel für das Diathese-Stress-Modell aus Ihrem eigenen Leben. Wann gab es eine Situation, in der ein äußerer, Sie überfordernder Stressor auf einen geschwächten Körper traf und Sie in der Folge körperlich erkrankten? Berücksichtigen Sie dabei alle drei Komponenten: bio – psycho – sozial.

▶ **Definition: Multifaktorielle Entstehung** Viele chronische Erkrankungen sind nicht durch eine einzige Ursache bedingt, sondern werden durch eine Vielfalt verschiedener Einflüsse ausgelöst (z. B. Gene, Lebensgewohnheiten, Umwelt, psychologische Faktoren). Das nennt man multifaktorielle Entstehung.

Das *multifaktorielle Entstehungsmodell* befreit auch den erkrankten Menschen und sein Umfeld von der Suche nach einem bestimmten Auslöser oder „Schuldigen". Durch die Annahme psychologischer und biologischer Faktoren und das Wissen um soziale

3.3 Erklärungskonzepte psychischer Störungen

Faktoren wie Stigmatisierungsprozesse entsteht eine Mischung aus beeinflussbaren und unbeeinflussbaren Faktoren, die auf den einzelnen Menschen zutreffen können. Der betroffene Mensch kann zumindest teilweise Kontrolle über die Krankheit erlangen, in dem er sich z. B. Stressvermeidungstechniken aneignet und weitere protektive Faktoren ausbaut (Auckenthaler, 2012, S. 42 f.).

Ein ergänzender Ansatz zu diesem Vulnerabilitätsansatz, der eher Fehlentwicklungen und Verhaltensauffälligkeiten im Blick hat, ist der Resilienzansatz. *Resilienz* bedeutet die generelle psychische Widerstandskraft gegenüber Belastungen. (dazu ausführlich Kap. 5). Resilienzfaktoren sind Schutzfaktoren; sie vermindern die Entwicklung einer Störung.

Im Folgenden werden die zentralen psychologischen Modelle zur Entstehung psychischer Störungen sowie ihre therapeutische Anwendung vorgestellt. Dabei wurden die zum Teil sehr komplexen Annahmen auf ihren relevanten Kern reduziert.

3.3.2 Der psychoanalytische Ansatz und seine Anwendung

Das psychoanalytische Modell stammt ursprünglich von Sigmund Freud. Es macht zwei zentrale Annahmen über den Menschen:

- die Annahme eines Unbewussten und
- die Annahme, dass die Biografie (besonders die frühe Kindheit) entscheidenden Einfluss auf die Entstehung psychischer Krankheiten im späteren Leben hat.

Das Unbewusste nimmt einen großen Teil der Persönlichkeit ein und steuert das Verhalten des Menschen. Es enthält unangenehme und bedrohliche Gedanken, Gefühle und Ereignisse, auch Traumata, die nicht verarbeitet wurden. All das wird in das Unbewusste verdrängt, weil es zu beängstigend ist und weil der Mensch keine Strategien hat, es zu bewältigen. Ängste, die unbewusst sind, spürt man nicht mehr. Die Verdrängung der beängstigenden Inhalte samt den dazugehörenden Gefühlen geschieht durch *Abwehrmechanismen*. Abwehrprozesse schützen vor der inneren Überflutung durch Belastungen und übernehmen damit die wichtige Funktion der Bewältigung. Auch eine aktuelle Krisensituation wie es z. B. ein Krankenhausaufenthalt, eine bevorstehende Operation oder der Eintritt in ein Pflegeheim darstellt, kann durch den Einsatz von Abwehrmechanismen bewältigt werden. Die Psychoanalyse beschreibt zahlreiche Abwehrmechanismen, die im Alltag angewendet werden und hilfreich sein können. Erst wenn sie überhandnehmen und der Mensch sich nicht mehr der Realität stellt, sind sie schädlich.

Beispiel: Verdrängung eines Traumas

Die 85-jährige Frau M. im Pflegeheim schreit jedes Mal schrecklich und wehrt sich heftig, wenn die Bettdecke zurückgeschlagen wird, weil ihre Windel gewechselt werden soll. Das Pflegepersonal rechnet das Verhalten ihrer beginnenden Demenz zu. Frau

M. ist auf ihrer Flucht aus Ostpreußen als junges Mädchen mehrfach vergewaltigt worden. Sie hatte Todesangst. Das Zurückschlagen der Decke weckt die verdrängten und ein Leben lang verschwiegenen Erinnerungen an das Trauma aus ihrer Jugend.

Kommentar: Das gegenwärtige Verhalten wird verständlich, wenn man von dem biografisch lang zurückliegenden Ereignis weiß. ◄

Beispiel: Abwehrmechanismen (Auswahl)

Isolierung vom Affekt: Dieser Abwehrmechanismus stellt eine Art Abschirmung dar. Das Ereignis ist im Bewusstsein, aber das dazugehörige Gefühl ist abgespalten bzw. abgeschirmt, es wird nicht empfunden.

Die Patientin berichtet, dass ihr in der Visite soeben mitgeteilt wurde, dass sie einen bösartigen Tumor im Bauchraum habe. Sie zeigt keine Gefühlsregung. Auf Nachfrage sagt sie, sie fühle sich innerlich leer; sie sei ohne jedes Gefühl.

Verleugnung: Kennzeichnend für die Verleugnung ist die Zurückweisung der Wirklichkeit. Es wird so getan, als wenn die unerwünschte Realität nicht da wäre.

Der Alkoholabhängige verleugnet seine Abhängigkeit: „Ich trinke gelegentlich ein Gläschen für den Kreislauf." Ein Aufnahmekriterium bei den Anonymen Alkoholikern ist, dass das künftige Mitglied die Verleugnung aufgibt, indem es öffentlich bekennt: „Ich bin Alkoholiker*in."

Regression: Unter Regression wird der Rückfall in bereits bewältigte Entwicklungsstufen verstanden.

Regression ist der Wunsch nach Versorgtwerden als Reaktion auf eine Krisensituation. Es bedeutet eine Flucht vor der Verantwortung. Auch Institutionen können regressionsfördernd sein: Die Heimbewohner*innen werden rundum versorgt, „geben die Verantwortung an der Pforte ab" und gewöhnen sich an diese Situation so sehr, dass sie nicht mehr in das wirkliche Leben zurückwollen. Es ist ein Hospitalisierungseffekt eingetreten.

Verschiebung: Gefühle, die man nicht akzeptiert, werden umgeleitet auf andere Personen oder Sachen.

Die Pflegedienstleitung kritisiert die Aushilfskraft. Diese fühlt sich zu Unrecht angegriffen, wagt aber nicht zu widersprechen. Sie ärgert sich sehr. Als sie die Praktikantin trifft, lässt sie ihren Ärger an ihr aus.

Rationalisierung: Ein emotionales Verhalten, das man selbst nicht akzeptiert, wird anschließend durch rationale Gründe gerechtfertigt.

Das Pflegepersonal meidet das Zimmer der Patientin Frau A. Diese liegt im Sterben, sie röchelt laut, stöhnt und ist sehr unruhig. Bei der Übergabe versichert sich das Personal gegenseitig, dass sehr viel Wichtiges zu tun war und keine Zeit für Frau A. übrigblieb.

Intellektualisierung: Belastende Gefühle werden abgewehrt durch eine intellektuelle Herangehensweise.

Bei der Visite heißt es: „Wie geht es dem Brust-Ca auf Zimmer 6?" Die Patientin wird zu einer Nummer und auf ihre Diagnose reduziert. Man verhindert dadurch, dass einem die Person und ihr Schicksal zu nah kommen.

Projektion: Eigene Gefühle und Verhaltensweisen, die man nicht akzeptiert, werden auf andere Menschen verlagert und dort kritisiert. Man selbst ist entlastet.

Pfleger M. geht nicht gerne zu der Patientin P., der es sehr schlecht geht und die jedes Mal laut jammert, ins Zimmer. Pfleger M. sagt sich: „Die Patientin P. will mich nicht sehen, denn immer, wenn ich komme, jammert sie rum. Ich bleibe besser weg."

Konversion: Der innere Druck findet seinen Ausdruck in einem körperlichen Symptom. So wird er nicht mehr gespürt, man ist entlastet von dem unangenehmen oder schmerzhaften Gefühl.

Patientin A. ist soeben gestorben. Der Gesundheitsfachkraft Ina ist nach Weinen zumute, sie mochte die Patientin sehr gern. Als sie nach Dienstschluss die Klinik verlässt, spürt sie starkes Halsweh. Ihre Trauer spürt sie nicht mehr. Der psychische Leidensdruck ist durch die körperlichen Beschwerden ersetzt worden. ◄

Ist es sinnvoll, Abwehrmechanismen anzuwenden? Die Frage kann nicht pauschal beantwortet werden. Manchmal kann es nützlich und selbstschützend sein, sich mit großen Belastungen – z. B. einer schwerwiegenden Diagnose – nicht sofort auseinanderzusetzen, sondern zu warten, bis man Unterstützung bekommt. Es kommt auch auf die Dauer und die Dosis an! Wenn eine Person einen Knoten in der Brust ertastet und diesen Befund verdrängt und lange Zeit keine ärztliche Untersuchung aufsucht, wird diese Abwehr sehr schädlich sein. Auch wenn Menschen immer die Schuld bei anderen Menschen suchen (Projektion) oder immer bei Konflikten erkranken (Konversion), verzerren sie zunehmend die Realität. Sie stoßen nicht auf Sympathie bei ihrem Umfeld und verhindern auch ihre eigene Persönlichkeitsentwicklung, weil sie nicht über sich selbst reflektieren, sondern ihre Probleme wegschieben.

Nimmt man als Gesundheitsfachkraft die Bedeutung der Biografie ernst, dann versucht man die aktuellen Probleme der Patient*innen aus ihrer Biografie zu verstehen und versucht Zusammenhänge zwischen den aktuellen Problemen einerseits und früheren Erlebnissen, Konflikten und Beziehungsschwierigkeiten andererseits herzustellen. Gegenwärtige Belastungen beleben verdrängte Traumata wieder (siehe Beispiel). Nicht nur Traumata, auch unerfüllte Bedürfnisse und ungelöste Konflikte mit den Bezugspersonen der Kindheit werden verdrängt. Dabei handelt es sich häufig um Themen wie Abhängigkeit (man bekam zu wenig Zuwendung), Autonomie (man durfte sich nicht ablösen und selbstständig werden), Aggression (Abgrenzung wurde bestraft), Selbstwert (man wurde entwertet) und Schuld (als Erziehungsmittel wurden Schuldgefühle erzeugt; ausführlich in Eckhardt-Henn et al., 2018, S. 64 ff.).

Die Psychoanalyse geht davon aus, dass sich diese frühkindlichen Beziehungskonstellationen in der Beziehung zwischen Gesundheitsfachkraft und Patient*in widerspiegeln können. Die Biografie spielt also in das gegenwärtige Leben hinein, weil Beziehungsmuster von früher wiederholt werden. Bei diesen Wiederholungen werden Gefühle, die früheren Bezugspersonen galten, auf das Gegenüber übertragen. Das nennt die Psychoanalyse Übertragung.

> **Übung**
>
> Reflektieren Sie Ihre eigene bisherige Biografie: Kindheit und Jugendalter. Wie war der Umgang mit Bindung, Ablösung, Macht in Ihrer Familie?

Wiederholung, Übertragung und Gegenübertragung
Übertragung meint, dass frühe Beziehungserlebnisse, die man verinnerlicht hat, unsere späteren Beziehungen beeinflussen. So überträgt z. B. die Ehefrau (der Ehemann) Einstellungen gegenüber dem Vater (der Mutter) auf die Partner*in, der Angestellte überträgt Gefühle dem Vater gegenüber auf seinen Chef usw. Man wiederholt also Aspekte von Beziehungskonstellationen aus der Kindheit. Diese frühkindlichen Beziehungskonstellationen können sich ebenfalls in der Beziehung zwischen Gesundheitsfachkraft und Patient*in widerspiegeln.

> **Beispiel: Wiederholung frühkindlicher Handlungs- und Beziehungsmuster im familiären Alltag und im beruflichen Alltag**
>
> Der Vater, der selbst als Kind aus „erzieherischen" Gründen körperlich bestraft wurde und Angst vor seinem Vater hatte, schlägt nun ebenfalls seinen Sohn. Dieser hat auch Angst vor ihm.
>
> Die Patientin hatte eine sehr dominante Mutter, die ihr wenig eigenen Raum ließ. Die Patientin wehrte sich dagegen, in dem sie sich ihr gegenüber scheinbar gefügig verhielt, aber heimlich alle Aufträge der Mutter boykottierte und sich auf diese Weise widersetzte. Genau diese Haltung nimmt sie nun der physiotherapeutischen Gesundheitsfachkraft gegenüber ein, die sie ebenfalls als Autorität wahrnimmt. Sie arbeitet nicht mit, dadurch stagniert der Therapieprozess. ◄

Im Gesundheitskontext kann die Übertragung auch positive Gefühle der Gesundheitsfachkraft gegenüber enthalten: Wünsche und Hoffnung auf Heilung, die unter Umständen auch mit einer Idealisierung der Gesundheitsfachkraft einhergehen. Es kann aber auch eine negative Übertragung auftreten. Dann werden negative Gefühle gegenüber früheren Bezugspersonen auf die Gesundheitsfachkraft übertragen (siehe Beispiel oben).

Die Übertragung löst bei Ihnen als Gesundheitsfachkraft Gefühle aus. Die Psychoanalyse bezeichnet diese Gefühle als Gegenübertragung. Es ist wichtig und hilfreich, sich diese Gefühle bewusst zu machen und zu reflektieren.

*Wenn Patient*innen Ihnen sehr starke positive oder negative Gefühle entgegenbringen und Sie diese nicht nachvollziehen können oder wenn Sie starke Abneigung oder sehr viel*

3.3 Erklärungskonzepte psychischer Störungen

Sympathie in einer professionellen Beziehung empfinden, ist es am hilfreichsten, den Fall in einer Supervision zu besprechen und zu verstehen.

▶ **Definition: Supervision** Supervision ist eine Beratung, in der das eigene Handeln reflektiert wird mit dem Ziel, die eigene professionelle Arbeit zu verbessern. Behandelt wird die Beziehung zwischen Mitarbeiter*in und Klient*in oder Beziehungen innerhalb eines Arbeitsteams. Die Supervision wird von Supervisor*innen, die von außerhalb kommen, durchgeführt. Regelmäßige Supervisionen sind sinnvoll in Berufen, in denen man mit Menschen professionell arbeitet (z. B. Soziale Arbeit, Schule, Gesundheitsbereich, Psychotherapie).

Beispiel: Übertragung und Gegenübertragung

Die Patientin spricht bei der Visite über ihre vielfältigen Symptome und zeigt sich völlig hilfsbedürftig und ihrer Krankheit ausgeliefert. Sie berührt immer wieder hilfesuchend den Arm des Arztes und sieht ihn bewundernd an. Die demonstrierte Bedürftigkeit und gleichzeitige Bewunderung (Übertragung) löst beim Arzt Hilfsbereitschaft und Kompetenzgefühle (Gegenübertragung) aus. Er verspricht ihr, bevor er abends nach Hause geht, nochmal nach ihr zu sehen. Am Abend hat er sein Versprechen längst vergessen und verlässt das Haus ohne nach der Patientin zu sehen. Die Patientin wartet. Als sie vom Pflegepersonal schließlich erfährt, dass der Arzt nicht mehr da ist, bekommt sie akut einen schweren Asthmaanfall.

Kommentar: Die Gefühle des Arztes (Ich will helfen und der bedürftigen Patientin Zuwendung geben) sind die Reaktion auf die Botschaft der Patientin (Ich bin schwach, aber Du bist stark). Statt seine Gefühle zu reflektieren, geht er kurzfristig auf die Ansprüche der Patientin ein: Er verspricht etwas, was er nicht hält. Das ist in Bezug auf seine Beziehungskompetenz ein Kunstfehler. ◀

Berufsbezug

Die Kenntnis der Abwehrmechanismen ist sehr hilfreich im Umgang mit Menschen in Krisensituationen wie es etwa schwere Erkrankungen sind. Unverständliches Verhalten wird dadurch verständlich. Verleugnungen deuten auf eine innere Notlage hin, die Unterstützungsangebote erforderlich macht. Ebenso hilfreich ist das Konzept von Übertragung und Gegenübertragung, um Beziehungen im professionellen Kontext zu verstehen und entsprechend zu handeln: Menschen richten vielfältige Gefühle und Erwartungen auf ihr Gegenüber, die mit ihrer eigenen Geschichte zu tun haben. Dadurch wird die gegenwärtige Beziehung beeinflusst, weil diese Erwartungen beim Gegenüber auch etwas auslösen. Es ist deshalb professionelles Verhalten, seine eigenen Gefühle in Patient*innenkontakten zu reflektieren. ◀

Zusammenfassung psychoanalytischer Ansatz
Die Psychoanalyse misst der Biografie eines Menschen für die Entstehung einer psychischen Störung eine große Bedeutung bei. Früh erlebte Belastungen oder Traumata prägen sein späteres Leben. Das Trauma selbst wird aber in das Unbewusste verdrängt und nicht erinnert. Auch in seinem gegenwärtigen Leben verdrängt der Mensch Belastungen, die er nicht bewältigen kann, in sein Unbewusstes. Er benutzt Abwehrmechanismen dazu. Das Unbewusste spielt auch in Interaktionen eine Rolle: Menschen haben Erwartungen und Wünsche oder Sympathien und Antipathien in Bezug auf ihr Gegenüber: Beziehungsaspekte, die sie sich nicht bewusstmachen.

3.3.3 Der klientenzentrierte Ansatz und seine Anwendung

Der klientenzentrierte Ansatz wurde von Carl Rogers entwickelt. Folgendes sind die zentralen Annahmen:

Menschen sind selbstbestimmt und ausgestattet mit dem Bestreben, ihre positiven und kreativen Fähigkeiten zu verwirklichen.

Dazu benötigen sie ein realistisches Selbstkonzept, d. h. realistische Einstellungen zu sich und der Welt. Wenn sie ein unrealistisches Selbstkonzept haben, dann stimmen die Erfahrungen, die sie machen, nicht mit ihrem Selbstkonzept überein. Es entsteht, ein Widerspruch zwischen der Realität und dem Selbstbild, der Angst auslöst.

Bei der Auseinandersetzung mit dieser Angst und dem eigenen Innenleben ist eine hilfreiche Beziehung nötig. Im Dialog können Probleme gelöst werden.

Die drei Basismerkmale einer hilfreichen Beziehung
Welches sind die Merkmale eines solchen hilfreichen Dialogs? Rogers schlägt folgende Grundhaltung vor, die das Gegenüber von Ängsten befreit und konstruktive Veränderungen möglich macht:

- unbedingte Wertschätzung (positive Zuwendung, bedingungsfreies Akzeptieren),
- Empathie und
- Echtheit.

Da diese Merkmale im Kap. 5 beschrieben und anhand von Beispielen erläutert werden, werden sie hier nur kurz umrissen.

Die *unbedingte Wertschätzung* versteht Rogers als ein Beziehungsangebot: Das Gegenüber wird in seinem Denken und Fühlen angenommen. Rogers sieht es als Grundbedürfnis eines jeden Menschen an, akzeptiert und anerkannt zu werden, insbesondere, wenn er verunsichert ist und von sich selbst oder durch andere Personen negativ bewertet wird.

Für das von Rogers beschriebene Merkmal *Empathie* wurden im Laufe der Zeit weitere Begriffe geprägt wie einfühlendes Verstehen oder Spiegeln. Empathie meint, sich in die innere Welt des Gegenübers hineinzuversetzen und zu verstehen, wie es sich selbst und seine Umwelt wahrnimmt.

Während die unbedingte Wertschätzung eine Einstellung ist, die sich stark über nonverbales Verhalten mitteilt, ist die Empathie in erster Linie eine sprachliche Aktivität. Gesundheitsfachkraft und Patient*in treten in einen Dialog ein, bei dem die Gesundheitsfachkraft unerschrocken und nicht bewertend die Gefühle der Patient*in aufgreift, denen diese ängstlich gegenübersteht.

Das dritte Merkmal einer hilfreichen Haltung ist die *Echtheit;* sie meint, dass man äußert, was man empfindet. Im Gegensatz zur Empathie, bei der man bei den Gefühlen des anderen ist, ist man bei der Echtheit bei den eigenen Gefühlen, die man auch äußert. Die Gesundheitsfachkraft, die sich auf diese Weise transparent verhält, ist auch ein gutes Modell für den angstfreien, offenen Umgang mit den eigenen Gefühlen.

Verwirklicht man diese beschriebenen Merkmale einer hilfreichen und heilsamen Beziehung, wird bei Patient*innen, die angstvoll, unkooperativ und verzweifelt sind, eine Bereitschaft erzeugt, sich mitzuteilen.

Berufsbezug

Im Gesundheitsbereich Tätige haben häufig mit Menschen zu tun, die sich in einer Krisensituation befinden. Die Patient*innen selbst, aber auch die Familienmitglieder haben vielfältige Ängste, z. B. vor bevorstehenden Eingriffen, vor Verlusten unterschiedlichster Art, vor Behinderung, Einschränkungen, vor der Zukunft insgesamt. Nichts ist in beängstigenden Situationen tröstender als ein Gegenüber, das diese Gefühle akzeptiert und empathisch darauf eingeht. Eine wertschätzende, empathische und authentische Haltung ist auch im Umgang mit Kolleg*innen eine erfolgreiche Methode für eine gute Arbeitsatmosphäre und die konstruktive Lösung von Konflikten. Sie baut Mobbing und Burnout vor. Eine Fortbildung und regelmäßige Supervision in der klientenzentrierten Methode sind also für Gesundheitsfachkräfte in jedem Fall sehr sinnvoll. ◄

Zusammenfassung klientenzentrierter Ansatz

Das klientenzentrierte Konzept von Rogers geht davon aus, dass Menschen ein großes Entwicklungspotenzial haben; sie sind in der Lage, ihre Probleme selbst zu lösen. Sie benötigen dazu aber ein hilfreiches Gegenüber, das bereit ist, eine Beziehung zu ihnen einzugehen, die geprägt ist von Empathie, Wertschätzung und Echtheit. Fühlt sich ein angstvoller, problembelasteter Mensch derart angenommen, verstanden und wertgeschätzt, kann er sich seinem inneren Erleben zuwenden, es verstehen und nach Lösungen suchen.

3.3.4 Der systemische Ansatz und seine Anwendung

Der systemische Erklärungsansatz (systemisch, griech.: aus mehreren Teilen zusammengesetztes Ganzes) betrachtet die einzelne Person und ihr Verhalten innerhalb ihrer Bezugsgruppe: Welche Wechselwirkungen ergeben sich zwischen ihr und den anderen?

Die zentrale Annahme des Ansatzes ist, dass das Verhalten eines Menschen Ausdruck des Systems ist, in dem er lebt und nicht Ausdruck seiner Persönlichkeit. Ist ein Mensch also psychisch erkrankt, wird nicht von der „erkrankten Person", sondern nur von „Symptomträger*in" gesprochen. Die erkrankte Person weist mit ihrer Erkrankung, ihrem Symptom, auf das gestörte System, in dem sie lebt, hin. Das „unerwünschte", störende Symptomverhalten soll das Gleichgewicht im System aufrechterhalten (v. Schlippe & Schweitzer, 2016, S. 44 f.). Eine psychische Erkrankung ist also ein selbst gewähltes Verhalten.

Beispiel: Symptomträgerin

Die magersüchtige Tochter in einer Familie ist die „Symptomträgerin". Nicht sie allein ist krank, sondern die ganze Familie hat einen Konflikt. Sie bringt ihn durch ihre sichtbare Krankheit ans Tageslicht. Bevor sie die Magersucht entwickelte, wollten sich die Eltern scheiden lassen. Seit der Krankheit ihrer Tochter streiten sie sich nicht mehr, sondern halten in vereinter Sorge um ihr Kind zusammen. So hält die Tochter mit ihrer Krankheit die Familie zusammen, das System Familie bleibt erhalten. ◄

Eine weitere zentrale systemische Annahme ist, dass alles Verhalten zirkulär (kreisförmig) ist. Das bedeutet, dass sich alles Verhalten wechselseitig bedingt. Eine Verhaltensweise kann Ursache und Wirkung in einem sein. (v. Sydow, 2007a, b; v. Sydow, 2015, S. 37).

▶ **Definition: Zirkularität** Alle menschlichen Interaktionen werden als zirkulär (kreisförmig) angesehen. Das bedeutet, dass es keinen Anfang (Ursache A) und keinen Endzustand (Wirkung B) gibt. Jedes Verhalten der einen Person ist damit sowohl Ursache als auch Wirkung des Verhaltens der anderen Person (Abb. 3.4). Die Ursache eines Konflikts ist nicht mehr feststellbar. Eine Schuldfrage wird damit hinfällig.

Abb. 3.4 Alles Verhalten ist zirkulär

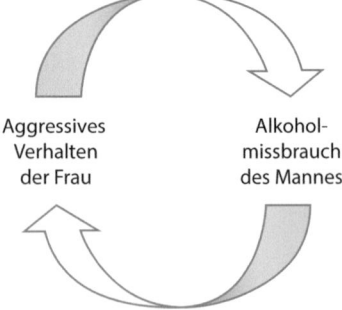

Aggressives Verhalten der Frau

Alkoholmissbrauch des Mannes

3.3 Erklärungskonzepte psychischer Störungen

Beispiel: Zirkularität

Der Mann bastelt im Bastelkeller. Die Frau, die lieber mit ihm gemeinsam auf dem Sofa sitzen möchte, nörgelt. Daraufhin zieht der Mann sich erst recht in den Bastelkeller zurück. Darauf nörgelt die Frau noch mehr, darauf geht der Mann noch mehr ... usw. Es kommt zu einem Teufelskreis, der irgendwann eskaliert und möglicherweise in eine Scheidung mündet.

Kommentar: Für die Frau beginnt die Verhaltenskette an der Stelle, wo ihr Mann in den Keller geht. Ihr Verhalten (Nörgeln) ist damit nur die Reaktion auf seinen Rückzug. Für den Mann beginnt die Verhaltenskette beim Nörgeln der Frau. Sein Verhalten (Flucht in den Keller) ist damit nur die Reaktion auf das Nörgeln. ◄

Beziehungskonflikte entstehen aus den unterschiedlichen Sichtweisen von Personen auf Ereignisfolgen (Abb. 3.4). Ein psychisch krankes System – im systemischen Ansatz wird dieses als „dysfunktional" bezeichnet – ist also von zirkulären Teufelskreisläufen gekennzeichnet, bei denen ein Anfang, also eine Ursache, nicht auszumachen ist.

Ein weiterer Erklärungsansatz für ein dysfunktionales System sind gestörte Kommunikationsmuster (Kap. 5). Der*die Sender*in einer Botschaft und der*die Empfänger*in der Botschaft befinden sich auf unterschiedlichen Kommunikationsebenen. Der*die Empfänger*in hört etwa mit dem „Beziehungsohr" und wittert eine Kränkung, obwohl der*die Sender*in nur eine Sachfrage gestellt hat (Schulz v. Thun 2010a, S. 47 ff.).

Beispiel: Hören auf dem Beziehungsohr

Der Mann fragt seine Frau, ob das Ei weichgekocht sei. Es ist eine reine Sachfrage. Die Frau explodiert: „Meinst Du, ich kann ein Ei nicht richtig kochen?" Sie versteht die Frage auf der Beziehungsebene („Er will mir mitteilen, dass ich eine schlechte Köchin bin").

Kommentar: Angemessen wäre in diesem Fall eine Antwort ebenfalls auf der Sachebene („Ja, es ist weichgekocht" oder „Nein, es ist hartgekocht"). Ist sich die Empfängerin nicht sicher, wie die Frage gemeint ist, sollte sie nachfragen. ◄

Exkurs: Lesetipp

Basiswissen über erfolgreiche Kommunikation stellen die Werke Schulz von Thuns „Miteinander reden" Band 1–3 dar. ◄

In der Familientherapie soll ein dysfunktionales (d. h. ein nicht konstruktives, nicht erfolgreiches, nicht gut funktionierendes) System wieder in ein funktionales System umgewandelt werden. Die Familienmitglieder sollen verstehen, dass es keine bestimmten Ursachen für familiäre Probleme gibt, deshalb gibt es auch keine Opfer und Täter*innen. Die in Familien häufig auftretende Schuldfrage wird nicht aufgegriffen; vielmehr sollen die Mitglieder von Schuldzuweisungen entlastet werden. Weiterhin wird davon ausgegangen, dass Menschen weniger feststehende Eigenschaften haben, sondern vielmehr Verhaltensweisen zeigen, die sich gegenseitig bedingen und die veränderbar sind. Familienmitglieder, die miteinander eng verstrickt sind, sollen lernen, sich voneinander abzugrenzen. Es sollen Ressourcen aktiviert werden. Die Techniken der Familientherapie sind darauf ausgerichtet, diese Erkenntnis- und Entwicklungsprozesse in Gang zu setzen.

Im Folgenden werden Ihnen exemplarisch therapeutische Techniken des systemischen Ansatzes mit jeweils einem entsprechenden Beispiel vorgestellt.

Beispiel: Kein Ursache-Denken, keine Schuldfrage klären

Die systemische Frage heißt: „Wann hat sich Ihre Tochter entschieden, magersüchtig zu werden?"

Nicht: „Warum bekam Ihre Tochter die Magersucht?"

Kommentar: Die erste Frage impliziert,

- dass die Krankheit der Tochter eine Funktion im Familiensystem hat,
- es keinen Schuldigen gibt und
- die Tochter sich auch wieder anders entscheiden kann. ◄

Das therapeutische Betonen der Veränderbarkeit von Verhaltensweisen anstelle der Statik von Eigenschaften wird *Verflüssigung von Eigenschaften* genannt und dient der Aufweichung von festgefahrenen Strukturen innerhalb der Familie. Familien, die eine Beratung oder Therapie aufsuchen, sind i. d. R. in destruktiven Beziehungsstrukturen verfangen. Entweder sind ihre Denk-, Gefühls- und Handlungsweisen eng miteinander verflochten und Abgrenzungen sind nicht möglich oder die Subsysteme sind untereinander rigide voneinander abgegrenzt. Durch Verflüssigung sollen starre Strukturen aufgeweicht werden, wie folgendes Beispiel zeigt.

Beispiel: Verflüssigung von Eigenschaften

Die Frage der Beraterperson lautet gemäß dieser Annahme: „Seit wann verhält sich Ihr Sohn trotzig und in welchen Situationen verhält er sich trotzig?"

Kommentar: Trotz wird nicht als unveränderliches Persönlichkeitsmerkmal gesehen, sondern als veränderbares Verhalten, das selbst gewählt wurde. ◄

Bei der *Technik des zirkulären Fragens* erhält ein Familienmitglied eine Rückmeldung über ihre Beziehung aus der Sicht eines Dritten und wird dadurch angeregt, in Kreisläufen zu denken und Verhaltensweisen im Zusammenhang mit Beziehungen zu sehen.

Beispiel: Zirkuläres Fragen

Frage der Beraterperson an die magersüchtige Tochter: „Was glaubst Du, löst es bei Deinem Vater aus, wenn er sieht, wie sich Deine Mutter von Deiner Großmutter Vorschriften machen lässt?" ◄

3.3 Erklärungskonzepte psychischer Störungen

Führt die Familie ein Krankheitsetikett ein, fragt die Beraterperson nach dem Gegenbegriff. Diese Technik dient dazu, das Etikett zu relativieren und den Blick weg vom Symptom hin zu den anderen (gesunden) Aspekten des*der Symptomträger*in zu lenken, indem man *Unterschiede im Verhalten* findet.

Beispiel: Unterschiede im Symptomverhalten

Die Familie kommt zur Beratung wegen des trotzigen Verhaltens von Tochter Maria. Frage der Beraterperson: „Woran merken Sie, wenn Maria nicht trotzig ist? Was macht sie dann anders?" ◄

Man kann auch nach *Unterschieden in den Beziehungen* fragen.

Beispiel: Unterschiede in Beziehungen

Beraterperson: „Mit wem versteht sich Peter besser, mit dem Bruder oder der Schwester?" ◄

Das neue Denkmuster soll deutlich machen: Es ist erlaubt, dass wir uns nicht alle gleich stark lieben, es darf Unterschiede geben, das ist normal. Dadurch wird Abstand zwischen Familienmitgliedern hergestellt. Abstand ist Voraussetzung dafür, dass Eigenständigkeit entstehen kann.

Familientherapeutische Sitzungen umfassen häufig nur drei, maximal zehn Sitzungen, die in größeren Abständen stattfinden. Dahinter steht das Konzept, dass das System Möglichkeiten der Selbstheilung findet, weil es die entsprechenden Ressourcen besitzt. Die Beraterperson vertraut auf einen sich selbst vorantreibenden Veränderungsprozess. Dieser findet zwischen den Sitzungen statt und wird angeregt durch Ressourcen aktivierende Hausaufgaben (v. Schlippe & Schweitzer 2016, S. 206): Das Entscheidende soll außerhalb der Sitzungen geschehen. Es ist ein sehr effizientes Verfahren.

Berufsbezug

Die Auseinandersetzung von Patient*innen mit ihrer Krankheit spielt sich nicht im luftleeren Raum ab, denn sie sind nicht alleine krank: „Patienten haben Familien" (McDaniel et al., 2013, 93). Bei einer chronischen Erkrankung, einer Amputation, einer Fehlgeburt wird die ganze Familie zum*zur Patient*in, die Unterstützung benötigt. Sie ist ebenso wie das erkrankte Familienmitglied von einem Verlust betroffen, verunsichert und in Bezug auf das Krankheitsgeschehen unwissend. Eine Einladung der ganzen Familie ist deshalb ein wichtiges Signal an sie, dass man ihre Notlage sieht. Nicht nur medizinische Sachinformationen und alltäglicher Umgang mit der Krankheit (z. B. das Kochen für einen diabeteserkrankten Menschen) sind von Bedeutung; die Familiengespräche sollten auch eine Plattform für Wünsche, Erwartungen und Sorgen der Familienmitglieder sein. Eine Krankheit ist ein Stressor, der problematische Interaktionen in der Familie verstärken kann. Besonders in diesem Fall sind Familiengespräche wichtig. Schuldzuweisungen, Totschweigen, Verantwortungsabgabe, zu enge Bindungen, Isolation nach außen sind verbreitete familiäre Reaktionen auf den Einbruch der Krankheit in die Familie. Erst wenn die innerfamiliären Muster und Beziehungen einbezogen und geklärt werden, kann auch zwischen der Gesundheitsfachkraft und dem*der Patient*in und ihrer Familie eine vertrauensvolle Kooperation entstehen. Im positiven Fall ist die Familie eine wichtige Ressource; auch deshalb sollte sie von der Gesundheitsfachkraft einbezogen und genutzt werden. ◄

Zusammenfassung systemischer Ansatz
Der systemische Ansatz betrachtet die psychische Erkrankung einer Person als Ausdruck eines dysfunktionalen (gestörten) Familiensystems. Der Mensch ist Teil dieses gestörten Systems. Deshalb ist die Familie *die Patientin, nicht die einzelne Person. Die Familienberatung/Therapie will negative Teufelskreise in der Familie durchbrechen. Ziel ist ein konstruktiver Umgangsstil und ein angemessenes Nähe- und Distanzverhältnis der Familienmitglieder, damit eine Entwicklung der einzelnen Mitglieder möglich wird.

3.3.5 Der verhaltenstheoretische Ansatz und seine Anwendung

Das verhaltenstheoretische Erklärungsmodell beruht auf dem *Behaviorismus*. Der Begriff Behaviorismus leitet sich von Behavior = Verhalten ab und beruht auf der zentralen Annahme, dass alles menschliche Verhalten gelernt ist und beobachtet werden kann (Kap. 2).

Nach dem verhaltensorientierten Ansatz sind psychische Störungen gelernte Fehlverhaltensweisen. Sie beruhen auf den zwei Gesetzen der Lerntheorie: dem klassischen und dem operanten (instrumentellen) Konditionieren. Beim *klassischen Konditionieren* findet ein Assoziationslernen statt, ein neutraler Reiz tritt gleichzeitig mit einem Angstreiz auf. Dadurch wird dieser neutrale Reiz künftig mit dem Angstreiz assoziiert und ebenfalls zu einem Angstreiz.

Beispiel: Assoziationslernen

Der Anblick der Pflegefachkraft löst bei der Patientin zunächst keine Reaktion aus. Nachdem diese jedoch der Patientin regelmäßig eine sehr schmerzhafte Injektion verabreicht hat, reicht der bloße Anblick dieser Pflegekraft, damit die Patientin Herzklopfen bekommt: Sie assoziiert den Schmerz mit dieser Person. ◄

Beim *operanten Konditionieren* wird Verhalten durch die Konsequenzen, die dem Verhalten folgen, beeinflusst. Die operante Verstärkung ist ein weit verbreitetes zwischenmenschliches Verhalten. Im Alltag ist sie z. B. ein intuitiv angewendetes Erziehungsmittel: Soziale Verstärker wie Lob, Zuwendung und Körperkontakt begleiten die Kindererziehung. Ebenso gehört die Nichtbeachtung oder der Entzug von Belohnungen zu unserem Verhaltensrepertoire. Wir steuern das Verhalten unseres Gegenübers durch die Art unserer Reaktion, ebenso werden wir von unserem Gegenüber auf diese Art beeinflusst.

3.3 Erklärungskonzepte psychischer Störungen

> **Beispiel: Beispiele für positive und negative Verstärker und Bestrafung**
>
> **Positive Verstärker**
> Bei der positiven Verstärkung folgt nach dem gezeigten Verhalten etwas Positives. Das Verhalten tritt daraufhin häufiger auf.
> Der Patient schlendert über den Stationsflur und entdeckt zufällig das Aufenthaltszimmer. Er betritt es und kurze Zeit später ist er in ein interessantes Gespräch verwickelt über sein Hobby, den Gartenbau. Daraufhin sucht er den Aufenthaltsraum häufiger auf, um sich mit anderen Personen auszutauschen.
> **Negative Verstärker**
> Bei der negativen Verstärkung wird ein negativer Reiz entfernt. Es handelt sich also ebenfalls um eine Belohnung, die zu einer Erhöhung von Verhalten führt. Negative Verstärkung ist deshalb keinesfalls eine Bestrafung – wie der Ausdruck suggeriert –, sondern die Entfernung von etwas Negativem.
> Herr M. hat Angst vor dem Zahnarztbesuch. Als er doch mal einen Termin vereinbart, kehrt er vor der Praxistür um: Sofort sind seine Angstsymptome wie Herzklopfen und Schwitzen verschwunden. Seine Flucht beendet seinen Angstzustand und wirkt deshalb verstärkend: Er wird auch künftig Zahnarztpraxen meiden.
> **Bestrafung**
> Bei einer Bestrafung folgt dem Verhalten etwas Unangenehmes. Dadurch tritt das Verhalten seltener auf.
> Der neunjährige Jan probiert heimlich einen Schnaps. Ihm wird schlecht, er muss sich übergeben. Künftig wird er keinen Schnaps mehr probieren. ◄

Aber: Vorsicht bei Bestrafung!
Bestrafung löst negative Emotionen aus (Aggressionen, Frustrationen, Trotz, Angst, Resignation, mangelnde Selbstsicherheit). So kann etwa Trotzverhalten als Reaktion auf die Bestrafung sogar zu einer Erhöhung des unerwünschten Verhaltens führen. Bestrafung belastet die Beziehung und hat keinen Lerneffekt, weil sie erwünschtes Verhalten nicht aufbaut.

> **Übung**
>
> Welche Erfahrungen haben Sie in Ihrer Kindheit mit Belohnung und Bestrafung gemacht? Wie reagierten Sie auf Belohnung und wie auf Bestrafung?

An der Entstehung und Aufrechterhaltung einer psychischen Störung sind sowohl Prozesse des klassischen als auch des operanten Konditionierens beteiligt. Das klassische Konditionieren ist maßgeblich für die Entstehung der Störung verantwortlich, das operante Konditionieren für ihre Aufrechterhaltung. Demnach entsteht eine psychische Störung durch die Assoziation eines ehemals neutralen Reizes mit einem angstauslösenden Reiz: Die Pflegekraft hat Schmerzen zugefügt. Der neutrale Reiz wird dadurch zum Angstauslöser (Anblick der Pflegekraft). Findet ein Vermeidungsverhalten statt (Herr M. flieht weiterhin vor dem Zahnarztbesuch), kann die Erfahrung nicht gemacht werden, dass bei der Konfrontation mit dem Angstreiz nichts Schlimmes passiert. Die Angst kann nicht gelöscht werden. Die Vermeidung bzw. die Flucht wirkt als negativer Verstärker: Sie beendet nämlich das aktuelle Angstgefühl und hält somit die Angst vor dem Reiz langfristig aufrecht. Damit hält der Mechanismus der operanten Konditionierung die Störung aufrecht.

Ängste und Phobien entstehen nach diesem Modell durch klassische Konditionierung: Ein neutraler Reiz koppelt sich an einen Angstreiz und löst künftig selbst Angst aus. Um diese Fehlkoppelung wieder zu entkoppeln, ist eine weitverbreitete Technik die *systematische Desensibilisierung*, bei der eine stufenweise Annäherung an die gefürchteten Situationen erfolgt. Patient*innen stellen sich die angstauslösenden Reize zunächst nur vor; gelingt dies angstfrei, wird die Person von der psychotherapeutischen Fachkraft in die Realität begleitet, wo sie sich den Angstauslösern stellt. Hierzu erlernen Patient*innen Entspannungsübungen, denn Angst und Entspannung können nicht gleichzeitig stattfinden. Bei Angst ist der Sympathikus aktiv; er bereitet Angriffs- oder Fluchtverhalten vor. Sein Gegenspieler, der Parasympathikus oder „Ruhenerv", sorgt für Erholung, Ruhe und Entspannung. Bei der dosierten Annäherung an die Angst, siegt der Parasympathikus (Entspannung) über den Sympathikus (Anspannung). Die systematische Desensibilisierung wird auch als Konfrontationsmethode bezeichnet.

Die verhaltensorientierte Therapie wird aber nicht nur zum Abbau von Fehlverhalten eingesetzt, sondern auch zum Aufbau von neuem Verhalten. Dazu werden in der Therapie *Verstärkerprogramme* eingesetzt, die Patient*in und Therapeut*in gemeinsam aufstellen.

Beispiele für therapeutisch eingesetzte Verstärker

- Das hyperaktive Kind bekommt für jedes zeitlich festgelegte Stillsitzen ein Smiley. Diese werden gesammelt und später gegen reale Belohnungen eingetauscht.
- Die adipöse Person mit Abnehmwunsch verstärkt sich für jedes verlorene Kilo mit einem Kinobesuch.
- Die schüchterne Person, der das Ansprechen einer fremden Person gelingt, füllt zur Belohnung ihr Sparschwein.

Kommentar: Oft werden die Belohnungssysteme im weiteren Verlauf überflüssig, weil das erfolgreiche Verhalten allein schon durch viele positive Konsequenzen belohnend ist (z. B. modischere Kleidung durch eine schlankere Figur; mehr beruflicher Erfolg durch Überwindung der Schüchternheit). ◄

Übung

Überlegen Sie, wann Sie sich selbst Belohnungen in Aussicht gestellt haben, um sich für zu erledigende Aufgaben zu motivieren. War es erfolgreich? Wenn nicht, überlegen Sie, 1.) ob die Verstärker falsch gewählt waren oder 2.) wie Ihre Motivationslage war.

3.3 Erklärungskonzepte psychischer Störungen

> **Merke!**
>
> Die verhaltensorientierte Therapie bietet zahlreiche Techniken zum Abbau von Fehlverhalten und zum Aufbau erwünschter Verhaltensweisen an. Sie wird häufig bei Ängsten angewendet. Zur Beeinflussung von Verhaltensweisen hat sie zahlreiche Programme entwickelt wie Raucherentwöhnungsprogramme, Selbstsicherheitstrainings und Abnehmprogramme. Finden diese Programme in Gruppen statt, kommt auch das Lerngesetz des Modelllernens zum Einsatz.

Eine erhebliche Erweiterung dieser beiden Lernmodelle stellt die soziale Lerntheorie von Bandura (1976, 2001) dar. Nach Bandura wird von *Modelllernen* gesprochen, wenn sich eine Person das Verhalten einer anderen Person durch Beobachtung aneignet. Das Kind muss sich also nicht selbst die Hand auf der Herdplatte verbrennen, um zu lernen, diese nicht zu berühren (das wäre das Lernen durch die Konsequenz: operantes Lernen). Es lernt ebenso, wenn es das ältere Geschwister beobachtet, das sich die Hand an der Herdplatte verbrennt. Das bezeichnet Bandura als stellvertretendes Lernen. Durch Beobachtung wird neues Verhalten gelernt, aber auch bereits vorhandenes Verhalten wird beeinflusst, indem es abgeschwächt oder verstärkt wird. Wird ein Vorbild bewundert oder hat einen hohen Status, wird es eher nachgeahmt, als wenn die Person abgelehnt wird. Das kann problematisch werden, wenn das Modell, z. B. der Anführer einer Clique, negatives Verhalten zeigt: Er stiehlt und ist gewalttätig.

> **Beispiel: Lernen durch Nachahmung**
>
> Der Medizinstudent mag die junge Ärztin, der er zugeordnet ist. Ihm gefällt ihre geduldige und freundliche Art mit den Patient*innen umzugehen ebenso wie ihre ärztliche Kompetenz. In Gesprächen mit Patient*innen versucht er sich so wie sie zu verhalten und beantwortet geduldig die Fragen der Patient*innen. ◀

> **Berufsbezug**
>
> Mithilfe der Lerngesetze lassen sich z. B. Ängste der Patient*innen sehr gut reduzieren. Assoziationslernen bei schmerzhaften Behandlungen (Die Schwester fügt immer Schmerzen zu; deshalb löst ihr Anblick Angst aus) kann man verhindern durch ein gleichzeitig stattfindendes freundliches Gespräch, freundlichen Körperkontakt oder ähnliche Gegenmittel. Auch ist die Fachkraft ein gutes Modell für den Umgang mit Krankheit und Krisen: Statt zu verleugnen, spricht sie belastende Themen an und klärt sie. Passive und entmutigte Patient*innen lassen sich durch positive Verstärkung wie Lob und Zuwendung bei bereits kleinsten Fortschritten ermutigen und aktivieren. ◀

Zusammenfassung verhaltenstheoretischer Ansatz
Nach dem verhaltenstheoretischen Erklärungsmodell ist der Mensch ein durch Lernprozesse gesteuertes Wesen. Sein Verhalten ist durch die Umwelt festgelegt, nicht durch seine Persönlichkeitsstruktur. Psychische Störungen entstehen durch fehlgesteuerte Lernprozesse wie die

Verknüpfung neutraler Reize mit angstauslösenden Reizen oder dadurch, dass Fehlverhalten durch positive Konsequenzen belohnt und damit beibehalten wird. Auch die Nachahmung negativer Modelle (Modelllernen) kann zu problematischem Verhalten führen.

3.3.6 Der kognitive Ansatz und seine Anwendung

Die Verhaltenstherapie hat sich weiterentwickelt und berücksichtigt inzwischen auch kognitive Prozesse im Menschen.

Die Forscher der verhaltenstheoretischen Schule (Bandura, 2001; Lazarus, 1996; Meichenbaum, 2012; Kanfer et al., 2006; Ellis, 1995; Beck, 2005) erkannten zunehmend, dass Reizverknüpfungen und Konsequenzen auf Verhalten allein zur Erklärung menschlichen Verhaltens nicht ausreichen. Sie erweiterten die Verhaltenstheorie um die Komponente der Kognitionen, später noch auf die Komponente der Emotion (Young, 2019). Mit dem Begriff Kognition (Denken) sind alle Denkprozesse gemeint. In dem von diesen Forschern entwickelten *kognitiven Verhaltensmodell* wird der Mensch als ein aktives, sich selbst steuerndes Wesen angesehen, dessen Verhalten keinesfalls nur von äußeren Reizen gesteuert wird, sondern vielmehr auch von seinen Gedanken (Kognitionen). Die zentrale Annahme ist, dass für die Entstehung psychischer Erkrankungen subjektive Interpretations- und Bewertungsprozesse zentral sind: Nicht mehr der Reiz selbst löst die psychische Erkrankung aus, sondern die Bewertung des Reizes.

> **Beispiel: Kognitionen bestimmen Verhalten und Emotionen**
>
> Der künftige Gesundheits- und Krankenpfleger Max ist durch die Prüfung gefallen. Er fühlt sich als Versager, der nie etwas erfolgreich schaffen wird; er interpretiert die Situation als Katastrophe und ist sich sicher, dass die Zukunft für ihn rabenschwarz wird. Schließlich bekommt er Depressionen. Was ist passiert? Max Sichtweise ist negativ und verzerrt, er begeht mehrere Denkfehler: Er maximiert seinen Misserfolg (durchgefallen). Er minimiert seinen Erfolg (bisher erfolgreich das Studium durchlaufen). Er übergeneralisiert („Immer habe ich Pech") und er personalisiert („Warum muss mir das passieren"). Nach dem kognitiven Verhaltensmodell sollte er die Gründe für den Misserfolg analysieren und einen rationalen Plan machen, wie er den zweiten Anlauf erfolgreich schaffen kann. ◄

Die *kognitive Depressionstheorie* nach Ellis (1995) und Beck (2005) macht verzerrte Denkmuster für das Entstehen einer Depression verantwortlich. Demnach führen Wahrnehmungsverzerrungen, negative Sichtweisen und Fehlinterpretationen (siehe Beispiel) zur Entstehung der Depression. Ellis (1995, S. 279 ff.) stellte folgende irrationale Überzeugungen bei depressiven Menschen fest:

- die Vorstellung, von jeder Person geliebt und anerkannt werden zu müssen,
- die Vorstellung, nur dann etwas wert zu sein, wenn man kompetent, tüchtig und leistungsfähig ist,

- die Vorstellung, dass es eine Katastrophe ist, wenn Dinge nicht so sind, wie man sie haben möchte,
- der Glaube, dass menschliches Leid oft äußere Ursachen hat und der Mensch wenig Einfluss auf seinen Kummer hat,
- die Einstellung, dass man dauernd an Gefahren denken sollte und sich über sie Sorgen machen sollte,
- die Meinung, dass es leichter ist, Schwierigkeiten auszuweichen, anstelle sich ihnen zu stellen,
- die Vorstellung, dass man sich auf andere Personen verlassen sollte und einen „Starken" an seiner Seite braucht,
- die Vorstellung, dass die eigene Vergangenheit entscheidenden Einfluss auf das Verhalten haben muss,
- die Vorstellung, dass es für jedes menschliche Problem die perfekte Lösung gibt und es eine Katastrophe ist, diese Lösung nicht zu finden.*Kennen Sie auch solche Gedanken? Gelegentlich hat jeder Mensch solche Gedanken, sie dürfen nur nicht beherrschend werden.*

Auch die *Theorie der gelernten Hilflosigkeit* von Seligman (Hiroto & Seligman, 1975; Seligman et al., 1979) gehört zum kognitiven Erklärungsmodell psychischer Erkrankungen. Auf der Basis zahlreicher Experimente mit Tieren und Menschen entwickelten Seligman et al. (1979) das Modell der gelernten Hilflosigkeit als Ursache von Depressionen. Es sagt aus, dass die Überzeugung, keine Kontrollmöglichkeiten über eine Situation zu haben und dieser Situation hilflos ausgeliefert zu sein, depressiv macht: Die Person wird passiv und sucht nicht mehr nach Lösungsmöglichkeiten (auch Kap. 4).

Berufsbezug

In Patient*innenkontakten wird man als Gesundheitsfachkraft häufig Bemerkungen hören, die irrrationale Überzeugungen sind. Menschen sind resigniert, fühlen sich ausgeliefert oder wertlos, weil sie krank und schwach sind. Das kognitive Erklärungsmodell schlägt vor, dem durch Gegenbeispiele entgegenzuwirken und die negative Einstellung der Patient*innen dadurch infrage zu stellen. ◄

Zusammenfassung kognitives Erklärungsmodell

Das kognitive Erklärungsmodell geht davon aus, dass verzerrte und damit falsche Kognitionen die Ursache von psychischen Erkrankungen sind: Die Person interpretiert Situationen negativ. Die eigenen Kräfte zur Bewältigung der Situation schätzt sie als gering ein. Sie fühlt sich hilflos. Dieses irrationale Denken soll durch rationale Argumente widerlegt werden, um so einer rationaleren Sichtweise Platz zu machen. Kognitive Verhaltenstheoretiker wie Ellis, Beck und Seligman erklären insbesondere die Entstehung von Depressionen mit diesem Modell.

Zusammenfassung

Das Diathese-Stress-Modell geht davon aus, dass jede psychische Erkrankung ein Resultat aus Umweltprozessen und Persönlichkeitsmerkmalen ist. Wenn ein Stressreiz aus der Umwelt auf eine krankheitsanfällige Person trifft, kann es zum Krankheitsausbruch kommen. In dieses Modell lassen sich alle hier dargestellten Modelle integrieren.

Das verhaltenstheoretische Modell verortet die Ursachen eher in der Umwelt: Negative Umweltreize lösen Ängste aus und Belohnungen der Umwelt halten krankhaftes Verhalten aufrecht. Auch der systemische Ansatz sieht die Ursache psychischer Erkrankungen in der Umwelt: Dysfunktionale familiäre Muster führen zur Symptombildung bei der einzelnen Person. Beim kognitiven Ansatz produziert das Individuum dysfunktionale Denkmuster, die krankheitserzeugend sind. Die Psychoanalyse betont Störungen in frühkindlichen Beziehungsmustern und eine mangelnde Verarbeitung dieser negativen Erfahrungen als Ursache psychischer Erkrankungen; es werden z. B. schädliche Verdrängungsmechanismen angewandt. Sowohl dem Unbewussten des Individuums (in der Person befindlich) als auch seiner frühkindlichen Biografie (der Umwelt) wird große Bedeutung beigemessen. Der klientenzentrierte Ansatz sieht die Ursache im Individuum begründet. Er beschreibt als Ursache von psychischen Störungen ein unrealistisches und angstvolles Selbstkonzept.

▶ **Merke!** Die verschiedenen Modelle zur Krankheitsentstehung schließen sich nicht aus, vielmehr ergänzen sie sich: Der Mensch ist ein soziales Wesen (systemischer Ansatz), er ist ein biografisches Wesen, dessen Persönlichkeit aus seiner individuellen Geschichte heraus zu verstehen ist (psychoanalytisches Modell); sein Selbstwert baut sich auf erlebte Wertschätzung und Empathie auf (klientenzentrierter Ansatz) und er ist durch Lernprozesse beeinflussbar (verhaltenstheoretisches Modell). Seine Emotionen und Interpretationen bestimmen sein Handeln (alle Ansätze).

Aufgaben

- Welche psychischen Störungsmodelle kennen Sie? Führen Sie eins näher aus.
- Welche Bedeutung hat das Unbewusste? Was sind seine Inhalte?
- Welche Bedeutung haben Abwehrmechanismen? Erklären Sie exemplarisch einen von ihnen.
- Erläutern Sie das Modell der gelernten Hilflosigkeit.
- Nennen Sie einige typische irrationale Denkmuster, die zu depressiven Verstimmungen führen können.

Sozialpsychologie

4

Die Sozialpsychologie ist eine Grundlagendisziplin der Psychologie. Auch sie beschäftigt sich mit dem Denken, Fühlen und Handeln von Menschen, aber nunmehr in einem ganz bestimmten Kontext, nämlich in *sozialen Situationen*. Der Gegenstand der Sozialpsychologie ist also die Analyse und Erklärung von psychischen Vorgängen und Handlungsmustern im sozialen Kontext, von Interaktionsprozessen zwischen Personen und Gruppen sowie des Verhältnisses von Individuum und Gesellschaft. Sie arbeitet grundsätzlich empirisch (nach wissenschaftlichen Standards geleitete Auswertung von Erfahrungen) mittels Experimenten, Befragungen, Beobachtungen, Interviews oder Dokumentenanalysen (Brückner, 2011).

Um die Bedeutung des individuellen und kollektiven Handelns zu verstehen, ist es für Fachkräfte im sozialen und pädagogischen Bereich von zentraler Bedeutung, sozialpsychologisches Wissen zu erwerben. Diese Wissenselemente sind für fast jeden professionellen Kontakt im Berufsleben maßgeblich, z. B. in der Beratung jeglicher Form, in der Planung und Ausgestaltung der Beziehung zu Patient*innen oder in Bezug auf die Bewältigung von Konflikten, die sich aus der Interaktion mit Patient*innen oder auch Kolleg*innen ergeben.

Nach Maßgabe der Sozialpsychologie sind gesellschaftliche Bedingungen wie Armut oder Bildungsbenachteiligungen nicht selbst die Ursachen von Handlungen, sondern es gilt, dass Menschen sich – zumindest potenziell – aktiv zu diesen Bedingungen verhalten und ihr Leben selbst gestalten können.

Täglich begegnen wir einer Vielzahl von Personen und müssen aus beruflichen oder privaten Gründen eine Einschätzung dieser Personen vornehmen: Warum hat die Person jenes gesagt oder sich auf eine ganz bestimmte Art und Weise verhalten? Braucht sie Hilfe? Welchen Eindruck habe ich auf sie gemacht? All das sind Fragen, die hierbei immer wieder auftauchen. Der Forschungsbereich der sozialen Wahrnehmung versucht in systematischer Weise Antworten auf die Fragen zu geben, wie die Eindrucksbildung be-

© Springer-Verlag GmbH Deutschland, ein Teil von Springer Nature 2022
A. Boeger, M. Lüdmann, *Psychologie für die Gesundheitswissenschaften*,
https://doi.org/10.1007/978-3-662-63622-0_4

züglich anderer Personen funktioniert und welchen Irrtümern wir hierbei erliegen können. Ebenso wird untersucht, welchen Einfluss ein sozialer Kontext auf unsere individuelle Wahrnehmung hat.

▶ **Merke!** Die Sozialpsychologie analysiert das Denken, Fühlen und Handeln von Menschen in sozialen Situationen.

4.1 Personenwahrnehmung

Grundsätzlich existieren zwei Begriffsbestimmungen von sozialer Wahrnehmung (Fischer & Wiswede, 2009). Zum einen kann soziale Wahrnehmung als *(soziale) Bedingtheit von Wahrnehmung* verstanden werden. Dass wir etwas wahrnehmen können, unterliegt bestimmten physischen und psychischen Bedingungen. Wir haben (nach traditioneller Auffassung) fünf Sinne, über die wir die Umwelt erfassen können. Allerdings gibt es über diese Sinne keine einfache Abbildung der Umwelt, wie dies vielleicht eine Kamera zu tätigen vermag, sondern – nach Maßgabe unserer Erfahrungen, des Einflusses anderer Personen oder von Kulturen – immer eine relative Abbildung unserer Umwelt. Soziale Wahrnehmung bedeutet hier also, dass die objektive Wirklichkeit immer in Beziehung zur Vorstellungswelt des Individuums gesetzt wird und erst aus der Wechselwirkung dieser Aspekte unser „Bild" der Wirklichkeit entsteht.

Zum anderen kann soziale Wahrnehmung als *Wahrnehmung sozialer Tatbestände* verstanden werden. Dies umfasst vor allem die Wahrnehmung anderer Personen oder auch die meiner eigenen Person im sozialen Raum. Zentrale zu klärende Fragen in diesem Begriffsverständnis sind: Welche Merkmale berücksichtigen wir bei der Bewertung anderer Personen? Welchen Fehlern bzw. Fallgruben können wir dabei aufsitzen?

Im Folgenden erfahren Sie, wie genau wir andere Menschen wahrnehmen und beurteilen, wenn wir ihnen begegnen. Wir befassen uns also mit der Wahrnehmung sozialer Tatbestände. Worauf achten wir dabei, wenn wir bestimmte Personen zum ersten Mal sehen. Gibt es tatsächlich einen unwiderruflichen Effekt des ersten Eindrucks?

4.1.1 Wahrnehmung von Sympathie

Wenn die Frage im Raum steht, was genau eine Person sympathisch erscheinen lässt, dann spielen hierbei vor allem drei Aspekte eine entscheidende Rolle:

▶ **Merke!** Einflussfaktoren auf die Sympathiewahrnehmung (Werth & Mayer, 2008):

- physische Attraktivität,
- Ähnlichkeit mit der eigenen Person und
- Vertrautheit.

4.1.1.1 Physische Attraktivität

Obwohl dies kein Beurteilungskriterium sein sollte, ist immer wieder festgestellt worden, dass die physische Attraktivität von Menschen eine entscheidende Rolle für die Sympathiewahrnehmung und daraus resultierende Entscheidungen spielt.

Die in einer Gesellschaft vorherrschenden Schönheitsideale erfüllen eine biologische Funktion und unterliegen kulturell und zeitgeschichtlich bedingten Schwankungen (Fischer & Wiswede, 2009). Bereits Kinder bevorzugen attraktive Gesichter gegenüber unattraktiven (Langlois et al., 1991).

Wie Feingold (1992) aufgezeigt hat, werden physisch attraktive Menschen als geselliger, dominanter, intelligenter und sozial-kompetenter eingeschätzt als weniger attraktive Personen. Diese Zusammenhänge können kaum als gegeben betrachtet werden. Dennoch kann man feststellen, dass Kinder und Erwachsene, die von ihrem Umfeld als attraktiv wahrgenommen werden, nicht nur positiver von diesem bewertet, sondern auch wohlwollender behandelt werden. So werden ihnen mehr positive Eigenschaften wie Intelligenz oder Ehrlichkeit zugeschrieben (Eagly et al., 1991) und sie werden als glücklichere und fähigere Menschen wahrgenommen (Dion et al., 1972). Dipboye (1977) konnte anhand von Bewerbungsunterlagen, die an eine Personalleitung verschickt wurden, nachweisen, dass attraktive Bewerber*innen häufiger zu einem Vorstellungsgespräch eingeladen wurden als weniger attraktive, obwohl ansonsten die gleichen Einstellungsvoraussetzungen vorlagen.

Man geht davon aus, dass der sogenannte *Halo-Effekt* die Ursache für diese Tendenzen ist. Dieser besagt, dass der Gesamteindruck, den eine Person auf andere macht, primär durch eine ganz bestimmte Eigenschaft geprägt wird, was hier die physische Attraktivität ist (Werth & Mayer, 2008).

Berufsbezug

Auch im Berufsleben sind einem selbst bestimmte Personen sympathischer oder erscheinen attraktiver als andere. Dieser Fakt ist nicht änderbar und an sich nicht problematisch. Wichtig ist hingegen, dass man sich in seinen Verhaltensweisen und seinen Entscheidungen hiervon möglichst wenig beeinflussen lässt. Sie sollten also immer wieder reflektieren, ob solche Aspekte bei ihren aktuellen Patient*innen eine Rolle spielen und ob Sie an alle Patient*innen „das gleiche Maß" anlegen (vor allem, wenn es um wichtige Beurteilungen und Entscheidungen geht). ◄

4.1.1.2 Ähnlichkeit

Auch die Ähnlichkeit anderer mit uns selbst bestimmt unseren Eindruck der Sympathie von anderen Personen. Die Ursache ist darin zu suchen, dass wir unbewusst davon ausgehen, dass Menschen, die uns ähnlich sind, unsere Person nicht infrage stellen, sondern uns als Person und unsere Einstellungen bestätigen. In Menschen, die uns ähnlich sind, können wir uns leichter hineinversetzen und daher leichter mit ihnen interagieren und kommunizieren (Werth & Mayer, 2008).

Wichtige Aspekte bei der Wahrnehmung von Ähnlichkeit sind Übereinstimmung in Meinungen und Charaktereigenschaften (Newcomb, 1961) in der Art der zwischenmenschlichen Interaktion bzw. Kommunikation (Burleson & Samter, 1996) sowie im Bereich der Interessen und Erfahrungen (Kubitschek & Hallinan, 1998; Aronson et al., 2008).

Berufsbezug

Im Kontext von Bewerbungsgesprächen wurde z. B. festgestellt, dass diejenigen Kandidierenden als geeigneter für die zu besetzende Stelle eingestuft wurden, die eine größere Ähnlichkeit zur beurteilenden Person aufwiesen (Sears & Rowe, 2003). Diesbezügliche Entscheidungen sollten also gründlich reflektiert und möglichst von mehreren Beurteiler*innen getroffen werden. ◄

4.1.1.3 Vertrautheit

Des Weiteren bestimmt die Vertrautheit mit einer Person, wie viel Sympathie wir ihr entgegenbringen (Festinger et al., 1950; Zajonc, 1968). Dabei kommt es nicht unbedingt darauf an, dass man wirklich mit einer Person interagiert hat, sondern lediglich, dass diese eine gewisse Bekanntheit im Sinne einer gefühlten Vertrautheit aufweist. Beispielsweise konnte Segal (1974) nachweisen, dass das bloße wiederholte Sehen von Personen zu einem Vertrautheitserleben führt und wir uns eher mit ebendiesen Personen anfreunden. Sie werden darüber hinaus sogar als interessanter, warmherziger, attraktiver und intelligenter eingeschätzt als Personen, denen wir erstmals begegnen (Moreland & Beach, 1992; Werth & Mayer, 2008).

Übung

Welche Strategien haben Sie, um mit den Einflussfaktoren auf die Sympathiewahrnehmung (physische Attraktivität, Ähnlichkeit mit der eigenen Person, Vertrautheit) umzugehen? Wo sehen Sie Schwierigkeiten und wie könnten Sie damit umgehen?

4.1.2 Zum Stellenwert nonverbaler Schemata

Wenn wir mit anderen Menschen kommunizieren, spielen neben den Sachverhalten, die wir auf sprachlicher Ebene austauschen, auch die nonverbal transportierten Informationen eine entscheidende Rolle. Nicht selten sind diese sogar zur Beurteilung einer Situation, eines Gemütszustandes oder der Intention einer anderen Person maßgeblicher als das, was mündlich kommuniziert wurde. So kann der Gesichtsausdruck als eine der wichtigsten Informationsquellen zur Einschätzung anderer Personen betrachtet werden.

▶ **Definition: Nonverbales Verhalten** „Unter nonverbalem Verhalten versteht man, wie Personen bewusst oder unbewusst ohne Worte kommunizieren. Dazu gehören Blickkontakt,

4.1 Personenwahrnehmung

Gesichtsausdruck und Mimik, Stimme, Gestik, Körperhaltung, Bewegung sowie Berührung und räumlicher Abstand gegenüber anderen." (Knapp & Hall, 1997; zit. nach Werth & Mayer, 2008, S. 130)

Wir unterstreichen z. B. mit bestimmten Gesten unsere Aussagen, signalisieren mit unserer Mimik, dass wir gerade nachdenken und nicht gestört werden möchten, haben einen fröhlichen Gesichtsausdruck, wenn es uns besonders gut geht oder verschränken die Arme, wenn wir uns angegriffen fühlen.

Insofern hat die oft bemühte Aussage, dass wir nicht *nicht*-kommunizieren können, durchaus einen Wahrheitsgehalt, denn selbst, wenn wir manchmal nicht sprachlich miteinander kommunizieren (möchten), auf nicht sprachliche Art und Weise tun wir dies immer (Watzlawick et al., 2007; DePaulo & Friedman, 1998; Werth & Mayer, 2008).

Übung

Stellen Sie sich einen jungen Mann vor, der einem Mädchen gegenübersteht, in das er sehr verliebt ist, sich aber nicht traut, ihr seine Gefühle zu offenbaren. Wie könnte ein Gespräch zwischen den beiden aussehen, in dem nonverbale Aspekte eine große Rolle spielen? Welche aufschlussreichen nonverbalen Muster könnten sich hier zeigen?

Vor allem der Mimik kommt eine große Bedeutung bei der Beurteilung anderer Personen zu. Sie bestimmt zu großen Teilen, wie sympathisch, anziehend oder abstoßend eine Person empfunden wird. Mimik ist häufig mit „Spiegelungseffekten" verbunden, d. h., eine Person, die über ihre Mimik eine freundliche Ausstrahlung transportiert, wird auch in ihrem Umfeld mit großer Wahrscheinlichkeit eine positive Gestimmtheit auslösen (Hatfield et al., 1992). Man spricht in diesem Zusammenhang auch von der *Reziprozität interpersoneller Beziehungen* (Backman & Secord, 1959).

▶ **Merke!** Die Reziprozität interpersoneller Beziehungen meint Spiegelungseffekte von gezeigten Verhaltensweisen (insbesondere Gestik und Mimik).

Berufsbezug

Stellen Sie sich vor, Sie begegnen einerseits einem Patienten zum ersten Mal und dieser schaut Sie während des gesamten Gespräches sehr skeptisch und missmutig an, beantwortet aber alle Fragen ansonsten völlig angemessen. Andererseits mag es eine Patientin geben, die Sie sehr freundlich anlächelt und insgesamt seine sehr freundliche Mimik im Gespräch zeigt, obwohl sie Ihre Fragen inhaltlich nur mäßig aussagekräftig beantwortet. Patient 1 mag zwar – objektiv gesehen – alles adäquat beantwortet haben, Patientin 2 gegenüber werden Sie selbst wahrscheinlich – aufgrund der Spiegelungseffekte – freundlicher auftreten. Dabei sollte man jedoch bedenken, dass das Verhalten von Patient 1 eine Ursache haben könnte, die gar nichts mit Ihnen zu tun hat, sondern vielmehr mit seinen Vorerfahrungen, die ihn – im Kontakt mit unbekannten Menschen – skeptisch auftreten lassen. Wenn Sie ihm gegenüber sehr freundlich auftreten und sich nicht durch seine Mimik irritieren lassen, könnte sich seine Haltung vielleicht auch schnell ins Positive wandeln. ◀

4.1.3 Implizite Persönlichkeitstheorien

Menschen haben im Allgemeinen eine gewisse Vorstellung davon, welche Persönlichkeitseigenschaften von Menschen zusammengehören und welche eher unabhängig voneinander sind (Asch, 1964; Schneider 1973). Z. B. könnte eine Person die Überzeugung haben, dass jemand mit einer hohen Sozialkompetenz auch besonders intelligent sein muss, oder dass ein geiziger Mensch wahrscheinlich auch eher reizbar sein wird. Der Ausdruck „implizite Persönlichkeitstheorie" meint genau diese Verknüpfungen. Er geht auf Cronbach (1955) zurück. Implizite Persönlichkeitstheorien sind die spezifischen Muster, das spezifische Netzwerk an Persönlichkeitseigenschaften, das wir in unseren Köpfen haben und zur Beurteilung anderer Personen heranziehen.

▶ **Definition: Implizite Persönlichkeitstheorien** Implizite Persönlichkeitstheorien nennt man die spezifischen – häufig kulturell geprägten – Annahmen über den Zusammenhang verschiedener Persönlichkeitseigenschaften. „Implizit" werden diese Alltagstheorien genannt, weil sie uns meist nicht bewusst sind, aber dennoch die Wahrnehmung stark strukturieren (Fischer & Wiswede, 2009).

Interessant ist, dass je nach Beschaffenheit einer solchen Persönlichkeitstheorie (die von Mensch zu Mensch ganz unterschiedlich sein kann) auch ganz unterschiedliche Einschätzungen von Personen vorliegen bzw. dass die Beurteilungskriterien selbst hierbei stark divergieren können (Dweck et al., 1993; Levy & Langer, 1994).

Des Weiteren liegen eine Vielzahl an Befunden vor, die belegen, dass implizite Persönlichkeitstheorien kulturabhängig sind (Anderson, 1995; Chiu et al., 2000; Vonk, 1995). Beispielsweise findet man in westlichen Ländern die Idee eines künstlerischen Persönlichkeitstypus vor (der als kreativ, ernsthaft, temperamentvoll und unkonventionell gesehen wird). So ein Persönlichkeitsbild gibt es in China nicht. Dafür liegt dort eine implizite Persönlichkeitstheorie vor, die als *shi gú* bezeichnet wird und jemanden bezeichnet, der weltgewandt und familienorientiert, erfahren im sozialen Umgang, jedoch gleichzeitig etwas reserviert ist. Eine solches Persönlichkeitsmuster haben wir in der westlichen Welt nicht (zumindest haben wir keinen hierfür anwendbaren Begriff) (Hoffman et al., 1986; Aronson et al., 2008).

Exkurs: Studie zu zentralen Eigenschaften (Asch, 1964)

„Asch (1964) bat seine Versuchspersonen, sich eine bestimmte Person vorzustellen, die durch sieben Eigenschaften beschrieben wurde, die ein Versuchsleiter ihnen zweimal hintereinander vorlas. Z. B.: tatkräftig, sicher, gesprächig, kalt, ironisch, neugierig, überzeugend. Systematisch variiert wurden bei dieser Eigenschaftsliste allein die Begriffe ‚warm' bzw. ‚kalt'.

Die Aufgabe der (meist weiblichen) Versuchspersonen bestand nun darin, ihren Eindruck von dieser imaginären Person zunächst mit eigenen Worten schriftlich zu beschreiben und dann anhand weiterer bipolarer Eigenschaftsdimensionen (freundlich – unfreundlich, kreativ – nicht kreativ, etc.) zu charakterisieren. Die Beschreibungen durch die VP konnten z. B. lauten: Er ist der Typ von Mensch, den man allzu oft trifft: selbstsicher, spricht zu viel, will dich immer von seinem Standpunkt überzeugen und ist ohne viel Gefühl für seine Mitmenschen' etc.

Die Ergebnisse zeigen:

1. Die Versuchspersonen waren ohne Schwierigkeiten in der Lage, aufgrund der geringen Informationen eine recht umfassende Charakterisierung der Personen zu formulieren.
2. Die Charakteristika ‚warm' bzw. ‚kalt' erwiesen sich als ‚zentrale Eigenschaften', da sie den Gesamteindruck sehr stark bestimmten. Insgesamt ergab sich ein deutlich positiveres Charakterbild, wenn man ‚warm' anstelle von ‚kalt' verwendete. Ohne emotionale Kategorie ergaben sich in der Regel neutralere Beschreibungen der Personen. Selbst wenn alle anderen Charakteristika identisch waren, war die gesamte Wertung der vorgestellten Personen aus Sicht der Versuchspersonen außerordentlich unterschiedlich" (Fischer & Wiswede, 2009, S. 248).

Kommentar: Trotz des bereits älteren Datums der Studie verdeutlicht diese eindrucksvoll, dass bestimmte Eigenschaften in der Beurteilung von anderen Personen als besonders wichtig erachtet werden. Außerdem ist es so, dass wir Personen unbewusst weitere Eigenschaften zuschreiben, wenn wir bestimmte (zentrale) Eigenschaften über diese erfahren haben. Dies kann zu Fehlurteilen führen. ◄

Das Besondere ist also, dass bereits auf der Basis sehr spärlicher Informationen über andere Menschen weitreichende Schlussfolgerungen, Ergänzungen oder Anreicherungen vorgenommen werden, die eine hohe subjektive Plausibilität und Evidenz aufweisen. Dabei sind manche Kriterien zur Beurteilung anderer Menschen von größerer Bedeutung als andere. Sie werden als zentrale (Beurteilungs-)Eigenschaften bezeichnet (Fischer & Wiswede, 2009).

▶ **Merke!** Zentrale Eigenschaften sind solche, die bei der Beurteilung anderer Menschen eine besondere Wichtigkeit aufweisen und somit den Gesamteindruck einer Person stärker beeinflussen als andere Eigenschaften.

In diesem Sinne konnte Wishner (1960) eine Erklärung für die Befunde von Asch liefern. Die Warm-kalt-Dimension korrelierte in der Vorstellungswelt der Versuchspersonen mit einer Vielzahl von anderen Eigenschaften. Dagegen haben sich solche starken Korrelationen bei anderen Eigenschaftsdimensionen (z. B. höflich vs. grob) nicht gefunden. Das

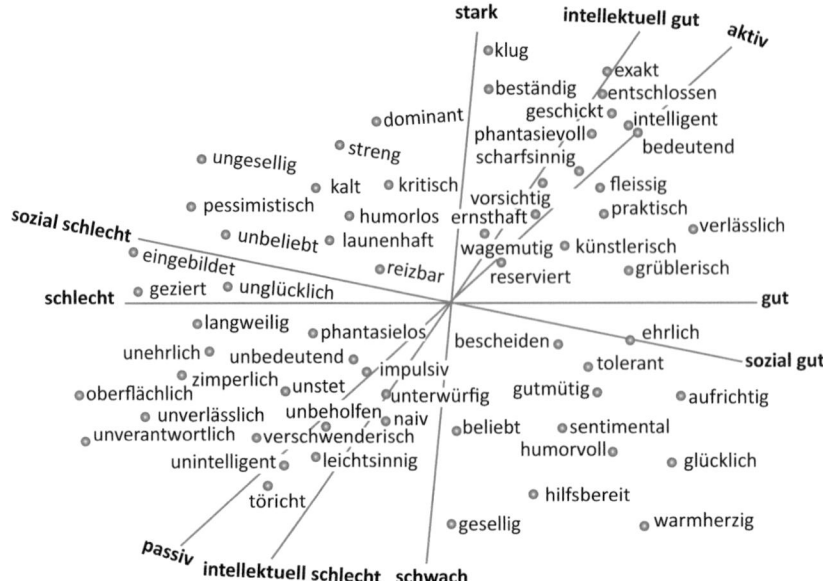

Abb. 4.1 Beispiel einer impliziten Persönlichkeitstheorie (in Anlehnung an Rosenberg et al., 1968)

bedeutet, dass in den subjektiven Persönlichkeitstheorien der Versuchspersonen letztere Merkmale relativ unabhängig von den meisten anderen Persönlichkeitseigenschaften auftreten können und somit keine zentralen Beurteilungseigenschaften sind.

Abb. 4.1 veranschaulicht eine potenzielle Persönlichkeitstheorie, wie sie in der westlichen Welt gängig sein dürfte. Die räumliche Nähe der hier abgetragenen Eigenschaften spiegelt das Ausmaß der wahrgenommenen Ähnlichkeit bzw. des wahrgenommenen Zusammenhangs wider. Aus der Anordnung der Charakteristika zur Beurteilung anderer Personen ergeben sich hier zwei verschiedene Dimensionen (soziale Bewertung: gut/schlecht; intellektuelle Bewertung: intellektuell gut/schlecht).

> **Übung**
>
> Sie sollen bei einem älteren, sehr intellektuell wirkenden Patienten einen möglichen Unterstützungsbedarf nach dem Klinikaufenthalt abklären. Inwiefern könnten hierbei implizite Persönlichkeitstheorien eine Rolle spielen und ggf. auch zu ungerechtfertigten/fehlerhaften Einschätzungen führen?

4.1.4 Reihenfolgeneffekte

Bereits in den Experimenten von Asch (1964) hatte sich gezeigt, dass auch die Reihenfolge, in der die Eigenschaftswörter dargeboten wurden, einen Einfluss darauf hatte, wie die durch diese Wörter charakterisierten Personen beschrieben wurden. Dabei gilt grundsätzlich, dass den ersten Eindrücken, die man von einer Person hat (bzw. hier den ersten

4.1 Personenwahrnehmung

Adjektiven zur Charakterisierung einer fiktiven Person) eine größere Bedeutung zugeschrieben wird als später gewonnenen Eindrücken. Eine solche Tendenz bezeichnet man als *Vorrang-* oder *Primacy-Effekt* (Anderson, 1965; Schubert, 1988). Er zählt zu den sogenannten Reihenfolgeneffekten.

> **Exkurs: Umkehrung der Eigenschaftsliste (Asch, 1964)**
>
> Asch (1964) legte ein und dieselbe Eigenschaftsliste den Versuchspersonen in zwei verschiedenen Reihenfolgen vor (bloße Umkehrung):
>
> - Alexander sei: intelligent – fleißig – impulsiv – kritisch – widerspenstig – neidisch.
> - Bernhard sei: neidisch – widerspenstig – kritisch – impulsiv – fleißig – intelligent.
>
> Während Alexander von den Versuchsteilnehmenden als intelligente und achtenswerte Person beschrieben wird, findet sich in Bezug auf Bernhard eine negative Beschreibung vor, in der er als neidisch und fehlangepasst charakterisiert wird.
>
> *Kommentar*: Offensichtlich üben die ersten Eigenschaftswörter einen für die Beschreibung der Person prägenden Einfluss aus. Sie bestimmten die grundsätzliche Ausrichtung der Personencharakterisierung, wobei spätere Eigenschaften im Lichte der vorangegangenen Eigenschaften interpretiert werden. ◄

Man kann sich den Primacy-Effekt damit erklären, dass der ersten Information ein größeres Gewicht beigemessen wird (Bierhoff, 2006).

Allerdings wurde in anderen Untersuchungen auch die Entdeckung gemacht, dass im Prozess der Eindrucksbildung gerade diejenigen Aspekte am stärksten dominierten, die sich den Versuchspersonen als letztes präsentierten. Üben die zuletzt gegebenen Informationen einen entscheidenden Einfluss aus, spricht man auch von einem *Recency-Effekt* (Anderson, 1968; Jones & Berglas, 1976; Schubert, 1988), der ebenfalls zu den Reihenfolgeneffekten zählt.

In den Untersuchungen zeigte sich, dass der Recency-Effekt (statt des Primacy-Effekts) vor allem auftrat, wenn

- die ersten Eigenschaften schon vor längerer Zeit genannt wurden und so von den Versuchspersonen nicht mehr abgerufen werden konnten,
- das letzte Merkmal deutlich negativer ausfiel als die vorangegangenen Merkmale (Bierhoff & Bierhoff-Alfermann, 1979) und
- der Ablauf der Information über die zu bewertende Person als Lern- und Entwicklungsprozess verstanden wird und die letzte Information somit den aktuellen Stand widerspiegelt (Jones & Goethals, 1972; Fischer & Wiswede, 2009).

> **Übung**
>
> Reflektieren Sie, welchen Einfluss Reihenfolgeneffekte auf die Beurteilung von Personen in Ihrem (zukünftigen) Berufsalltag haben könnten. Inwiefern könnten Sie mit Vorteilen verbunden sein, inwiefern könnte es die Gefahr von Fehlurteilen geben?

4.1.5 Kontrasteffekte

Ein interessantes Phänomen ist die Tatsache, dass uns ein und dieselbe Außentemperatur je nach Gesamtzusammenhang subjektiv sehr kalt oder sehr warm vorkommen kann. Gibt es einen Tag im Hochsommer, bei dem das Thermometer nach einer ausgedehnten Hitzeperiode plötzlich nur noch 16 Grad anzeigt, wird uns das sehr kalt, fast winterlich vorkommen. Gibt es in den Wintermonaten nach einer längeren Frostperiode plötzlich einen Tag, bei dem das Thermometer ebenfalls 16 Grad anzeigt, wird uns das sehr warm, geradezu hochsommerlich vorkommen. Dass es sich subjektiv so anfühlt, hat mit der Gegebenheit eines starken Kontrasts zu tun: Wir haben uns in beiden Fällen an eine bestimmte Temperatur gewöhnt. Gibt es nun plötzlich eine starke Temperaturschwankung, wird diese nicht für sich, also absolut, von uns bewertet und erlebt, sondern immer mit Bezug auf einen subjektiven (unbewussten) Vergleichsmaßstab, der sich aus der Gewöhnung an eine bestimmte Temperatur speist. Solche Kontrasteffekte gibt es nun auch im Hinblick auf die Personen- und Selbstwahrnehmung:

Exkurs: Kontrasteffekte bei der Attraktivitätsbewertung

In einem ihrer Experimente ließen Kenrick und Gutierres (1980) die männlichen Bewohner eines Universitätscampus zwei unterschiedliche Fernsehsendungen anschauen. „Die Hälfte der Probanden sah eine Episode von *Drei Engel für Charlie*, die andere eine Folge einer beliebigen anderen Serie. Danach sollten die Studierenden das Foto einer Unbekannten anhand einer Notenskala bewerten. Lustigerweise beurteilten die Zuschauer von *Drei Engel für Charlie* die Unbekannte als wesentlich weniger betörend als diejenigen, die eine andere Sendung gesehen hatten. Offenbar ließ die Schönheit der Serienprotagonistinnen die Unbekannte weniger anziehend wirken. …

In einer Studie von Morse und Gergen (1970) glaubten sich die Testpersonen vor einem Bewerbungsgespräch. Jede Versuchsperson musste alleine in einem Raum warten, bevor er dem ‚Personalleiter' gegenübertrat. Nach einigen Augenblicken kam ein anderer Bewerber (ein Komplize der Versuchsleitenden) herein und setzte sich auf einen Stuhl. Eine Bedingung sah vor, dass der Neuankömmling sehr elegant war und ein Köfferchen bei sich hatte, das er von Zeit zu Zeit öffnete, um dessen Inhalt sehen zu lassen: qualitativ hochwertiges, gut geordnetes Material. Die andere Bedingung setzte einen sehr nachlässigen ‚Mitbewerber' ein. Er trug einen fleckigen Pullover und sah aus, als hätte er sich seit Tagen nicht rasiert. Anschließend sollten die Versuchspersonen verschiedene Formulare ausfüllen, unter anderem eine Skala zur Bestimmung des Selbstwertgefühls" (Ciccotti, 2011, S. 13 f.; Hervorh. im Orig.). Dabei stellte sich heraus, dass die Anwesenheit der ersten gepflegten und organisierten Person mit einem beträchtlichen Absinken des Selbstwertgefühls der Versuchspersonen verbunden war, während die Präsenz der ungepflegten Person eine Steigerung des Selbstwertgefühls bewirkte.

Kommentar: Soziale Vergleiche spielen bei der Einschätzung der eigenen Personen eine große Rolle. Ob man sich groß, intelligent oder attraktiv findet, hat daher immer auch viel damit zu tun, mit wem man sich vergleicht und wie stark diesbezüglich der Kontrast ausfällt. Unrealistische Vergleichsmaßstäbe können ursächlich relevant für psychische Probleme sein. ◄

Berufsbezug

Stellen Sie sich vor, Sie haben in einer Gesundheitseinrichtung eine Führungsposition inne und Sie haben einmal im Jahr die Aufgabe, die Mitarbeiter*innen Ihrer Abteilung zu bewerten. Natürlich könnte es auch hier Kontrasteffekte geben, die Ihre Bewertung beeinflussen. Haben Sie gerade einer mitarbeitenden Person eine Rückmeldung gegeben, könnte dies Ihr Urteil bei nachfolgenden mitarbeitenden Personen strenger ausfallen lassen, als wenn Sie im Vorfeld eine weniger gute mitarbeitende Person beurteilt hätten. Daher ist es ratsam, sich ein möglichst „objektives" Beurteilungsraster zu überlegen, das solche Verzerrungen einschränkt. ◄

4.1.6 Selbsterfüllende Prophezeiungen

Der Begriff *Selbsterfüllende Prophezeiung* geht auf Merton (1957) zurück. Er bezeichnete hiermit die Eigendynamik gesellschaftlicher Voraussagen. So haben Wirtschafts- und Finanzkrisen immer wieder gezeigt, dass die Überzeugung, dass eine Bank vor dem Zusammenbruch steht, eine Dynamik bewirkt (alle Bankkund*innen versuchen panikhaft ihr gesamtes Geld abzuheben), die tatsächlich den Bankrott des betreffenden Kreditinstituts nach sich zieht. Ebenso kann die Angst vor dem Versagen in einer wichtigen Prüfung dazu führen, dass man sich nicht mehr adäquat vorbereiten kann und am Ende tatsächlich durch die Prüfung fällt oder nur eine schlechte Note erzielt (Bierhoff, 2006).

Exkurs: Schulische Leistungen und Bewertungen

In seinen Untersuchungen suchte Seaver (1973) „Schulen auf, um die Schulzeugnisse von Schüler*innen einzusehen, deren Bruder oder Schwester früher dieselbe Lehranstalt besucht hatte. Er erhob die Noten der jüngeren und der älteren Geschwister und verglich dann die Zeugnisse derjenigen, die vom selben Lehrer unterrichtet worden waren, mit denen der Geschwister, die verschiedene Lehrer gehabt hatten. Seaver kam zu dem Ergebnis, dass die Noten eines Schülers von den Noten seines Bruders oder seiner Schwester ‚beeinflusst' werden, aber nur wenn die Kinder dieselbe Lehrkraft hatten. Das spricht dafür, dass Lehrer in gewissem Maße an die Erblichkeit von Intelligenz und Begabung glauben. Der Unterrichtende meint bei einem Kind dieselben Anlagen wahrzunehmen wie bei seinem Bruder oder seiner Schwester. Er behandelt es daraufhin ähnlich, was sich (im Guten oder Schlechten) in der Leistung des Schülers niederschlägt" (Ciccotti, 2011, S. 90 f.).

Es gibt aber durchaus auch positive Beeinflussungen durch selbsterfüllende Prophezeiungen: „Jamieson und Mitarbeiter*innen (1987) führten einen Feldversuch durch, bei dem sie Schülern zu Jahresbeginn eine neue Lehrkraft vorstellten. In einer Klasse erklärten die Forscher, die neue Lehrkraft sei sehr kompetent und intelligent. In einer anderen wurde den Kindern nichts gesagt (Kontrollgruppe). Die Forscher beobachteten das Verhalten der Schüler ohne deren Wissen, und nach drei Wochen konnten sie folgende Bilanz ziehen: Im Vergleich zur Kontrollgruppe hatten die Schüler, die sich von einer besonders kompetenten Lehrkraft unterrichtet glaubten, bessere Noten. Zudem urteilten sie, diese sei fähiger und ginge mehr auf sie ein. Den Forschern fiel überdies auf, dass in dieser Klasse weniger Radau herrschte und die Schüler dem Unterricht aufmerksamer folgten. Man könnte sagen, dass die Erwartungen der Schüler hinsichtlich ihrer neuen Lehrkraft ihre Schulleistungen beeinflussten" (a. a. O., S. 90).

Kommentar: Unsere Erwartungen lenken unsere Gedanken, Emotionen und Handlungen in entscheidender Weise und können zu deren Selbstbestätigung führen. Hierdurch werden unsere (ggf. problematischen) Überzeugungen wiederum noch gestärkt. Es kann sich ein Teufelskreis ergeben. ◄

Übung

Überlegen Sie sich zwei bis drei weitere Beispiele für selbsterfüllende Prophezeiungen! Überlegen Sie sich hierbei auch ein Beispiel aus Ihrem (zukünftigen) Berufsleben!

Bei selbsterfüllenden Prophezeiungen geht es primär um den Prozess einer *Erwartungsbestätigung*. Gemeint ist eine Erwartung, die ihre eigene Erfüllung selbst bedingt (Ludwig, 1991). Jussim (1990) verdeutlicht, dass nur falsche Erwartungen eine selbsterfüllende Prophezeiung auslösen können, da „diese auf *falschen Situationsdefinitionen* beruhen, die Verhaltensweisen hervorrufen, die das fälschlicherweise erwartete Ereignis tatsächlich eintreten lassen und somit zum Beweis dafür werden, dass die Erwartung zutreffend war" (Bierhoff, 2006, S. 285; Hervorh. im Orig.).

Wie genau kann man sich den Prozess der Erwartungsbestätigung falscher Erwartungen nun genau vorstellen? In Abb. 4.2 wird dies verdeutlicht.

Beispiel: Peter (Abb. 4.2)

Peter ist ein misstrauischer Mensch und sozial ängstlich. Er meidet nach Möglichkeit alle Situationen, in denen er mit größeren Menschengruppen konfrontiert ist. Seine Sorge ist, dass andere Menschen ein schlechtes Bild von ihm haben könnten, ihn ablehnen oder ihm sogar feindlich gegenüberstehen. Begibt er sich doch einmal unter Menschen, hat er immer wieder die Erfahrung gemacht, dass seine Erwartungen zutreffend sind und so vermeidet er soziale Kontexte noch mehr. Dass sich Peters Erwartungen auch deshalb erfüllen, weil er anderen Menschen gegenüber sehr zurückhaltend und verschlossen ist, sodass diese wiederum ungern auf ihn zugehen, fließt nicht in seine Überlegungen mit ein. ◄

4.1 Personenwahrnehmung

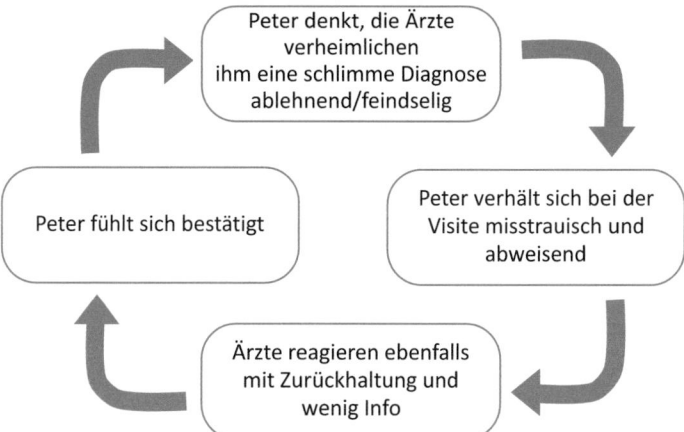

Abb. 4.2 Prozessmodell der Bestätigung einer (falschen) Erwartung

Übung

Zeichnen Sie zu den von Ihnen selbst in der vorherigen Übung gewählten Beispielen Prozessmodelle, wie sie in Abb. 4.2 dargestellt sind!

Zusammenfassung

Grundsätzlich existieren zwei Begriffsbestimmungen von sozialer Wahrnehmung. Zum einen kann soziale Wahrnehmung als *(soziale) Bedingtheit von Wahrnehmung* verstanden werden, zum anderen als *Wahrnehmung sozialer Tatbestände* (Personenwahrnehmung). Eine wichtige grundlegende Unterscheidung ist die zwischen einer daten- und konzeptgesteuerten Wahrnehmung. Während erstere vor allem auf der Auswertung von Sinnesmaterial fußt, ist die Anwendung von erfahrungsbasierten Kategorien der primäre Gegenstand der letzteren Form der Wahrnehmung.

In Bezug auf die Wahrnehmung anderer oder auch meiner eigenen Person im sozialen Raum spielen verschiedene Faktoren eine Rolle: Dazu zählen die Wahrnehmung von Sympathie und Antipathie, der Stellenwert nonverbaler Schemata (wie Mimik und Gestik), implizite Persönlichkeitstheorien, die suggerieren, dass bestimmte Persönlichkeitseigenschaften zusammengehören, Reihenfolge-Effekte (Primacy- vs. Renceny-Effekt) sowie das Wesen und der Stellenwert von sogenannten selbsterfüllenden Prophezeiungen.

Aufgaben

- Erläutern Sie das Rahmenmodell der sozialen Wahrnehmung und gehen Sie hierbei auf die verschiedenen Prozesse und Etappen des Wahrnehmungsprozesses ein.
- Erörtern Sie, was eine implizite Persönlichkeitstheorie ist und welche Bedeutung sie für Ihre (zukünftige) Berufstätigkeit haben könnte.

4.2 Soziale Kognition und stereotypes Denken

Soziale Kognitionen sind in unserem Alltag und Berufsleben allgegenwärtig. Sie beschreiben die Art und Weise, wie wir über uns selbst und über unsere Mitmenschen denken und urteilen, wie wir die uns zur Verfügung stehenden Informationen selektieren, einschätzen und abspeichern. Jeden Tag begegnen wir einer Vielzahl an Menschen. Wir sind umgeben von unseren Familien und Freund*innen, den Arbeitskolleg*innen oder auch den Personen, welche unserer Dienste nutzen, die wir beruflich anbieten. Viele Begegnungen finden mit Personen statt, auf die wir zum ersten Mal treffen. Über diese Personen haben wir dabei oftmals keine oder nur sehr geringfügige Informationen. Trotzdem sind wir oft dazu angehalten, eine gewisse Beurteilung dieser Personen vorzunehmen.

▶ **Merke!** Nach Fiske (2004) untersucht der Forschungsansatz der sozialen Kognition „die Schritte im Strom der Gedanken, die sich Menschen über andere Menschen machen" (a. a. O., S. 122). Soziale Kognition stellt gewissermaßen einen Spezialfall der in Abschn. 4.1 besprochenen Personenwahrnehmung dar.

Auch im Kontext einer Tätigkeit im Gesundheitssektor werden oft Einschätzungen über unbekannte Personen getroffen: Welche Wünsche hat der*die Nutzer*in unserer Dienstleistung? Wie kann ich sein*ihr Verhalten verstehen? Welchen Belastungen fühlt er*sie sich gerade ausgesetzt? Wenn wir solche Bewertungen vornehmen (müssen), stellt sich die Frage, auf welche Informationen wir hierbei Bezug nehmen.

Soziale Kognition versucht hier zu erklären, welche Prozesse unseren Bewertungen zugrunde liegen, und hilft zu verstehen, wie wir unsere Wahrnehmung organisieren und nutzen können.

4.2.1 Soziale Kategorisierung

Insbesondere der im letztgenannten Beispiel ausgedrückte Fall einer *sozialen Kategorisierung* ist nun für dieses und auch viele der folgenden Kapitel von zentraler Bedeutung.

▶ **Definition: Soziale Kategorisierung** Soziale Kategorisierung ist der „Prozess, bei dem man Informationen über die soziale Welt (speziell über soziale Gruppen) organisiert und Ähnlichkeiten innerhalb von Kategorien sowie Unterschiede zwischen Kategorien hervorhebt" (Jonas et al., 2007, S. 606).

Wenn Menschen Kategorien entwickeln, mittels derer sie andere beurteilen, hat dies einen Orientierungscharakter, der zu einer gewissen Vereinfachung der Alltagswirklichkeit führt. Er bewirkt, dass ich eine Person nicht in allen Einzelheiten erfassen und bewerten muss, um zu erkennen, dass es sich z. B. um eine Frau handelt, was mir wiederum Hinweise auf Eigenschaften dieser Person an die Hand gibt. Allerdings können mit solch einer „abgekürzten" Form der Wahrnehmung anderer Personen auch bestimmte Übergeneralisierungen und Vorurteile verbunden sein.

Beispiel: Kulturbezogene Stereotype

„Bodenhausen (1988) ließ amerikanische Versuchspersonen die Schuld eines Angeklagten beurteilen. Für die Hälfte der Probanden hieß der Angeklagte Ramirez (in den Vereinigten Staaten bedeutet das Stereotyp bezüglich der hispanischen Bevölkerung höhere Kriminalität), für die andere Johnson. Auf der Grundlage von Zeugenaussagen zugunsten und zuungunsten der angeklagten Person sollten die Teilnehmenden dessen Schuld ermessen. Wie sich zeigte, befanden die Probanden Ramirez viel öfter für schuldig als Johnson" (Ciccotti, 2011, S. 165 f.).

Kommentar: Bereits aufgrund geringfügiger Hinweisreize wie Namen können umfassende Kategorisierungen von Personen und ihrer Eigenschaften stattfinden, die mitunter für diese Personen schwerwiegende Folgen haben können. In ähnlicher Weise werden Aufsätze, die mit dem Namen *Kevin* versehen sind, deutlich schlechter von Lehrer*innen beurteilt, als identische Aufsätze mit z. B. dem Namen Maximilian (Kube, 2009). ◄

Wie Fischer und Wiswede (2009) aufzeigen, können insbesondere dichotome Wahrnehmungskategorien ein Problem darstellen. Dichotom heißt, dass hier von der rezipierenden Person nur zwei Ausprägungen als möglich erachtet werden. So könnte man Menschen in die Kategorien gut vs. böse, fleißig vs. faul oder auch motiviert vs. unmotiviert einordnen.

„Diese Dichotomisierung führt dazu, dass die Wahrnehmung der Umwelt verzerrt wird, und zwar

1. durch eine Überbetonung der Unterschiede zwischen den Reizen, die nach Maßgabe der Orientierungsdimensionen verschiedenen Klassen angehören (Kontrastbildung durch Dichotomisierung) und
2. durch Überbetonung der Ähnlichkeit zwischen den Reizen, die nach Maßgabe der Wahrnehmungskategorien derselben Klasse angehören (Assimilation bzw. Generalisierung)" (Fischer & Wiswede, 2009, S. 204).

Berufsbezug

Nehmen wir beispielsweise an, Sie betreuen eine Reihe von Patient*innen mit kognitiven oder körperlichen Defiziten in verschiedenen Abstufungen. Auch hier könnten dichotome Wahrnehmungskategorien zu einer zweifelhaften Einschätzung der Personen führen. Denn durch das Ignorieren der Unterschiede in den Defiziten werden die individuellen Stärken und Schwächen der Personen nicht hinreichend berücksichtigt und so gegebenenfalls keine adäquaten (optimalen) Behandlungsmaßnahmen durchgeführt. ◄

4.2.2 Grundbegriffe der sozialen Kognition

Bitte lesen Sie zunächst folgendes Beispiel:

Beispiel: Ein dramatischer Unfall

Ein Vater und sein Sohn wurden in einen Autounfall verwickelt, bei dem der Vater starb und der Sohn schwer verletzt wurde. Der Vater wurde am Unfallort für tot erklärt und sein Leichnam ins örtliche Leichenschauhaus gebracht. Der Sohn wurde mit einem Unfallwagen ins nächste Krankenhaus transportiert und sofort in den Operationssaal der Notfallabteilung gerollt. Es wurde ein Mitglied des Chirurgenteams gerufen. Als es eintraf und den Patienten sah, rief es aus: Oh Gott, das ist mein Sohn! (Pendry, 2007) Wie erklären Sie sich diese Situation? ◄

Viele Menschen haben Schwierigkeiten bei der Beantwortung dieser Frage. Wie Pendry (2007) darlegt, konnten über 40 % ihrer Studierenden, denen sie die Frage gestellt hatte, diese gar nicht beantworten, während andere eine Vielzahl von relativ weit hergeholten Erklärungen abgaben (z. B. dass der Vater, der beim Umfall starb, ein katholischer Priester war und beim Ausruf der Begriff „Sohn" in einer anderen Bedeutung angewandt wurde). Hingegen ist die naheliegendste Erklärung, dass es sich bei beim Mitglied des Chirurgenteams um eine Chirurgin handelt, die Mutter des schwer verletzten Jungen. Das Beispiel zeigt somit, dass Menschen ihre Beurteilung von Situationen aufgrund von (erfahrungsbezogenen) kognitiven Schemata vornehmen und diese relativ starr anwenden.

4.2.2.1 Automatisches Denken und Kategorisierungen

Oft müssen wir Situationen sehr schnell erfassen, ohne dass wir lange Zeit zum Abwägen der uns zur Verfügung stehenden Situationen haben. Wenn Sie beispielsweise eine Person zum ersten Mal sehen, müssen Sie schnell erfassen, wie diese sich verhält. Welchen Eindruck macht ihre Gesundheit? Gibt es bestimmte Auffälligkeiten, die für die Betreuung oder Behandlung wichtig sein könnten? Wie ist ihre Mimik und Gestik? Was hat sie für einen familiären und beruflichen Hintergrund?

▶ **Merke!** Mit Prozessen des automatischen Denkens ist gemeint, dass wir in größtenteils unbewusster Form Zuordnungen vornehmen. Unser Denken ist hierbei unwillkürlich, nicht zielgerichtet und läuft vollkommen mühelos ab.

Unser automatisches Denken verläuft jedoch keineswegs unkoordiniert. Wenn wir neue Situationen erfassen müssen, setzen wir die uns zur Verfügung stehenden Informationen vielmehr in Bezug zu unserem Vorwissen, zu den *Schemata*, die wir zur Beurteilung einer solchen Situation in unseren Köpfen abgespeichert haben. Es sind also unsere gesammelten *Erfahrungen* und *Einstellungen*, die unser Denken in solchen Kontexten leiten.

4.2 Soziale Kognition und stereotypes Denken

▶ **Definition: Schemata** Schemata sind mentale Strukturen, die unser Wissen über die Welt ordnen und vorverarbeitete Informationen über Objekte oder Menschen bestimmter Kategorien umfassen. Sie beeinflussen die Sinngehalte, die wir wahrnehmen, über die wir nachdenken und die wir abspeichern (Pendry, 2007).

Schemata sind also Kategorien, mittels derer wir unsere Erwartungen, Motivationen und unser Wissen ordnen. Sie sind mit System 1 des kognitiven Informationsverarbeitungsmodells nach Kahneman (2003) verbunden.

Über die in unserem Gedächtnis abgespeicherten Schemata findet eine *Kategorisierung* unserer Umwelt statt. Kategorisierung bedeutet, dass Objekte (einschließlich Menschen) aufgrund gemeinsamer Merkmale in diskrete, d. h. klar unterscheidbare Gruppen unterteilt werden. So haben wir Objekt- bzw. soziale Kategorien für Hunde, Möbel, Seen, Länder, Männer und Frauen, Filmstars usw.

Schemata sollten hierbei *nicht* als eine Liste von unzusammenhängenden Eigenschaften oder Kennzeichnungen verstanden werden. Vielmehr bilden sie eine kognitive Struktur, in der diese Eigenschaften auf eine spezifische Art und Weise organisiert bzw. miteinander semantisch verbunden sind. Wenn wir wissen, was ein Hund ist, dann haben wir eben nicht nur ein unverbundenes Wissen darüber abgespeichert, wie ein Hund prototypisch aussieht, sich anhört oder anfühlt sowie die Kenntnis, dass dieser vom Wolf abstammt und meist als der beste Freund des Menschen bezeichnet wird, sondern haben vielmehr einen Gesamteindruck, der all diese Komponenten in vernetzter Form beinhaltet.

▶ **Merke!** Schemata bilden eine kognitive Struktur, in der bestimmte Eigenschaften oder Kennzeichnungen in einem bestimmten Beziehungsgeflecht stehen.

Kategorisierungen haben die Funktion, eine Überlastung unserer Informationsverarbeitungsressourcen zu verhindern. Durch die Einordnung unserer Umwelt in diskrete Kategorien machen wir die Welt vorhersehbarer, bringen eine gewisse Ordnung in den Strom der Ereignisse und insbesondere in den Kontext unserer Begegnungen mit anderen Menschen. Ein Zustand, in dem wir keine Schemata hätten, über die wir Kategorisierungen vornehmen könnten, scheint schwer vorstellbar. Annäherungsweise könnte man sich so etwas wie eine diffuse Punktewolke vorstellen, die keinerlei Ordnungszusammenhang beinhaltet. Denn schon die Gliederung unserer Umwelt in Figur und Grund, in Personen und unbelebte Gegenstände und dergleichen, wie sie bereits im Kindesalter vorgenommen wird, beinhaltet Kategorisierungen.

4.2.2.2 Einstellungen

Bei Einstellungen einer Person handelt es sich um eine ganz bestimmte Form von Schemata.

▶ **Definition: Einstellungen** Als Einstellungen werden für gewöhnlich Wahrnehmungsorientierungen und Reaktionsbereitschaften in der Beziehung zu einem besonderen Objekt bezeichnet. Es sind dauerhafte Handlungstendenzen und sie betreffen Meinungsgegenstände, über die zwischen Individuen und Kulturen keine grundsätzliche Einigkeit besteht. Sie sind wertorientiert und haben eine affektive Aufladung (Wilson, 1988).

Um zu verstehen, was Einstellungen sind, ist es wichtig, sie von Meinungen zu unterscheiden. Während sich Meinungen auf Überzeugungen beziehen – also darauf, was eine Person über eine andere Person/einen Umstand/ein Objekt weiß – (das Studium der Erziehungswissenschaften ist anspruchsvoll), gehen Einstellungen insofern darüber hinaus, als dass hier auch eine (emotionale) Bewertung bzw. Intensität (gar nicht – sehr) enthalten ist. Ein Beispiel für eine Einstellung wäre: Das Studium der Erziehungswissenschaften macht viel Freude, insbesondere die psychologischen Grundlagen des Faches sind sehr interessant.

Einstellungen beinhalten grundsätzlich drei Komponenten: eine kognitive, eine affektive und eine Verhaltenskomponente (Werth & Mayer, 2008):

- Die *kognitive* Komponente macht die Gedanken und Überzeugungen zum Einstellungsobjekt aus (Pädagogik ist ein tolles Studienfach).
- Die *affektive (emotionale)* Komponente bezieht sich auf die emotionalen Reaktionen auf ebendieses Objekt (es macht viel Freude, Pädagogik zu studieren).
- Schließlich beinhaltet die *Verhaltenskomponente* die Handlungen gegenüber dem Einstellungsobjekt (ich absolviere ein Studium der Pädagogik).

Obwohl Einstellungen grundsätzlich durch alle drei Komponenten gekennzeichnet sind, besteht im Einzelfall eine größere Prägung durch eine der Komponenten. In diesem Sinne gibt es kognitiv basierte, affektiv basierte oder auch verhaltensbasierte Einstellungen.

▶ **Merke!** Einstellungen von Menschen können auf Kognitionen, Affekte bzw. Emotionen oder Verhaltensweisen zurückgehen.

Es lohnt sich, bereits hier kurz die Frage zu thematisieren, wie Einstellungen vom Grundsatz her geändert werden können. Es gilt, dass eine Einstellungsänderung umso eher erfolgt, je mehr die beeinflussende Kommunikation auf die jeweils wichtigste Einstellungskomponente abgestimmt ist (Werth & Mayer, 2008). So können affektiv basierte Einstellungen am ehesten verändert werden, wenn bestimmte Emotionen zum Einstellungsobjekt angeregt werden (z. B. „Ich mach's mit" – Kampagne zur Kondomverwendung/Aidsprävention). Dagegen können kognitiv basierte Einstellungen am ehesten durch starke Argumente beeinflusst werden (eine Tätigkeit im Gesundheitswesen lohnt sich trotz eher mittelmäßiger Verdienstaussichten, da der Beruf eine Vielzahl anderer Gratifikationsmechanismen bereithält).

Übung

Sie betreuen einen Patienten mit einer starken Suchtproblematik (Cannabis, Amphetamine). Dieser idealisiert sehr häufig die Drogen; sie würden das Bewusstsein erweitern und sein Denken und Empfinden verbessern (affektive Komponente). Zugleich sei es eine Tatsache, dass Cannabiskonsum im Vergleich zum Alkoholkonsum viel weniger gefährlich sei. Es mache, wenn überhaupt, nur psychisch abhängig und das – so denke er – sei nur bei „schwachen Gemütern" der Fall, zu denen er nicht zähle (kognitive Komponente). Es sei daher auch kein Problem, wenn er weiterhin seine ebenfalls stark Drogen konsumierenden Bekannten treffe und weiterhin den Elektro-Club gehen, in dem viele Drogen genommen werden (verhaltensbezogene Komponente). Welche Möglichkeiten sehen Sie, Veränderungen bei den verschiedenen Komponenten anzustoßen? Wie würden Sie vorgehen?

4.2.2.3 Vorurteile und stereotypes Denken

Kategorisierungen dienen einer Komplexitätsreduktion und Vereinfachung unserer Umwelt mithilfe von Schemata. Wenn nun aufgrund einer geringen Anzahl von Informationen über eine Person (i. d. R. die Zugehörigkeit zu einer sozialen Gruppe) umfassende Schemata aktiviert werden, die die Beurteilung und Behandlung ebendieser Personen leiten, entsteht das, was wir gemeinhin als Vorurteil bzw. stereotypes Denken bezeichnen. Die Art der Kategorisierung (positiv/negativ) spiegelt dabei unsere Einstellung gegenüber der zu beurteilenden Personengruppe wider. Je nachdem, wie wir gegenüber einer bestimmten Personengruppe eingestellt sind, werden wir bestimmte vorgefertigte (positiv/negativ besetzte) Eigenschaften zur Beurteilung heranziehen.

▶ **Definition: Vorurteile** Vorurteile sind Einstellungen gegenüber Mitgliedern einer Fremdgruppe, die allein auf den Merkmalen basieren, die sie zu Mitgliedern ebendieser Gruppe macht (Werth & Mayer, 2008).

4.2.2.4 Allgegenwärtigkeit stereotyper Denkmuster

Kein Mensch ist ohne Vorurteile: Frauen haben einen schlechteren Orientierungssinn, Männer haben Schwierigkeiten beim Multitasking. Blondinen sind weniger intelligent, Brillenträger*innen die schlaueren Menschen. Auch wenn wir selbst durchaus wissen, dass es sich hierbei um unangemessene Verallgemeinerungen oder Klischees handelt, fällt es uns schwer, uns nicht von solchen Vorstellungen beeinflussen zu lassen.

Zunächst gilt, dass Vorurteile im Sinne von Kategorisierungen auf Basis der uns zur Verfügung stehenden Schemata durchaus nützlich sind. Sie ermöglichen Ordnung und Vorhersehbarkeit in einer potenziell chaotischen sozialen Welt. So müssen wir über Dinge, die mit einer hohen Wahrscheinlichkeit auf die Mehrzahl der Mitglieder einer Gruppe zutreffen, nicht lange nachdenken (sprechen wir das Personal in einem Elektronikfachgeschäft an, werden wir davon ausgehen, dass dieser mit Begriffen aus der Computertechnik vertraut sein wird und müssen uns hierüber nicht mehr verständigen). Der Abruf des Vor-Urteils ermöglicht hier also die Einordnung von Personen bzw. ihres Kenntnisstandes. Solche schnellen Kategorisierungen sind insbesondere dann hilfreich, wenn wir unter Zeitdruck stehen oder ein komplexes Urteil entwickeln müssen, d. h. unsere Informationsverarbeitungsressourcen beschränkt sind.

Der Grund dafür, dass wir trotzdem ein negatives Bild von Vorurteilen haben, liegt darin, dass diese neben ihren positiven Effekten auch gravierende negative Folgen haben können. Blickt man auf die Weltgeschichte, lässt sich eine Vielzahl von Ereignissen benennen, die uns die verheerenden Auswirkungen von Vorurteilen vor Augen führen. Man denke z. B. an die Judenverfolgung im Dritten Reich, die Verfolgung der Armenier im Osmanischen Reich oder auch den Völkermord an den Tutsi in Ruanda (z. B. Bohnert, 2008). Ebenso können Vorurteile im Alltag zu sozialer Ungerechtigkeit und Ausgrenzung (Schule, Beruf, Wohnungsmarkt) der betroffenen Personengruppen (z. B. Personen mit Migrationshintergrund, Übergewichtige, Menschen mit Behinderung) führen, was mitunter ungerechtfertigte materielle Benachteiligungen, gesundheitliche (inkl. psychische) Störungen und Krankheiten zur Folge hat (Werth & Mayer, 2008).

Berufsbezug

Einerseits ist es nicht unwahrscheinlich, dass auch Fachkräfte im Gesundheitsbereich Vorurteile ihrer Klientel gegenüber haben können. Stellen Sie sich vor, dass Sie eine Mutter in der Betreuung bzw. Behandlung haben, die einen sehr verwahrlosten Eindruck macht und Sie haben die Information erhalten, dass die sechs Kinder der Familie von unterschiedlichen Vätern stammen. Dies kann bestimmte (ggf. völlig ungerechtfertigte!) Kategorisierungen auslösen, die evtl. einer adäquaten Betreuung dieser Person entgegenstehen.

Andererseits kann es auch „positive" Vorurteile geben, wenn z. B. die Gesellschaft ein sehr idealisiertes Bild bestimmter Berufsgruppen zeichnen (Jurist*innen, Lehrer*innen, ärztliches Fachpersonal), dass der Realität in vielen Fällen sicher nicht gerecht wird und so eine „kritisch-gesunde" Reflexion von Entscheidungen von Personen aus diesen Berufsfeldern ggf. unterbleibt. ◀

4.2.2.5 Komponenten von Vorurteilen

Da Vorurteile eine besondere Form von Einstellungen sind, weisen auch sie eine kognitive, affektive und verhaltensbezogene Komponente auf. Die kognitive Komponente kann als Stereotyp bezeichnet werden.

▶ **Definition: Stereotype** Stereotype sind kognitive Schemata, die die in einem bestimmten Kontext verbreiteten Überzeugungen darüber beinhalten, welche Merkmale für eine bestimmte Gruppe (Kategorie) konstitutiv sind. Sie beziehen sich auf die Mitglieder einer sozialen Gruppe, z. B. Frauen, Männer, Migrant*innen, Menschen in einem bestimmten Wohnquartier (Werth & Mayer, 2008).

Die affektive Komponente des Vorurteils bezeichnen Werth und Mayer (2008) als Stereotypakzeptierung. Hiermit ist die Empfindung gegenüber der Personengruppe gemeint, d. h. es wird eine zusätzliche Bewertung vorgenommen. Ein Stereotyp allein ist somit noch kein Vorurteil.

Die verhaltensbezogene Komponente lässt sich schließlich als Diskriminierung bezeichnen, was das ungerechtfertigt negative oder schädliche Verhalten gegenüber Perso-

4.2 Soziale Kognition und stereotypes Denken

Tab. 4.1 Begriffsüberblick zur sozialen Kognition

Begriff	Erläuterung
Schema	Allgemeinste der hier vorgestellten Konzepte; bestimmte mentale Strukturen, mittels derer wir die Welt ordnen.
Kategorie	Klassen, in die wir die Dinge oder Personen unserer Umwelt einteilen; Schema und Kategorie sind untrennbar miteinander verbunden: Die Welt mittels Schemata zu ordnen, bedeutet die Erfahrung der Wirklichkeit als etwas, das aus verschiedenen Klassen oder Gruppen (sprich: Kategorien) besteht.
Einstellung	Variante von Schemata; während es durchaus instabile Schemata gibt, also solche, die einem stetigen Wandel unterliegen, handelt es sich bei Einstellungen um dauerhafte Handlungstendenzen und Erwartungen (gegenüber Gegenständen oder Personen). Sie sind wertorientiert und haben eine affektive Auflladung.
Vorurteil	Bestimmte Klasse von (abwertenden) Einstellungen oder Antipathien gegenüber bestimmten sozialen Gruppen oder ihren Mitgliedern.
Stereotyp	Kognitive Komponente eines Vorurteils; gedankliche Strukturen, die unser Wissen, unsere Überzeugungen und Erwartungen über eine bestimmte Personengruppe enthalten, jedoch ohne Bewertung.

nen einer bestimmten Gruppe meint. Ob unser Handeln jedoch letztlich von Vorurteilen beeinflusst wird, hängt zudem von der Stereotypaktivierung ab.

Zum Abschluss dieses Abschnitts sollen die logischen Beziehungen zwischen den hier maßgeblichen Begriffen im Überblick Tab. 4.1 gezeigt werden.

4.2.3 Einfluss von stereotypen Denkmustern

Stereotype Informationen (z. B. über die soziale Herkunft einer Person) können die Interpretation von Informationen stark beeinflussen (Werth & Mayer, 2008).

> **Exkurs: Einfluss des Wissens über soziale Herkunft auf die Personenwahrnehmung**
>
> In einer Studie von Darley und Gross (1983) wurde untersucht, wie stark Stereotypen sozialer Herkunft einen Einfluss auf unsere Wahrnehmung von Personen haben. Dafür sollten zwei Teilnehmergruppen ihr Urteil über die Leistung eines ihnen unbekannten neunjährigen Mädchens namens Hannah abgeben. Die eine Hälfte der Teilnehmenden wurde darüber informiert, dass Hannah aus gehobenen sozialen Verhältnissen stamme, während den anderen Teilnehmenden gesagt wurde, sie stamme aus einer eher sozial schwachen Gegend. Alle Versuchspersonen schauten daraufhin ein Video, in dem das Kind einen akademischen Leistungstest absolvierte. Trotz der Tatsache, dass alle Teilnehmenden dasselbe Video schauten, schätzten sie die Intelligenz von Hannah in Abhängigkeit von der sozialen Herkunft völlig unterschiedlich ein. Bei einer vermeintlich gehobenen Herkunft wurden ihre schulischen Fähigkeiten deutlich höher eingeschätzt als bei der Herkunft aus einer vermeintlich weniger privilegierten Schicht. ◄

Der Einfluss von stereotypen Denkmustern kann sich sowohl auf unser Erinnerungsvermögen, also unsere Gedächtnisleistung, beziehen als auch auf unsere Verhaltensweisen. Zudem ist auch das Ausmaß der Beeinflussung von bestimmten Faktoren abhängig.

4.2.3.1 Beeinflussung der Gedächtnisleistungen

Aus der kognitiven Psychologie ist bekannt, dass Schemata zur Organisation, zum Abruf und zur Wiedererkennung von bestimmten Informationen beitragen. So fördert die Aktivierung von (stereotypen) Schemata nachweislich den Abruf von Informationen, die für uns mit ebendiesem Schema übereinstimmen.

Ein Beispiel liefert hier die Studie von Cohen (1981).

Exkurs: Studie von Cohen (1981)

In einer Studie sahen die Versuchspersonen die Videoaufnahme von einer Frau. Vorab hatte man der Hälfte der Versuchsteilnehmenden gesagt, dass die Frau eine Bibliothekarin sei, der anderen Hälfte, sie sei eine Kellnerin. Die Frau wurde im Video so dargestellt, dass sie einige Aspekte aufwies, die im Zusammenhang mit verbreiteten Stereotypen über Bibliothekarinnen stehen (Brillenträgerin, trinkt gerne Wein, hört klassische Musik), jedoch nicht als stereotype Kennzeichnungen von Kellnerinnen gelten. Allerdings gab es auch einige Aspekte, die in gegenteiliger Richtung verfasst waren (die Frau trank in einer Szene z. B. auch Bier, was wohl eher als prototypisch für Kellnerinnen angesehen wird). Wenn die Versuchspersonen gebeten wurden, sich daran zu erinnern, was sie gesehen hatten, und weiter gefragt wurden: „Was hat die Frau getrunken?" bzw. „Welche Musik hat sie sich angehört?", so erinnerten sich diejenigen, die glaubten, eine Bibliothekarin beobachtet zu haben, besonders gut daran, dass diese klassische Musik gehört hatte, glaubten aber, dass sie eher Wein anstatt Bier getrunken habe (Fischer & Wiswede, 2009, S. 233).

Die Studie zeigt die Tendenz der Versuchspersonen, sich vor allem an die Informationen zu erinnern, die sie aufgrund der Vorabinformationen zur Situation erwartet hatten, d. h. die Tendenz zur Bestätigung ihrer Erwartungen. Hatten die Versuchspersonen die Vorabinformation, es handele sich bei der Frau um eine Bibliothekarin, erinnerten sie sich vor allem an Eigenschaften, die gemeinhin mit dem Stereotyp einer Bibliothekarin assoziiert sind. Es zeigt sich somit nicht nur die konfirmatorische Erinnerungstendenz der Versuchsteilnehmenden, sondern auch deren Beeinflussung durch stereotype Schemata. Informationen, die mit dem jeweiligen Stereotyp der Gruppe (Bibliothekarin vs. Kellnerin) konsistent waren, konnten besser rekapituliert werden. ◄

Dass wir uns besser an stereotypbezogene Informationen erinnern können, liegt daran, dass diese besser zu dem passen, was gemäß unserer persönlichen Erwartung auf eine Person zutrifft. Die Informationen sind somit konsistent. Oder anders ausgedrückt. „Unsere Vorwissensstruktur (Schemata) hilft uns dabei, mehrere Mosaiksteinchen neuer Informationen zusammenzusetzen und sie mit bestehenden Überzeugungen zu verbinden." (Pendry, 2007, S. 122)

4.2 Soziale Kognition und stereotypes Denken

Wenn Versuchspersonen beispielsweise darum gebeten werden, eine Reihe von Personenmerkmalen (fürsorglich, ehrlich etc.) zu lernen und später wieder abzurufen, zeigt sich, dass dies besser gelingt, wenn ihnen zusätzlich eine Information gegeben wird, die eine Bündelung dieser Eigenschaften unter einem stereotypen Schema ermöglicht. Das heißt, wenn den Versuchspersonen gesagt wird, dass diese Eigenschaften beispielsweise auf einen Arzt zutreffen (Macrae et al., 1994; Pendry, 2007).

Es gibt jedoch auch gegenteilige Fälle, in denen die mit unserem Vorwissen inkonsistenten Informationen besser verarbeitet werden. Dies liegt vor, wenn bestimmte Beobachtungen in auffälliger Weise nicht mit unseren Erwartungen in Einklang stehen. Haben wir beispielsweise Vorurteile gegenüber Personen mit Migrationshintergrund, werden aber in einer Notsituation von einer Personengruppe gerettet, die u. a. aus Menschen mit Migrationshintergrund besteht, werden wir uns an diese wahrscheinlich besser erinnern als an die Beteiligten ohne Migrationshintergrund.

Entscheidend dafür, sich eher an eine inkonsistente Information zu erinnern, ist der Wille zur Auflösung des kognitiven Konflikts (Person verhält sich inkonsistent zum Stereotyp). Dies wird als Auflösung von Inkonsistenz bezeichnet.

▶ **Merke!** An welche Information wir uns besser erinnern, hängt von Aufmerksamkeits- und Motivationsprozessen ab. Sind Personen nicht dazu motiviert, kognitive Konflikte aufzulösen, oder durch andere geistige Aktivitäten abgelenkt, erinnern sie sich – im Sinne konfirmatorischer Erinnerungstendenzen (Kap. 2) – eher an die Informationen, die mit dem stereotypen Muster konsistent sind (Pendry, 2007).

Berufsbezug

Kommen wir zurück zum vorherigen Beispiel der zu betreuenden Person (chaotischer Haushalt, viele Kinder von verschiedenen Partnern). Wenn sich herausstellt, dass die Mutter der Kinder eine sehr intelligente Frau ist und einen Doktor in Physik gemacht hat, aber aufgrund eines Schicksalsschlages „aus dem Tritt gekommen" ist, werden Sie sich an diese Frau wahrscheinlich viel besser erinnern, als wenn bestimmte stereotype Annahmen bzw. Vorurteile sich tatsächlich bewahrheitet hätten. ◀

4.2.3.2 Beeinflussung von Verhaltensweisen

Durch eine Reihe von Studien konnte aufgezeigt werden, dass stereotypes Denken nicht nur unsere Gedächtnisleistungen beeinflusst, sondern ebenso ganz konkrete Verhaltensänderungen zur Folge haben kann.

Bargh et al. (1996) wiesen beispielsweise nach, dass Verhaltensweisen in Abhängigkeit von der Präsentation bestimmter stereotyp-relevanter Wörter (Primes) verändert oder überhaupt erst hervorgerufen werden können.

Exkurs: Studie zur Verhaltensänderung durch Priming mit Falten (Bargh et al., 1996)

Die Autoren ließen die Teilnehmenden an ihrer Studie, die angeblich sprachliche Kompetenz untersuchte, aus vorgegebenen Wörtern Sätze bilden. Insgesamt 30-mal mussten die Versuchspersonen hierbei aus einer Liste von fünf Wörtern so rasch wie möglich einen grammatikalisch korrekten Satz bilden. Die Aufgabe wurde aber als Priming-Bedingung genutzt. Der einen Hälfte der Teilnehmenden wurden Wörter vorgelegt, die auf einen „Altenstereotyp" bezogen waren (z. B. alt, grau, vergesslich, hilflos, abhängig), der anderen Gruppe wurden neutrale Wörter präsentiert. Der Begriff „Langsamkeit" wurde in der „Stereotyp-Gruppe" nicht präsentiert. Nach Abschluss der Aufgabenbearbeitung und Verabschiedung wurde nun – als eigentliche Zielvariable – die Zeit gemessen, die die Versuchspersonen vom Laborraum bis zum Aufzug benötigten.

Hierbei stellte sich heraus, dass die Versuchsteilnehmenden in der Priming-Bedingung „alter Mensch" im Vergleich zur Kontrollgruppe eine längere Zeit für diesen Weg brauchten. Die Art des Primings beeinflusste somit in signifikanter Weise die Gehgeschwindigkeit (das Konzept „Priming" wird in Abschn. 2.2.5 erläutert). ◄

Wörter, die für Personenmerkmale stehen und stark mit einem bestimmten Schema verbunden sind, können also als Anreize zur Aktivierung von Verhaltensweisen fungieren, die ebenfalls mit diesem Schema verbunden sind. Das Schema wird aktiviert.

Exkurs: Verhaltensänderung durch Prime „Professor" (Dijksterhuis & van Knippenberg, 1998)

In der Untersuchung erhielten die Versuchspersonen in der einen Gruppe den Prime „Professor", in der anderen Gruppe wiederum einen neutralen Reiz – jeweils in Form eines Bildes. Dabei zeigte sich, dass die Gruppe, die ein Bild eines Professors betrachtet hatte, bessere Leistungen bei einer darauffolgenden Denksportaufgabe erbrachte als die Kontrollgruppe. ◄

Ein allgemeines Erklärungsmodell für die Aktivierung von Verhaltensweisen, die mit einem aktivierten Schema in Verbindung stehen, liefern Dijksterhuis und Bargh (2001). Ihres Erachtens aktiviert ein Stereotyp die mit ihm assoziierten Personenmerkmale, was wiederum zur Aktivierung der hiermit assoziierten konkreten Verhaltensrepräsentationen führt. Sind solche verhaltensbezogenen (behavioralen) Schemata aktiviert, greifen sie in die Steuerung und Ausführung unserer motorischen Programme ein, die die Grundlage unseres Verhaltens in einer Situation sind.

Berufsbezug

Solche „Priming-Effekte" können durchaus im Gesundheitswesen zum Wohle der Patient*innen eingesetzt werden, denn hierdurch kann unter geeigneten Umständen eine Motivations- und Handlungsförderung erreicht werden. Ein Beispiel wäre ein Gegenstand oder ein Bild, der/das für eine Patientin mit einem wichtigen Lebensziel verbunden ist. So könnte eine junge Patientin mit starken Bewegungseinschränkungen nach einem Unfall durch ein Bild aus der Zeit vor diesem Ereignis, auf dem sie beim Volleyball spielen zu sehen ist, eine Motivation sein, an ihren Problemen zu arbeiten und die dargebotene Hilfe (z. B. Physiotherapie) anzunehmen. Natürlich muss das Bild einen tatsächlich erreichbaren Zielzustand symbolisieren. Ansonsten wären eher negative Effekte zu erwarten. ◄

Übung

Überlegen Sie sich weitere Beispiele und Möglichkeiten, „Priming-Effekte" sinnvoll in Ihrer (zukünftigen) Berufstätigkeit einzusetzen!

4.2.3.3 Bedingungen für das Ausmaß der Beeinflussung

Auch wenn niemand frei ist von Stereotypen und Vorurteilen, unterscheiden sich Personen darin, wie stark sie in ihrem Verhalten von stereotypem Denken geleitet sind. Zudem kann ein und dieselbe Person in verschiedenen Situationen mal mehr oder weniger diskriminierendes Verhalten gegenüber anderen Menschen zeigen. Es stellt sich daher die Frage, wie es zu diesen Unterschieden kommt. Ein Modell, das hier eine Orientierung geben kann, stammt von Werth und Mayer (2008), Abb. 4.3).

Für den Einfluss von Vorurteilen auf unser Denken und Handeln ist die kognitive Stereotypaktivierung besonders relevant. Die darauffolgende Anwendung der aktivierten Stereotype kann durch automatische oder kontrollierte Prozesse erfolgen. Ob es zu einer kontrollierten Stereotypanwendung kommt, hängt davon ab, wie stark die affektive Komponente (*Vorurteilslevel*) ausgeprägt ist.

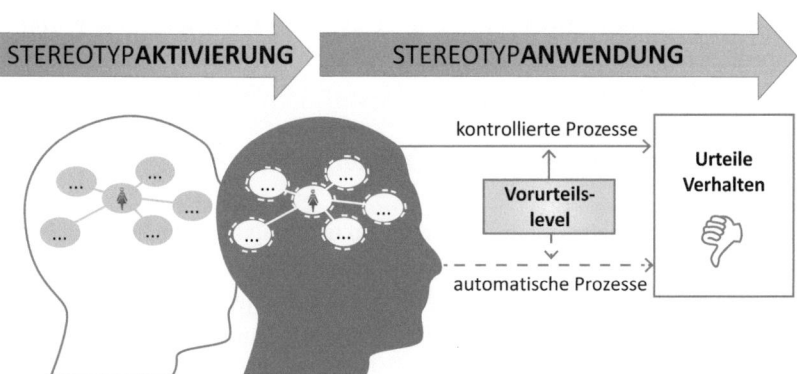

Abb. 4.3 Aktivierung der kognitiven Komponente eines Vorurteils (Stereotyp) in Abhängigkeit vom Vorurteilslevel (in Anlehnung an Werth & Mayer, 2008)

Ob stereotypes Denken aktiviert und angewendet wird, hängt zudem von einer Reihe von Faktoren ab (Werth & Mayer, 2008):

- *Motivationale Aspekte:* Die Motivation, vorurteilsfrei zu handeln, kann eine geringere Aktivierung negativer und eine höhere Aktivierung positiver Stereotypattribute bewirken.
- *Semantisches Netzwerk*: Für das Ausmaß des Einflusses stereotypen Denkens auf konkretes Handeln ist es entscheidend, wie stark bestimmte Konzepte im „semantischen Netzwerk" einer Person miteinander verknüpft sind. Inwiefern also das Stereotyp „alter Mensch" wirklich zu einem langsameren Gehen führt, hängt davon ab, wie stark diese beiden Konzepte bei einer Person miteinander assoziiert sind.
- *Ziele:* Auch die Art der *Ziele*, die sich Menschen setzen, bestimmt die Stärke der Stereotypaktivierung. Beispielsweise zeigen Personen, die gewisse „Gleichheitsziele" bzw. eine egalitäre Weltsicht verfolgen, eine geringere Stereotypaktivierung als Personen, die solche Ziele nicht verfolgen.
- *Kognitive Kapazitäten*: Gibt man Versuchspersonen den Auftrag, sich z. B. eine achtstellige Zahl zu merken und setzt sie potenziell stereotypaktivierenden Reizen (wie Personen der anderen Geschlechts oder anderer Herkunftsländer) aus, verringert dies zunächst die Stereotyp*aktivierung* gegenüber weniger kognitiv belasteten Personen. Allerdings verhält es sich bei der Stereotyp*anwendung* genau anders herum: Ist ein Stereotyp erst einmal aktiviert und die betroffene Person ist kognitiv durch bestimmte Aufgaben belastet, ist eine verstärkte Anwendung stereotypen Denkens die Folge.
- Letztlich kommen Stereotype unter *Zeitdruck* stärker zur Anwendung, was auf eine verringerte kognitive Kontrolle zurückgeführt werden kann.

Übung

Überlegen Sie sich in Bezug auf alle aufgeführten Einflussfaktoren (Vorurteilslevel, Motivation, Assoziationsstärke, Ziele, kognitive Kapazität und Zeitdruck) Beispiele aus Ihrer (zukünftigen) Berufspraxis, in denen diese relevant sein bzw. zum Tragen kommen könnten.

4.2.4 Überwindung stereotypen Denkens

Wie bereits erörtert wurde, erfolgt die Stereotypaktivierung in den meisten Fällen automatisch, auch wenn die Stärke ihrer Ausprägung beispielsweise von unserem Vorurteilslevel oder unseren Zielen abhängt. Bestimmte Faktoren können jedoch als generelle Voraussetzungen dafür angesehen werden, dass ein aktivierter Stereotyp *nicht* zur Anwendung kommt (Devine & Monteith, 1999).

▶ **Merke!** Grundlegende Voraussetzungen zur Überwindung stereotypen Denkens (Devine & Monteith, 1999):

- Bewusstsein über potenziellen Einfluss des Stereotyps;
- Vorhandensein ausreichender kognitiver Ressourcen für die Ausübung mentaler Kontrolle;
- Motivation, nicht stereotyp zu reagieren.

Wie die Überwindung stereotyper Denkweisen im Detail aussieht bzw. welches Vorgehen eher gegensätzlich wirkt, erfahren Sie im Folgenden.

4.2.4.1 Unterdrückung von Stereotypen und Rebound-Effekte

Eine Strategie zur Überwindung stereotypen Denkens könnte darin bestehen, stereotype Denkmuster zu unterdrücken. Das heißt, immer wenn wir Reizen ausgesetzt sind, die stereotypes Denken auslösenden können, würden wir versuchen, die Anwendung von Stereotypen bewusst zu stoppen. Aber ist dies eine aussichtsreiche Strategie?

Übung

Probieren Sie bitte Folgendes aus und überlegen Sie, inwieweit es sich um zielführende Strategien handelt.

1. Denken Sie NICHT an einen Eisbären!
2. Sie kommen erst sehr spät ins Bett und versuchen nun ganz angestrengt, möglichst schnell einzuschlafen, da Sie am nächsten Tag sehr früh aufstehen und eine wichtige Prüfung absolvieren müssen.

Wie sich nicht nur in der Alltagsbeobachtung, wie in der Übung zeigt, sondern auch in einer Vielzahl von Studien, insbesondere von Wegner (1994), führen Unterdrückungsstrategien – unabhängig davon, ob es sich um die Unterdrückung von Stereotypen handelt – nicht zum erwünschten Ergebnis, sondern bewirken eher das Gegenteil: Der zu unterdrückende Gedanke tritt ins Bewusstsein und das teilweise sogar stärker, als wenn wir nicht versucht hätten, ihn zu unterdrücken. Aber warum ist das so?

Wegner (1994) erklärt diese paradoxen Effekte am Wechselspiel zweier grundlegender mentaler Prozesse: Zum einen gibt es den absichtlichen operativen Prozess (IOP = intentional operating process). Wenn wir nicht an einen Eisbären denken wollen, würden wir mittels dieses Prozesses nach Ablenkreizen suchen, d. h., nach allen Dingen, die kein Eisbär sind. Zum anderen müssen wir nun auch prüfen, ob wir mit unserem Versuch, nicht an einen Eisbären zu denken, wirklich erfolgreich waren. Daher gibt es einen zweiten Überwachungsprozess (IMP = „ironic monitoring process"), mit dessen Hilfe wir nach dem ungewollten Reiz in unserem Bewusstsein suchen. Während der IOP ein kognitiv anspruchsvoller Prozess ist, da wir hier willentlich und kontrolliert nach ablenkenden Gegenständen suchen, ist der IMP wahrscheinlich ein automatischer (kognitiv wenig beanspruchender) Prozess. Was nun passiert, ist Folgendes: Weil der IMP weitestgehend ohne kognitive Ressourcen auskommen kann, kann er ständig nach Anzeichen für eine misslungene Unterdrückung des Zielreizes (Eisbär) suchen. Dadurch wird nun aber gerade der zu unterdrückende Gedanke leichter zugänglich und tritt ins Bewusstsein und wir haben den Eisbären mental vor uns. Wahrscheinlich handelt es sich auch hier um einen *Priming-Effekt* (Pendry, 2007).

▶ **Rebound-Effekte (oder Bumerang-Effekte)** Die Unterdrückung von Stereotypen wird unter bestimmten Bedingungen (vor allem kognitiver Beanspruchung) das Gegenteil des gewünschten Effekts bewirken: Statt einer Ausmerzung des stereotypen Denkmusters wird dieses sogar stärker aktiviert.

4.2.4.2 Von kategoriebasierter zu individualisierter Verarbeitung

Welche alternativen Möglichkeiten bestehen also zur Minimierung des Einflusses von Stereotypen auf unser Denken und Handeln, wenn die Unterdrückung der Denkmuster nicht funktioniert? Es ist nötig, sich hierfür noch einmal mit dem Prozess der Eindrucksbildung auseinanderzusetzen.

Nach Fiske und Neubergs (1990) verlassen wir uns bei der Eindrucksbildung auf zwei Informationsquellen: Zum einen auf das Wissen über die Zugehörigkeit der betreffenden Person zu einer Kategorie (z. B. männlich vs. weiblich; jung vs. alt) und zum anderen auf Einzelheiten über persönliche, individuelle Charakteristika (z. B. ehrlich, vergesslich). Wovon hängt es ab, welche dieser beiden Informationsquellen wir primär nutzen?

Um diese Frage zu beantworten, haben Fiske und Neubergs (1990) das *Kontinuumsmodell der Eindrucksbildung* entwickelt. Das Modell nimmt an, dass unsere Einschätzung anderer Personen auf Basis eines Kontinuums erfolgt, das von der kategoriebasierten Bewertung auf der einen Seite bis zur individualisierten Reaktion auf der anderen Seite reicht (wobei kategoriebasierte Bewertung den Einsatz stereotyper Denkweisen meint). Die Autoren gehen erstens davon aus, dass kategoriebasierte Bewertungen grundsätzlich einen Vorrang in der Verarbeitung von Informationen haben und dass zweitens eine Verschiebung entlang des Kontinuums durch Interpretations-, Motivations- und Aufmerksamkeitsfaktoren erfolgt. Das bedeutet also, dass eine höhere Aufmerksamkeit und Motivation des Beurteilenden, die andere Person kennenzulernen/sich mit ihr auseinanderzusetzen, dazu führt, dass die Eindrucksbildung eher individuell als kategoriebasiert erfolgt.

Es wird angenommen, dass die ursprüngliche Kategorisierung, d. h. unser erster Eindruck von einer Person, relativ spontan und unwillkürlich erfolgt. Ob daraufhin eine Verschiebung in Richtung einer individualisierten Verarbeitung stattfindet, hängt vor allem von drei Bedingungen ab.

▶ **Merke!** Ziele bzw. Bedingungen, die eine individualisierte Verarbeitung auslösen:

- Abhängigkeit des Erfolgs von Zielperson,
- Verantwortlichkeit des Wahrnehmenden,
- auf Genauigkeit ausgerichtete Instruktionen.

4.2 Soziale Kognition und stereotypes Denken

Diese drei Bedingungen sind natürlich nur in speziellen Situationen erfüllt (z. B. Arbeits- oder familiärer Kontext) und nicht unbedingt in alltäglichen Situationen des Privatlebens (Begegnungen mit anderen Personen).

Für den beruflichen Kontext ist es also zur Verringerung einer stereotypen, kategoriebasierten Wahrnehmung der zu betreuenden Personen wichtig, dass Sie sich selbst darüber im Klaren sind, dass der eigene berufliche Erfolg davon abhängig ist, wie gut Sie diese behandeln, betreuen oder beraten. Ebenso verringert die Reflexion der eigenen Verantwortlichkeit für die zu betreuenden Personen stereotype Denk- und Handlungsmuster. Im Bewusstsein, dass man seine Reaktionen und Handlungsweisen (potenziell) gegenüber Dritten (z. B. Vorgesetzten) rechtfertigen muss, wird man sich weniger von seinen Vorurteilen leiten lassen. Genauso ist es wichtig, dass im Arbeitskontext genaue Anweisungen vorliegen. Durch die Befolgung genauer Instruktionen wird so die Orientierung an stereotypen Denkmustern verhindert.

Übung

Herr Müller ist Sozialarbeiter in einer Rehabilitationsklinik und betreut die türkischstämmige Frau Erbil. Aufgrund eines Lungenleidens war sie für zehn Wochen in der Klinik untergebracht. Frau Erbil verfügt über keinen anerkannten Schulabschluss oder Ausbildung und hat vor dem Klinikaufenthalt als Reinigungskraft in einer Bank gearbeitet. Ihr wurde allerdings aufgrund vermehrter Krankheitsausfälle gekündigt. Er soll sie nun bei der Wiedereingliederung in den Arbeitsmarkt, Behördengängen etc. unterstützen. Deutsche Sprachkenntnisse sind – obwohl sie seit zwölf Jahren in Deutschland lebt – nur elementar vorhanden. Überlegen Sie, inwieweit es von den genannten Bedingungen abhängig ist, dass eine Verschiebung der Beurteilung in Richtung individualisierter Verarbeitung stattfindet!

4.2.4.3 Modelle der Änderung stereotyper Schemata

Da es, wie erläutert, möglich ist, die Effekte eines Stereotyps zu minimieren, sobald dies einmal aktiviert wurde, um so von einer kategoriebasierten zu einer stärker individualisierten Verarbeitung zu gelangen, stellt sich die Frage, ob man nicht auch eine Ebene früher ansetzen kann. Können wir – statt die *Auswirkungen* unserer stereotypen Schemata zu begrenzen – nicht auch versuchen, *unsere kognitiven Strukturen selbst* zu verändern (Pendry, 2007)?

Führen wir uns dafür zunächst erneut die Funktion von Schemata vor Augen. Sie stellen einen kognitiv wenig aufwendigen Prozess dar, mit dem Ordnung und Vorhersagbarkeit in einer an sich chaotischen Umwelt erreicht werden. Es besteht daher eine starke Tendenz, an bestehenden Schemata festzuhalten, obgleich wir Erfahrungen gesammelt haben mögen, die diesen widersprechen. Dennoch ist es möglich, dass sich Schemata aufgrund bestimmter Erfahrungsmuster oder -anlässe ändern. Voraussetzung dafür ist, zu der Überzeugung zu gelangen, dass wir uns auf unsere bestehenden Schemata nicht mehr verlassen können, weil sie wiederholt zu Fehleinschätzungen mit womöglich persönlich bedeutsamen Konsequenzen geführt haben. Werden Schemata klar und eindeutig widerlegt und es stehen alternative Bewertungen zur Verfügung, werden die meisten Menschen ihre „Denkgewohnheiten überdenken".

In der Sozialpsychologie werden hierfür drei Modelle unterschieden (Weber & Crocker, 1983):

- Das *Buchhaltungsmodell* besagt, dass die Veränderung von Schemata kontinuierlich erfolgt. Jede neue Erfahrung, die nicht mit dem bestehenden Schema konsistent ist, wird hierbei „in Rechnung gestellt" und verändert in der Summe die Beschaffenheit des Schemas selbst über die Zeit.
- Das *Konversionsmodell* beinhaltet dagegen die Hypothese, dass es im Zuge einer bestimmten intensiven Erfahrung, also einer großen Menge nicht konsistenter Informationen, zu einer sprungartigen grundlegenden Änderung des stereotypen Schemas kommen kann.
- Schließlich beschreibt das *Subtypisierungsmodell* einen Prozess, bei dem aufgrund von Erfahrungen immer mehr Unterkategorien für Personen gebildet werden, die dem bestehenden stereotypen Schema widersprechen.

Es liegt an den Bedingungen des konkreten Einzelfalls, an den Erlebnissen und der persönlichen sowie beruflichen Lebensgeschichte einer Perons, ob und welches Modell zum Zuge kommt.

Übung

Herr Mayer hat Vorurteile gegenüber türkischen Migranten. Diese sind in seinen Augen weniger sozial eingestellt sowie um Bildung und berufliche Erfolge bemüht als Deutsche. Überlegen Sie, welches Modell zur Änderung stereotyper Denkweisen vorliegt, wenn Herr Mayer seine Einstellung aufgrund folgender Ereignisse ändert:

1. Herr Mayer hat einen Autounfall und wird schwer verletzt. Er wird von einem jungen türkischen Mann aus dem brennenden Auto befreit, wobei sich dieser junge Mann selbst in Gefahr bringt.
2. Herr Mayers Friseur ist ein netter türkischstämmiger Mann, der seine Arbeit geflissentlich und sehr professionell erledigt. Herr Mayer tut dies als Ausnahme von seiner o. g. Überzeugung ab. Nun hat er es aber auch in seinem Beruf (Lehrer) immer wieder mit türkischen bzw. türkischstämmigen Personen zu tun, die sehr bildungsorientiert sind. Herr Mayer sieht dies zunächst auch als Ausnahmen an, kommt aber zunehmend ins Zweifeln, ob seine Überzeugungen bezüglich türkischer Migranten korrekt sind.
3. Herr Mayer sammelt im Laufe der Zeit immer wieder die Erfahrung, dass es türkische Mitbürger gibt, die sich nicht so verhalten, wie er es erwartet hätte. Nach und nach stellt er seine Grundüberzeugung bezüglich türkischer bzw. türkischstämmiger Personen infrage.

Zusammenfassung

Soziale Kognitionen sind in unserem Alltag und Berufsleben allgegenwärtig und erleichtern uns die Bewertung der Umwelt und anderer Personen. Schemata, mithilfe derer wir die Personen und Objekte unserer Umwelt kategorisieren, helfen uns, uns in ihr zurechtzufinden. Die entsprechenden Prozesse laufen in der Regel automatisch ab. Sobald wir unsere Umwelt jedoch ausschließlich auf Basis kategorisierter Schemata und weniger Hinweisreize wahrnehmen und vor allem beurteilen, sind Vorurteile und stereotype Denkweisen die Folge. Sie verhindern, dass Personen in ihrer Individualität und ihren speziellen Bedürfnissen erfasst werden können und führen ggf. zu Diskriminierung.

Die in uns verankerten Stereotype können sowohl unsere Gedächtnisleistungen als auch unsere konkreten Verhaltensweisen stark beeinflussen. Es bestehen hierbei jedoch auch Möglichkeiten, solche Verhaltensbeeinflussungen in positiver Hinsicht (im beruflichen Kontext) zu nutzen. Gleichzeitig liegt eine Reihe von Bedingungen vor, die bestimmt, wie stark das Ausmaß der Beeinflussung durch stereotype Denkstrukturen ist. Hierzu gehören das Vorurteilslevel, unsere gegenwärtige und langfristige Motivation zu nicht stereotypem Denken, die Assoziationsstärke zwischen unseren kognitiven und verhaltensbezogenen Konzepten, unsere Absichten und Ziele in einer bestimmten Situation, die uns zur Verfügung stehende kognitive Kapazität sowie ein womöglich existierender Zeitdruck.

Eine Überwindung stereotypen Denkens in Form einer bloßen Unterdrückung solcher Denkmuster ist zum Scheitern verurteilt. Vielmehr werden die unterdrückten Schemata dadurch sogar stärker aktiviert und damit leichter zur Beurteilung anderer Personen zugänglich. Es ist jedoch möglich, von einer kategoriebasierten Beurteilung anderer Personen zu einer individualisierten Verarbeitung zu kommen (Kontinuum der Eindrucksbildung). Entscheidend hierfür sind spezielle im beruflichen Kontext eine Reihe von Bedingungen wie die Reflexion der Abhängigkeit des eigenen Erfolgs von Zielpersonen sowie die Verantwortlichkeit des Wahrnehmenden und auf Genauigkeit ausgerichtete Instruktionen.

Schließlich können sich im Zuge von Erfahrungen auch die kognitiven Schemata selbst ändern. Erklärungen dafür liefern das Buchhaltungsmodell, das Konversionsmodell und das Subtypisierungsmodell.

Aufgaben

- Beschreiben Sie den Einfluss stereotyper Denkmuster auf Gedächtnisleistungen und Verhaltensweisen.
- Warum ist die Unterdrückung von Stereotypen keine geeignete Strategie zur Überwindung einer vorurteilsbehafteten Denkweise?
- Welche Möglichkeiten sehen Sie, in Ihrer (zukünftigen) Arbeitsalltagswirklichkeit von einer kategoriebasierten zu einer individualisierten Betrachtung der Patienten zu gelangen?

4.3 Attributionstheorie, Selbstwert und Kultur

Im Alltag und Berufsleben stellen wir uns stets die Frage, warum andere Menschen sich auf eine bestimmte Art und Weise verhalten. Warum hat Klaus seinen Freund vor Sabine schlechtgemacht? Wieso bemüht Frau Schulze sich nicht, ihre Kinder rechtzeitig zur Schule zu bringen? Ebenso sind wir darum bemüht, unsere eigenen Taten, unsere Erfolge oder auch unser Scheitern uns selbst verständlich zu machen. Warum haben wir die Anforderungen für die vereinbarte Leistungszulage in unserem Beruf verfehlt? Woran liegt es, dass wir bei allen Aufgaben, die etwas mit Mathematik zu tun haben, immer gut abschneiden?

Natürlich könnten wir bei diesen subjektiven Erklärungen z. B. auf implizite Persönlichkeitstheorien oder auch nonverbale Signale zurückgreifen, wie Sie in Abschn. 4.1 besprochen wurden. Aber hiermit lassen sich bestimmte Handlungen nicht hinreichend erklären. Es müssen komplexere und detaillierte Vermutungen über das Wesen und die Motive anderer Menschen angestellt werden. Diesen Prozess der subjektiven Erklärung von Handlungen anderer Menschen oder auch eigener Handlungen hat die *Attributionstheorie* zum Gegenstand.

▶ **Definition: Attributionstheorie** Die Attributionstheorie liefert eine Reihe von Ideen dazu, wie bestimmte „Arten von Schlussfolgerungen über die Ursachen von Handlungen in einer gewöhnlichen Situation zustande kommen, in der wir die Handlungen eines menschlichen Wesens beobachten oder etwas über sie hören ... Sie beschäftigt sich mit unseren Erklärungen für unser eigenes Verhalten, aber auch für das Verhalten anderer Menschen" (Parkinson, 2007, S. 75).

Nach Ansicht der Attributionstheoretiker sind alle Menschen Amateurpsycholog*innen, die mittels psychologischer Termini (Wünsche, Überzeugungen etc.) das Verhalten anderer Personen und ihrer selbst zu erklären versuchen.

Fritz Heider (1985) wird als Begründer der Attributionstheorie angesehen. Seiner Ansicht nach beschäftigen sich Menschen vor allem deshalb damit, die persönlichen Dispositionen anderer Personen (Fähigkeiten, Persönlichkeitsmerkmale) herauszufinden, um das Verhalten ebendieser Personen erklären zu können. Mittels kurzer Videos, in denen ein Zusammenspiel geometrischer Formen gezeigt wird, konnte er nachweisen, dass Menschen im Allgemeinen die natürliche Neigung haben, hinter allen menschlichen Handlungen Motive und Dispositionen zu sehen.

Übung

Schauen Sie sich folgendes Video an: https://www.youtube.com/watch?v=n9T-WwG4SFWQ (26.05.2016). Es trägt den Titel „Experimental study of apparent behavior. Fritz Heider & Marianne Simmel. 1944".

Wie würden Sie das, was Sie hier gesehen haben, beschreiben?

4.3 Attributionstheorie, Selbstwert und Kultur

Genau genommen haben Sie in dem Video lediglich eine Bewegung geometrischer Formen gesehen. Jegliches planvolle Zusammenspiel, jegliche Intentionen und Emotionen (dass z. B. das große Dreieck aggressiv ist und den kleinen verängstigten Kreis, der versucht sich zu verstecken, fangen will und dergleichen) sind hierbei lediglich in Ihrem Kopf erzeugt worden. Dennoch handelt es sich bei solchen „Personifizierungen" um eine sinnvolle Strategie. Sie schafft eine gewisse Ordnung, eine Kohärenz und Vorhersagen über die Zukunft, was es uns in vielen Situationen ermöglicht, unsere Umwelt auf eine für uns sinnstiftende Art und Weise zu interpretieren.

▶ **Merke!** Die Attributionstheorie

- versucht zu erfassen, wie die Schlussfolgerungen über die Ursachen von Handlungen zustande kommen und
- hat *nicht* das Ziel zu ermitteln, warum die Handelnden das tun, was sie tun, sondern wie und zu welchen Schlussfolgerungen Beobachtende kommen, warum die Handelnden das tun, was sie tun.

Typischerweise gibt es in attributionstheoretischen Erklärungsmodellen drei Phänomene, die bei den subjektiven Ursachenzuschreibungen herangezogen werden:

- So gibt es einen *Beobachter*, der das Verhalten eines *Handelnden* gegenüber einem anderen Menschen oder einem Gegenstand (hier *Entität* genannt) zu erklären versucht. Wenn der Handelnde und der Beobachter ein und dieselbe Person sind, spricht man von einer Selbstattribution (Parkinson, 2007).
- Des Weiteren stehen Attributionsprozesse mit unserem Selbstkonzept bzw. Selbstwertempfinden in Verbindung (Miller & Ross, 1975; Aronson et al., 2008) und
- sie weisen eine aufschlussreiche Abhängigkeit von der Kultur auf, in der wir sozialisiert wurden (Markus & Kitayama, 1991; Miller, 1984; Morris & Peng, 1994).

4.3.1 Die Kovariationstheorie

Wie genau verläuft nun der Prozess der Erklärung des Verhaltens anderer Menschen? Wenn es mehrere mögliche Ursachen für das fragliche Verhalten gibt, wie genau wägen wir diese gegeneinander ab? Die Kovariationstheorie nach Harold Kelley (1967) versucht dies verständlich zu machen.

4.3.1.1 Grundannahmen

Beispiel: Überforderte Kollegin

Nehmen wir an, Sie haben als medizinische Fachangestellte in einem Krankenhaus ein monatliches Meeting mit Ihrer Teamleitung und Ihren Kolleg*innen. Auf die Frage nach dem Befinden äußert sich Ihre Kollegin Beate dahingehend, dass die Arbeit sie sehr überfordere. Wie erklären Sie sich die Aussage Beates? Logisch betrachtet, scheint es hierfür drei Möglichkeiten zu geben:

1. Beate fühlt sich allgemein bei Belastungen überfordert.
2. Die Arbeit ist derzeit tatsächlich sehr anstrengend.
3. Beate möchte mit ihrer Kritik auf eine Verringerung Ihres Arbeitsumfangs hinwirken und sagt dies absichtlich in einer Situation, bei der die Teamleitung anwesend ist. ◄

Die Kovariationstheorie beruht auf der Annahme, dass ein Handelnder (Beate) in einer bestimmten Situation (Meeting unter Anwesenheit der Teamleitung) in einer bestimmten Art und Weise auf ein Objekt (Arbeitsbelastung) reagiert (diese Reaktion nennt man *Effekt*). Dabei möchte eine beobachtende Person (das sind Sie) wissen, ob das, was geschehen ist, durch Eigenschaften

- des Handelnden (Personalattribution),
- des Objektes (Entitätsattribution),
- der Situation (Kontextattribution)
- oder durch eine Kombination dieser drei Faktoren zustande gekommen ist.

▶ **Definition: Kovariationstheorie** Die Kovariationstheorie geht davon aus, dass Beobachter ihre Urteile anhand von Kovariationen zwischen Effekten und ihren möglichen Ursachen fällen. „Der Effekt wird auf die Bedingung attribuiert, die vorhanden ist, wenn der Effekt auftritt, und die nicht vorhanden ist, wenn der Effekt nicht auftritt" (Kelley, 1967, S. 194).

Um zu einer Entscheidung zu kommen, welche der Bedingungen den Effekt ausgelöst hat, würden die Beobachter nach Ansicht Kelleys nun systematisch zusätzliche Informationen einholen (Pendry, 2007).

4.3.1.2 Informationsquellen (Konsistenz, Konsensus, Distinktheit)
Unsere Schlussfolgerungen über die Ursachen eines Verhaltens (eines Effekts) basieren also darauf, ob wir herausfinden, dass das Auftreten dieses Effekts damit zusammenhängt, dass ganz bestimmte Faktoren vorliegen (z. B. die Anwesenheit der Teamleitung), andere dagegen nicht. Nach Kelley gibt es drei verschiedene Informationsquellen, die wir bei unserem Prozess der Ursachenabwägung berücksichtigen müssen. Hierbei handelt es sich um Konsistenz-, Konsensus- und Distinktheitsinformationen (kurz: KKD-Informationen).

▶ **Merke!**
- Distinktheit: Informationen dazu, ob sich eine Person unter ähnlichen Umständen *über unterschiedliche Gegenstände hinweg* gleich verhält.

- Konsistenz: Informationen dazu, wie stabil das Verhalten einer Person in Bezug auf einen Gegenstand *über verschiedene Situationen hinweg* ist.
- Konsensus: Informationen darüber, ob das fragliche Verhalten bezüglich der Entität *über verschiedene Personen hinweg* variiert (Parkinson, 2007).

Bezogen auf Beispiel der überforderten Kollegin müsste man also erstens wissen, ob Beate ihre Überforderung nur in Bezug auf ihre derzeitige Arbeitssituation zum Ausdruck bringt (hohe Distinktheit) oder ob sie generell davon spricht, sehr überlastet zu sein (geringe Distinktheit). Zweitens wäre es interessant zu wissen, ob Beate nur vor der Teamleitung sagt, dass die Arbeit sie überfordere (geringe Konsistenz) oder ob sie eine solche Bemerkung in einer Vielzahl von Situationen (mit unterschiedlichen Zuhörern) macht (hohe Konsistenz). Drittens müsste man wissen, ob auch die anderen Kolleg*innen die derzeitige Arbeitssituation belastend empfinden (hoher Konsensus) oder ob dies nur Beate sagt (geringer Konsensus).

Die Kovariationstheorie geht nun davon aus, dass die notwendigen Informationen in systematischer Weise zusammengetragen werden, um damit das beobachtete Verhalten (von Beate) zu erklären. Die zentralen logisch möglichen kausalen Schlussfolgerungen, die in diesem Beispiel daraus resultieren, sind in Tab. 4.2 dargestellt (auch andere Formen sind möglich, aber für den hiesigen Kontext eher irrelevant).

Nehmen wir an, auch alle Kolleg*innen sagen, dass sie gegenwärtig sehr belastet seien (hoher Konsensus) und Sie wissen, dass Beate ihre Überforderung in verschiedenen Kontexten zum Ausdruck bringt (hohe Konsistenz) und sie dies nicht auch von vielen anderen Dingen sagt (hohe Distinktheit), dann variiert der Effekt mit dem Objekt, was genau genommen nur den Schluss zulässt, dass es tatsächlich an der Arbeitssituation liegt, dass Beate sich derzeit überfordert fühlt.

Tab. 4.2 Attributionale Implikationen aus drei Informationsquellen

Konsensus	Konsistenz	Distinktheit	Attribution
gering (Außer Beate sagt niemand, dass er überfordert ist)	**hoch** (Beate sagt in verschiedenen Situationen, dass sie überfordert ist)	**gering** (Beate bezeichnet viele Dinge als überfordernd)	**Personattribution** Effekt kovariiert mit Person (es hat mit Beate selbst zu tun)
gering (Außer Beate sagt niemand, dass er überfordert ist)	**gering** (Beate sagt nur in der Teamsitzung, dass sie überfordert ist)	**hoch** (Beate sagt nicht von anderen Dingen, dass sie überfordern)	**Kontextattribution** Effekt kovariiert mit Situation (es hat mit Teamsitzung zu tun)
hoch (Alle anderen sagen auch, dass sie überfordert sind)	**hoch** (Beate sagt in verschiedenen Situationen, dass sie überfordert ist)	**hoch** (Beate sagt nicht von anderen Dingen, dass sie überfordern)	**Entitätsattribution** Effekt kovariiert mit Objekt (es hat mit der Arbeitssituation zu tun)

Berufsbezug

Wenn Sie systematisch ergründen wollen, warum sich z. B. eine Patientin in einer Situation sehr auffällig verhalten hat (während sie sonst immer sehr ängstlich und vorsichtig agiert hat, ist sie plötzlich sehr gesprächig und extravertiert, als Sie mit ihr an einem bestimmten Tag ihre Behandlungsfortschritte besprechen), dann liefert die Kovariationstheorie eine Grundlage für eine solche systematische Klärung der Hintergründe. Lag es vielleicht an der Situation (der Freund der Patientin war anwesend, was sonst nicht der Fall war), an dem speziellen Gesprächsthema an diesem Tag oder hat es etwas mit der Patientin selbst zu tun (z. B., weil sie unter einer bipolaren Störung leidet, bei der sich depressive und manische Phasen abwechseln)? Um diesbezüglich zu einer Entscheidung zu kommen, müssten Sie Informationen, die Sie zur Ihrer Patientin haben (d. h. bezüglich Konsensus, Konsistenz und Distinktheit ihres Verhaltens), systematisch analysieren. ◄

Übung

Wie beurteilen Sie die Kovariationstheorie? Gehen Sie in genau der beschriebenen Art und Weise vor (bzw. können Sie dies überhaupt), d. h. dass Sie Konsensus-, Konsistenz- und Distinktheitsinformationen überprüfen, wenn Sie das Verhalten anderer Menschen beurteilen? Wenn nicht, inwiefern nutzen Sie andere Strategien?

4.3.1.3 Kritische Betrachtungen

An der Theorie wird kritisiert, dass Menschen nur selten in logisch-stringenter Weise Informationen einholen. In vielen Fällen sind diese Informationen gar nicht zugänglich, was bereits Kelley (1972) selbst anmerkt. Als Kollege von Beate wissen wir beispielsweise vielleicht überhaupt nicht, ob diese sich in bestimmten Bereichen ihres Privatlebens auch überfordert fühlt. Des Weiteren wäre eine solche systematische Erhebung in vielen Situationen wohl viel zu zeitaufwendig (Parkinson, 2007).

Es konnte aufgezeigt werden, dass selbst wenn solche KKD-Informationen (in einem experimentellen Kontext) leicht verfügbar sind, sie von den Versuchspersonen kaum so systematisch erhoben werden (Lalljee et al., 1984).

Offenbar erklären sich Menschen das Verhalten ihrer Mitmenschen viel weniger datengesteuert als in der Kovariationstheorie behauptet. So trifft das Modell zwar eine Aussage darüber, wer/was als Ursache angenommen wird, aber es findet keine genauere Erklärung der Beweggründe statt. Es werden also Wissensbestände (Was für ein Mensch ist Beate? Was denke ich bezüglich der Frage, welche Persönlichkeitsmerkmale und Gewohnheiten sie hat?) stark vernachlässigt.

▶ **Merke!** Die Kovariationstheorie überbewertet den Stellenwert einer datengeleiteten Bottom-Up-Wahrnehmung, die im Alltag kognitiv viel zu aufwendig wäre. Sie berücksichtigt dagegen kaum eine erwartungsbasierte konzeptgesteuerte Wahrnehmung (erfahrungsbezogen, hypothesengeleitet, geringer kognitiver Aufwand).

4.3.2 Attribution von Erfolg und Misserfolg

Von besonderem Stellenwert sind Attributionsprozesse, wenn wir persönliche Erfolge und Misserfolge bilanzieren müssen. Erhalten wir eine gute Note in der Schule, erreichen wir bestimmte berufliche Erfolge oder auch Misserfolge, dann stehen wir vor der Aufgabe, uns unser eigenes Abschneiden zu erklären. Lag es an der einfachen Aufgabenstellung, an unserer geistigen Fähigkeit oder doch an der vielen Anstrengung, die wir investiert haben?

4.3.2.1 Ursachendimensionen und Ursachenarten
Eine Theorie, die versucht, unseren Abwägungsprozess in systematischer Weise abzubilden, ist eine Variante der Attributionstheorie, die von Bernard Weiner (1979, 1985) formuliert wurde. Seiner Ansicht nach haben unsere kausalen Schlussfolgerungen bezüglich unserer Erfolge und Misserfolge – vermittelt über unsere Motivationen, Emotionen und Erwartungen – einen starken Einfluss auf unser zukünftiges Verhalten. Nach seiner Schematisierung haben wir folgende Erklärungsmöglichkeiten bzw. -dimensionen:

- Wir können eine Leistung *intern oder extern* attribuieren (hat es an uns selbst, also z. B. unseren Fähigkeiten oder unserer Anstrengung, gelegen oder geht die Leistung auf die Situation zurück, weil die Aufgabe z. B. sehr leicht war oder wir einfach Glück hatten).
- Zudem müssen wir überlegen – unabhängig davon, ob die Ursache intern oder extern ist, – ob es sich um eine *stabile oder stark schwankende* Leistung handelt (bekommen wir ständig viel Anerkennung für unsere beruflichen Leistungen oder war dies lediglich in dieser ganz konkreten Situation der Fall).
- Schließlich müssen wir berücksichtigen, ob es sich bei unserer erbrachten Leistung um etwas handelt, auf das wir *einen kontrollierenden Einfluss* hatten (z. B. Anstrengung oder den Rat anderer Personen) oder ob es sich vielmehr um ein Zufallsprodukt handelt (die Familie, für deren Betreuung wir gelobt wurden, war von vornherein sehr stark motiviert, sodass wir „leichtes Spiel" hatten).

▶ **Merke!** Die Ursachenzuschreibung erfolgt im Hinblick auf drei zentrale Dimensionen: Lokation (intern/extern), Stabilität (stabil/instabil) und Kontrollierbarkeit: kontrollierbar/nicht kontrollierbar).

Die verschiedenen Ursachendimensionen sind in Tab. 4.3 zusammengestellt.

Tab. 4.3 Ursachendimensionen und attribuierbare Ursachenarten (Weiner, 1979, 1985)

	Interne Ursache		Externe Ursache	
	Stabil	Instabil	Stabil	Instabil
Kontrollier-bar	Können (Wissen, Fertigkeit)	Anstrengung	Soziale Kontakte, Vermögen	Situative Ressourcen (z. B. Rat)
Nicht kontrollierbar	Begabung/ Intelligenz	Energie	Aufgaben-schwierigkeit	Glück/Zufall

> **Berufsbezug**
>
> Auch Ihre Patient*innen werden sich ihre Erfolge und Misserfolge subjektiv zu erklären versuchen. Patient*innen können ein und dasselbe Erfolgserlebnis (z. B. größere Bewegungsfähigkeit, Reduktion von Kopf- und Rückenschmerzen, Töpfern einer Vase in einem Kurs) auf ganz unterschiedliche Gründe zurückführen wie Begabung, ihre persönliche Anstrengung, Aufgabenschwierigkeit oder auch Zufall. Die tatsächlichen Ursachen spielen hierbei nicht immer eine Rolle und können auch gar nicht immer abschließend geklärt werden. Für die zukünftige Handlungsmotivation spielt die Erklärung aber eine große Rolle, denn wenn es in meinen Augen nur Zufall war, dass ich diesen Erfolg erzielt habe, werde ich wohl zukünftig viel weniger bemühen, hieran anzuknüpfen, als wenn ich davon ausgehe, dass es meine persönliche Anstrengung war, die zum Erfolg geführt hat.
>
> Zugleich können Sie durch Ihre Rückmeldungen Ursachenzuschreibungen bei Ihren Patient*innen initiieren oder verstärken, indem Sie „Deutungsangebote" unterbreiten. Wenn Sie Patient*innen dafür loben, dass diese sich so stark für das Ergebnis eingesetzt haben, wird eine Attribution auf Anstrengung viel wahrscheinlicher. ◄

4.3.2.2 Kontrollierbarkeit und erlernte Hilflosigkeit

Eine zentrale Bedeutung kommt nach Weiner (1979, 1985) der Kontrollierbarkeitsdimension zu. Attribuieren wir einen Erfolg auf unsere starke Anstrengung (kontrollierbar), werden wir auch in zukünftigen Leistungssituationen bemüht sein, gute Ergebnisse zu erzielen. Führen wir dagegen z. B. einen Misserfolg auf eine fehlende Begabung zurück (nicht kontrollierbar), werden wir in zukünftigen vergleichbaren Situationen kaum motiviert sein zu handeln, da wir glauben, selbst keinen Einfluss zu haben („Ich kann nun mal keine Mathe, daher werde ich sowieso keine gute Leistung erzielen" oder „Mathe kann ich sowieso, hierfür muss ich mich nicht besonders anstrengen/vorbereiten").

Ein besonders schwieriges Attributionsmuster liegt daher vor, wenn Leistungen stets auf nicht kontrollierbare Aspekte zurückgeführt werden, sodass Erfolge mit Glück/Zufall und Misserfolge mit mangelnder Begabung erklärt werden. Bei der Verstetigung eines solchen Musters kann sich ein Gemütszustand herausbilden, den man als *erlernte Hilflosigkeit* bezeichnet (Seligman, 1975; Kap. 3). Dies meint die Überzeugung, dass man mittels seiner eigenen Handlungen keine sichtbaren Ergebnisse mehr erzielen kann, also keine Kontrolle mehr über den Strom der Ereignisse hat. Sie ist gewissermaßen das Gegenteil einer *Selbstwirksamkeitsüberzeugung* (auch Kap. 5), die Bandura (1997) folgendermaßen definiert: „Glaube an die eigenen Fähigkeiten, den Verlauf und die Ausführung der eigenen Handlungen so zu steuern, dass ein bestimmtes Ergebnis erzielt wird" (Bandura, 1997, S. 3).

Genau diesen Glauben haben Menschen im Zustand einer erlernten Hilflosigkeit verloren. Abramson et al. (1978) haben dafür argumentiert, dass es dieser durch ungünstige Attributionsmuster bewirkte Gemütszustand ist, der eine schwerwiegende Depression nach sich ziehen kann.

4.3 Attributionstheorie, Selbstwert und Kultur

▶ **Merke!** Das ungünstigste Attributionsmuster besteht darin, Erfolge auf Zufall und Misserfolge auf mangelnde Begabung zurückzuführen. Wenn dies zum dominierenden Muster wird, kann ein Gefühl der Hilflosigkeit die Folge sein.

Entgegen der Wahrnehmung eines (unbegründeten) Kontrollverlustes kann es aber auch zu *Kontrollillusionen* kommen, bei denen wir den Eindruck haben, bestimmte Ereignisse kontrollieren zu können, obwohl dies ausgeschlossen ist.

Exkurs: Studien zu Kontrollillusionen

Ein interessantes Phänomen ist, dass die meisten Lottospieler*innen lieber selbst ihre Zahlen ankreuzen, als dies einem Automaten zu überlassen. Offensichtlich haben sie den Eindruck, dass es wahrscheinlicher sei, dass ihre „Glückszahlen" (Geburtsdaten etc.) gezogen werden als beliebige Zufallszahlen, obgleich dies statistisch unsinnig ist. Um dies abzuklären, hat Langer (1975) ein aufschlussreiches Experiment durchgeführt:

Dabei bot er „Personen an ihrem Arbeitsplatz ein Los für einen Dollar zum Kauf an. Damit konnten sie an einer Lotterie teilnehmen. Die Forscherin ließ entweder die Teilnehmenden das Los selbst auswählen oder teilte es ihnen zu. Etwas später kam sie zurück und erklärte jeder Versuchsperson, dass eine Person in einem benachbarten Büro sehr gerne an der Lotterie teilnehmen würde, sie aber kein Los mehr zu verkaufen habe. Langer fügte hinzu, diese Person sei bereit, irgendjemandem sein Los abzukaufen. Dann fragte sie: „Zu welchem Preis würden Sie es verkaufen?"

Den Ergebnissen zufolge verkauften diejenigen, die ihr Los hatten selbst ziehen können, es seltener und, falls doch, mehr als viermal so teuer wie diejenigen, denen ihr Los zugeteilt worden war. Die Versuchspersonen hielten also das selbst gewählte Los für wertvoller, sicherlich weil sie die Chance, dass es das Gewinnlos war, für größer hielten als bei einem zufällig zugeteilten Los" (Ciccotti, 2011, S. 80).

Ebenso haben andere Untersuchungen gezeigt, dass die meisten Menschen die Wahrscheinlichkeit eines Autounfalls grundsätzlich für wahrscheinlicher halten, wenn eine andere Person am Steuer sitzt als man selbst (McKenna, 1993). Dies heißt im Umkehrschluss, dass man der Kontrollillusion aufsitzt, durch die bei eigener Führung des Fahrzeugs gegebenen Steuerungsmöglichkeiten auch zugleich die Unfallwahrscheinlichkeit mindern zu können. ◀

Übung

Welchen Stellenwert haben Attributionsprozesse in Ihrem (zukünftigen) Berufsalltag? Wie gehen Sie mit ungünstigen Attributionsmustern Ihrer Patient*innen um?

4.3.3 Attributionsverzerrungen

In der Regel erheben wir Informationen nicht nach Maßgabe der von Kelley postulierten Kovariationstheorie (Abschn. 4.3.1) in systematischer Weise, um zu einer Ursachenerklärung eines bestimmten Verhaltens zu kommen, sondern nutzen andere Quellen wie Erfahrungen oder Heuristiken, um zu einem Urteil zu kommen. Eine solche „abkürzende" Vorgehensweise spart kognitive Ressourcen, ist zugleich aber auch irrtumsanfällig. Es kann zu sogenannten *Attributionsverzerrungen* kommen.

4.3.3.1 Die Korrespondenzverzerrung als fundamentaler Attributionsfehler

Eine sehr verbreitete Alltagstheorie über das Verhalten von Menschen besagt, dass Menschen auf eine bestimmte Weise handeln, weil sie eine ganz bestimmte Persönlichkeit aufweisen und nicht, weil sie sich in einer ganz bestimmten Situation befinden. Demzufolge hätten Bürgerrechtler*innen bzw. Menschenrechtsaktivist*innen wie Gandhi, Martin Luther King oder Rosa Parks sich deshalb für ihre Ideale eingesetzt, weil sie als Persönlichkeiten hierzu prädestiniert waren. Und Despoten wie Nero, Hitler oder Stalin hätten ihre schlimmen Taten vor allem aufgrund ihrer grausamen Charakterzüge vollbracht.

Tatsächlich wurde empirisch jedoch vielfach nachgewiesen, dass die Handlungen einzelner keineswegs nur mit inneren Dispositionen und Charaktereigenschaften erklärbar sind, sondern auch durch situative Einflüsse auf das Verhalten ebendieser Personen (Gawronski, 2003; Jones, 1979; Vonk, 1999).

▶ **Definition: Korrespondenzverzerrung** Die Korrespondenzverzerrung bezeichnet die Tendenz anzunehmen, dass das Verhalten von Menschen mit ihrer Persönlichkeit korrespondiert (d. h. ein Spiegelbild dieser ist). Da die Korrespondenzverzerrung allgegenwärtig stattfindet, wird sie häufig auch als *fundamentaler Attributionsfehler* bezeichnet (Fiske & Taylor, 1991; Ross et al., 1977; Aronson et al., 2008).

Es gibt eine Vielzahl von Experimenten, in denen die Korrespondenzverzerrung unter kontrollierten Bedingungen nachgewiesen wurde. Ein Beispiel soll im Folgenden erläutert werden (auch Abb. 4.4).

Exkurs: Studie von Ross et al. (1977)

Die sozialen Rollen, die Menschen in bestimmten Situationen einnehmen, haben einen entscheidenden Einfluss darauf, wie sie miteinander interagieren. Dies wird besonders evident, wenn eine Person mehr Kontrolle oder Macht besitzt als die andere (z. B. in einer mündlichen Prüfung). Der Prüfling muss in dieser Situation Fragen der prüfenden Person beantworten und kann andere Wissensbereiche nicht oder kaum einbringen. Ross, Amabile und Steinmetz haben vor diesem Hintergrund die These formuliert, dass Menschen aufgrund der Korrespondenzverzerrung die verschiedenen Vor- und Nachteile von sozialen Rollen aus dem Blick verlieren und stattdessen bestimmte Verhaltensweisen stabil als

4.3 Attributionstheorie, Selbstwert und Kultur

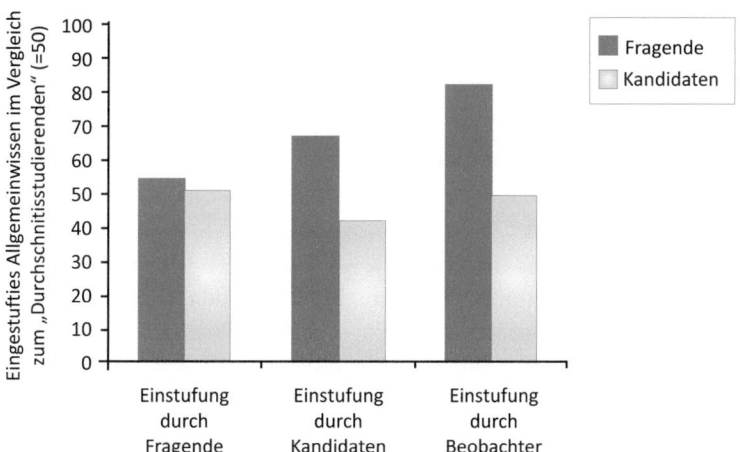

Abb. 4.4 Mittlere Einstufung des Allgemeinwissens (in Anlehnung an Parkinson, 2007, S. 94)

Ausdruck der Persönlichkeit interpretieren. Menschen mit stärkerer sozialer Kontrolle (Prüfer*in) würden in diesem Sinne als klüger und fähiger wahrgenommen werden, als sie es vielleicht wirklich sind. Um dies zu testen, haben die Forscher*innen ein Quiz simuliert, wobei den Versuchsteilnehmenden per Zufall die Rolle der interviewenden Person oder der zu befragenden Person zugeteilt wurde. Die Interviewenden durften sich in der Experimentalbedingung die Fragen aus dem Bereich des Allgemeinwissens völlig frei ausdenken, um ihnen hiermit die Möglichkeit zu eröffnen, ihr eigenes Wissen zu präsentieren. Zusätzlich wurde jedes Quiz von einem Versuchspersonen-Beobachter-Paar betrachtet, die nicht darüber in Kenntnis gesetzt wurden, dass es sich um eine Simulation (mit Zufallsrollenzuweisung) handelt. Nach Beendigung des Quiz mussten die Interviewenden, befragten Personen und Beobachter*innen unabhängig voneinander das Allgemeinwissen der interviewenden Person und der befragten Person auf einer 100-Punkte-Skala einschätzen.

Ergebnisse: Im Durchschnitt beantworteten die befragten Personen nur vier von zehn Fragen korrekt. Sie stuften ihr eigenes Allgemeinwissen deutlich schlechter ein als das der Interviewenden. Diese Tendenz ist in Bezug auf die Beobachter*innen sogar noch deutlich stärker ausgeprägt. Hingegen schätzen die Interviewenden selbst ihr Allgemeinwissen als nicht höher ein als das der von ihnen Befragten. Ein nach dem Experiment durchgeführter Allgemeinwissenstest ergab, dass keine Unterschiede im Allgemeinwissen zwischen Interviewenden und Interviewten bestehen.

Diskussion: Die Studie konnte zeigen, dass der situative Vorteil, dass die Interviewenden sich selbst Fragen ausdenken konnten, von den Versuchspersonen im Sinne der Korrespondenzverzerrung nicht berücksichtigt wurde. Stattdessen wurde zur Beurteilung des Allgemeinwissens auf unterschiedliche Personeneigenschaften der jeweiligen Rollen attribuiert, obwohl die Zuteilung zu den Rollen vollkommen willkürlich gehandhabt wurde. Jede Person in der Kandidatenrolle hätte also genauso gut in der Rolle der interviewenden Person sein können und hätte dann Fragen zu ihren Interessengebieten gestellt, die die befragte Person dann auch wiederum nur teilweise hätte beantworten können (Parkinson, 2007). ◄

Ursachen der Korrespondenzverzerrung
Wenn die Frage im Raum steht, warum Menschen der Korrespondenzverzerrung anheimfallen, hat dies vor allem mit Aufmerksamkeitsprozessen (Kap. 2) zu tun. Wenn wir das Verhalten eines anderen Menschen erklären wollen, richten wir unsere Aufmerksamkeit für gewöhnlich auf diese Person und nicht auf ihre Umgebung (Baron & Misovich, 1993). In vielen Fällen sind uns die „situativen Zwänge" anderer Personen auch grundsätzlich gar nicht zugänglich oder schwer zu interpretieren (Gilbert & Malone, 1995). Wollen wir uns erklären, warum eine ratsuchende Person zu spät zu einem Termin erscheint, ist uns die Information, dass diese einen Wasserschaden in der Wohnung hatte, gar nicht zugänglich, solange diese Person diese Information nicht preisgibt. Selbst wenn wir die Situation einer Person besser kennen, wissen wir noch nicht genau, was das für diese Person selbst bedeutet und wie belastet sie hierdurch ist.

Da eine Person klar sichtbar für uns ist, während ihre spezielle (subjektive) Situation dies für uns nicht ist, sehen wir ihr Verhalten eher als Ausdruck von Persönlichkeitsmerkmalen anstatt als Folge bestimmter situativer Merkmale (Aronson et al., 2008).

Übung

Überlegen Sie sich Beispiele aus dem Berufsalltag (Kollegium, Beziehung zu Patient*innen), in denen die Korrespondenzverzerrung eine Rolle spielen bzw. zu Problemen führen könnte. Welche Möglichkeiten des Umgangs mit dieser Verzerrung sehen Sie?

Kulturabhängigkeit der Korrespondenzverzerrung
Interessanterweise hat man festgestellt, dass die Stärke der Korrespondenzverzerrung kulturabhängig ist. In *individualistischen* Kulturen, die in der westlichen Welt eher vorherrschen, findet man eine stärkere Ausprägung der Korrespondenzverzerrung als in sogenannten *kollektivistischen* Kulturen, die eher im östlichen Raum (z. B. Japan oder China) angesiedelt sind. Dies liegt daran, dass die westlichen Kulturen die Autonomie des Individuums stärker betonen. Eine Person wird daher eher als unabhängig und eigenständig wahrgenommen, sodass ihr Verhalten stärker als Ausdruck ihrer Persönlichkeit aufgefasst wird (Markus & Kitayama, 1991). In östlichen Kulturen hingegen liegt der Fokus stärker auf der Autonomie der Gruppe. Die Einzelperson definiert sich eher über die Gruppe, der sie angehört, als über ihre persönlichen Eigenschaften, sodass auch ihr Verhalten eher den Umständen als den persönlichen Eigenschaften zugeschrieben wird.

Verschiedenste Studien deuten darauf hin, dass die Sozialisation in den verschiedenen Kulturen die Ursache für diese persönlichkeitsbezogenen Attributionen/Attributionsverzerrungen ist (Miller, 1984; Morris & Peng, 1994; Aronson et al., 2008).

> **Berufsbezug**
>
> Ihr Berufsfeld stellt Sie vor die schwierige Aufgabe, die Hintergründe von (problematischen) Situationen und Beweggründe von Personen für bestimmte Handlungen und Entscheidungen zu verstehen. In Ihrer Arbeit werden Sie mit hoher Wahrscheinlichkeit Menschen mit ganz unterschiedlichen kulturellen Wurzeln kennenlernen. Daher kann es ein wichtiger Aspekt zum Verständnis von Geschehnissen und Entscheidungen sein, die – kulturell beeinflussten – Selbsterklärungsversuche (Attributionen) der Personen bestmöglich nachvollziehen zu können. ◄

4.3.3.2 Die Akteur-Beobachter-Divergenz

Eine besondere Variante der Korrespondenzverzerrung ist die sogenannte Akteur-Beobachter-Divergenz (Jones & Nisbett, 1972). Sie besagt, dass wir uns selbst gewissermaßen von der persönlichkeitsbezogenen Ursachenerklärung ausnehmen und stattdessen eher die situativen Zwänge fokussieren, denen wir ausgesetzt sind.

▶ **Definition: Akteur-Beobachter-Divergenz** „Während wir sehr wahrscheinlich internale Ursachen für das Verhalten anderer Leute finden, neigen wir dazu, unser eigenes Verhalten mit äußeren Ursachen zu erklären, also mit der Situation. Daraus entsteht ein interessantes Attributionsdilemma: Dasselbe Verhalten kann internale Attributionen bei Menschen auslösen, die es beobachten, und externale Attributionen bei Menschen, die es ausführen." (Aronson et al., 2008, S. 115)

Sehen wir im Supermarkt eine Frau, die ihr Kind anschreit, werden wir dieses Verhalten vielleicht damit erklären, dass sie eine schlechte Mutter ist, die sich nicht unter Kontrolle hat. Wenn sie hingegen selbst ihr Verhalten reflektiert, wird sie vielmehr an ihre Angst und den Stress denken, seitdem sie arbeitslos geworden ist (Aronson et al., 2008).

Es stellt sich die Frage, warum wir mit zweierlei Maß messen, wenn wir auf der einen Seite uns selbst und auf der anderen Seite andere Personen in ihrem Verhalten beurteilen. Nach derzeitigem Stand der Forschung gibt es hierfür zwei primäre Ursachen: Erstens haben die Agierenden selbst einen viel stärkeren Zugang zu Informationen über Aspekte, die das Auftreten der fraglichen Handlung bedingen (Jones & Nisbett, 1972; Malle & Knobe, 1997). Dass die Mutter arbeitslos geworden ist, weiß nur sie in der Situation und nicht der Beobachter. Vielleicht ist sie auch eine Person, die so gut wie nie ihre Kinder anschreit, aber gerade diese Situation, in der sich ihr Kind sehr aggressiv verhalten hat, brachte das „Fass zum Überlaufen". Dagegen hat die beobachtende Person im Supermarkt nur eine sehr beschränkte Menge an Informationen und weiß im Grunde nichts über das Verhalten der Frau in anderen Kontexten. Sie wird daher (als Heuristik) das Verhalten der Frau eher als charakteristisch für diese ansehen, als dies womöglich der Fall ist.

Zweitens spielt auch die unterschiedliche Aufmerksamkeitsfokussierung von agierender Person und beobachtender Person eine Rolle. Beobachten wir das Verhalten anderer Menschen, haben wir dabei primär die andere Person und nicht deren (für uns in großen Teilen „unsichtbare") Situation im Blick. Wenn wir dagegen unser eigenes Verhalten reflektieren, ist unsere Aufmerksamkeit stärker „nach außen" gerichtet (Malle & Knobe, 1997; Taylor et al., 1978; Parkinson, 2007).

> „Niemand ist so egoistisch oder selbstsüchtig, dass er mit einem großen Spiegel in der Hand durchs Leben ginge, um sich selbst ständig zu beobachten. Wir schauen nach außen; was uns perzeptuell [wahrnehmungsbezogen] wichtig ist, sind andere Menschen, Gegenstände und sogar Ereignisse, sie sich abspielen. Auf uns selbst richten wir nicht so viel Aufmerksamkeit. Folglich sind der Akteur und der Beobachter, wenn sie darüber nachdenken, was ein bestimmtes Verhalten verursacht hat, davon beeinflusst, welche Information die auffälligste ist: der Akteur für den Beobachter und die Situation für den Akteur". (Aronson et al., 2008, S. 115; Ergänzung d. Autor*in)

4.3.3.3 Selbst und selbstwertdienliche Attributionsverzerrungen

Neben den besprochenen Verzerrungen, die vor allem etwas mit Aufmerksamkeitsprozessen zu tun haben, gibt es auch bestimmte Formen von Attributionen, die eher dazu dienen, sich selbst in ein positives Licht zu rücken oder unser inneres (emotionales) Gleichgewicht zu halten (Johnson et al., 1964; Miller & Ross, 1975).

Selbst – Selbstkonzept – Selbstwert

Worauf beziehen wir uns also, wenn wir selbst im Mittelpunkt unseres Attributionsinteresses stehen? Das Selbst besteht nach der klassischen Ansicht, wie sie vor allem William James (1890) vertrat, aus zwei verschiedenen Facetten. Es ist einerseits die Menge der Gedanken und Vorstellungen über unsere eigene Person (empirisches Ich; erkanntes Subjekt, „Me"). Zugleich verarbeitet das Selbst aktiv Informationen und ist damit ein erkennendes Subjekt (reines Ich, „I"). In der heutigen Terminologie wird das erkannte Subjekt oder „Me" als *Selbstkonzept* bezeichnet, das erkennende Selbst hingegen als *Selbstaufmerksamkeit*. Beide Aspekte vereinigen sich zu einem kohärenten Identitätsgefühl (Aronson et al., 2008). In unseren Selbstbeschreibungen beziehen wir uns typischerweise auf *Eigenschaften* (hilfsbereit, nachsichtig, einfühlsam), aber auch auf *Gruppen*, denen wir angehören (Vereine, Studierende, Grüner, Werder-Bremen-Fan).

Das *Selbstkonzept* kann als ein kognitives Schema betrachtet werden, das Informationen über uns selbst und die unserer Umwelt verarbeitet und organisiert (Dunning & Hayes, 1996; Symons & Johnson, 1997). Einer der entscheidenden motivationalen Beweggründe für unsere Handlungen ist das Bedürfnis, ein stabiles und positives Selbstkonzept zu haben bzw. aufrecht zu halten (Werth & Mayer, 2008).

Ein in diesem Kontext besonders wichtiger Begriff ist das *Selbstwertgefühl*, das aus einer (emotional eingefärbten) Bewertung unseres Selbstkonzeptes resultiert: „Entsprechend ist unser Selbstwertgefühl ..., d. h. der Wert, den wir uns selbst und unseren Fähigkeiten subjektiv zumessen, in emotionaler Hinsicht von enormer Bedeutung ... Das Selbstwertgefühl resultiert aus den positiven oder negativen Bewertungen einzelner Inhalte unseres Selbstkonzepts (z. B. „Es ist gut, dass ich sportlich bin" oder „Es ist schlecht, dass ich nicht attraktiv bin"; Werth & Mayer, 2008, S. 165 f.).

4.3 Attributionstheorie, Selbstwert und Kultur

Das Selbst reguliert in entscheidender Weise unser emotionales Erleben und unsere Motivation (Campbell, 1990; Dijksterhuis, 2004; Pelham, 1991). Dies wird vor allem in Situationen deutlich, in denen wir uns von anderen angegriffen fühlen, wir negatives Feedback erhalten oder einen Misserfolg erleben und hierdurch die positive Sicht auf unsere eigene Person bedroht ist. In solchen Fällen verfolgen wir verschiedene (attributionstheoretisch analysierbare) kognitive Strategien, um unser positives Selbstwertgefühl aufrechtzuhalten. So werden z. B. Informationen, die eine positive Sicht der eigenen Person stärken, selektiv wahrgenommen und den Selbstwert bedrohende Aspekte ausgeblendet.

Es kann aber durchaus auch positive Effekte haben, wenn wir unsere Aufmerksamkeit auf einen Vergleich unseres jetzigen Selbstbildes mit einem früheren anstrengen und hierbei Verbesserungen feststellen (Wilson & Ross, 2000). Dagegen kann es bei Diskrepanzen zwischen aktuellem Selbstbild und unserer Idealvorstellung unserer selbst bzw. dem Bild, was wir sein sollten, zu negativen Gemütszuständen wie depressiven Verstimmungen kommen (Higgins, 1987; Werth & Mayer, 2008).

Zwei Arten von selbstwertdienlichen Attributionsverzerrungen
Eine besondere Form des Selbstwertschutzes wird über attributionale Prozesse bewerkstelligt.

▶ **Definition: Selbstwertdienliche Attributionsverzerrungen** „Selbstwertdienliche Attributionsverzerrungen sind anscheinend eine *motivierte* Verdrehung dessen, was geschehen ist; sie dienen damit persönlichen Interessen. Statt neutrale Beobachtende sozialer Ereignisse zu sein, können wir die Ereignisse manchmal so interpretieren, dass sie uns gefallen …; dies ermöglicht es uns, nach einem Ereignis ein besseres Gefühl zu haben" (Parkinson, 2007, S. 101; Hervorh. im Orig.).

In diesem Kontext lassen sich zwei Verzerrungsarten unterscheiden:

- Erstens gibt es *selbstwertsteigernde Verzerrungen*. Hat man z. B. eine Prüfung sehr erfolgreich absolviert, wird man dies vielleicht auf eine angeborene, besondere Fähigkeit zurückführen („ich bin in Mathematik sehr begabt").
- Bei einem schlechten Abschneiden in einer Prüfung wird man hingegen eher zu dem Schluss kommen, dass dies an der schwierigen Aufgabenstellung lag oder am hohen Lärmpegel (Geraschel, Toilettengänge der Mitstudierenden etc.) während der Klausur. Hierbei handelt es sich um *selbstwertschützende Attributionen* (Parkinson, 2007).

In beiden Fällen werden die Ursachendimensionen der Attribution zugunsten des Selbstwertes der eigenen Person interpretiert.

Exkurs: Studie von Johnson et al. (1964)
Als Versuchspersonen wurden Studierende der Pädagogischen Psychologie herangezogen. Über eine Gegensprechanlage sollten sie Kindern, die sie nicht sehen oder hören konnten, vermitteln, wie man Zahlen miteinander multipliziert. In einem ersten Durch-

gang war es die Multiplikation mit 10, in einem zweiten Durchgang die Multiplikation mit 20. Nach jedem Durchgang bekamen die als „Lehrkraft" fungierenden Versuchspersonen die Arbeitsblätter der Schüler*innen, sodass sie ihren eigenen Lehrerfolg anhand der Antworten der Schüler*innen beurteilen konnten. In Wirklichkeit waren die Arbeitsblätter von den Versuchsleitenden erstellt worden und zwar so, dass ein Schüler in der einen Bedingung durchgängig schlechte Leistungen erzielte (= „Vermittlung der Multiplikation ist gescheitert") oder er hatte nur im ersten Durchgang schlechte Ergebnisse, dann im zweiten aber gute Werte (= „Vermittlung der Multiplikation ist gelungen").

Interessant ist, dass die Versuchspersonen eine Leistungssteigerung auf ihre Fähigkeiten als Lehrkraft attribuierten, während sie im Fall des Scheiterns dies mit den mangelnden Fähigkeiten des Schülers bzw. der Schülerin erklärten anstatt mit ihren vielleicht ineffektiven Lehrmethoden (Parkinson, 2007). ◄

Während Ergebnisse von Experimenten wie diesem für gewöhnlich mit der motivationalen Strategie erklärt werden, seinen Selbstwert aufrechtzuhalten, sind andere Autor*innen der Ansicht, dass hier auch kognitive Aspekte eine Rolle spielen (Miller & Ross, 1975). Ihrer Ansicht nach wäre es unlogisch, die Leistungssteigerung auf den Schüler zu attribuieren, denn dieser hatte im ersten Durchgang schlechte Leistungen erbracht, sodass es schon mit dem Lehrkonzept der Versuchspersonen zu tun haben muss, dass er sich verbessert hat. Wenn sich andere Schüler*innen hingegen trotz derselben Erklärungsversuche nicht verbesserten, scheint es ebenso logisch zu sein, dies auf den Schüler und nicht auf die mangelnden Kompetenzen der Lehrperson zu attribuieren. Obwohl somit eine kognitive Erklärung möglich erscheint, widerspricht sie nicht zwangsläufig dem zugleich vorliegenden Bedürfnis selbstwertdienlich zu attribuieren. In den meisten Fällen sind kognitive und motivationale Prozesse praktisch untrennbar miteinander verwoben (Parkinson, 2007).

Soziale Vergleiche als Selbstwertsteigerungsstrategie
Auch soziale Vergleiche dienen häufig der Selbstvalidierung und können zur Erhöhung des Selbstwertgefühls strategisch eingesetzt werden. Bei Vergleichen mit Personen, die weniger sportlich, glücklich oder erfolgreich sind, handelt es sich um eine *abwärts gerichtete Validierung*, die zu einer *Selbstwerterhöhung* führt (Aspinwall & Taylor, 1993; Wheeler & Kunitate, 1992). So vergleichen sich an Krebs erkrankte Personen, Opfer von Verbrechen oder Ähnlichem häufig mit Mitpatient*innen, denen es noch schlechter geht als ihnen selbst, was zu einer Verbesserung ihres Befindens beiträgt (Wood et al., 1985; Werth & Mayer, 2008).

Dagegen werden bei *aufwärts gerichteten* Vergleichen Personen zur Selbstvalidierung herangezogen, die uns in bestimmter Hinsicht überlegen sind (Blanton et al., 1999). In bestimmten Fällen kann dies sinnvoll sein, um eine *Selbstmotivation* zu bewirken, indem man sich bestimmte Ziele setzt und an sich arbeitet (Taylor & Lobel, 1989). Jedoch ist dies nur möglich, wenn der von der Vergleichsperson gesetzte Standard auch erreichbar ist. Wenn dies nicht der Fall ist, kann es dagegen zu einer Demotivation kommen (Lockwood & Kunda, 1997; Tesser, 1988; Werth & Mayer, 2008).

4.3 Attributionstheorie, Selbstwert und Kultur

Übung

Unter welchen Umständen kann ein aufwärts gerichteter Vergleich mit Kolleg*innen für Ihren Selbstwert problematisch/demotivierend sein? Inwiefern kann ein abwärts gerichteter Vergleich mit Kolleg*innen – trotz seiner selbstwerterhöhenden Wirkung – mit ungünstigen Konsequenzen für Ihre beruflichen Leistungen verbunden sein?

Zusammenfassung

Die Attributionstheorie hat den Prozess der subjektiven Erklärung von Handlungen anderer Menschen oder auch eigener Handlungen zum Gegenstand. Demnach sind alle Menschen Amateurpsycholog*innen, die mittels psychologischer Termini (Wünsche, Überzeugungen etc.) das Verhalten anderer Personen und ihrer selbst zu erklären versuchen. Sie haben in diesem Abschnitt eine Reihe verschiedener attributionstheoretischer Ansätze kennengelernt.

Die Kovariationstheorie nach Kelley beschreibt, wie wir verschiedene mögliche Ursachen für ein zu erklärendes Verhalten gegeneinander abwägen. Liegt es an der Person, dem Gegenstand des Geschehens oder an der speziellen Situation? Seiner Ansicht nach beobachten und beurteilen wir hierbei Informationen, die drei verschiedenen Dimensionen entstammen: Konsistenz, Konsensus und Disktinktheit. Allerdings bleibt eine solche komplexe Abwägung ein Idealmodell, das in der Alltagswirklichkeit kaum zur Anwendung kommt.

Die Attributionstheorie nach Weiner versucht unsere kausalen Schlussfolgerungen bezüglich unserer Erfolge und Misserfolge verständlich zu machen. Nach seiner Schematisierung haben wir folgende Erklärungsmöglichkeiten bzw. -dimensionen: Wir können eine Leistung intern oder extern, stabil oder variabel, kontrollierbar oder unkontrollierbar attribuieren. Der wahrgenommenen Kontrollierbarkeit kommt hierbei eine besondere Bedeutung zu, denn sie hat – vermittelt über unsere Motivation, Emotionen und Erwartungen – einen starken Einfluss auf unser zukünftiges Verhalten.

Schließlich sind in diesem Kontext auch verschiedene Formen von Attributionsverzerrungen möglich, z. B. die Korrespondenzverzerrung (Überschätzung der Korrespondenz des Verhaltens mit Persönlichkeitsmerkmalen bei gleichzeitiger Unterschätzung der situativen Bedingungen eines Verhaltens), die Akteur-Beobachter-Divergenz oder auch verschiedene Formen selbstwertdienlicher Attributionsverzerrungen.

Hier müssen die Begrifflichkeiten des Selbst, Selbstkonzepts und Selbstwerts differenziert werden. Der Selbstwert hängt hierbei von diversen Einflussfaktoren wie z. B. sozialen Vergleichen ab. Eine besondere Form stellen kulturelle Bedingungen dar, die selbstwertrelevante Attributionsprozesse modulieren können.

> **Aufgaben**
> - Erläutern Sie die Grundannahmen und die Abwägungsprozesse bezüglich der Beurteilung von Handlungen nach Maßgabe der Kovariationstheorie. Wieso werden Menschen im Alltag kaum eine so systematische Ursachenabklärung betreiben?
> - Warum hat die Kontrollierbarkeitsdimension im Attributionsmodell von Weiner eine besondere Bedeutung? Erläutern Sie, wie solche gedanklichen Abwägungsprozesse mit unseren Motivationen, Emotionen und Erwartungen in Verbindung stehen.

4.4 Prosoziales Verhalten

Der Wunsch zu helfen, kann als ein zentrales Motiv des beruflichen Selbstverständnisses von Beschäftigten im Gesundheitswesen aufgefasst werden. In der Sozialpsychologie werden die grundlegenden Motive prosozialen Verhaltens genauer untersucht: Warum helfen Menschen anderen Menschen? Gibt es altruistische Handlungen? Wie sieht ein produktives Hilfeverhalten aus und welche Stolpersteine kann es hier geben?

4.4.1 Prosoziales Verhalten und Altruismus

Prosoziale Handlungen sind Verhaltensweisen, die das Ziel verfolgen, einem anderen Menschen Vorteile zu verschaffen (Penner et al., 2005) und ihnen bei der Bewältigung bestimmter Problemlagen zu helfen. Im Kontext eines solchen Hilfehandelns kann man nach Brückner (2011) oder auch Bierhoff (2007) drei Ebenen unterscheiden (Abb. 4.5):

▶ **Definition: Die drei Ebenen des Hilfeverhaltens**
1. *„Helfen und Unterstützung für andere Menschen:* Der umfassende und vielfältige Bereich der Alltagskultur des Helfens schließt auch die rollengebundene Hilfsbereitschaft als Kennzeichen aller arbeitsteiligen Kulturen mit ein, etwa angesichts der Tradition des medizinischen Heilwissens.

Abb. 4.5 Beziehung zwischen zentralen Begrifflichkeiten

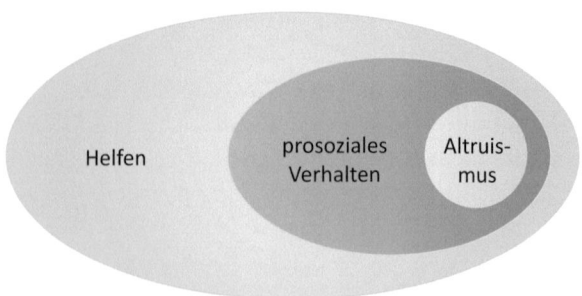

2. *Prosoziales Verhalten:* Der Begriff des prosozialen Verhaltens im engeren Sinn umfasst zum einen den wissenschaftlich beobachtbaren Ausschnitt des Hilfehandelns und zum anderen auch indirekte Hilfe, Empathie, Zuwendung und Unterstützung, mitmenschliche Verbundenheit und Kooperation.
3. *Altruismus:* Der Spezialfall des altruistischen Handelns bezieht sich auf Hilfe, die sich nicht von der Aussicht auf eigene Vorteile leiten lässt. Altruismus ist insofern ein Sonderfall des Helfens und des prosozialen Verhaltens, weil er auf uneigennützigen, selbstlosen Motiven beruht" (Brückner, 2011, S. 104).

Der Begriff „prosoziales Verhalten" ist enger gefasst als der Begriff „Helfen", weil Helfen nicht unbedingt prosozial ist, sofern es aus einer (beruflichen) Pflicht entspringt. Beim Altruismus gibt es die zusätzliche Einschränkung, „dass es das oberste Ziel des Helfenden ist, einer anderen Person zu nützen. Das oberste Ziel des prosozialen Verhaltens könnte aber auch sein, soziale Anerkennung zu erhalten oder die eigene Belastung zu verringern, wenn man Zeuge der Notsituation einer anderen Person wird" (Bierhoff, 2007, S. 299).

Übung

Überlegen Sie sich Beispiele für alle drei Ebenen des Hilfeverhaltens. Ist es nach den genannten Begriffsbestimmungen ausgeschlossen, dass man sich als Gesundheitsfachkraft prosozial oder sogar altruistisch verhält, weil das geleistete Hilfeverhalten im Rahmen einer beruflichen Tätigkeit erbracht wird?

4.4.2 Hintergründe, Bedingungen und Differenzen im Hilfeverhalten

Warum helfen wir anderen Menschen? Hierfür gibt es unterschiedliche Erklärungsansätze.

4.4.2.1 Evolutionspsychologische Hintergründe

Nach Darwins Evolutionstheorie (1859) bzw. ihrer späteren Erweiterungen bzw. Reformulierungen (z. B. Dawkins, 1976) setzen sich Gene durch, die das Überleben des Individuums fördern, und werden mit hoher Wahrscheinlichkeit an die nächste Generation weitergegeben. Die auf diesen Annahmen fußende Evolutionspsychologie geht davon aus, dass auch soziale Verhaltensweisen mit Rückgriff auf genetische Faktoren erklärt werden können, die sich im Verlauf von vielen Jahrtausenden auf der Basis des Prinzips der natürlichen Selektion herausgebildet haben (Buss, 2005; Pinker, 2002).

Die Evolutionspsychologen gehen von drei zentralen (genetisch verankerten) Faktoren aus, warum Menschen anderen Menschen helfen: Verwandtenselektion, Reziprozitätsnorm und die Fähigkeit, soziale Normen zu erlernen und anzuwenden (Aronson et al., 2008).

Die *Verwandtenselektion* besagt, dass Blutsverwandten eher geholfen wird. Dabei gilt, je enger die genetische Beziehung zu einer Person ist, desto größer ist die Sorge um das Wohlbefinden dieser Person ausgeprägt. Hierbei handelt es sich um eine intuitiv befolgte

Regel, weniger um ein bewusstes Abwägen. In einer Studie wurde anhand eines Szenarios (schwerer Verkehrsunfall) aufgezeigt, dass Versuchspersonen eher bereit sind, ihrem Bruder oder ihrer Schwester zu helfen, der/die den Verkehrsunfall selbst verschuldet hat, als einem Bekannten, der unschuldig in diese Situation geraten ist (Greitemeyer et al., 2003). Allerdings gibt es auch Befunde, die aufzeigen, dass wir auch Personen, die uns ähnlich sind bzw. zu denen wir mehr Kontakt haben, eher helfen als Fremden, obwohl in beiden Fällen keine Blutsverwandtschaft vorliegt (Burnstein et al., 1994; Werth & Mayer, 2008). Mit dieser evolutionär angelegten Verwandtenselektion steht im Zusammenhang, dass Personen eher geholfen und vertraut wird, die einem selbst ähnlich sind. Ein Phänomen, das man selbst im Tierreich beobachten kann.

Exkurs: Ähnlichkeit, Vertrauen und Hilfe

„DeBruine (2002) bat Studierende, im Internet an einem Spiel mit einer weiteren beteiligten Person teilzunehmen, von dem sie nur ein Foto zu sehen bekamen. In Wirklichkeit gab es die konkurrierende Person gar nicht und ihre Reaktionen waren im Rechner vorprogrammiert, was die Studierenden natürlich nicht wussten. Bei dem Spiel sollte die Versuchsperson zwischen sich und der anderen beteiligten Person Geld aufteilen oder dieser vertrauen, wenn diese eine beträchtliche Summe aufteilte. Die Hälfte der Studierenden spielte mit einer Person, deren Foto durch eine Verschmelzung ihres eigenen Gesichts mit dem Gesicht einer unbekannten Person entstanden war. Dazu hatte der Forscher zunächst jeden Studierenden unmittelbar vor dem Experiment unter einem Vorwand fotografiert. Dann erfolgte die Fusion durch eine Morphing-Software. Die andere Hälfte der Teilnehmenden spielte mit einer Person, deren Foto das Ergebnis der Verschmelzung zweier unbekannter Gesicht war. Wie DeBruine feststellte, vertrauten die Teilnehmenden einer mitspielenden Person, der zahlreiche Gesichtsmerkmale mit ihnen teilte, in mehr als zwei von drei Fällen. Dagegen schenkten diejenigen, deren Partner*in ein unbekanntes Gesicht hatte, ihm nur in der Hälfte der Fälle ihr Vertrauen.

Später untersuchte DeBruine, ob der Vertrauensvorschuss nicht einfach auf die Vertrautheit des Gesichts zurückzuführen war. Er wiederholte daher das Experiment, diesmal aber mit Morphings von Prominentenfotos (Ben Affleck, Sarah Michelle Gellar) mit Bildern von unbekannten Personen. Wie die Ergebnisse zeigten, trat nur dann Vertrauen zu der mitspielenden Person auf, wenn Gesichtsähnlichkeit bestand, und nicht bloß, wenn das Gesicht bekannt war". (Ciccotti, 2011, S. 116 f.)

Kommentar: Die Ähnlichkeit von Personen mit einem selbst ist ein entscheidender Faktor für entgegengebrachtes Vertrauen und Hilfe. Es handelt sich um ein Phänomen, dass erbliche bzw. evolutionär geprägte Ursachen haben dürfte. ◄

Die *Reziprozitätsnorm* meint unsere Erwartung, dass Personen, denen wir geholfen haben, uns in Zukunft auch helfen werden. Im Hintergrund steht hier die Überzeugung, dass in der menschlichen Entwicklungsgeschichte eine völlig egoistisch agierende Gruppe eine geringere Überlebenswahrscheinlichkeit hätte als kooperationsbereite Personen. Demnach hätten die Menschen eine höhere Überlebenswahrscheinlichkeit, die ihren Mitmenschen gegenüber ein Einverständnis zur gegenseitiger Hilfe entwickelten (Aronson et al., 2008).

▶ **Merke!** Die Reziprozitätsnorm besagt, dass wir davon ausgehen, dass uns Personen helfen werden, denen wir in der Vergangenheit geholfen haben.

Ebenso besteht die Annahme, dass diejenigen, die die Bräuche und Werte einer Gesellschaft (*soziale Normen*) am besten *lernen*, einen Überlebensvorteil hätten. Hierzu gehört neben den verschiedensten Kulturtechniken (z. B. Werkzeuggebrauch) und überlebenswichtigen Wissensbeständen (z. B. giftige vs. genießbare Pflanzen) auch das Wissen darum, wie man am besten zusammenarbeitet. Demnach würde gelten, dass Menschen darauf programmiert sind, soziale Normen zu lernen und anderen zu helfen (Hoffman, 1981; Simon, 1990; Aronson et al., 2008).

4.4.2.2 Gefühle und Empathie als Beweggründe

Wenn wir jedoch für eine fremde ältere Dame in der Straßenbahn aufstehen oder einem unbekannten Kind helfen, das von einem Mann belästigt zu werden scheint, dann kann man solche Handlungen kaum auf genetische Ursachen zurückführen, wie bei den Begründungen oben.

Unabhängig von evolutionspsychologischen Hintergründen fällt es vielen von uns schwer, untätig zu bleiben, wenn wir das Leid anderer Menschen sehen. Wir bekommen den starken Drang zu helfen, weil wir uns in die Perspektive des anderen hineinversetzen können.

> „Empfangen wir Notsignale von anderen, löst dies in uns häufig Gefühle aus, die wiederum das Bedürfnis, das Leid des anderen zu beenden, bewirken. Grundlegend hierfür ist unsere (angeborene) Disposition zur Kommunikation von Gefühlen: Wir alle senden – häufig unbewusst und auch unbeabsichtigt – Informationen über unseren Gefühlszustand und sind zudem in der Lage, von anderen gesendete Signal zu entschlüsseln" (Werth & Mayer, 2008, S. 517).

In Situationen, in denen wir Zeuge der Not anderer werden, spielen zwei emotionale Reaktionen eine entscheidende Rolle für das Aufkommen von Hilfeverhalten: erstens eine auf die andere Person gerichtete Empathie (sich in den Zustand/die Situation der anderen Person hineinzuversetzen und ihre Perspektive zu übernehmen), zweitens ein selbstzentriertes persönliches Unbehagen (man sieht sich aufgrund gesellschaftlicher Normen dem Druck ausgesetzt, helfen zu müssen), das mit Angst oder Unruhe verbunden sein kann (Batson et al., 1991). Beide emotionalen Reaktionen sind qualitativ sehr verschieden und können ein jeweils anders motiviertes Hilfeverhalten auslösen: Steht das persönliche Unbehagen im Mittelpunkt, wird mit dem Hilfeverhalten vor allem versucht, die eigene Gefühlslage zu verbessern, sodass hier genau genommen gar keine Prosozialität vorliegt, sondern ein egoistisch motiviertes Verhalten. Helfen wir, weil wir uns mittels unserer empathischen Fähigkeiten in die Lage der anderen Person hineinversetzen, steht die Gefühlslage des Hilfesuchenden im Mittelpunkt und nicht unsere eigene (Werth & Mayer, 2008).

▶ **Merke!** Es gibt zwei emotionale Reaktionen, die Hilfeverhalten begründen können:

1. Empathie für die andere Person und
2. persönliches Unbehagen/Eindruck, helfen zu müssen.

In diesem Kontext wurde die sogenannte *Empathie-Altruismus-Hypothese* formuliert (Batson et al., 1991). Sie besagt, dass durch den Anblick der Not des Opfers bei potenziellen Helfer*innen ein empathischer Vorgang ausgelöst werden kann, der zu einer altruistischen Reaktion führt. Hierbei würde die Linderung der Not des anderen und nicht Kosten-Nutzen-Überlegungen im Mittelpunkt stehen (Abb. 4.6).

> **Exkurs: Studie zur Empathie-Altruismus-Hypothese (Batson et al., 1991)**
>
> Die Autoren postulieren, dass sich egoistisch und altruistisch motivierte Personen nicht im Hinblick auf ihre Hilfsbereitschaft unterscheiden, solange sie einer bestimmten Hilfesituation nicht ausweichen können. Daher haben Batson et al. ein experimentelles Design geschaffen, bei dem es für die beteiligten Personen mehr oder weniger leicht ist, einer Hilfesituation auszuweichen. In dem experimentellen Design sollten die Versuchspersonen eine Studentin namens Elaine beobachten, die vermeintlich an einem Lernexperiment teilnahm. Ihnen wurde gesagt, dass Elaine in zufälliger Abfolge Elektroschocks erhalten würde, um Lernen unter belastenden Bedingungen zu untersuchen. Immer nach dem Ende eines zweiten Versuchsdurchgangs wurde es so arrangiert, dass Elaine einen sehr angeschlagenen Eindruck machte, woraufhin die versuchsleitende

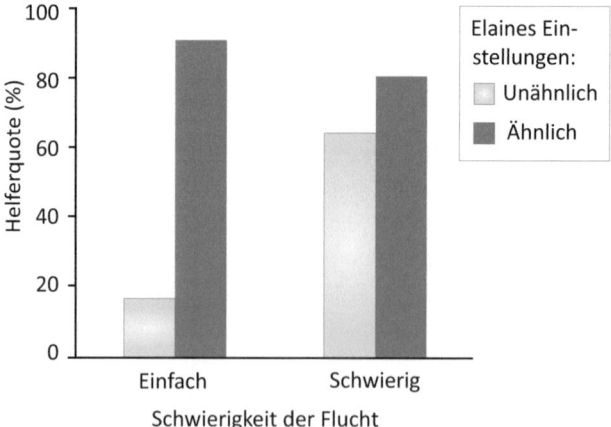

Abb. 4.6 Prozentsatz der Teilnehmenden, die Elaine aus dem Experiment halfen, in Abhängigkeit von der Einstellungsähnlichkeit und der Schwierigkeit, der Situation zu entfliehen (in Anlehnung an Bierhoff, 2007, S. 318)

Person die Versuchspersonen fragte, ob sie anstelle von Elaine das Experiment fortführen wollen würden. Dabei wurde in einer Bedingung gesagt, dass die Versuchsteilnehmenden jederzeit das Labor verlassen könnten (einfache Fluchtmöglichkeit). In der anderen Bedingung glaubten die Versuchspersonen, dass sie bleiben müssten und – wenn sie nicht tauschen würden – noch acht weitere Durchgänge anschauen müssten, bei denen Elaine Elektroschocks erhalten würde (schwierige Fluchtmöglichkeit). Zusätzlich wurde versucht, eine altruistische Motivation mit hoher Empathie zu induzieren, indem man der Hälfte der Versuchspersonen in beiden Bedingungen sagte, dass Elaine ganz ähnliche Interessen und Werte wie diese selbst aufweise. In Bezug auf die egoistische Motivation mit geringer Empathie wurde der anderen Hälfte in beiden Bedingungen gesagt, dass Elaine in Bezug auf Interessen und Werten den Versuchsteilnehmenden unähnlich sei. So ergeben sich insgesamt vier Bedingungen:

- Einfache Fluchtmöglichkeit + ähnliche Interessen,
- einfache Fluchtmöglichkeit + unähnliche Interessen,
- schwierige Fluchtmöglichkeit + ähnliche Interessen und
- schwierige Fluchtmöglichkeit + unähnliche Interessen.

Die Hypothese war also, dass es deutliche Unterschiede zwischen Personen der beiden Motivationslagen geben sollte, wenn es für sie leicht ist, der Hilfesituation auszuweichen. Altruistisch motivierte Personen würden durch die „einfache Fluchtoption" nicht von ihrer Hilfe abgehalten, da eine Flucht ein Gefühl des Mitleids oder der Schuld bei ihnen hinterlassen würde. Egoistisch motivierte Personen würden dagegen entfliehen ohne zu helfen, weil dies allein schon das unangenehme Gefühl des persönlichen Gestresstseins abbauen kann.

Die Ergebnisse (Abb. 4.6) bestätigen die Hypothesen. Die altruistisch motivierten bzw. zur Empathie veranlassten Personen halfen Elaine, auch wenn eine Flucht sehr einfach gewesen wäre, während die egoistisch motivierten Personen nur in der Bedingung in einem vergleichbaren Ausmaß halfen, in der für sie die Flucht nur schwierig möglich gewesen wäre (Bierhoff, 2007).

Kommentar: Die Motivationslage (altruistisch vs. egoistisch) ist eine entscheidende Determinante für das Hilfeverhalten. ◄

Natürlich ist nicht auszuschließen, dass auch bei Personen, bei denen die Empathie für andere im Mittelpunkt des Helfens steht, gewisse „egoistische Motive" im Hintergrund mitwirken, sodass beide emotionalen Reaktionen doch nicht so stark voneinander getrennt sind, wie zuvor behauptet. So könnte hinter dem Motiv, einer anderen Person zu helfen, ihre Traurigkeit zu mindern, zumindest *auch* die Absicht liegen, eine eigene Traurigkeit zu verhindern oder zu lindern. Hierzu ist anzumerken, dass die Möglichkeit, einen wahren Altruismus anzuerkennen, mit den Kriterien steht und fällt, die wir an ein solches Konzept anlegen. Vielleicht mag es eine *völlige Selbstlosigkeit* in der Tat nicht geben, aber sie ist wohl auch etwas, bei der die Messlatte so weit nach oben gelegt wird, dass es sie gar nicht geben *kann*.

> **Berufsbezug**

Natürlich mag es im Gesundheitsbereich „wahre Altruisten" geben, die sich voll und ganz für andere Personen einsetzen möchten. Ein *selbstloses Aufopfern* für andere ist dabei allerdings wenig hilfreich, da dieses die eigenen Kräfte aufzehrt und die Wahrscheinlichkeit für ein Burnout erhöht (Lloyd et al., 2002). Es ist daher ebenso wichtig, die eigenen Bedürfnisse und Grenzen zu berücksichtigen. Denn nur wenn es Ihnen selbst gut geht, können Sie mit vollem Einsatz anderen helfen. ◄

4.4.3 Wenn Hilfe unterbleibt oder scheitert

Wenn in einigen Fällen anderen Menschen nicht geholfen wird, liegt es sicher nicht daran, dass nur egoistisch motivierte Personen oder Personen mit einer gering ausgeprägten prosozialen Persönlichkeitsstruktur anwesend waren. Es muss auch situative Gründe geben, warum wir in bestimmten Fällen helfen und in anderen nicht.

Ob Menschen helfen oder nicht, hängt sehr stark davon ab, wie sie eine Situation beurteilen, und dies wiederum hängt von einer Vielzahl von Faktoren ab, die prosoziales Verhalten begünstigen oder hemmen können. Hierzu haben Latané und Darley (1970) sowie Piliavin et al. (1981) die einzelnen Stufen des Urteilsprozesses sowie deren subjektive Einflussfaktoren beschrieben. Werth und Mayer (2008) haben eine hilfreiche Integration dieser beiden Ansätze zu einem psychologischen Modell des Urteilsprozesses und den Einflussfaktoren von Hilfeverhalten vorgenommen, das im Folgenden vorgestellt werden soll.

4.4.3.1 Stufe 1: Auf einen möglichen Notfall aufmerksam werden

Damit wir auf einen Vorfall reagieren und helfen können, müssen wir diesen überhaupt erst einmal bemerken. Ob dies möglich ist, hängt zunächst von der *Auffälligkeit des Ereignisses* ab, d. h. ob es z. B. laute Geräusche wie einen Hilfeschrei gab.

Des Weiteren müssen wir die *kognitiven Ressourcen* besitzen, um einen Notsituation zu erkennen. Sind wir gerade abgelenkt, weil wir in Gedanken versunken sind oder einer Reizüberflutung ausgesetzt (z. B. im großstädtischen Raum), verringert sich die Entdeckungswahrscheinlichkeit (Milgram, 1970; Steblay, 1987). Auch Zeitdruck schränkt die eigenen kognitiven Kapazitäten und damit die Wahrscheinlichkeit, eine Notsituation zu entdecken, deutlich ein (Darley & Batson, 1973).

Weiterhin wurde festgestellt, dass Menschen in negativer *Stimmung* stärker auf sich selbst konzentriert sind (Pyszczynski & Greenberg, 1987) und deshalb die Bedürfnisse anderer Menschen weniger wahrnehmen als Personen, die eine gute Stimmungslage aufweisen (Salovey et al., 1991).

▶ **Merke!** Um helfen zu können, müssen wir auf den Notfall überhaupt erst einmal aufmerksam werden. Ob dies erfolgt, hängt von der Auffälligkeit des Ereignisses, unseren kognitiven Ressourcen und unserer Stimmung ab.

4.4.3.2 Altruistische Persönlichkeiten? Warum manche helfen und andere nicht

Es gibt viele Belege dafür, dass Menschen sich in ihrer Bereitschaft unterscheiden, anderen zu helfen. Obgleich immer auch situative Zwänge Menschen zu ihren Handlungen antreiben, gibt es allem Anschein nach so etwas wie *altruistische Persönlichkeiten*, d. h. Personen, die Eigenschaften aufweisen, anderen Menschen in vielfältigen Situationen zu helfen (Aronson et al., 2008). Die hierfür relevanten Persönlichkeitsmerkmale sind Empathie, soziale Verantwortung, eine internale Kontrollüberzeugung sowie der Glaube an eine gerechte Welt (Bierhoff, 2007).

Der Aspekt der *Empathie* wurde bereits besprochen. Sie ist der „offensichtlichste prosoziale Persönlichkeitszug. Es handelt sich um die Neigung, eine emotionale Reaktion zu erleben, die im Einklang mit dem emotionalen Zustand einer anderen Person steht. Empathie beruht darauf, dass man die Perspektive der anderen Person einnimmt" (Bierhoff, 2007, S. 313).

Mit *sozialer Verantwortung* ist die Erfüllung moralischer Erwartungen anderer und die Einhaltung sozialer Vorschriften gemeint. Studien konnten einen recht robusten Zusammenhang zwischen sozialer Verantwortung und prosozialem Verhalten feststellen (Staub, 1974; Bierhoff, 2002).

Eine weitere Facette der Persönlichkeit, die prosoziales Verhalten begünstigt, ist das Vorhandensein von *internalen Kontrollüberzeugungen* (Rotter, 1966). Hiermit ist gemeint, dass man seine Handlungsergebnisse primär internal attribuiert, also auf z. B. Anstrengung und nicht auf bloßes Glück oder das Schicksal. Menschen, die solchen Aussagen zustimmen, glauben, dass ihre Welt vorhersagbar und durch ihre eigenen Handlungen kontrollierbar ist. Diese Überzeugungen tragen möglicherweise zu ihrer Bereitschaft bei, Opfern Hilfe anzubieten. Empirisch korrelieren soziale Verantwortung und internale Kontrollüberzeugung positiv miteinander. Sowohl soziale Verantwortung als auch internale Kontrollüberzeugung prädisponieren Menschen dafür, eine eindeutige Verbindung zwischen ihrem eigenen Verhalten und dessen Auswirkungen zu sehen (Bierhoff, 2007).

Des Weiteren steht mit prosozialem Verhalten eine Überzeugung in Verbindung, die man als *Glaube an eine gerechte Welt* bezeichnet (Lerner, 1980). Dies ist die verallgemeinerte Erwartung, dass Menschen das bekommen, was sie verdienen bzw. das verdienen, was sie bekommen.

> **Exkurs: Studien zum Glauben an eine gerechte Welt**
>
> Lerner (1980) forderte seine Versuchspersonen auf, „durch einen Einwegspiegel hindurch die Arbeit zweier Personen zu beurteilen. Es handelte sich um zwei Männer (in Wahrheit Komplizen des Versuchsleiters), die qualitativ und quantitativ exakt dasselbe taten. Die beobachtende Person erfuhr, dass das Labor nicht genügend Geld habe, um beide Männer zu bezahlen, und dass man ausgelost habe, welcher leer ausgehen sollte. Der ahnungslosen beobachtenden Person wurde, bevor diese ihr Urteil abgab, gezeigt, welcher der beiden Männer leer ausgehen würde. Wie sich herausstellte, wurde die

Arbeit des Pechvogels (der keinen Lohn erhalten sollte) als schlechter wahrgenommen als die des anderen, obwohl objektiv keine Unterschiede bestanden. Der vom Zufall auserkorene Glückspilz musste sein glückliches Los einfach verdient haben. ...

Zuckerman (1975) rief Studierende an und bat sie um ihre Einwilligung, einen ganzen Abend lang einem Blinden vorzulesen. Bei der Hälfte der Angerufenen richtete der Forscher es so ein, dass diese Anfrage in eine prüfungsfreie Zeit fiel, in der die Studierenden also über viel Freizeit verfügten. Die andere Hälfte sprach er mitten in den Prüfungen an, als die Versuchspersonen zeitlich sehr ausgelastet waren. Es stellte sich heraus, dass die Studierenden die Bitte viel häufiger erfüllten (einem Blinden den ganzen Abend lang vorzulesen), wenn sie mitten in den Prüfungen steckten, als wenn sie wenig in Anspruch genommen waren. Zuckerman schloss daraus, dass die Hilfsbereitschaft in den Augen der Studierenden die Funktion hatte, während der Prüfungen das Schicksal zu ihren Gunsten zu beeinflussen" (Ciccotti, 2011, S. 96 f.).

Kommentar: Die persönliche Ausprägung eines Glaubens an eine gerechte Welt beeinflusst unsere Hilfsbereitschaft. Bei einer starken Überzeugung, dass die Welt gerecht verfasst ist und daher jeder bekommt, was er verdient, und verdient, was er bekommt, kann es zu einer Abnahme des Hilfeverhaltens kommen. ◄

Es wurde festgestellt, dass der Glaube an eine gerechte Welt nur dann stark mit prosozialem Verhalten in Verbindung steht, wenn das hilfreiche Verhalten das Problem einer Person vollständig lösen kann (z. B. einer Person den Weg zu einem schwer auffindbaren Ziel zeigen). Wenn dies nicht möglich ist (bei z. B. einer Spendensammlung für eine Person, die eine Million Euro zusammenbringen müsste, damit diese ein komplexes Heilverfahren ihrer Krankheit erhalten kann), gibt es den gegenteiligen Effekt. Personen mit dem Glauben an eine gerechte Welt helfen unter diesen Umständen weniger als Personen, die diese Überzeugung nicht haben (Miller, 1977). Es ist belegt, dass Personen mit dem Glauben an eine gerechte Welt in solchen Fällen die Opfer abwerten (es habe seine Notlage beispielsweise selbst provoziert), um hiermit ihren Glauben aufrecht halten zu können (Bierhoff, 2007).

▶ **Merke!** Es gibt vier relevante personenbezogene Merkmale, die die Bereitschaft zu helfen determinieren:

1. Empathie,
2. soziale Verantwortung,
3. internale Kontrollüberzeugungen und
4. der Glaube an eine gerechte Welt.

Übung Haben Sie eine prosoziale Persönlichkeit?

„Zur prosozialen Persönlichkeit gehören soziale Verantwortung, Empathie, eine internale Kontrollüberzeugung und ein Glaube an eine gerechte Welt. Um diesen Test durchzuführen, verwendet man eine sechsstufige Skala mit Punkten von 1 (lehne stark ab) bis 6 (stimme stark zu).

Soziale Verantwortung wird mithilfe der Skala der sozialen Verantwortung ... erfasst; dazu gehören Items wie:

1. Ich würde einen Freund nicht im Stich lassen, wenn er von mir Hilfe erwartet.
2. In der Schule hatte ich nicht immer die besten Betragensnoten. (negativ)
3. Wenn man mir eine Aufgabe stellt, erledige ich sie selbst dann, wenn ich mir interessantere Aufgaben vorstellen könnte. ...

Empathie wir.d mithilfe von Items gemessen wie:

1. Ich bin oft von Ereignissen, die ich sehe, berührt.
2. Ich versuche manchmal, meine Freunde besser zu verstehen, indem ich mir vorstelle, wie sich die Dinge aus ihrer Perspektive betrachten lassen.
3. Ich würde mich selbst als eine ziemlich warmherzige Person beschreiben. ...

Die **internale Kontrollüberzeugung** wird durch Aussagen erfasst wie:

1. Statt auf das Schicksal zu vertrauen, habe ich es immer vorgezogen, klare Entscheidungen zu fällen.
2. Was mit mir geschieht, hängt von meinem eigenen Handeln ab.
3. So etwas wie Glück gibt es nicht. ...

Der **Glaube an eine gerechte Welt** wird durch die folgenden Aussagen erfasst ...:

1. Ich finde, dass es auf der Welt im Allgemeinen gerecht zugeht.
2. Ich glaube, dass die Leute im Großen und Ganzen das bekommen, was ihnen gerechterweise zusteht.
3. Ich bin sicher, dass immer wieder die Gerechtigkeit in der Welt die Oberhand gewinnt."

(Bierhoff, 2007, S. 314).

Das Vorhandensein und wahrscheinlich auch das Zusammenspiel dieser verschiedenen Persönlichkeitsfacetten begünstigt ein prosoziales bzw. altruistisches Verhalten.

4.4.3.3 Stufe 2: Einen Vorfall als Notfall interpretieren
Wenn wir einen Vorfall bemerken und z. B. einen Menschen in einem See um Hilfe rufen hören oder jemanden bewusstlos auf der Straße liegen sehen, müssen wir entscheiden, ob es sich wirklich um eine Notfallsituation handelt. Treiben im ersten Fall vielleicht nur Jugendliche einen Scherz und ist es im zweiten Fall vielleicht nur ein betrunkener Mann, der seinen Rausch ausschläft?

> **Übung**

Als Fachkraft könnten Sie vor der Situation stehen, dass ein Kind wiederholt eine Vielzahl blauer Flecken aufweist, wobei das Kind selbst behauptet, dass dies durch sein eigenes Missgeschick geschehen sei. Sollten Sie dem Kind glauben (kein Notfall) oder sollten Sie davon ausgehen, dass eine Misshandlung und damit eine Kindeswohlgefährdung vorliegen, die Ihr unverzügliches Eingreifen erfordern? Woran orientieren Sie sich bei der Frage, ob ein Notfall vorliegt oder nicht?

Unsere Fähigkeit zur adäquaten Interpretation der Situation hängt natürlich davon ab, wie viel Informationen uns in der Entscheidungsphase zugänglich sind. Studien haben beispielsweise aufgezeigt, dass Personen eher unsicher sind, ob sie helfen sollen, wenn ein Unfall nur gehört, statt gehört *und* gesehen wird. Sie kommen in diesem Fall eher (womöglich ungerechtfertigt) zu der Entscheidung, dass es sich nicht um einen Notfall handelt (Clark & Word, 1974; Solomon et al., 1978).

Ein Problem in diesem Kontext kann die *pluralistische Ignoranz* sein (Clark & Word, 1972; Solomon et al., 1978). So zeigen Untersuchungen, dass wir uns bei der Beantwortung der Frage, ob es sich um einen Notfall handelt, sehr an dem Verhalten anderer Menschen orientieren (Cialdini & Trost, 1998; Deutsch & Gerad, 1959). Sehen wir also z. B. die bewusstlose Person auf der Straße liegen, würden wir danach schauen, wie andere Passierende auf diesen Vorfall reagieren. Wenn niemand eingreift, liegt die (vermeintliche) Schlussfolgerung nahe, dass es sich um keinen Notfall handelt. Weisen jedoch alle Passanten dieselbe zögernde Tendenz auf, kann es durch diese wechselseitige Absicherung des Nichteingreifens zur Ignoranz einer gefährlichen Situation kommen.

▶ **Merke!** Unter pluralistischer Ignoranz verstehen wir den Effekt, dass wir uns am Verhalten anderer Menschen orientieren, wenn wir eine mehrdeutige Situation einschätzen müssen. Wenn gegenseitig festgestellt wird, dass niemand hilft, kommt es zur (ggf. fatalen) Einschätzung, dass es sich nicht um einen Notfall handelt.

> **Übung**

Inwiefern könnte es im in der vorherigen Übung geschilderten Fall einer potenziellen Kindeswohlgefährdung eine pluralistische Ignoranz der Beteiligten geben? Wie würden Sie hiermit umgehen?

In bestimmten Fällen, kann sich die Orientierung an anderen aber auch positiv auswirken. Dies kommt dann zum Tragen, wenn wir uns an prosozial motivierten Personen als Modell orientieren. „Das Handeln dieser Modelle reduziert Mehrdeutigkeit, da es Hilfeverhalten als richtiges Verhalten impliziert. So spenden Leute eher Geld in der Fußgängerzone ... bzw. sind eher zum Blutspenden bereit ..., wenn sie andere sehen, die dies auch tun." (Werth & Mayer, 2008, S. 497 f.).

4.4.3.4 Stufe 3: Verantwortung übernehmen

Aus der oben beschriebenen pluralistischen Ignoranz kann sich eine gewisse *Verantwortungsdiffusion* entwickeln. Wenn eine Gruppe von Menschen einen Vorfall nur beobachtet, besteht die Tendenz der einzelnen Person, sich zu sagen: „Warum soll gerade ich helfen? Warum kann das kein anderer übernehmen?" Aus diesem Grund ist die Wahrscheinlichkeit von Hilfeverhalten tatsächlich höher, wenn es nur *einen* statt *mehrerer* potenzieller Helfer*innen gibt (Latané, 1981; Schwartz & Gottlieb, 1976). Diese Tendenz wird auch als *Bystander-Effekt* bezeichnet (Latané & Darley, 1970).

▶ **Definition: Bystander-Effekt** „‚Bystander'- oder Zuschauer-Effekt wird das Phänomen genannt, dass die Wahrscheinlichkeit, dass dem Opfer bei einem Notfall geholfen wird, umso geringer ist, je größer die Anzahl der Zuschauer ist" (Aronson et al., 2008, S. 367).

Somit ist nicht nur die Möglichkeit, helfen zu können von zentraler Bedeutung, sondern auch, inwieweit sich potenzielle Helfer*innen verantwortlich fühlen. Werth und Mayer (2008) listen nun in exemplarischer Form eine Reihe von Bedingungen auf, die den Bystander-Effekt verringern können, indem sie das individuelle Verantwortungsbewusstsein erhöhen:

- *Niemand anders kann helfen*: Wenn die einzelne Person zur Überzeugung kommt, dass die anderen nicht helfen können, verringert sich der Bystander-Effekt. Hierdurch verhält sich das Individuum so, als wäre es der einzige Beobachter des Geschehens (Korte, 1971).
- *Kohäsion der potenziellen Helfer*innen ist hoch*: Wenn in einer Gruppe ein starker Zusammenhalt vorherrscht, fühlen sich die Mitglieder sozialen Normen gegenüber eher verpflichtet, als wenn der Zusammenhalt nur gering ausgeprägt ist. Daher gilt, dass der Bystander-Effekt in hoch kohäsiven Gruppen mit prosozialen Vorstellungen geringer ausfällt (Rutkowski et al., 1991).
- *Kosten für Nichthelfen sind extrem hoch*: Wenn wir Situationen wahrnehmen, die offensichtlich mit einer starken psychischen oder körperlichen Schädigung eines Menschen verbunden sind (ein Mädchen wird von einem älteren Mann attackiert), ist den beobachtenden Personen des Geschehens klar, dass ein Nichteingreifen mit hohen „Kosten" für das Opfer verbunden ist. Man würde sich hierdurch sehr schuldig fühlen, wenn man nicht hilft. Die Folge ist eine erhöhte Bereitschaft der einzelnen Person einzugreifen und das unabhängig davon, ob andere Personen anwesend sind (Fischer et al., 2006).
- *Schaden hat hohe Relevanz für Helfer*innen*: Liegt für potenzielle Helfer*innen eine Situation vor, die eine Konsequenz für diese selbst hat, indem diese sich bei einem Nichteingreifen selbst schaden, ist das Gefühl der persönlichen Verantwortung größer und der Bystander-Effekt dementsprechend kleiner (Chekroun & Brauer, 2002).
- *Zuteilung von Verantwortung*: Verschiedene Untersuchungen deuten darauf hin, dass durch die persönliche Ansprache einer potenziell-helfenden Person (z. B. durch Blickkontakt) die Bereitschaft zur Übernahme von Verantwortung steigt (Jason et al., 1984; Solomon et al., 1981).

Exkurs: Untersuchung von Valentine (1980)

Einer Frau, deren Arm sich in einer Schlinge befand, was den Passanten eine offensichtliche Verletzung suggerieren sollte, verlor in der Untersuchung eine Menge Kleingeld, das ihr aus dem Portemonnaie auf die Straße fiel. Zunächst konnte festgestellt werden, dass die Bereitschaft, ihr zu helfen, geringer war, wenn mehrere Personen anwesend waren (Bystander-Effekt). Der Effekt verschwand jedoch, wenn die Frau Blickkontakt mit der potenziell-hilfeleistenden Person aufnahm. ◄

4.4.3.5 Stufe 4: Das Wissen, wie Hilfe zu leisten ist

Auch wenn es zu einer Verantwortungsübernahme jeder einzelnen Person kommt, ist damit noch nicht eine (adäquate) Hilfeleistung realisiert. Es ist nunmehr entscheidend, ob sich potenzielle Helfer*innen kompetent genug fühlen, um einzugreifen. Ist dies nicht der Fall, kann es auch an dieser Stelle noch dazu kommen, dass keine Hilfe geleistet wird.

Bleiben wir beim Beispiel einer bewusstlosen Person auf der Straße: Eine Person kommt als erstes an den Unfallort, kennt sich aber mit Wiederbelebungsmaßnahmen (Mund-zu-Mund-Beatmung, Herzdruckmassage etc.) nicht aus, weil sie noch keinen Erste-Hilfe-Kurs absolviert hat oder dieser bereits lange Zeit zurückliegt. Sie wird wahrscheinlich unsicher sein, ob und wie sie hier genau helfen kann. Es könnte die Angst im Raum stehen, dass sie – mit vielleicht nicht korrekt ausgeführten Wiederbelebungsmaßnahmen – dem Opfer mehr schadet als nutzt. Diese Ängste sind noch stärker ausgeprägt, wenn andere Personen anwesend sind, die die vielleicht unzulänglichen Hilfeversuche beobachten und bewerten könnten. Sie werden deshalb als Bewertungsangst bezeichnet (Baumeister, 1982).

Maßgeblich in dieser Phase ist somit das *subjektive Kompetenzgefühl* der potenziell-helfenden Person. Wenn sich Personen kompetent fühlen, schreiten sie schneller ein und werden durch die Anwesenheit anderer weniger gehemmt. So leisten Personen mit Erste-Hilfe- oder Rettungsschwimmer*innen-Ausbildung mit größerer Wahrscheinlichkeit produktive Hilfe als Personen ohne solche Kompetenzen (Shotland & Heinold, 1985). Es kommt dabei weniger auf die tatsächlichen Kompetenzen an als vielmehr auf das subjektive Erleben der eigenen Kompetenzen (Schwartz & David, 1976).

Berufsbezug

Hier zeigt sich, wie wichtig es ist, dass Sie eine fundierte Ausbildung in theoretischer und praktischer Hinsicht durchlaufen, denn je kompetenter Sie sich in Ihrem Beruf fühlen, desto besser und tatkräftiger werden Sie andere Menschen im Rahmen Ihrer Berufsausübung unterstützen können. ◄

4.4.3.6 Stufe 5: Handlungsinitiierung

Selbst wenn alle Vorbedingungen (Bewusstheit, Interpretation, Verantwortungs- und Kompetenzgefühl) erfüllt sind, ist hiermit noch nicht zwangsläufig gewährleistet, dass eine Person in das Geschehen eingreift. Was die potenziell-helfende Person an dieser

Stelle noch abwägen wird, ist die Frage, ob ihr Eingreifen für sie negative Konsequenzen haben könnte.

> „So mag sich der potenzielle Helfer aufgrund des erst vor kurzem besuchten Erste-Hilfe-Kurses durchaus in der Lage fühlen, eine zusammengesunkene Person auf der Straße in die stabile Seitenlage zu bringen. Handelt es sich dabei um eine ungepflegte Person, könnte uns allein ein gewisser Ekel davon abhalten einzugreifen – auch wenn uns das selbst als nicht ‚politisch korrekt' erscheint. Aber auch die Besorgnis, dass die Person ungehalten auf unseren Hilfeversuch reagieren und uns womöglich verletzten könnte, kann hemmend auf unser Hilfeverhalten wirken". (Werth & Mayer, 2008, S. 506)

Jedoch kann natürlich auch die unterlassene Hilfeleistung mit Kosten für die beobachtende Person eines solchen Geschehens verbunden sein. Dies sind bei Schädigung oder Tod des Opfers, z. B. Schuldgefühle der potenziell-helfenden Person oder sogar strafrechtliche Konsequenzen.

Es gibt Forscher*innen, die eine solche Kosten-Nutzen-Abwägung des Helfenden systematisiert haben (Piliavin et al., 1981). Die Prämisse dabei ist, dass der Mensch im Allgemeinen ein hedonistisches Bedürfnis nach *Gewinnmaximierung* hat und wir anhand dessen sein Hilfeverhalten vorhersagen könnten. Nur wenn die Vorteile überwiegen, erfolgt eine Hilfeleistung. Werden dagegen die Kosten und Nachteile als zu hoch eingeschätzt (hoher Zeitaufwand, Gefahr für die eigene Unversehrtheit …), nähme die faktisch gezeigte Hilfeleistung ab (Dovidio et al., 1991; Piliavin et al., 1975).

Übung

Wie beurteilen Sie die unterstellte Prämisse, dass Menschen (bewusst oder unbewusst) eine Kosten-Nutzen-Rechnung im Fall der Entscheidung über ein Hilfeverhalten erstellen? Könnten Sie sich Situationen vorstellen, in denen trotz einer negativen „Bilanzierung" mit hoher Wahrscheinlichkeit Hilfe geleistet wird?

Darüber hinaus lässt sich auch zwischen direkter und indirekter Hilfe unterschieden (Piliavin et al., 1981):

- Eine *direkte Hilfe* (jemandem auf der Straße wieder aufhelfen) ist laut Befundlage wahrscheinlicher, wenn die Hilfekosten gering und die Kosten für eine unterlassene Hilfeleistung hoch sind (soziale Abwertung durch Passanten, besonders schwere Gefahrensituation etc.).
- Dagegen ist *indirekte Hilfe* (notärztliches Fachpersonal rufen) dann wahrscheinlich, wenn die Kosten für eine direkte Hilfe hoch sind (eigene Gefährdung). Indirekte Hilfe tritt selten auf, wenn die Kosten gering sind.

> „Befindet sich der potenzielle Helfer in dem Dilemma, dass sowohl die Kosten für die direkte Hilfe als auch die Kosten für die unterlassene Hilfe hoch sind, wird er indirekt helfen oder aber die Situation als weniger gefährlich umdefinieren, das Opfer schlechtmachen bzw. die Verantwortung zu handeln auf andere ‚diffundieren lassen' … – und damit letztendlich subjektiv die Kosten für unterlassene Hilfeleistung senken". (Werth & Mayer, 2008, S. 508)

Zusammenfassung

In diesem Abschnitt wurden zunächst die Hintergründe, Bedingungen und Differenzen im Hilfeverhalten erläutert. Hierbei wurde aufgezeigt, dass es durchaus evolutionspsychologisch Erklärungen dafür gibt, sich prosozial zu verhalten. Wichtige Aspekte sind hier die Verwandtenselektion, die Fähigkeit, soziale Normen zu erlernen und anzuwenden sowie die Reziprozitätsnorm. Aber auch Gefühle und Empathie können als Auslöser für Hilfeverhalten fungieren: Wir empfinden einerseits Mitgefühl mit den Hilfesuchenden, indem wir uns in ihre Lage versetzen, und sind bestrebt, ihnen um ihrer selbst willen zu helfen, andererseits aber möchten wir mit unserem Hilfeverhalten auch eigene negative Emotionszustände wie Schuldgefühle vermeiden. Aufgrund von Untersuchungen wissen wir, dass es bestimmte Formen altruistischen Verhaltens durchaus gibt, obgleich vermutlich keine – im strengen Sinne – völlige „Selbstlosigkeit" existiert. Zudem gibt es eine Reihe weiterer Persönlichkeitsfaktoren wie die Bereitschaft zur Übernahme sozialer Verantwortung, eine internale Kontrollüberzeugung oder den Glauben an eine gerechte Welt, die prosoziales Verhalten begünstigen.

Sie haben ein psychologisches Modell zum Urteilsprozess und den Einflussfaktoren von Hilfeverhalten kennengelernt, das auf der Basis von fünf aufeinanderfolgenden Stufen aufzeigt, warum es womöglich zu keinem Hilfeverhalten kommt bzw. was getan werden muss, damit ein solches doch gezeigt wird. Hierzu gehören das Aufmerksam-werden auf einen Notfall, diesen als einen solchen zu interpretieren, die Bereitschaft, Verantwortung zu übernehmen, das Vorhandensein bzw. der Erwerb des für die Hilfeleistung relevanten Wissens sowie der Prozess der eigentlichen Handlungsinitiierung.

Aufgaben

- Erörtern Sie evolutions- und emotionspsychologische Hintergründe prosozialen Verhaltens. Gibt es so etwas wie altruistische Persönlichkeiten?
- Erläutern Sie die verschiedenen Gründe, warum ein Hilfeverhalten scheitern kann!

Für einen guten Überblick
Werth, L. & Mayer, J. (2008). *Sozialpsychologie*. Heidelberg: Springer.

5 Gesundheit: Lebens- und Berufskompetenzen

5.1 Was ist Gesundheit?

Gesundheit ist ein objektiver Zustand. Dieser objektive Zustand kann anhand aller messbaren Funktionen, die zu einer medizinischen Diagnose führen, festgestellt werden. Gesundheit ist auch ein subjektiver Zustand. Die subjektive Gesundheit bezeichnet die Überzeugungen einer Person über Gesundheit und Krankheit und über ihr körperliches und seelisches Wohlbefinden. Studien zeigen, dass die subjektive Einschätzung des eigenen Gesundheitszustands künftige Erkrankungen und Sterblichkeit besser vorhersagt als die objektive, medizinisch messbare Einschätzung (Motel-Klingebiel et al., 2010). Deshalb ist es wichtig, insbesondere die subjektive Einschätzung der Person zu erfragen.

Gesundheit ist nicht statisch, sondern ein dynamischer Prozess. Der Gesundheitszustand kann innerhalb von Minuten, innerhalb eines Tages oder von Lebensphase zu Lebensphase variieren.

Gesundheit und Krankheit sind keine getrennten Kategorien. Sie schließen sich nicht gegenseitig aus: Man kann sich krank fühlen, obwohl man gesund ist und umgekehrt. Der Übergangsbereich zwischen Gesundheit und Krankheit ist fließend, es sind zwei Dimensionen auf einem Kontinuum.

Gesundheit wird durch Gesundheitsverhalten gefördert. Gesundheitsverhalten ist eine Lebensweise, durch die Krankheit verhindert wird, Fitness gefördert und Risikoverhalten unterlassen wird (Scholz & Schwarzer, 2005, S. 333).

▶ **Definition: Gesundheit** Gesundheit ist mehr als die Abwesenheit von Krankheit. Laut Definition der Weltgesundheitsorganisation (WHO, 1946) ist sie ein Zustand des vollständigen körperlichen, geistigen und sozialen Wohlergehens.

Definition: Gesundheitsverhalten
Gesundheitsverhalten fördert Gesundheit und kennzeichnet eine präventive, d. h. vorbeugende Lebensweise, die Schaden fernhält und Fitness fördert. Sie kann somit die Lebenserwartung verlängern (Scholz & Schwarzer, 2005, S. 333).

5.2 Gesundheitsmodelle

Die ganzheitliche Sichtweise der WHO-Gesundheitsdefinition spiegelt sich im biopsychosozialen Gesundheitsmodell wider. Es ist das aktuell anerkannte Gesundheitsmodell und bedeutet, dass neben dem Körper auch die seelische Verfassung und das soziale Umfeld für das Wohlbefinden eines Menschen verantwortlich sind. Diese Position hat das lange Zeit vorherrschende medizinisch-biologisch geprägte Krankheitsverständnis der Medizin, das für unterschiedlichste Beeinträchtigungen ausschließlich körperliche Ursachen ansah, abgelöst.

Im Kapitel Klinische Psychologie (Kap. 3) haben Sie das biopsychosoziale Modell bereits als Diathese-Stress-Modell kennengelernt. Beide Begriffe bezeichnen dasselbe Modell.

Gesundheit und Krankheit sind also häufig kein rein körperliches Geschehen, sondern beruhen auf einem dynamischen Wechselspiel zwischen drei zentralen Dimensionen:

- dem Biologischen,
- dem Psychischen und
- dem Sozialen.

(Abb. 5.1). Die komplexen Zusammenhänge zwischen Körper, Seele und Umwelt (z. B. kann eine positive Lebenseinstellung oder die Einbindung in ein funktionierendes soziales Netzwerk eine Person gesund erhalten), sind bei weitem noch nicht vollständig erforscht.

Die WHO (1994) hat Kernkompetenzen zusammengestellt, durch welche die biopsychosoziale Gesundheit gefördert wird (siehe Merke!).

Die meisten dieser Lebenskompetenzen werden Ihnen im weiteren Verlauf dieses Kapitels erläutert und an Beispielen konkretisiert.

▶ **Merke! Lebenskompetenzen (WHO, 1994)**
Die WHO definiert folgende Kernkompetenzen, die gefördert werden sollten zur Förderung der biopsychosozialen Gesundheit:

1. Selbstwahrnehmung: Erkennen der eigenen Person mit ihren Stärken und Schwächen, Wünschen und Abneigungen,
2. Empathie als die Fähigkeit, sich in andere Personen hineinzuversetzen,
3. kreatives Denken, das es ermöglicht, Probleme konstruktiv zu lösen,
4. kritisches Denken als die Fertigkeit, Informationen und Erfahrungen objektiv zu analysieren,

5.2 Gesundheitsmodelle

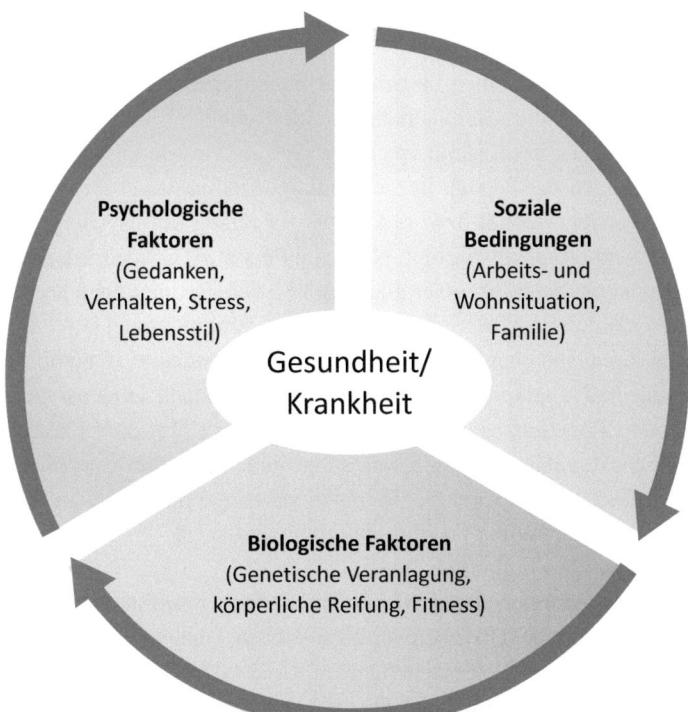

Abb. 5.1 Das biopsychosoziale Gesundheitsmodell

5. Entscheidungen treffen,
6. Problemlösefertigkeit, um Schwierigkeiten und Konflikte im Alltag konstruktiv anzugehen,
7. kommunikative Kompetenz: sich situationsgemäß sowohl verbal als auch nonverbal auszudrücken,
8. interpersonale Beziehungsfertigkeiten, die dazu befähigen, Freundschaften zu schließen und aufrechtzuerhalten,
9. Gefühlsbewältigung: angemessen mit Gefühlen umzugehen sowie zu erkennen, wie Gefühle Verhalten beeinflussen,
10. die Fähigkeit der Stressbewältigung, Stress im Alltag zu erkennen und stressreduzierende Verhaltensweisen zu erlernen.

Diese Lebenskompetenzen lassen sich in diese Schutzfaktoren zusammenfassen:

- Selbstregulation: Gedanken, Emotionen und Handlungen selbst regulieren,
- ressourcenorientiert denken und Probleme lösen,
- wertschätzend kommunizieren und handeln,
- lösungsorientiert Konflikte und Stress bewältigen,
- Kontakte und Beziehungen aufbauen und halten.

Beispiel: Biopsychosoziale Zusammenhänge

Menschen kommen mit einer bestimmten genetischen Veranlagung auf die Welt, z. B. einer erhöhten Wahrscheinlichkeit für eine Herz-Kreislauf-Erkrankung. Ob diese aber auch ausbrechen wird, hängt von einer Vielzahl von Bedingungen ab. Wie ist der körperliche Zustand der Person, ist sie normalgewichtig, treibt sie regelmäßig Sport? Konsumiert sie viel Alkohol bzw. raucht sie? In Bezug auf psychologische Faktoren sind z. B. folgende Aspekte relevant: Neigt die Person zu Grübeleien, depressiven Verstimmungen, ungünstiger Stressverarbeitung? Soziale Bedingungen wie das Wohnumfeld, eine überfordernde Arbeitssituation, fehlende Einbindung in familiäre oder andere soziale Strukturen sind ebenfalls für die Krankheitsentstehung zu berücksichtigen.

Diagnostik und Therapie müssen diesen verschiedenen Dimensionen der Krankheitsentstehung Rechnung tragen (Egger, 2005). Bevor also eine Therapiemaßnahme erfolgt, müssen in einem ausführlichen Erstgespräch alle drei Bereiche gründlich erfragt werden. Erst danach kann die Therapiemaßnahme passgenau auf das biopsychosoziale Profil des*der Patient*in zugeschnitten werden. ◄

Im Gesundheitsbereich stehen meist die Risikofaktoren von Krankheiten im Vordergrund. Risikofaktoren sind nicht die Ursachen von Krankheiten, sondern nur Faktoren, die das Risiko zu erkranken, erhöhen. Die Forschung nach Risikofaktoren ist ein wichtiger Aspekt in der Gesundheitsforschung, allerdings darf man nicht davon ausgehen, dass die Summe der Risikofaktoren die Entstehung von Krankheiten vollständig erklärt. Meist stecken hinter Risikoverhaltensweisen wie rauchen, Alkohol trinken, sich nicht entspannen können und zu viel essen komplexe psychosoziale Ursachen, die auch komplexe Maßnahmen erfordern. Eine Strategie allein gegen das Rauchverhalten reicht deshalb in der Regel nicht aus.

Übung

Die WHO (2006) listet als häufigste gesundheitliche Risikofaktoren in Deutschland auf:

- Tabakkonsum,
- Alkoholkonsum,
- Bluthochdruck,
- Übergewicht,
- Cholesterin,
- Fehlernährung und
- Bewegungsmangel.

Wählen Sie einen Risikofaktor aus und überlegen Sie, wie biologische, psychologische und soziale Faktoren diesen sowohl günstig als auch ungünstig beeinflussen können. Wie könnte eine Gesundheitsförderung aussehen?

Ein weiteres sehr etabliertes Gesundheitsmodell ist das *Salutogenese-Modell* (Antonovsky, 1985). Es heißt wörtlich Modell der „Glücksentstehung" und setzt sich damit in Gegensatz zu den Pathogenese-Modellen, die nach den Ursachen und Risiken von Krankheit fragen. Das Salutogenese-Modell fragt nach den Ursachen von Gesundheit. Zentrale Fragen sind:

- Was erhält Menschen gesund?
- Warum erkranken manche Menschen in krankheitserzeugenden Situationen, andere Menschen jedoch nicht?
- Was unterstützt den Gesundungsprozess?

Menschen sind ständig vielfältigen Stressoren wie Lärm, Leistungsdruck u. v. m. ausgesetzt. Was tun Menschen, die nicht daran erkranken? Welche Schutzfaktoren sind bei ihnen wirksam? Schutzfaktoren sind die Gegenspieler der Risikofaktoren.

Antonovsky geht davon aus, dass Menschen, die das Persönlichkeitsmerkmal Kohärenzsinn besitzen, gut geschützt durch das Leben gehen. Kohärenzsinn ist ein umfassendes Vertrauen in die Welt und besteht aus drei Komponenten:

- *Verstehbarkeit:* Die Welt wird als sinnvoll, geordnet und strukturiert erlebt. Sie ist nicht zufällig und chaotisch.
- *Handhabbarkeit:* Die Überzeugung, dass Schwierigkeiten im Leben lösbar sind. Damit einher geht die Fähigkeit, verfügbare Ressourcen realistisch einzustufen und zu nutzen.
- *Sinnhaftigkeit:* Die motivationale Komponente des Kohärenzsinns; es ist die Grundüberzeugung, dass Herausforderungen sinnvoll sind und es sich lohnt, sich dafür anzustrengen. Diese Komponente wird als die Wichtigste angesehen: Sieht man das eigene Leben nicht als sinnvoll an, weil es an bedeutsamen emotionalen Bindungen fehlt, ist auch die Überzeugung, dass man Schwierigkeiten lösen kann, nur schwach ausgeprägt.

Es gibt zahlreiche Studien, die einen positiven Zusammenhang zwischen Kohärenzsinn und guter physischer und psychischer Gesundheit belegen.
Im Abschnitt Resilienz werden Sie weitere gesundheitsfördernde Eigenschaften und Verhaltensweisen kennenlernen!

▶ **Merke!** Menschen mit ausgeprägtem Kohärenzsinn
- verstehen Ereignisse,
- haben das Selbstvertrauen, diese bewältigen zu können und
- erleben ihre Bewältigung als sinnvoll.

Menschen mit einem geringen Kohärenzsinn

- erleben häufig Unvorhersehbarkeit,
- Unkontrollierbarkeit und
- Unsicherheit.

Die Erforschung von Verhalten, das für die Gesundheit riskant ist (Risikoforschung), wird auch als defizitorientiert bezeichnet, weil sie den Schwerpunkt auf die Defizite des Menschen legt. Die Erforschung von Verhalten, das für die Gesundheit förderlich ist (Resilienz- oder Ressourcenforschung) ist ressourcenorientiert, weil es die Kompetenzen von Menschen untersucht. Beide Vorgehensweisen sind wichtig. Sie schließen sich nicht aus, sondern ergänzen sich.

Im Folgenden werden zentrale Befunde aus der Psychologie, die Fragen aus vier wichtigen Gesundheitsbereichen (Stress und Krisenforschung, gesundheitsrelevante Persönlichkeitsmerkmale, Gesundheitsverhalten, soziale Unterstützung) beantworten, in ihrer Relevanz für Gesundheitsberufe erläutert.

Der folgende Abschnitt stellt im Rahmen des Resilienzkonzepts einige wesentliche Schutzfaktoren vor. Schutzfaktoren halten gesund, weil sie z. B. vor Stress schützen, der gesundheitsschädlich ist. Ein ausführlicher Teil ist dem Schutzfaktor „Hohe Sozialkompetenz" gewidmet. Er stellt eine personale Ressource dar und ist insbesondere für Gesundheitsberufe bedeutsam.

Bevor wir uns diesen Themen widmen, beschäftigen wir uns näher mit der Frage, warum Menschen überhaupt gesundheitsschädliches Verhalten ausüben und welche Maßnahmen es gibt, einem solchen Verhalten vorzubeugen oder es zu beenden. Exemplarisch wird das an einem der nachgewiesenermaßen gesundheitsschädlichsten Verhaltensweisen, dem Rauchen, erläutert.

5.3 Rauchen und Rauchentwöhnung

Weltweit werden täglich 15 Milliarden Zigaretten geraucht. Damit ist Tabak die beliebteste und verbreitetste Droge überhaupt (Hoch & Kröger, 2011, S. 768).

Auch wenn die Zahlen in Deutschland insgesamt rückläufig sind, rauchen dennoch laut dem epidemiologischen Suchtsurvey der Bundeszentrale für gesundheitliche Aufklärung (Seitz et al., 2019) ca. 23 % der Erwachsenen; das entspricht ungefähr 12 Millionen Menschen. Die Raucherquote beträgt bei Männern 26 % und bei Frauen 20 % (Abb. 5.2). Beim „Raucher-Nachwuchs" gibt es in Deutschland ebenfalls rückläufige Zahlen. Während Ende der 1990er-Jahre noch knapp 30 % der 12- bis 17-Jährigen rauchten, sind es heute nur noch rund 10 % (Deutsche Krebsgesellschaft, 2018). Am häufigsten rauchen junge Erwachsene zwischen 18 und 25 Jahren: es sind 32 %, die regelmäßig rauchen (Orth & Merkel, 2019).

Seit den 1960er-Jahren ist durch große epidemiologische Studien bewiesen, dass Rauchen sehr gesundheitsschädlich ist und nicht nur zu einem erhöhten Risiko für Lungenkrebs und koronarer Herzkrankheit führt, sondern auch zahlreiche weitere Krankheiten begünstigt, wie etwa Asthma und chronische Bronchitis. Eine durch Rauchen geschädigte Lunge kann nämlich die lebenswichtigen Körperzellen nur noch unzureichend mit Sauerstoff versorgen und ist so indirekt ein Auslöser für weitere Erkrankungen. Rauchen beeinträchtigt auch das Immunsystem. Es „frisst" Vitamine und beeinträchtigt auch auf diesem

5.3 Rauchen und Rauchentwöhnung

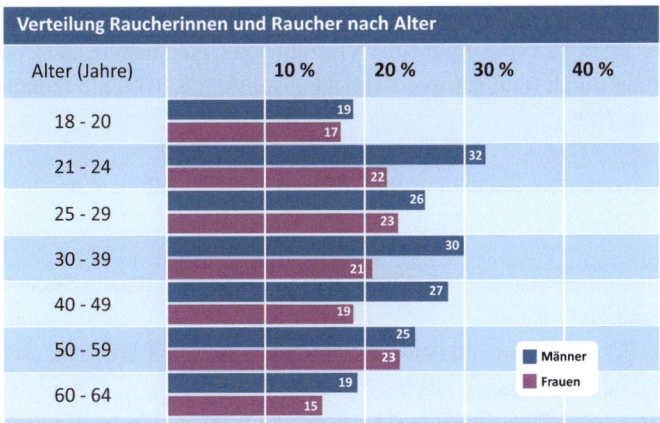

Abb. 5.2 Anzahl der Rauchenden in Deutschland nach Alter und Geschlecht (Orth & Merkel, 2019)

Weg die Gesundheit. Raucher*innen haben ein doppelt so hohes Risiko an Typ-2-Diabetes zu erkranken als Nichtraucher*innen. Bei gleichzeitigem Rauchen und Alkoholkonsum multipliziert sich das Risiko für Mundhöhlenkrebs (Schwarzer, 2004). Insgesamt leben Raucher*innen weniger gesundheitsbewusst, sie trinken mehr Alkohol und treiben weniger Sport.

Beim Verbrennen von Tabak entsteht ein Gemisch aus mehr als 4800 verschiedenen Substanzen. Mindestens 250 dieser „Wirkstoffe" sind krebserzeugend oder giftig. Die Gefahr, an Mundboden-, Kehlkopf-, Luftröhren- oder Speiseröhrenkrebs zu erkranken, ist deshalb bei Rauchenden im Vergleich zu Nichtrauchenden nachweisbar erhöht. Auch Brustkrebs und Gebärmutterhalskrebs sind bei Raucher*innen häufiger. Nikotin ist auch für Embryos gefährlich und führt u. a. zum fetalen Alkoholsyndrom. Es steht weiterhin in Verbindung mit Frühgeburten und plötzlichem Kindstod. Rauchen erhöht sogar die Wahrscheinlichkeit des Auftretens bestimmter psychischer Erkrankungen, wie z. B. der Panikstörung (Isensee et al., 2003).

War Rauchen in früheren Zeiten ein Statussymbol der oberen sozialen Schicht, ist es gegenwärtig vor allem bei Personen mit einem niedrigen Bildungsniveau bzw. sozioökonomischen Status vorzufinden. Bei Personen, die einfache körperliche Tätigkeiten in ihrem Beruf ausführen, liegt der Raucheranteil bei knapp 50 % und beansprucht nicht selten 20 % des verfügbaren Einkommens (Deutsches Krebsforschungszentrum, 2004). Bei Menschen in akademischen Berufen findet man einen Anteil, der deutlich unter 20 % liegt (Statistisches Bundesamt, 2006). Nach Angaben der Weltgesundheitsorganisation (WHO, 2008) lassen sich mehr als die Hälfte der Unterschiede in den Sterberaten zwischen niedrigster und höchster Schicht bei Männern in Industrieländern auf das Rauchen zurückführen (Bobak et al., 2000). Diese schichtbedingten Unterschiede im Rauchverhalten finden sich auch im Vergleich von Staaten. So gibt es höhere Raucheranteile in Ländern mit niedrigerem Durchschnittseinkommen als in solchen mit höherem Durchschnittseinkommen (WHO, 2008).

Rauchen ist die häufigste vermeidbare Todesursache in den Industrieländern (Deutsche Krebsgesellschaft, 2018). Aufgrund einer Vielzahl von Untersuchungen ist belegt, dass die Lebenserwartung durch (langjährigen) Tabakkonsum um 8–10 Jahre reduziert ist (Buchkremer & Batra, 2009).

▶ **Merke!** Bei den mit Tabakkonsum verbundenen Todesfällen handelt es sich vor allem um

- Krebserkrankungen (Bronchien, Speiseröhre, Luftwege, Bauchspeicheldrüse, Blase, Niere und andere Organe),
- chronische Erkrankungen im kardiovaskulären Bereich (Arteriosklerose, die einen Schlaganfall oder Herzinfarkt nach sich zieht),
- die chronisch obstruktive Lungenerkrankung (COPD).

Der ungesündere Lebensstil von Raucher*innen (weniger körperliche Bewegung, mehr Alkoholkonsum) multipliziert sich mit den schädlichen Auswirkungen des Rauchens. Auch das Passivrauchen erhöht das Risiko für Lungenkrebs oder Herz-Kreislauf-Erkrankungen.

Beim männlichen Geschlecht, in niedrigeren Bildungsschichten und bei jungen Erwachsenen tritt vermehrt Rauchen auf.

5.3.1 Abhängigkeit

Die Entwicklung einer (Nikotin-)Abhängigkeit entsteht nicht über Nacht, sondern entwickelt sich über mehrere Phasen. Bevor überhaupt Zigaretten konsumiert werden, beobachtet die Person in der ersten Phase (*Vorbereitungsphase*) das Rauchverhalten anderer Personen und bildet bestimmte Vorstellungen über das Rauchen und die Nikotinwirkung. Darauf folgt eine *Experimentierphase* mit Probierverhalten, woran sich in der Regel eine *Phase mit gelegentlichem Rauchen* in Gruppensituationen anschließt, „bevor das regelmäßige Rauchen einsetzt und die *Gewöhnung* an die Nikotinwirkung erfolgt" (Buchkremer & Batra, 2009, S. 376).

Aus Gelegenheitskonsum entsteht schnell ein Abhängigkeitssyndrom (Dilling et al., 2015).

▶ **Definition: Abhängigkeitssyndrom** „Eine Gruppe von Verhaltens-, kognitiven und körperlichen Phänomenen, die sich nach wiederholtem Substanzgebrauch entwickeln. Typischerweise besteht der Wunsch, die Substanz einzunehmen, eine verminderte Kontrolle über ihren Konsum und anhaltender Substanzgebrauch trotz schädlicher Folgen. Dem Substanzgebrauch wird Vorrang gegenüber anderen Aktivitäten und Verpflichtungen gegeben. Es entwickelt sich eine Toleranzerhöhung und manchmal ein körperliches Entzugssyndrom". (Dilling et al., 2014, S. 76 f.)

5.3 Rauchen und Rauchentwöhnung

Wie wirkt Nikotin? Das inhalierte Nikotin überwindet rasch die Blut-Hirn-Schranke und interagiert mit speziellen Rezeptoren im Gehirn. Die hierdurch ausgelöste Wirkung beginnt nach wenigen Sekunden und hält ca. 30 Minuten an. Nikotin bewirkt im ersten Moment eine Steigerung der (wahrgenommenen) psychomotorischen Leistungsfähigkeit, der Aufmerksamkeit und des Gedächtnisses. Das starke Suchtpotenzial von Tabak wird vermutlich durch die vermehrte Freisetzung von Dopamin im Gehirn ausgelöst. Dopamin gilt als „Belohnungssubstanz" unter den Neurotransmittern, es löst Glücks- oder Belohnungsgefühl aus; hierdurch kommt es zu einer weiteren Verstärkung des Drogenkonsums (operante Konditionierung). Es bilden sich weitere Rezeptoren, die nur auf Dopamin ansprechen (Hoch & Kröger, 2011).

Wenn nun ein*e Raucher*in längere Zeit nicht in den Genuss einer Zigarette kommt, beginnt die Dopaminkonzentration im Gehirn zu sinken und immer weniger der übermäßig häufig ausgebildeten Dopaminrezeptoren werden mit Dopamin „versorgt". Wenn eine bestimmte kritische Schwelle unterschritten wird, entstehen durch die überaktiven Neurone Entzugssymptome wie starke Unruhe, Niedergeschlagenheit und zugleich ein starkes Verlangen, diesen Mangel durch erneuten Tabakkonsum auszugleichen. Erst durch die Zufuhr von Nikotin wird diese Überempfindlichkeit der Nervenzellen abgebaut und ein Beruhigungsgefühl setzt ein (a. a. O.). Wenn also Raucher*innen beschreiben, dass das Rauchen sie beruhigt, dann ist dies nicht die eigentliche Wirkung des Nikotins, sondern vielmehr eine Beseitigung der unangenehmen Gefühle eines Nikotinmangels.

Neben neuronal-biochemischen Prozessen spielen auch psychologische Verstärkungsmechanismen eine entscheidende Rolle bei der Entwicklung einer Abhängigkeit.

Übung

Inwiefern könnten Konditionierungsprozesse bei der Entwicklung einer Abhängigkeit eine Rolle spielen? Versuchen Sie, psychologische Verstärkungsmechanismen zu erklären, indem Sie auf die Konzepte der operanten und klassischen Konditionierung eingehen (Kap. 2 und 3). Was könnten positive und negative Verstärker des Rauchverhaltens sein?

Operante Konditionierung ist Lernen durch Erfolg und kann erklären, warum das Rauchen mit hoher Wahrscheinlichkeit wieder auftreten wird: Rauchen verursacht positive Empfindungen (Glücksgefühle, Entspannung) und kann weiterhin zu einer Verbesserung von sozialen Kontakten führen. Das sind positive Verstärker des Rauchverhaltens. Rauchen reduziert zugleich auch unangenehme Empfindungen wie Reizbarkeit, Ängste und Hungergefühle. Negative Reize werden also entfernt. Es liegt ein Vorgang der negativen Verstärkung vor (Entfernung von negativen Reizen). Diese Verstärkung ist besonders effektiv, weil sie zuverlässig und mit geringem zeitlichem Abstand auf das Verhalten folgt (Hoch & Kröger, 2011, S. 773).

> **Beispiel: Operante und klassische Konditionierung des Rauchens**
>
> „Eine 15-jährige Schülerin, die täglich durchschnittlich 20 Zigaretten raucht und jeweils 10 Züge an ihrer Zigarette zieht, erfährt über 200 operante Verstärkungen pro Tag! Wenn die Schülerin dann auch noch an unterschiedlichen Orten Nikotin konsumiert (z. B. die erste Zigarette morgens gleich nach dem Aufstehen am Frühstückstisch, die nächsten auf dem Weg zur Schule, in den Pausen etc.) wird der Zigarettenkonsum an viele verschiedene Orte und Situationen geknüpft." (Hoch & Lieb, 2009, S. 770) ◄

Wie das Beispiel im Hinblick auf Orte und Situationen zeigt, kann auch das *klassische Konditionieren* (Assoziationslernen) bei der Aufrechterhaltung des Rauchens eine entscheidende Rolle spielen. Ursprünglich neutrale Orte und Zeiten werden mit dem Rauchen assoziiert (das Warten an der Bushaltestelle, das Betreten einer Diskothek oder der Kaffee nach dem Aufstehen) und lösen unweigerlich das Verlangen nach einer Zigarette aus. Auch der Geruch von Tabak wird bei sehr vielen Raucher*innen zu einem konditionierten Auslöser des Rauchverhaltens.

Rauchende rechtfertigen häufig ihr Verhalten und relativieren die gesundheitlichen Risiken. Man zieht als Beleg für die Harmlosigkeit des Rauchens z. B. den ehemaligen Kanzler Helmut Schmidt heran, der trotz starken Rauchens ein hohes Alter erreicht hat. Viele Rauchende geben zwar eine angemessene Einschätzung des Erkrankungs- und Sterberisikos durch Rauchen an, unterschätzen aber die eigene Gefährdung. Das nennt man einen „optimistischen Fehlschluss" (Schwarzer, 2004).

5.3.2 Mit dem Rauchen aufhören

Entscheidend für die Beendigung des Rauchens ist die eigene Motivation. Häufig sind es aber die Lebensumstände, die zur Aufgabe des Rauchens führen (z. B. Schwangerschaft, Erkrankungen, Ablehnung des Rauchens durch den*die Partner*in). Wenn man bereit ist, sich die gesundheitlichen Risiken für sich und andere Menschen im Umfeld einzugestehen, ist ein erster wichtiger Schritt gemacht. Ca. drei Viertel aller erwachsenen Rauchenden machen mindestens einmal den Versuch, das Rauchen zu reduzieren oder es ganz zu beenden (Meyer et al., 2000a, b). Ein großes Hindernis dabei sind Entzugssymptome. Diese werden von etwa der Hälfte aller Rauchenden berichtet. Häufig gibt es somatische Beschwerden, z. B. Herzklopfen oder einen niedrigen Blutdruck. Bedeutsamer sind jedoch psychische bzw. psychosomatische Reaktionen wie Stimmungsschwankungen, Konzentrationsschwierigkeiten und das Craving (starkes Verlangen nach einer Zigarette). Solche Entzugserscheinungen beginnen meist unmittelbar nach dem Entschluss, das Rauchen einzustellen und haben ihre maximale Stärke ca. 24–48 Stunden nach dem Abstinenzbeginn. In vielen Fällen sind sie jedoch nach etwa einer Woche stark oder vollständig abgeklungen; diesem Zeitraum kommt also eine entscheidende Bedeutung zu. Allerdings ist ein starkes Verlangen nach Zigaretten und ein erhöhter Appetit über einen längeren Zeitraum weiterhin gegeben. Aus diesen Gründen ist der Weg aus der Sucht für die meisten Raucher*innen nicht leicht. Durchschnittlich durchlaufen die Ausstiegswilligen 4–5 gescheiterte Versuche, die zumeist in der ersten Abstinenzwoche auftreten. Neben den Entzugssymptomen sind es Stress, mangelnde Motivation oder Verführung durch andere Raucher*innen, die mit dem Rückfall verbunden sind (Hoch & Kröger, 2011).

5.3.3 Warum mit dem Rauchen beginnen?

Warum hat ein solch gesundheitsschädliches Verhalten wie das Rauchen eine derart starke Verbreitung gefunden? Warum beginnen Jugendliche und junge Erwachsene überhaupt damit, zumal die ersten Erfahrungen mit dem Tabakkonsum eher negativ sind: Das Einatmen des Rauchs führt zu Husten, Schwindel und manchmal sogar Übelkeit.

Übung

Wenn Sie an Ihre eigene Jugend zurückdenken, was ist Ihr Eindruck, warum Sie selbst begonnen haben zu rauchen? Wenn Sie selbst nicht mit dem Rauchen angefangen haben, was denken Sie, waren die Gründe Ihre Mitschüler*innen?

Wahrscheinlich sind Ihnen Gründe für das Rauchen wie cool sein, zur angesagten Clique gehören und die Verbote der Eltern zu übertreten eingefallen! Das sind in der Tat die maßgeblichen Gründe.

Das Jugendalter ist eine Lebensphase, in der Risikoverhaltensweisen häufig sind. In diesem Alter wird auch am häufigsten mit dem Rauchen begonnen. Rauchen hilft dabei, Entwicklungsaufgaben zu bewältigen: Man erreicht Autonomie von den Erwachsenen, man gewinnt die Zugehörigkeit zu den Gleichaltrigen und man stärkt seine noch schwache Identität durch Ausübung eines „erwachsenen" Verhaltens, das einer Mutprobe gleicht.

Auch soziales Lernen bzw. *Modelllernen* spielt eine große Rolle (Kap. 3). Von erwachsenen Rauchenden oder älteren Jugendlichen geht ein großer Einfluss aus. Sie wirken „cooler", reifer und unabhängiger. Diese Eigenschaften sind für Heranwachsende nachahmenswert (Leventhal & Cleary, 1980; Chassin et al., 1990). Ebenso beginnen Jugendliche eher mit dem Rauchen, wenn auch ihre Eltern oder Geschwister rauchen (Hansen et al., 1987). Jugendliche empfinden in diesem Fall Rauchen als normal, es gehört für sie zum Alltag (Sherman et al., 1983; vgl. Gazzaniga et al., 2017). Auch prominente „Vorbilder" aus den Medien beeinflussen das Rauchverhalten. So konnte eine Studie in Deutschland von Hanewinkel und Sargent (2008) nachweisen, dass Kinder und Jugendliche zwischen zehn und 16 Jahren umso mehr das Rauchen beginnen bzw. zumindest ausprobieren, je häufiger sie (amerikanische) populäre Filme konsumierten, in denen geraucht wurde.

5.3.4 Präventionsstrategien gegen Rauchen

Präventionsmaßnahmen wollen vorhersagbare Probleme verhindern oder bereits eingetretene Probleme in ihren Auswirkungen geringhalten. Im Folgenden werden exemplarisch einige präventive Maßnahmen gegen Rauchen dargestellt.

▶ **Definition: Prävention** Prävention ist der Oberbegriff für zielgerichtete Maßnahmen im Gesundheitsbereich, um Krankheiten zu vermeiden oder die Folgen einer aufgetretenen Krankheit zu reduzieren. Präventive Maßnahmen lassen sich nach dem Zeitpunkt, zu dem sie eingesetzt werden in primäre, sekundäre oder tertiäre Prävention unterteilen.

Die primäre Prävention zielt darauf ab, die Entstehung von Krankheiten zu verhindern. Durch eine gesundheitsbewusste Lebensweise und gesundheitsfördernde Lebensbedingungen kann das Auftreten wie ein Herzinfarkt, Übergewicht oder auch eine psychische Erkrankung vermieden oder verzögert werden. Eine gesunde Ernährung, sportliche Aktivitäten und eine gute Stressbewältigung sowie Impfungen sind Maßnahmen der primären Prävention.

Die sekundäre Prävention ist auf die Früherkennung von Krankheiten gerichtet. Ein bereits eingetretener Schaden soll möglichst früh erkannt werden und durch eine frühzeitig eingeleitete Therapie kleingehalten werden.

Die tertiäre Prävention hat das Ziel, bereits eingetretene Krankheitsfolgen zu mildern und einen Rückfall zu vermeiden. Die tertiäre Prävention umfasst Maßnahmen der Rehabilitation.

Präventive Maßnahmen umfassen individuelles Gesundheitsverhalten, indem sie die eigene Gesundheitskompetenz stärken. Sie umfassen weiterhin die Lebens- und Arbeitsverhältnisse (u. a. Wohnumgebung, Einkommen und Bildung).

Primäre Rauchprävention

Typischer Beginn des Rauchens ist das Jugendalter. Wie bereits erläutert, dient das Rauchen dem Zugehörigkeitsgefühl und dem Ansehen bei den Gleichaltrigen, dem Wunsch nach Experimentieren und der Abgrenzung von den Eltern (Pinquart & Silbereisen, 2018). Jugendliche können dem Einfluss Älterer nicht widerstehen und versuchen, ihre unsichere Identität durch "erwachsene" Verhaltensweisen zu kompensieren. Maßnahmen, die ausschließlich Wissen über gesundheitliche Spätfolgen vermitteln, sind also eher wenig wirksam, weil sie nicht dabei helfen, die gegenwärtigen Entwicklungsaufgaben zu lösen und auch nicht auf emotionale Unsicherheiten eingehen. Erfolgreicher sind Programme, die Lebenskompetenzen stärken (Weichold & Silbereisen, 2014). Lebenskompetenzen sind Fähigkeiten, mit denen das Leben erfolgreich bewältigt wird. Zu ihnen gehört z. B. die Fähigkeit, eigene Handlungen und Gefühle zu regulieren, Probleme zu lösen und Stress zu bewältigen (Abschn. 5.2). Sie wollen das Selbstbewusstsein der Jugendlichen stärken und tragen damit auch zur Steigerung der Standfestigkeit gegenüber Verführungen bei. Sie sind methodisch abwechslungsreich und enthalten z. B. Rollenspiele. Ein guter Überblick über entsprechende Präventionsprogramme findet sich bei Bengel et al. (2009).

▶ **Merke!** Eltern sollten bereits bei ihren Kleinkindern Lebenskompetenzen stärken, indem sie z. B. gute Vorbilder sind in Bezug auf Emotionsregulation und Impulskontrolle. Die Begriffe meinen das Beherrschen starker Impulse wie Wut und auch den Umgang mit allen anderen Emotionen durch Techniken wie Aufschieben können, Ablenkung, Antizipation positiver Ziele und Unterstützung suchen. Sie sollten ihren Kindern einen guten Selbstwert vermitteln. Erzieher*innen und Lehrkräfte sollten die Stärkung dieser Kompetenzen fortführen.

Sekundäre Rauchprävention
Raucht jemand bereits, bietet sich das Drei-Phasen-Modell der psychologischen Rauchentwöhnung an (Wittchen & Hoyer, 2011b) In diesem psychologischen Behandlungsansatz geht man von drei Phasen aus.

▶ Definition: Phasen psychologischer Rauchentwöhnungsansätze (nach Hoch & Kröger, 2011)

1. Vorbereitung des Rauchstopps
2. Beendigung des Rauchens
3. Stabilisierung des Nichtrauchens

Phase 1: Vorbereitung der Rauchstopps
Wie schon zuvor geschildert, ist es von entscheidender Bedeutung, dass sich eine Person für eine Abstinenz entscheidet. Ein großer Teil der Rauchenden ist in dieser Hinsicht eher ambivalent. So wird grundsätzlich ein rauchfreies Leben befürwortet, der Zeitpunkt für einen „Rauchstopp" aber meist in eine nicht näher bestimmte Zukunft verlagert. In dieser Phase gilt es, die Bereitschaft zum Aufgeben des Rauchverhaltens sowie zur Aufrechterhaltung der Abstinenz zu unterstützen und zu stärken. Dafür muss zunächst geklärt werden, wie stark die Nikotinabhängigkeit ausgeprägt ist, welches spezielle Rauchverhalten die Person aufweist und welche Motivation sie mitbringt. Hierzu muss der*die Rauchentwöhnungswillige zunächst über eine bestimmte Zeit das eigene Konsumverhalten beobachten und protokollieren.

In dieser Phase der Ambivalenz sollte man die gesundheitlichen Risiken des Rauchens besprechen, die Vorteile eines Rauchstopps, aber auch die zahlreichen Hindernisse auf dem Weg dorthin wie etwa Entzugssymptome, Angst vor Misserfolg, Gewichtszunahme, fehlende Unterstützung und depressive Verstimmungen (Köllner et al., 2005).

Wird eine Liste mit den Vor- und Nachteilen des Rauchens bzw. Nichtrauchens aufgestellt, kann neben der Erfassung der gesundheitlichen Aspekte auch die Berechnung des zukünftig eingesparten Geldes ein sinnvoller Schritt sein. Hier liegen nicht selten – auf die weitere Lebenszeit gesehen – Einsparpotenziale vor, die ausreichen, um ein Eigenheim zu erwerben.

> **Übung**
>
> Frau Mayer ist 25 Jahre alt und konsumiert pro Tag durchschnittlich Zigaretten im Wert von 5 Euro. Bitte berechnen Sie die Einsparungen, die Frau Mayer machen könnte, wenn sie das Rauchen ab sofort einstellt und man einen kontinuierlichen Konsum in dieser Größenordnung bis zum Lebensende und gleichbleibende Preise für Tabakwaren unterstellt. Gehen Sie von einer Lebenserwartung von 85 Jahren aus.

Wichtig ist auch, dass man mögliche Hindernisse und Befürchtungen herausarbeitet, die mit dem Rauchentzug verbunden sind, und hierfür nach realistischen Lösungs- und Bewältigungsstrategien sucht. So können Ängste bestehen, dass man als künftige*r Nichtraucher*in den sozialen Anschluss verliert oder dass das Konsumverhalten – wie das Verlangen nach Tabak selbst – etwas Unkontrollierbares sei.

Phase 2: Beendigung des Rauchens
Entscheidend in dieser Phase ist die Festlegung eines Tages, ab dem nicht mehr geraucht wird. Man kann hierbei zwischen zwei Methoden unterscheiden: der Schluss-Punkt- oder der Punkt-Schluss-Methode. Bei der *Punkt-Schluss-Methode* wird das Rauchverhalten bis zum gesetzten Stichtag wie gewohnt fortgeführt. Bei der *Schluss-Punkt-Methode* wird der Nikotinkonsum bereits im Vorfeld sukzessive verringert (Reduktionsmethode). So könnte z. B. der Konsum um 10 Zigaretten pro Woche oder jeweils eine Zigarette pro Tag im Vorfeld des Stichtages reduziert werden. Arbeitet man mit letzterer Methode, ist es hilfreich, die Fortschritte zu visualisieren („Erfolgskurve"). Wichtig ist hier Strategien zur Selbstkontrolle zu erarbeiten. Welche der beiden Methoden angewandt werden sollte, ist stark personen- und situationsabhängig.

Grundsätzlich sollten über eine Verhaltensanalyse die Situationen oder Hinweisreize, die mit dem Rauchen (positiv) assoziiert sind, ermittelt werden und Möglichkeiten zur Bewältigung/Vermeidung dieser Situationen oder Reize erarbeitet werden. So ist es in der Regel hilfreich, zum Zeitpunkt der Beendigung des Rauchens alle noch vorhandenen Zigaretten und Aschenbecher, Feuerzeuge und andere mit dem Nikotinkonsum verbundenen Gegenstände zu entsorgen. Auch kann es sinnvoll sein, in der ersten Zeit nach dem Rauchstopp mit dem Rauchen verknüpfte positive Situationen zu vermeiden (z. B. morgens keinen Kaffee zu trinken oder abends keinen Alkohol zu trinken) oder kritische Situationen notfalls zu verlassen wie gemütliches Zusammensitzen und Rauchen nach dem gemeinsamen Essen.

Phase 3: Stabilisierung des Nichtrauchens
Nachdem das Rauchen beendet wurde, gilt es in der letzten Phase der Raucherentwöhnung diese Nikotinabstinenz aufrechtzuhalten. So sollen alternative Verhaltensweisen zum Rauchen entwickelt werden sowie eine positive kognitive Bewertung des Nichtrauchens aufgebaut werden. Als alternative Verhaltensweisen sind vor allem Entspannungstechniken (z. B. autogenes Training oder progressive Muskelentspannung) sowie körperliche/sportliche Betätigungen sinnvoll. Durch Entspannung und Bewegung werden die Stressreaktionen verringert, die einen Rückfall begünstigen. Häufig konsumieren abstinente Raucher*innen vermehrt Nahrung (insbesondere Süßigkeiten), um ihre psychische Anspannung, ihre Entzugssymptome, zu reduzieren. Eine (verstärkte) körperliche Aktivität kann auch einer hierdurch ausgelösten Gewichtszunahme entgegenwirken, die ansonsten auch als negatives Begleitphänomen des Nichtrauchens angesehen werden und Rückfälle provozieren kann. Durch den Einsatz von Entspannungsverfahren können Entzugssymptome wie Unruhezustände und Gereiztheit abgemildert oder ganz beseitigt werden.

Wichtig ist in dieser Zeit das Vorhandensein von sozialer Unterstützung. Hierzu wäre es hilfreich, wenn die nun abstinente Person Menschen in ihrem Umfeld über ihr Abstinenzvorhaben informiert und um aktive Mithilfe in diesem Prozess bittet. Andere können bei der Schaffung einer rauchfreien Umgebung mitwirken und unnötige Fehlanreize vermeiden, wie z. B. die Einladung zu einer Raucherpause auf der Arbeit. Das Umfeld sollte idealerweise die Fortschritte der nikotinabstinenten Person loben und bestärken.

Von entscheidender Bedeutung ist es, Strategien für den Umgang mit kritischen Situationen zu erarbeiten.

Beispiel: Umgang mit kritischen Situationen

Beim Verlangen nach einer Zigarette z. B. …

- nach einem Pfefferminzbonbon oder nach einem Kaugummi greifen,
- Atemübungen machen,
- an die frische Luft gehen,
- ein paar Körperübungen machen,
- einen kleinen Zettel aus der Tasche ziehen, auf dem der wichtigste Grund zum Aufhören des Rauchens steht (ein Satz wie z. B. „Ich habe schon vieles im Leben geschafft, dann schaffe ich auch das", kann den Abstinenzwillen in der konkreten Versuchungssituation wieder stärken),
- eine Notfallkarte lesen mit einer Instruktion: Ich verlasse die Situation, ich rufe eine bestimmte Person an.

(Wittchen & Hoyer, 2011b) ◄

Nur ca. 5 % der entwöhnungswilligen Raucher*innen machen Gebrauch von existierenden psychologischen Beratungen oder pharmakologischen Nikotinersatzmethoden, obwohl die Erfolgswahrscheinlichkeit der Rauchentwöhnung hierdurch deutlich erhöht wird (Lancaster et al., 2000; Silagy et al., 1994).

Um die Beschwerden und Rückfallwahrscheinlichkeit zu verringern, gibt es mittlerweile viele Nikotinersatztherapien. Dazu gehört das Rauchen von E-Zigaretten, das Kauen von Nikotinkaugummis oder das Anwenden von Nikotinpflastern. Auch kommt eine Reihe von verschreibungspflichtigen Medikamenten zum Einsatz.

Exkurs: Besser ohne: ein interaktives Präventionsprogramm für junge Konsument*innen

Der Raucheranteil bei jungen Menschen (15–24 Jahre) in Europa ist in den sozial schwachen Schichten sowie bei Migrant*innen sehr hoch. Um auch diese Zielgruppe zu erreichen, wurden zur Raucherprävention und -entwöhnung interaktive Maßnahmen ergriffen.

Da fast alle jungen Leute über ein Handy verfügen, wurde das interaktive E-Book „Besser ohne" entwickelt. Um eine möglichst breite Nutzung zu erreichen, erfolgte die

Erstellung im gängigen ePuB3-Format. „Besser ohne" vermittelt in jugendtypischer Sprache anhand von Videos, Interviews und Grafiken umfassende Informationen über die Risiken und Folgen von Tabakkonsum und E-Zigaretten aller Art, über die Inhaltsstoffe von Tabakwaren und E-Zigaretten, über die Entstehung einer Nikotinabhängigkeit sowie über die Folgen des Passivrauchens. Weiterhin befasst es sich mit der Politik und den finanziellen Interessen der Tabakindustrie, mit den manipulativen Werkzeugen der Tabakwerbung und mit den ökologischen, gesundheitlichen und gesellschaftlichen Folgen des Tabakanbaus. Auch das Thema Rauchen und Schwangerschaft wird behandelt. Nicht zuletzt wird die Motivation für einen Rauchstopp gestärkt und diverse Möglichkeiten für einen Rauchstopp aufgezeigt.

Die interaktive, digitale Konzeption von „Besser ohne" spricht junge Menschen sozial schwacher Schichten verschiedener Nationalitäten an und kann in dieser Zielgruppe zur Raucherprävention und -entwöhnung beitragen. ◄

Tertiäre Rauchprävention
Tertiäre Prävention umfasst die medizinische Behandlung von gesundheitlichen Folgen des Rauchens. Diese treten erst im fortgeschrittenen Alter auf.

▶ **Merke!** Präventive Maßnahmen sind besonders wirkungsvoll, wenn

- sie auf eine spezifische Gruppe mit hohem Risiko zugeschnitten sind,
- sie sich auf Verhalten und Gefühle beziehen, welche man gut ändern kann,
- die Angebote gut verfügbar sind, zuverlässig sind und länger andauern,
- persönliche Stärken ausgebildet werden,
- die Umwelt (Familie, Schule, Peers) einbezogen wird,
- die Maßnahmen möglichst früh beginnen, bevor sich das Verhalten verfestigt hat.

(Luthar, 2015).

Zusammenfassung
Menschliche Gesundheit besteht aus biologischen, psychischen und sozialen Komponenten und deren Zusammenspiel. Sie kann durch die Förderung von Lebenskompetenzen gesteigert werden. Gesundheitsschädlichem Verhalten wie etwa dem Rauchen sollte nicht nur mit Wissensvermittlung begegnet werden. Präventive Maßnahmen sollten vielmehr auch persönliche Motive (z. B. Wunsch nach Zugehörigkeit), emotionale Gründe (z. B. Selbstunsicherheit) und Umweltfaktoren (z. B. Vorbilder) berücksichtigen.

Im Folgenden werden Sie unter den Begriffen der Resilienz und der konstruktiven Gesprächsführung Konkretes über Lebenskompetenzen erfahren, die nicht nur in Bezug auf Raucherentwöhnung hilfreich sind.

5.4 Stress und Stressbewältigung

Wie häufig benutzen Sie den Begriff „Stress"? Er ist ein Modebegriff geworden, der relativ beliebig für Gefühlszustände und Situationen benutzt wird. Jede neue Herausforderung kann als Stress bezeichnet werden, der bewältigt werden muss. Ein Stresserleben entsteht aber erst, wenn dem Individuum keine hilfreichen Bewältigungsmöglichkeiten zur Verfügung stehen. Dieser Stress ist ein Risikofaktor für die Gesundheit und für die weitere Entwicklung.

> **Beispiel: Eine gestresste Pflegefachkraft**
>
> Die 32-jährige Monika ist Pflegefachkraft. Sie arbeitet in der ambulanten Pflege bei einem freien Träger und wird sowohl von Patient*innen als auch Kolleg*innen geschätzt. Sie ist kooperativ und engagiert. Trotzdem hat sie permanent Selbstzweifel, die sie nachts nicht einschlafen lassen. In den letzten Monaten hatte sie immer häufiger Magen- und Kopfschmerzen. Besonders in Zeiten großer Arbeitsbelastung entwickelt sie Zweifel: Sie schätzt dann ihr Arbeitstempo als zu gering ein. Wenn sie ihre Arbeit dokumentiert, ist sie unsicher, ob sie alles Wichtige korrekt dargelegt hat und überarbeitet ihre Ausführungen immer wieder aufs Neue. Sie kann sich von der Arbeit gedanklich auch in ihrer Freizeit kaum freimachen; zu Hause angekommen, gelingt es ihr immer weniger, sich zu entspannen. Aufgrund ihres Stresses pflegt sie kaum soziale Beziehungen und ist – trotz ihres Wunsches nach einer Liebesbeziehung und einer eigenen Familie – alleinstehend. Wenn sie sich sehr belastet fühlt, nehmen auch die Magen- und Kopfschmerzen deutlich zu. Sie nimmt deshalb regelmäßig Schmerztabletten. ◄

Stress kann einen gewaltigen Einfluss auf unser psychisches und körperliches Wohlbefinden nehmen. So ist nachgewiesen, dass Schicksalsschläge mit einem erhöhten Sterberisiko einhergehen (Morse et al., 1991). Dies gilt auch für Naturkatastrophen (Leor et al., 1996) oder terroristische Anschläge und sogar auch dann, wenn man selbst nicht unmittelbar von diesen Ereignissen betroffen ist (Schlenger et al., 2002).

Was ist Stress in wissenschaftlicher Hinsicht?

5.4.1 Stress als Bewältigung von Lebensveränderungen

Stress ist zunächst eine physische und psychische Reaktion auf Lebensereignisse. Grundsätzlich gilt, dass die unterschiedlichsten Situationen und Ereignisse Stress auslösen können. Hans Selye (1976), der Vater der Stressforschung, unterscheidet zwischen *Eustress* (positiver Stress, der positive Gefühle hinterlässt) und *Distress* (Reaktion auf Reize, die negativ, bedrohlich und überfordernd erscheinen). Eustress liegt z. B. vor, wenn man sich auf die eigene große Geburtstags- oder Hochzeitsfeier vorbereitet. Distress liegt z. B. vor, wenn eine geliebte Person an einer schweren Erkrankung leidet und man diese pflegen muss. Was als Eustress oder Distress empfunden wird, hängt wesentlich von der eigenen

Bewertung ab. Aber nicht nur zahlreiche Faktoren der Umwelt, zu denen z. B. Armut, Rassismus oder das Wohnen an einer lauten Straße gehören, sind verantwortlich für Stresserleben (Clark et al., 1999; Gibbons et al., 2004); auch Persönlichkeitsmerkmale wie eine Neigung zu negativer Stimmung können Stress und Gesundheitsprobleme bewirken.

Übung

Welche privaten und beruflichen Situationen sind bei Ihnen mit Eustress und Distress verbunden? Gibt es hier manchmal „fließende Übergänge"? Wovon hängt es ab, dass vergleichbare Situationen manchmal positiven, manchmal negativen Stress auslösen?

5.4.2 Stress als Folge subjektiver Interpretationen von Ereignissen

Das bekannteste Stress- und Bewältigungskonzept stammt von Lazarus (1991, 1999; Abb. 5.3). Es ist ein kognitives Modell, weil es nicht die objektive Beschaffenheit der Situation als bedeutsam für die Reaktion der betroffenen Person ansieht, sondern die kognitive Bewertung der Situation in den Mittelpunkt stellt. So kann ein und dasselbe Ereignis von verschiedenen Personen völlig unterschiedlich wahrgenommen und bewertet werden. Die Bewertung erfolgt dabei in zwei Schritten: In einem ersten Schritt bewerten Menschen ein kritisches Ereignis, das sie grundsätzlich als gefährlich einstufen, in drei Stufen der Bedrohlichkeit: entweder als

- Herausforderung,
- Bedrohung oder
- Verlust bzw. Schaden.

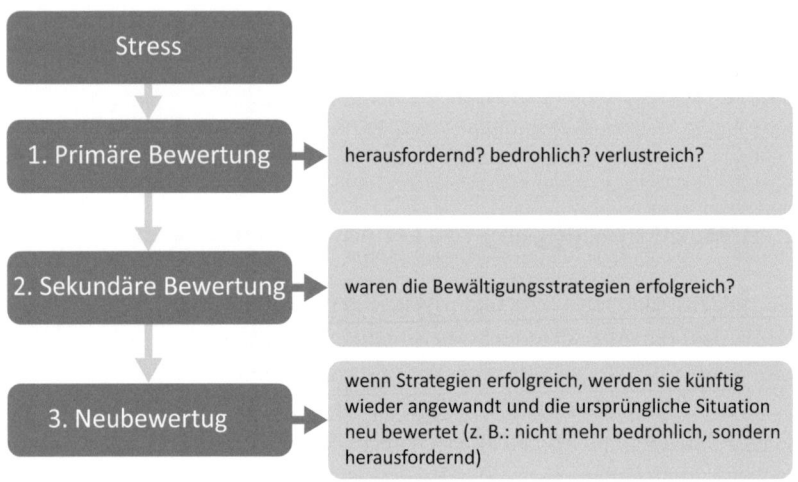

Abb. 5.3 Stressbewältigung nach Lazarus (1991, 1999)

5.4 Stress und Stressbewältigung

Je nach Bewertung erfolgen unterschiedliche Bewältigungsstrategien. In einem zweiten Bewertungsschritt werden die eigenen Ressourcen überprüft: Stehen Strategien zur Verfügung, um die Situation zu bewältigen? Wird die Antwort bejaht, werden daraufhin angemessene Strategien zur Lösung eingesetzt; wird die Antwort verneint, entsteht Stress. Ist die Stressbewältigung erfolgt, kommt es zu einer Neubewertung der Strategie und der Situation: War die Stressbewältigung erfolgreich, wird die angewendete Strategie als gut bewertet und in der Zukunft bei Stresssituationen häufiger benutzt. Die Situation wird nicht mehr als bedrohlich bewertet.

▶ **Merke!** Menschen unterscheiden sich sowohl in ihrer subjektiven Sichtweise eines Geschehens als auch im erfolgreichen Lösen von problematischen Lebenssituationen. Das aktuelle Stressmodell geht davon aus, dass nicht das objektive Vorhandensein von Stressoren entscheidend für den erlebten Stress ist, sondern vielmehr unsere subjektive Interpretation des Geschehens.

Beispiel: Unterschiedliche Stressbewertung

Altenpfleger Stefan wird vom lokalen Fernsehsender angefragt, ob er sich einem kurzen Interview zu seinem Arbeitsalltag stellen will, das im Rahmen einer Sendung über Altenheime gezeigt werden soll. Stefan freut sich über die Anfrage und sagt zu. Er steht gerne im Mittelpunkt und er spricht ebenfalls gerne über seine Arbeit. Er will die Gelegenheit auch nutzen, um auf Missstände hinzuweisen. Er sagt all seinen Freunden Bescheid, dass er im Fernsehen zu sehen sein wird. Altenpfleger Paul sagt eine gleichlautende Anfrage ab. Er hat Angst, „nicht gut rüberzukommen", zu stottern oder keine Antwort zu wissen. Er möchte sich auf keinen Fall blamieren. Ein solches Interview wäre für ihn der größtmögliche Stress.

Ordnen Sie beide Reaktionen nach den Bewertungen Herausforderung, Bedrohung oder Verlust/Schaden ein. ◀

Definition: Stress

Stress entsteht, wenn die Umwelt Anforderungen an eine Person stellt, die von der Person als sehr wichtig bewertet werden. Nach Einschätzung der Person beanspruchen oder überfordern aber die Anforderungen die eigenen Bewältigungsmöglichkeiten (Lazarus & Folkmann, 1986). In der Folge entstehen negative Gefühle und körperliche Belastungsreaktionen, die als Stress bezeichnet werden (Lazarus & Folkman, 1984). ◀

Überforderungssituationen sind insbesondere gekennzeichnet durch

- Unkontrollierbarkeit: Ich erlebe Hilflosigkeit z. B. durch den Verlust meines Arbeitsplatzes, den Tod einer nahen Person oder das plötzliche Auftreten einer schweren Krankheit.
- Unvorhersehbarkeit: Ich kann mich innerlich nicht vorbereiten.

- Überlastung: Die Grenzen der Belastungsfähigkeit werden überschritten: Ich muss mehrere Examensklausuren in kurzer Zeit bewältigen. Ich erlebe mehrere Schicksalsschläge in rascher Abfolge.

▶ **Definition: Bewältigung** Bewältigung ist das Bemühen, mit einer internen oder externen Anforderung, die die Mittel einer Person beanspruchen oder überfordern, fertig zu werden (Lazarus, 1999).

> **Beispiel: Herausfordernd, bedrohlich oder verlustreich?**
>
> Die Mitteilung einer schweren Krankheit ist eine Belastungssituation, die negative Gefühle auslöst und die bewältigt werden muss. Sie löst Stress aus. Herr A. erlebt es als Herausforderung. Er sagt: „Ich kämpfe mit aller Kraft gegen die Krankheit an. Ich werde sie besiegen.". Die Folge ist aktives Handeln. Herr B. erlebt die Mitteilung als große Bedrohung. Er hat schreckliche Angst und verdrängt das Ganze. Frau C. erlebt die Krankheit als Verlust von Gesundheit und Lebensdauer. Sie verfällt in eine Depression.
> Die Reaktionen fallen je nach Bewertung der Situation unterschiedlich aus. ◀

Nach der Bewertung der Stresssituationen erfolgt die Bewältigung. Lazarus (1991, 1999) unterscheidet drei Arten der Stressbewältigung:

- *Problemorientiertes Bewältigen*: Das Individuum versucht durch Informationssuche, direkte Handlungen oder auch durch Unterlassen von Handlungen, Problemsituationen zu überwinden oder sich den Gegebenheiten anzupassen. Diese Bewältigungsstrategien sind auf die Situation ausgerichtet und damit problemorientiert.
  - Beispiel: Die Ärztin teilt dem Patienten mit, dass sein Cholesterinspiegel sehr hoch sei. Der Patient recherchiert anschließend im Internet, was das bedeutet und was man dagegen tun kann. Dann geht er in die Bücherei und leiht sich die aktuellste Fachliteratur dazu aus.
- *Emotionsorientiertes Bewältigen:* Das emotionsorientierte Bewältigen wird auch intrapsychisches Bewältigen genannt. Hierbei wird in erster Linie versucht, die durch die Situation entstandene emotionale Erregung abzubauen, ohne sich mit der Ursache auseinanderzusetzen. Es kann sich z. B. in einer resignativen Haltung oder in einem Gefühlsausbruch äußern.
  - Beispiel: Die Mutter kommt nach Hause und stellt fest, dass ihre Kinder die Küche für die Vorbereitung einer Party durcheinandergebracht haben. Sie bekommt einen Wutanfall, schimpft laut und knallt vor Ärger das beschmutzte Geschirr so heftig in die Spülmaschine, dass zwei Gläser zerbrechen.
- *Bewertungsorientiertes Bewältigen:* Die Stresssituation wird neu bewertet. Die betroffene Person bewertet ihr Verhältnis zur Umwelt neu, um so adäquat damit umzugehen. Das Hauptziel beim bewertungsorientierten Bewältigen liegt darin, der Belastung positive Seiten abzugewinnen und sie z. B. eher als Herausforderung statt als Bedrohung zu sehen. Diese Strategie wird häufig dann angewandt, wenn die Situation durch Handeln nicht verändert werden kann.

5.4 Stress und Stressbewältigung

– Beispiel: Die schwerkranke Patientin sagt: Seit meine Lebenszeit eng begrenzt ist, lebe ich viel intensiver. Ich nehme die Natur, die Vögel, die kleinen Alltagsdinge wahr und freue mich daran. Früher habe ich das alles nicht registriert, ich war immer in Eile und oft unzufrieden. Durch die Krankheit ist mein Leben reicher und schöner geworden.

Exkurs: Anti-Stress-Programm für Grundschulkinder

Hampel und Petermann (2003, S. 29 ff.) entwickelten ein Anti-Stress-Programm für Grundschulkinder, in dem ebenfalls günstige und ungünstige Bewältigungsstrategien besprochen werden. Als günstige Strategien („Stresskiller") nennen sie u. a.:

- Bagatellisierung („Alles halb so schlimm."),
- Ablenkung („Ich denke an etwas Anderes."),
- positive Selbstinstruktion („Ich mache mir Mut."),
- Entspannung („Ich entspanne erst mal."),
- Suche nach sozialer Unterstützung („Ich bitte eine Person um Hilfe.") oder
- Erholung („Nach einer Pause geht alles besser.").

Ungünstige Strategien sind z. B.:

- Vermeidung („Ich gehe dem Stress lieber aus dem Weg."),
- Flucht („Nichts wie weg."),
- soziale Abkapselung („Ich igele mich ein.") oder
- Resignation („Ich schaffe das nie."). ◄

5.4.3 Wann sind Bewältigungsstrategien hilfreich und wann nicht?

Lazarus und Folkman (1984) bezeichnen einzelne Strategien wie die Informationssuche, die direkte Aktion, aber auch das Unterlassen von Handlung und die Suche nach sozialer Unterstützung und intrapsychische Bewältigungsformen wie etwa eine emotionale Distanzierung als nützlich, weil sie Stress reduzieren oder vermeiden. Als ungünstig bewerten die beiden Forscher Verleugnungs- und Vermeidungsstrategien, Gewaltanwendung oder den Gebrauch von Suchtmitteln.

▶ **Merke!** Bewältigungsstrategien sind hilfreich, wenn durch sie eine problematische Situation und/oder eine negative emotionale Befindlichkeit erfolgreich verändert wird.

1. Wenn Situationen verändert werden können, ist problemorientierte Bewältigung am effektivsten: Handle!
2. Wenn Situationen nicht verändert werden können, ist eine kognitive Neubewertung der Situation sinnvoll: Denke und bewerte positiv!

3. Wenn Menschen sich langanhaltend auf ihre negativen Emotionen konzentrieren statt problemorientiert oder bewertungsorientiert zu reagieren, kann als Folge eine Depression eintreten: Ärgere Dich nicht. Shit happens!

Insgesamt ist Lazarus jedoch zurückhaltend bei der Bewertung von Bewältigungsstrategien nach ihrem Grad der Nützlichkeit. Der Erfolg einer Strategie ist nämlich vom Ereignis und den jeweiligen Ressourcen der einzelnen Person abhängig, weiterhin ist sie hochgradig situationsabhängig. Ist z. B. eine Situation durch Handeln nicht veränderbar wie etwa die Diagnose einer zum Tode führenden Krankheit oder der Verbleib im Rollstuhl nach einem Unfall, bewährt sich eine kognitive Neubewertung der Situation im Sinne des Hervorhebens positiver Aspekte der verbleibenden Lebenszeit. Es trägt zu einer positiven Stimmung und zu größerer Lebenszufriedenheit bei und ist deshalb eine günstige Strategie (siehe Beispiel "Herausfordernd, bedrohlich oder verlustreich?").

Bei der Mitteilung einer schweren Krankheit kann auch die vollständige Verleugnung der Diagnose zunächst günstig sein, nämlich dann, wenn sowohl eigene Ressourcen zur Bewältigung als auch soziale Unterstützung fehlen und beides erst aktiviert werden muss. Verdrängen kann aber auch verhängnisvoll sein, wenn eine Person z. B. Beschwerden lange Zeit verdrängt und kein ärztliches Fachpersonal aufsucht.

Beispiel: Situationsabhängige Bewältigungsstrategie "Verdrängen"

Die Krankenhausmitarbeiterin sucht einen Patienten auf, dem soeben mitgeteilt wurde, dass seine Krebserkrankung inoperabel und unheilbar ist und er nach Hause zum Sterben entlassen werde. Auf ihr vorsichtiges Nachfragen antwortet er in guter Stimmung, dass man bei ihm im Bauchraum zum Glück nichts gefunden habe, er also keiner Behandlung bedürfe, weshalb er baldmöglichst entlassen werde. Die Mitarbeiterin akzeptiert die Erklärung und geht. Einige Stunden später schaut sie noch mal bei dem Patienten vorbei. Seine Frau sitzt am Bett, sie halten sich an den Händen und weinen.

Kommentar: Erst die unterstützende Anwesenheit seiner Frau erlaubte es dem Patienten, seine Verdrängung aufzugeben und seine Trauer zuzulassen. ◄

Berufsbezug

Menschen, die mit der Diagnose einer schweren Krankheit – der eigenen oder der eines nahen Familienmitglieds – konfrontiert werden, befinden sich in einer Krisensituation. Häufig sind sie zunächst damit überfordert und wenden deshalb Bewältigungsstrategien an, die nicht erfolgreich sind. Ihre Strategien führen dazu, dass sich die Probleme verstärken, statt sich zu lösen. Je unlösbarer eine Situation erscheint, desto mehr wird sie verdrängt und ausgeblendet. Das trifft für alle Lebensbereiche zu. So kann eine scheinbar aussichtslose finanzielle Situation mit hohen Schulden und drohender Insolvenz zu Verdrängung führen: Die eintreffende Post, die aus Rechnungen besteht, bleibt ungeöffnet und das Problem verschlimmert sich dadurch. Ungünstige Erziehungsstile sind ebenfalls häufig untaugliche Lösungsversuche. Eltern versuchen z. B. den Jugendlichen, der sich von ihnen in eine Clique zurückzieht und in der Schule absackt, mit Druck und Strafen von der Clique abzuhalten und zu mehr schulischem Fleiß zu bringen. Der Jugendliche reagiert mit Widerstand, darauf reagieren die Eltern mit mehr Druck, es beginnt eine Konfliktspirale, die in der Eskalation mündet. Das Gegenteil einer Lösung ist erreicht, die Eltern suchen schließlich Hilfe beim Jugendamt.

Um gemeinsam mit Patient*innen taugliche Lösungsstrategien zu entwickeln, besteht ein erster wesentlicher Schritt darin, die bisherigen Strategien zu erfragen und durchzusprechen. Warum sind sie gescheitert, welche Befürchtungen des*der Patient*in sind die Ursache für die Anwendung dieser untauglichen Strategien? Es kann ein Durchspielen neuer Lösungsstrategien folgen: Was passiert schlimmstenfalls, wenn das Problem nicht mehr beiseitegeschoben wird? Im weiteren Verlauf können neue, konstruktive Strategien gemeinsam erarbeitet werden. ◄

Zusammenfassung
Im kognitiven Stress- und Bewältigungskonzept von Lazarus ist die individuelle, subjektive Einschätzung eines Erlebnisses als Stress von zentraler Bedeutung. Dasselbe Ereignis wird von unterschiedlichen Menschen als Herausforderung, als Bedrohung oder als Verlust erlebt. Je nach Bewertung unterscheiden sich die darauffolgenden Bewältigungsstrategien. Eine Bewältigungsstrategie ist erfolgreich, wenn sich durch sie eine problematische Situation zum Guten wendet oder wenn sich eine negative Stimmungslage zum Positiven verändert.

Der folgende Abschnitt beschäftigt sich mit Faktoren, die zu einer erfolgreichen Bewältigung eines Problems beitragen. Sie hängen entweder von der Person oder von der Umwelt ab.

Aufgaben
- Warum heißt das Stresskonzept von Lazarus „kognitives" Stresskonzept? Erläutern Sie das Stresskonzept insgesamt.
- Überlegen Sie sich eine Stresssituation und wenden Sie auf diese die drei subjektiven Bewertungen mit entsprechenden Handlungsfolgen an.
- Nennen Sie eine Bewältigungsstrategie und ein Beispiel dafür.

5.5 Das Resilienzkonzept: Risiko- und Schutzfaktoren

Life is not a matter of holding good cards but of playing a poor hand well (R. L. Stevenson).

Bei der erfolgreichen Bewältigung von Stress helfen bestimmte Persönlichkeitseigenschaften wie etwa der Glaube an die eigene Lösungskompetenz und Verhaltensweisen wie etwa das Annehmen von Unterstützung. Das sind Resilienzfaktoren. Sie schützen eine

Person in Krisen und tragen dazu bei, dass ein psychischer Zusammenbruch vermieden wird. Diesen Schutzfaktoren stehen Risikofaktoren gegenüber, die das erfolgreiche Bewältigen einer Krise erschweren. Die psychische und physische Gesundheit einer Person ist von dem Vorhandensein und der Balance der Risiko- und Schutzfaktoren abhängig. Das Resilienzkonzept wurde zunächst an Kindern entwickelt, deren Aufwachsen man über viele Jahre begleitete und erforschte. Einige wesentliche Befunde werden im Folgenden dargestellt.

▶ **Merke!** Kenntnisse über Risiko- und Schutzfaktoren sind für die Arbeit im Gesundheitsbereich wichtig. Kennt man Schutzfaktoren, die Krankheit verhindern oder den Krankheitsverlauf günstig beeinflussen, kann man diese gezielt fördern und Hilfestellungen aus einem ressourcenorientierten Blickwinkel geben und weniger aus einem defizitorientierten Blickwinkel, den die betroffenen Personen häufig selbst haben. Man kann dann auch das individuelle Risiko- und Schutzfaktorenprofil einschätzen. Das ist für die Prognose der Gesundheit und damit auch für die Anwendung notwendiger Interventionen wichtig. Auch für die präventive Arbeit ist die Kenntnis über Risiko- und Schutzfaktoren unerlässlich, denn nur dann ist eine gezielte Förderung möglich.

▶ **Definition: Risikofaktor, Schutzfaktor** Ein Risikofaktor ist ein Merkmal, das bei dem betroffenen Menschen das Risiko der Entstehung einer Störung erhöht. Damit ist er eine Gefährdung für eine gesunde Entwicklung.

Ein Schutzfaktor ist im Gegensatz dazu ein Faktor, der die Entwicklung einer Störung vermindert.
Beide Begriffe sind eng mit dem Konzept der Resilienz verbunden.

▶ **Definition: Resilienz** Resilienz (resilire, lat.: abprallen) ist die psychische Widerstandsfähigkeit gegenüber biologischen, psychischen und psychosozialen Entwicklungsrisiken. Resilienz setzt sich aus Merkmalen zusammen, die sich im Laufe des Lebens in Interaktion mit der Umwelt entwickeln (u. a. Selbstwert, Selbstwirksamkeit, soziale Kompetenzen) und aus Merkmalen, die weitgehend angeboren oder genetisch bedingt sind (u. a. Talente, Intelligenz, Geschlecht). Resilienz besteht also aus erworbenen und angeborenen Anteilen. Resilienz ist eine dynamische Eigenschaft, die im Laufe des Lebens Veränderungen unterworfen und z. B. in Übergangsphasen schwächer ausgeprägt ist.

5.5.1 Risikofaktoren für die Entwicklung

Das Risikofaktorenkonzept erforscht krankheitsbegünstigende und entwicklungshemmende Merkmale, die eine gesunde psychische und physische Entwicklung gefährden. Risiken können biologisch (z. B. angeborene Krankheiten), psychologisch (z. B. Impulsivität) und sozial (z. B. gewalttätige Eltern) sein.

5.5 Das Resilienzkonzept: Risiko- und Schutzfaktoren

Familiär bedingte Risikofaktoren sind u. a.:

- niedriger sozioökonomischer Status,
- niedrige Bildung der Eltern,
- chronische Disharmonie,
- Trennung/Scheidung,
- alleinerziehender Elternteil,
- Alkohol/Drogenmissbrauch der Eltern,
- Kriminalität der Eltern,
- psychische Krankheit der Eltern,
- Erziehungsdefizite der Eltern (körperliche Strafen, inkonsistentes Verhalten),
- soziale Isolation,
- chronisch kranke, behinderte Geschwister,
- Traumata wie Missbrauch, Gewalterleben, Naturkatastrophen oder
- unsichere Bindung.

Individuelle Risikofaktoren sind u. a.

- prä-, peri- oder postnatale Faktoren wie Frühgeburt,
- genetische Erkrankungen oder
- „schwieriges" Temperament (Schreibaby, impulsiv, ablenkbar).

Etliche Risikofaktoren sind für sich genommen nicht schädigend, sondern gewinnen erst in Kombination mit weiteren Risikofaktoren eine nachteilige Wirkung auf die Entwicklung. So stellt eine Frühgeburt allein nicht unbedingt eine Bedingung für eine spätere Fehlanpassung dar. Erst in Kombination mit einem niedrigen familiären Status, einer alleinerziehenden Mutter, niedriger elterlicher Bildung oder emotionalen Störungen der Eltern steigt das Entwicklungsrisiko (Petermann et al., 2004, S. 331). Die Kumulation (Anhäufung) von Belastungen kommt aber oft vor: Das Kind einer alleinerziehenden Mutter ist häufiger von Armut betroffen und Armut ist wiederum ein Risikofaktor, der zahlreiche weitere nach sich zieht. Beim gleichzeitigen Auftreten von vier Risikofaktoren ist die Wahrscheinlichkeit, eine psychische Störung zu entwickeln, zehnmal höher, als wenn nur einer auftritt (Wustmann, 2018).

Beispiel: Kumulativer Risikofaktor Armut

Armut ist kein einheitliches Merkmal, sondern eine Kombination belastender Bedingungen (Petermann et al., 2004, S. 338). Kinder aus sozial benachteiligten Familien haben ein geringeres Geburtsgewicht und ein geringeres Größenwachstum bedingt durch schlechtere Ernährung und Alkohol- und Nikotinkonsum der Eltern. Es besteht eine erhöhte Wahrscheinlichkeit weiterer widriger Umstände wie niedrige Bildung und ein größeres Risiko von psychischen Störungen der Eltern. Beengte Wohnverhältnisse und eine schlechte Wohngegend mit hoher Arbeitslosigkeit und hoher Kriminalität gehen mit wenig Freizeitmöglichkeiten für die Kinder und dem Aufwachsen mit negativen „Vorbildern" einher. Niedrige elterliche Bildung wirkt sich negativ auf die Sprachentwicklung und die weitere kognitive Entwicklung des Kindes aus. Armut und Bildungsferne gehen häufiger mit einem ungünstigen, nämlich inkonsistenten Erziehungsverhalten einher. Kinder aus armen Familien werden von Lehrkräften negativer wahrgenommen als andere Kinder. An sie werden geringere Leistungserwartungen gestellt.

Kommentar: Armut ist ein multidimensionaler Risikofaktor für die psychische und physische Entwicklung. ◄

Ob ein Risikofaktor die Entwicklung eines Menschen beeinflusst, hängt nicht nur von der Häufung der Risikofaktoren ab, sondern auch davon, ob die Person besonders vulnerabel (verletzlich) ist. Die Verletzlichkeit ist in Übergangsphasen (z. B. Übergang des kindlichen Körpers in einen erwachsenen Körper im Jugendalter, Übergang vom Kindergarten in die Schule, Übergang von der Paarbeziehung zur Elternschaft usw.) besonders hoch. Weiterhin spielt die Wirkdauer der Risikofaktoren eine Rolle. Soziale Risiken wie Armut oder Misshandlung sind eher chronisch, d. h. langanhaltend. Biologische Risiken im Kindesalter wie etwa durch Frühgeburt ausgelöste Beeinträchtigungen sind eher akut, werden früh erkannt und können leichter therapeutisch beeinflusst und geheilt werden.

5.5.2 Schutzfaktoren für die Entwicklung

Die Gegenspieler der Risikofaktoren sind die Schutzfaktoren. Die Gesamtheit der Schutzfaktoren macht die Resilienz eines Menschen aus. Schutzfaktoren vermindern die Entwicklung einer Störung und können ebenfalls ein biologischer (Gesundheit), ein psychologischer (gute Kontaktfähigkeit, ausgeglichenes Temperament) oder ein sozialer Faktor (gute Beziehungen) sein.

Resilienz meint die generelle psychische Widerstandskraft gegenüber Belastungen d. h.

- eine positive Entwicklung trotz andauernder belastender und ungünstiger Lebensumstände (Bengel et al., 2009, S. 19; Wustmann, 2018, S. 18),
- die Kompetenz, unter akuten Stressbedingungen angemessen zu reagieren und
- die schnelle Erholung von traumatischen Erlebnissen (Wustmann, 2018, S. 19).

Damit hat das Resilienzkonzept nicht Fehlentwicklungen und Verhaltensauffälligkeiten im Blick, sondern legt den Fokus auf Ressourcen und Entwicklungspotenziale: Das Resilienzkonzept ist somit ressourcenorientiert und nicht defizitorientiert.

Es ist eher selten, dass ein Mensch auf allen Gebieten und in allen Lebenslagen eine hohe Resilienz zeigt, vielmehr ist Resilienz häufig situationsspezifisch: Eine Person hat in bestimmten Lebensbereichen außerordentliche Kompetenzen, in anderen Bereichen zeichnet er sich jedoch durch gravierende Probleme und Anpassungsschwierigkeiten aus.

5.5 Das Resilienzkonzept: Risiko- und Schutzfaktoren

Das Resilienzkonzept beruht im Wesentlichen auf den Forschungsergebnissen von drei großen Studien: der *Kauai-Längsschnittstudie* (Werner, 2000, 2008), der *Mannheimer Risikokinderstudie* (Laucht et al., 2000) und der *Bielefelder Invulnerabilitätsstudie* (Lösel & Bender, 2012). Im Folgenden werden exemplarisch die zentralen Ergebnisse der Kauai-Studie kurz skizziert: Sie ist eine bahnbrechende und zugleich die erste und umfangreichste Studie zum Thema. Erstmals wurden systematisch Risikokinder untersucht, die sich trotz ihrer zahlreichen Risikobedingungen zu kompetenten Erwachsenen entwickelten. Die beiden obengenannten Nachfolgestudien konnten die Ergebnisse bestätigen. Die von Werner ermittelten Merkmale sind inzwischen als bedeutsame Schutzfaktoren anerkannt.

Exkurs: Die Kauai-Studie

Die Kauai-Längsschnittstudie wurde von Emmy Werner auf Hawaii durchgeführt. Sie begleitete wissenschaftlich einen kompletten Geburtsjahrgang (insgesamt 603 Personen) von der Geburt bis zum 40. Lebensjahr. In regelmäßigen Abständen wurden die Versuchspersonen der Studie interviewt und anhand von psychologischen Fragebögen untersucht. Es fanden auch Verhaltensbeobachtungen und Fremdbefragungen (Lehrkräfte, kinderärztliches Fachpersonal, Sozialarbeiter*innen) statt; außerdem wurden u. a. Informationen von Gerichten, der Polizei und der Gesundheitsbehörde eingeholt.

Die Ergebnisse zeigten, dass sich zwei Drittel der untersuchten Stichprobe unauffällig entwickelten. Bei einem Drittel der Stichprobe konnte ein hohes Entwicklungsrisiko festgestellt werden. Diese Kinder waren ab Beginn ihres Lebens vielfältigen Risikobedingungen ausgesetzt. Dazu zählten chronische Armut, Geburtskomplikationen, geringe Bildung der Eltern, psychische Krankheiten der Eltern und chronische familiäre Disharmonie. Zwei Drittel dieser „Hochrisikokinder" zeigten bereits im Alter von 10 Jahren gravierende Verhaltensauffälligkeiten wie mangelnde Aggressionskontrolle, Lernschwierigkeiten und Suchtverhalten. Das restliche Drittel entwickelte sich jedoch trotz der erheblichen Risikobelastung zu zuversichtlichen, selbstsicheren und leistungsfähigen Erwachsenen. Werner interessierte sich besonders für diese Gruppe der „Widerstandsfähigen", d. h. resilienten Kinder und erforschte, durch welche besonderen Merkmale sie sich auszeichneten. ◄

Im Verlauf ihrer Studie konnte Werner bei ihren Versuchspersonen eine Reihe von *protektiven Merkmalen und Faktoren* identifizieren, die später von Wustmann (2018, S. 115 f.) unter Einbeziehung der Ergebnisse weiterer Studien (u. a. Laucht et al., 2000; Lösel & Bender, 2012) zusammengestellt und in folgende Kategorien eingeteilt wurden:

Personale Ressourcen
- Positive Temperamentseigenschaften, die soziale Unterstützung und Aufmerksamkeit bei den Betreuungspersonen hervorrufen
- Intellektuelle Fähigkeiten
- Erstgeborenes Kind

- Weibliches Geschlecht (in der Kindheit)
- Problemlösungsfähigkeiten
- Selbstwirksamkeitsüberzeugungen
- Positives Selbstkonzept/Selbstvertrauen/hohes Selbstwertgefühl
- Fähigkeit zur Selbstregulation
- Internale Kontrollüberzeugung
- Realistischer Attributionsstil
- Hohe Sozialkompetenz: Empathie, Kooperations- und Kontaktfähigkeit
- Aktives und flexibles Bewältigungsverhalten
- Sicheres Bindungsverhalten
- Lernbegeisterung/schulisches Engagement
- Optimistische, zuversichtliche Lebenseinstellung
- Talente, Interessen und Hobbys
- Planungskompetenzen/Zielorientierung
- Körperliche Gesundheitsressourcen

Soziale Ressourcen
Innerhalb der Familie:

- Mindestens eine stabile Bezugsperson, die Vertrauen und Autonomie fördert
- Autoritativer (demokratischer) Erziehungsstil: emotional positives, unterstützendes und strukturierendes Erziehungsverhalten, Feinfühligkeit, feste Regeln
- Zusammenhalt (Kohäsion), Stabilität und konstruktive Kommunikation in der Familie
  - enge Geschwisterbindungen
  - altersangemessene Verpflichtungen des Kindes im Haushalt
  - hohes Bildungsniveau der Eltern
  - harmonische Paarbeziehung der Eltern
  - unterstützendes familiäres Netzwerk
  - hoher sozioökonomischer Status

Im weiteren sozialen Umfeld:

- Kompetente und fürsorgliche Erwachsene außerhalb der Familie, die Vertrauen fördern, Sicherheit vermitteln und als positive Rollenmodelle dienen
- Ressourcen auf kommunaler Ebene (Angebote der Familienbildung, Beratungsstellen etc.)
- Gute Arbeits- und Beschäftigungsmöglichkeiten
- Vorhandensein prosozialer Rollenmodelle, Normen und Werte in der Gesellschaft

Nach der Beobachtung von Werner und Smith (1977) war insbesondere eine vertrauensvolle, positive Beziehung zu einer anderen Person von zentraler Bedeutung: Eine einzige stabile, verlässliche und von Vertrauen geprägte Beziehung konnte nämlich das weitge-

5.5 Das Resilienzkonzept: Risiko- und Schutzfaktoren

hende Fehlen schützender Faktoren ausgleichen. Heute weiß man, dass das Vorhandensein einer „guten Beziehung" einer der wichtigsten Puffer gegen die Wirkung von Risikofaktoren ist. Eine solche Beziehung kann im Kindesalter auch zu einer Person außerhalb der Familie bestehen, z. B. zu einer Lehrerin, einer Nachbarin oder einem guten Freund. Eine solche unterstützende und zugewandte Beziehung ist sogar der stabilste Prädiktor für eine resiliente Entwicklung (Fröhlich-Gildhoff & Rönnau-Böse, 2020). Sie ist lebenslang von großer Bedeutung, um mit Krisen erfolgreich umzugehen (Flores et al., 2005).

Wenn Sie also als Gesundheitsfachkraft eine verlässliche und vertrauensvolle Beziehung zu Ihren Patient*innen aufbauen, sind Sie ein wichtiger Resilienzfaktor für ihre Bewältigung der Krankheit. Was sind Aspekte einer vertrauensvollen Beziehung? Im weiteren Verlauf dieses Abschnitts erfahren Sie mehr darüber.

Der Schutzfaktor „günstiges Bewältigungsverhalten bei Stress" wurde bereits weiter oben erläutert. Die Schutzfaktoren „Kontroll- und Attributionsstile" und „Selbstwirksamkeit" wurden bereits in Kap. 4 erläutert. An dieser Stelle werden sie unter dem Aspekt der psychischen Gesundheit dargestellt. „Soziale Unterstützung" (Abschn. 5.6.4) und ein „sozial-kompetentes Kommunikationsverhalten" (Abschn. 5.8) sind weitere wichtige Resilienzfaktoren, auf die ebenfalls eingegangen wird.

Die Kauai-Studie zeigt, dass bereits bei Neugeborenen Resilienzfaktoren zum Tragen kommen: Säuglinge, die von ihren Bezugspersonen als pflegeleicht und sozial aufgeschlossen bezeichnet wurden, waren kontaktfreudig, anpassungsfähig, hatten früh einen regelmäßigen Tag-Nacht-Rhythmus und ließen sich leicht beruhigen. Kinder mit einem solchen „einfachen" Temperament lösen bei der Bezugsperson positive Reaktionen aus wie Zuwendung, Aufmerksamkeit und Unterstützung (Fingerle et al., 1999), wodurch ein positiver Person-Umwelt-Kreislauf in Gang kommt. Im Gegensatz dazu werden Säuglinge mit einem „schwierigen" Temperament als abweisend, leicht irritierbar und schwer zu beruhigen beschrieben (Elsner & Pauen, 2012, S. 170), was weniger positive Rückmeldungen zur Folge hat. Temperamentsfaktoren gelten als relativ stabile Eigenschaften, die in der Entwicklung schon sehr früh sichtbar sind und einen hohen genetischen Anteil haben (Hannover & Greve, 2018, S. 563). Neben den personalen Ressourcen tragen schützende Bedingungen der familiären Umwelt des Kindes entscheidend zur Entwicklung von Resilienz bei. Werner betont die Bedeutung eines emotional warmen, zugewandten Familienklimas und eines demokratischen Erziehungsstils als wichtige Resilienzfaktoren.

Und wie verläuft Resilienz im Lebenslauf?
Im Schulalter zeichneten sich die resilienten Kinder durch ein positives Selbstkonzept und besser entwickelte Problem- und Kommunikationsfähigkeiten aus (Werner & Smith, 1982, 1992). Sie waren sozial aufgeschlossener, gewannen leichter Freunde und schafften sich damit eine soziale Ressource. Wegen der größeren sozialen Aufgeschlossenheit bei Mädchen im Vergleich zu Jungen sowie ihrer ausgeprägteren körperlichen Robustheit und der geringeren Anfälligkeit für psychische Störungen (Ihle et al., 2007), wird weibliches Geschlecht in der Kindheit als ein Resilienzfaktor angesehen.

Im Jugend- und Erwachsenenalter zeichneten sich die resilienten Kinder der Kauai-Studie durch internale Kontrollüberzeugungen, eine höhere Sozialkompetenz und ein positives Selbstkonzept aus. Sie hatten eine optimistische, zuversichtliche Lebenseinstellung und besaßen wirksame Konfliktlösungsstrategien (Werner & Smith, 1982, 1992, 2001).

Insgesamt gelten viele der Schutzfaktoren, die sich im Kindes- und Jugendalter als wirksam herausgestellt haben, auch für das Erwachsenenalter. Die in der Kindheit erworbenen Schutzfaktoren sagen die Anwendung dieser Fähigkeiten im Erwachsenenalter voraus. So ist z. B. das in der Kindheit erworbene Selbstwertgefühl eine über den Lebenslauf wirkende recht stabile Größe.

Der Aufbau einer vertrauensvollen Beziehung zu einer Person, die in der Kindheit entstanden ist, sagt ebenfalls stabile soziale Beziehungen im Erwachsenenalter voraus. Auch im Krankheitsfall, wenn massive Funktionseinschränkungen und Verluste im körperlichen Bereich verarbeitet werden müssen, trägt ein hoher Resilienzstatus, der zuvor im Leben erworben wurde, zur konstruktiven Verarbeitung und damit zum psychischen Wohlbefinden bei.

Resilienz besteht neben eher feststehenden Faktoren (z. B. Kontaktfreude, Intelligenz) aus dynamischen Fähigkeiten, die sich je nach Kontext und Erfahrungen über die Lebensspanne verändern können. Große Belastungen in einem engen Zeitfenster können die vorhandenen Ressourcen überfordern; die sonst ausreichend vorhandene Resilienz ist erschöpft, der betreffende Mensch erkrankt.

5.6 Gesundheitsfördernde Eigenschaften

Die personalen Resilienzfaktoren helfen nicht nur allgemein bei der Lebensbewältigung, sie steigern auch das subjektive Gesundheitsempfinden und fördern Gesundheitsverhalten. Sie werden deshalb im Folgenden genauer beschrieben.

5.6.1 Selbstwirksamkeit

Hohe Selbstwirksamkeitserwartungen, d. h. die subjektive Überzeugung, schwierige Aufgaben aufgrund eigener Kompetenzen bewältigen zu können und damit selbst etwas bewirken zu können, sind nicht nur Teil eines hohen Selbstwertgefühls, sondern führen auch zu einem aktivem Bewältigungsverhalten (Julius & Goetze, 2000). In der Auseinandersetzung mit Anforderungen stellen Selbstwirksamkeitserwartungen eine wichtige personale Ressource dar und tragen im Verbund mit sozialen Ressourcen zu einer erfolgreichen Bewältigung bei.

▶ **Definition: Selbstwirksamkeit** Selbstwirksamkeit ist die Überzeugung, durch eigene Fähigkeiten und Mittel Ziele zu erreichen und Hindernisse auf dem Weg dahin erfolgreich zu überwinden (Bandura, 1997; Lazarus & Folkman, 1986; Schwarzer, 2000). Diese

5.6 Gesundheitsfördernde Eigenschaften

Überzeugung einer Person bezüglich ihrer eigenen Wirkkraft beeinflusst ihre Wahrnehmung, ihre Motivation und ihre Leistungen. Eine hohe Selbstwirksamkeitserwartung hat positive Auswirkungen auf die eigene Anstrengung, Ausdauer und das Durchhaltevermögen sowie auf ein aktives Bewältigungsverhalten (Schwarzer, 2000). Selbstwirksamkeit und Selbstwert sind Merkmale, die eng miteinander verbunden sind.

> **Übung**
>
> Lesen Sie sich die Aussagen in Tab. 5.1 durch und überlegen Sie, inwieweit diese auf Sie zutreffen. Kreuzen Sie anschließend die auf Sie zutreffende Antwort an. Es handelt sich um die Skala zur Selbstwirksamkeit von Schwarzer und Jerusalem (1999). Alle Aussagen sind Ausdruck einer hohen Selbstwirksamkeit.

Selbstwirksamkeitserwartungen kann man sich bis zu einem gewissen Grad aneignen. Sie sind eine große Hilfe beim Erlernen gesundheitsförderlicher Verhaltensweisen. Wer selbstwirksam ist, kann seine gesetzten Gesundheitsziele eher erreichen: Es gelingt leichter, ein Fitnessprogramm durchzuhalten und eine selbstauferlegte Diät durchzuführen. Selbstwirksame Menschen können Hindernisse eher überwinden und erleiden weniger Rückfälle bei Raucherentwöhnungsprogrammen (Hohmann & Schwarzer, 2009).

Eine hohe Selbstwirksamkeit wirkt sich auch positiv auf die Krankheitsbewältigung aus. So halten selbstwirksame Menschen Schmerzen besser aus und erholen sich schneller nach

Tab. 5.1 Fragebogen zur Selbstwirksamkeit (Schwarzer & Jerusalem, 1999)

	stimmt nicht	stimmt kaum	stimmt eher	stimmt genau
Wenn sich Widerstände auftun, finde ich Mittel und Wege, mich durchzusetzen.	•	•	•	•
Die Lösung schwieriger Probleme gelingt mir immer, wenn ich mich darum bemühe.	•	•	•	•
Es bereitet mir keine Schwierigkeiten, meine Absichten und Ziele zu verwirklichen.	•	•	•	•
In unerwarteten Situationen weiß ich immer, wie ich mich verhalten soll.	•	•	•	•
Auch bei überraschenden Ereignissen glaube ich, dass ich gut mit ihnen zurechtkommen kann.	•	•	•	•
Schwierigkeiten sehe ich gelassen entgegen, weil ich meinen Fähigkeiten immer vertrauen kann.	•	•	•	•
Was auch immer passiert, ich werde schon klarkommen.	•	•	•	•
Für jedes Problem kann ich eine Lösung finden.	•	•	•	•
Wenn eine neue Sache auf mich zukommt, weiß ich, wie ich damit umgehen kann.	•	•	•	•
Wenn ein Problem auftaucht, kann ich es aus eigener Kraft meistern.	•	•	•	•

einer Operation. Untersuchungen an Herzinfarktpatient*innen in der Rehabilitation zeigten, dass diese sich schneller erholten, sie körperlich fitter wurden und die Herzfunktionen sich schneller verbesserten, wenn gezielt ihre Selbstwirksamkeitserwartungen verbessert wurden. Menschen mit hoher Selbstwirksamkeit sind optimistisch und selbstvertrauend. Sie bauen sich eher ein soziales Netz auf, sodass sie in Krisenzeiten Unterstützung bekommen.

Wie fördert man Selbstwirksamkeit?
Die Förderung von Selbstwirksamkeit kann schon in der frühen Kindheit beginnen. Sie sollte Teil eines Erziehungsstils sein, der die Stärken und Erfolge betont, nicht die Defizite. In Präventions- und Interventionsprogrammen ist häufig die Förderung von Selbstwirksamkeit eingebaut. Man bestimmt gemeinsam Nahziele, die eine Herausforderung darstellen, aber mit gewisser Anstrengung erreichbar sind. Die Erfolge werden der eigenen Anstrengung zugeschrieben. Der Erfolg fördert die Motivation, dass sich Anstrengung auszahlt.

> **Beispiel: Förderung von Selbstwirksamkeit**
>
> Das stärkste Mittel, um Selbstwirksamkeit aufzubauen, sind Erfolgserfahrungen. Erfolg fördert die Motivation, sich anzustrengen. Deshalb werden in einem Selbstwirksamkeitstraining den Teilnehmenden wohldosierte Erfolge ermöglicht. Die Herausforderungen müssen ihren Anstrengungen und Fähigkeiten angemessen sein. Es ist wichtig, keine Fernziele zu setzen, sondern Nahziele, die möglichst konkret sind. Durch Rollenspiele können schwierige Verhaltensweisen wie standhafter Widerstand gegen Gruppendruck (rauchen, Alkohol trinken) eingeübt werden. Auch kann man lernen, durch Selbstgespräche Ereignisse optimistisch zu interpretieren (Hohmann & Schwarzer, 2009). ◄

> **Übung**
>
> Denken Sie an eine herausfordernde Situation, die Ihnen demnächst bevorsteht. Welche Ressourcen werden Sie zu ihrer Bewältigung nutzen? Welche davon sind personaler Art, welche kommen aus dem sozialen Umfeld?

5.6.2 Kontrollüberzeugung

Eng verbunden mit einem positiven Selbstkonzept und einer hohen Selbstwirksamkeitserwartung ist die wahrgenommene Kontrollierbarkeit einer Situation (Kap. 4). Eine internale Kontrollüberzeugung (Rotter, 1966) ist die Überzeugung, Einfluss auf wichtige Ereignisse in seinem Leben nehmen zu können und damit „Schmied seines eigenen Glücks" zu sein. Eine solche Einstellung, die das Gegenteil von Gefühlen des Ausgeliefertseins an äußere Kräfte ist, wirkt sich positiv auf die Bewältigung kritischer Lebensereignisse und die psychische und physische Gesundheit aus. Internale Kontrollüberzeugungen in Bezug auf Gesundheit und Krankheit sind wichtige Prädiktoren für gesundheitsrelevante Verhaltensweisen wie Sport und Ernährung und gehen einher mit gesundheitsförderlichem Verhalten. So konnte in einer Studie von Taylor et al. (1984) gezeigt werden, dass viele an Brustkrebs erkrankte Frauen, die erfolgreich behandelt worden waren, die Überzeugung hatten, dass es innerhalb ihrer Kontrolle liegt, ob der Krebs wiederkehrt. Sie versorgten sich mit vielen Informationen und führten ein sehr gesundheitsbewusstes Leben. Tatsächlich waren solche Frauen psychisch besser an die Situation angepasst als Frauen, die eine erneute Erkrankung als unkontrollierbares Schicksal ansahen.

Experiment

In Pflegeheimen und Krankenhäusern haben Menschen häufig das Gefühl, die Kontrolle über ihr Leben verloren zu haben, was zu einer weiteren Verschlechterung ihres Gesundheitszustandes führen kann (Raps et al., 1982). In einer Studie von Rodin und Langer (1977) sollte Pflegeheimbewohner*innen über eine kleine Maßnahme ein größeres Kontrollgefühl gegeben werden. Der Heimleiter hielt eine Rede, in denen er die Bewohner*innen zu einer stärkeren Eigenverantwortlichkeit inspirierte und ihnen die Möglichkeit eröffnete, den eigenen Wohnraum umzugestalten sowie überhaupt auf Dinge Einfluss nehmen zu können, mit denen sie unzufrieden waren. In einer Kontrollgruppe wies der Heimleiter zwar auch darauf hin, dass alle Bewohner*innen glücklich sein sollten, ohne jedoch Aspekte von Kontrolle über ihr Leben zu erwähnen. Es konnte festgestellt werden, dass die Bewohner*innen in der Bedingung der induzierten Kontrolle schon bald glücklicher und aktiver waren als in der Kontrollgruppe. Die Intervention wirkte sich sogar auf die Gesundheit der Heimbewohner*innen aus und verringerte die Sterbewahrscheinlichkeit für die folgenden anderthalb Jahre (a. a. O.). ◀

Übung

Welche Bedeutung hat die Wahrnehmung von Kontrolle im Rahmen Ihrer Tätigkeit im Gesundheitsbereich? Nennen Sie Beispiele für „internale Kontrolle". Wie könnten Sie die internale Kontrollüberzeugung eines*r chronisch kranken Patient*in erhöhen?

5.6.3 Optimismus

Eine zuversichtliche und hoffnungsvolle Lebenseinstellung ist ebenfalls ein Schutzfaktor und geht einher mit Selbstwirksamkeit und internaler Kontrollüberzeugung. Optimismus als Persönlichkeitsmerkmal hat einen positiven Einfluss auf die körperliche Gesundheit und auf das Wohlbefinden. Er hängt eng mit anderen positiven Emotionen zusammen und mit einem positiven Selbstwert. Davon abzugrenzen ist ein unrealistischer Optimismus, der dazu führt, die eigenen Gesundheitsrisiken zu unterschätzen und Gefährdungen nicht ernst zu nehmen. Menschen mit einer solchen Verleugnungsstrategie sind in der Regel für Gesundheitsverhalten schwer zu motivieren.

▶ **Merke!** Die Persönlichkeitsmerkmale

- Selbstwirksamkeit,
- Selbstwert,
- internale Kontrolle und
- optimistische Lebenseinstellung

bilden ein zusammenhängendes Bündel von Schutzfaktoren. Sie sind eine Ressource, weil sie mit aktivem Verhalten und hilfreichen Stressverarbeitungsstrategien einhergehen.

5.6.4 Soziale Unterstützung und soziale Kompetenz

Neben den personalen Ressourcen stärken schützende und unterstützende Bedingungen der sozialen und speziell der familiären Umwelt entscheidend die Entwicklung von Resilienz bei Kindern.

Soziale Unterstützung ist auch ein wichtiger Faktor zum Erhalt der physischen und insbesondere psychischen Gesundheit. Allein das Wissen darum, dass andere Personen unsere Bedürfnisse erkennen und sie unterstützen, ist besonders in Stresssituationen hilfreich. Menschen, die eine Unterstützung durch ihre Mitmenschen erfahren, bewältigen ihre Probleme leichter und sind deutlich gesünder als Menschen ohne soziale Unterstützung (Helgeson & Cohen, 1996; Stroebe & Stroebe, 1996).

Experiment

In einer ethisch bedenklichen, für den hiesigen Kontext aber sehr aufschlussreichen Studie von Spiegel et al. (1989a, b) wurden Frauen mit fortgeschrittenem Brustkrebs auf zwei Bedingungen aufgeteilt: Eine Gruppe hatte die Möglichkeit wöchentlich mit anderen Patient*innen und ärztlichem Fachpersonal über ihre Probleme und Ängste zu sprechen (soziale Unterstützung), die andere Gruppe hatte diese Möglichkeit nicht. Es wurde festgestellt, dass sich die seelische Verfassung in der Gruppe mit sozialer Unterstützung deutlich verbesserte und sich die Lebenserwartung um 18 Monate erhöhte. In einer weiteren Studie konnte gezeigt werden, dass Patient*innen, deren Familienmitglieder darin geschult wurden, wie sie am besten soziale Unterstützung geben können, ebenfalls eine erhöhte Lebenserwartung aufwiesen (Martire et al., 2004; Aronson et al., 2011). ◀

Soziale Unterstützung hat verschiedene Facetten. Emotionale Unterstützung zeigt sich in Liebe, Verständnis und Zuspruch. Bei der instrumentellen Unterstützung erfolgt die

5.6 Gesundheitsfördernde Eigenschaften

Unterstützung durch konkrete Maßnahmen wie z. B. durch finanzielle Zuwendung oder Tätigkeiten wie Nachhilfe oder Babysitting. Man kann weiterhin eine Person durch Informationen und Ratschläge unterstützen und durch Entscheidungshilfen.

Soziale Unterstützung hängt auch vom Grad der sozialen Integration ab, d. h., wie stark eine Person in ein soziales Netzwerk eingebunden ist. Soziale Integration ist gekennzeichnet durch die Größe des Netzes, den Grad der gegenseitigen Verpflichtung und die Häufigkeit des Kontaktes. Auch das Ausmaß der Gegenseitigkeit und der Ähnlichkeit der Mitglieder des sozialen Netzwerkes ist von Bedeutung. Bei einer fehlenden Integration spricht man von sozialer Isolation.

Eine Studie in den USA konnte zeigen, dass die soziale Isolation von Personen mit einer zwei- bis dreimal so hohen Sterbewahrscheinlichkeit innerhalb der folgenden zwölf Jahre verbunden war als bei Personen mit hoher sozialer Unterstützung (House et al,. 1982; Aronson et al., 2011).

Abgesehen von solchen Zuständen der Isolation ist die *Wahrnehmung von Unterstützung* wichtig. Sie ist ein subjektiver Prozess. Die subjektive Überzeugung, dass man im Notfall Beistand bekommt, ist für die eigene Gesundheit bedeutsamer als die tatsächlich erhaltene Unterstützung.

Die wichtigsten Unterstützungssysteme sind Liebesbeziehungen, die Ehe und die Familie, weil hier die emotionalen Bindungen besonders stark sind. Deshalb stellen sie einen starken Resilienzfaktor im Falle von Krisen und Krankheiten dar. Eine liebevolle Beziehung zeigt sich insbesondere an einem bestimmten familiären Sprachstil, der einen behutsamen emotionalen Ausdruck beinhaltet; er hat – im Gegensatz zu einem eskalierenden emotionalen Ausdruck (Kap. 3 „expressed emotion") – eine gesundheitsfördernde Auswirkung (Leff & Vaughn, 1985; Brückner, 2011).

Beispiel: Kommunikationsstil als Resilienzfaktor

In einer Familie hat der Ehemann vor kurzem einen Herzinfarkt erlitten. Die Familie befindet sich mitten im Prozess der Auseinandersetzung und Bewältigung der Krankheit. Neben der Qualität der medizinischen Behandlung und dem Erlernen eines neuen Lebensstils ist auch die Art und Weise der familiären Kommunikation von Bedeutung. Wenn etwa die Ehefrau ihrem Mann Vorwürfe macht, er sei selbst an dem Herzinfarkt schuld, weil er zu viel arbeite und zu wenig Sport treibe und durch seine Krankheit die Familie im Stich lasse, gilt dies als ein eskalierender emotionaler Ausdruck. Ein solcher Kommunikationsstil kann auch durch übereifriges Engagement oder die Überzeugung, der Kranke sei seiner Krankheit hilflos ausgeliefert, gekennzeichnet sein. Ein konstruktiver Umgang mit der Krankheit wird dadurch behindert. Hingegen fördert ein eindeutiger, verständnisvoller und ressourcenorientierter Kommunikationsstil im Sinne eines behutsamen emotionalen Ausdrucks samt der Überzeugung, dass ein aktiver Umgang mit der Krankheit möglich ist, die Chancen, eine Krankheit zu bewältigen. ◄

Die Unterstützung durch Familienmitglieder kann auf vielerlei Weise beim Krankheitsbewältigungsprozess helfen und damit Stress reduzieren: Trost, Ermutigung, emotionale Zuwendung, Informationssuche, Motivieren können hilfreiche und entlastende Wirkung entfalten. Soziale Unterstützung kann sogar die Verweildauer im Krankenhaus verkürzen. Männer, die wegen einer Bypassoperation auf der Intensivstation lagen, konnten diese früher verlassen, wenn sie häufig von ihren Partnerinnen besucht worden waren und von diesen emotional unterstützt worden waren (Kulik & Mahler, 1993).

Generell sind Männer im Fall von Krisen und Krankheit abhängiger von der Zuwendung ihrer Partnerin, die häufig gleichzeitig die engste Vertraute ist. Frauen haben in der Regel ein enger gestricktes Netz wichtiger emotionaler Beziehungen, wo sie Entlastung finden (Böger et al., 2017).

Sozial integrierte Menschen, die mit Unterstützung rechnen, sind lebenszufriedener, gesünder und haben eine höhere Lebenserwartung als Menschen ohne Kontakte, die eine mögliche Unterstützung als gering wahrscheinlich einschätzen.

Berufsbezug

Soziale Unterstützung durch Gesundheitsfachkräfte kann nur dann wirken, wenn die Adressaten die Bemühungen akzeptieren. Häufig empfinden Familien in Belastungssituationen (z. B. bei chronischer Krankheit oder geistiger Behinderung eines Elternteils) die Unterstützung durch die Gesundheitshelfer*innen eher als eine Belastung und einen Eingriff in die Privatsphäre.

Die Gesundheitsfachkraft muss daher nicht nur das emotionale Klima und die Gedankenwelt der betroffenen Familie erfassen, sondern auch die eigenen berufsbezogenen Einstellungen. Emotionale Botschaften an sie sollte sie erkennen und ansprechen. Die Bewältigung belastender Situationen in der Familie gelingt eher, wenn Schuldzuweisungen und emotionale Spannungen abgebaut werden. Hierzu muss über die Krankheit/Behinderung aufgeklärt werden (Psychoedukation). Dabei gilt es behutsam vorzugehen, aber auch nichts zu verschweigen und problematische Kommunikationsmuster in der Familie anzusprechen. Zugleich sollten Methoden der Stressbewältigung besprochen werden. Von zentraler Bedeutung ist es, die familieneigenen Ressourcen zu aktivieren und so die Resilienz zu erhöhen (Schemmel & Schaller, 2003). Das können personenbezogene Ressourcen (kommunikative oder empathische Kompetenzen) sowie in der Umwelt liegende Ressourcen (gut auf die Bedürfnisse abgestimmte Wohnung, nahe gelegenes Krankenhaus mit besonderem Förderangebot o. Ä.) sein. ◂

Zusammenfassung

Die Resilienzforschung ist ein wichtiger Forschungszweig der Psychologie. Sie identifiziert personale und soziale Faktoren, die hilfreich bei der Bewältigung kritischer Lebenssituationen sind. Damit liefert sie relevante Informationen für den Gesundheitsbereich. Die Resilienzforschung geht davon aus, dass Menschen über Ressourcen verfügen. Ungünstige Lebensbedingungen werden nicht als Schicksal, sondern als veränderbar angesehen; ebenso können Menschen ihre eigene Gesundheit beeinflussen. Es ist wichtig, protektive Faktoren zu kennen, damit man sie durch Präventionsmaßnahmen gezielt fördern kann.

5.7 Gesundheitsschädliche Persönlichkeitsfaktoren

Leider existieren auch Eigenschaften, die das subjektive Wohlbefinden negativ beeinflussen, ungesundes Verhalten zur Folge haben und das Auftreten einer Krankheit erhöhen können. Dazu gehören Feindseligkeit anderen Personen gegenüber, negative Gefühle und Risikoverhalten (Sensation Seeking).

5.7.1 Feindseligkeit

Feindseligkeit beinhaltet negative Überzeugungen anderen Menschen gegenüber wie etwa Ablehnung und Misstrauen. Feindselige Personen sind häufig auch zynisch und aggressiv. Sie berichten über viele Stresssituationen im sozialen Bereich und ärgern sich häufig. Das geht mit einer ständig erhöhten physiologischen Aktivierung einher. Außerdem haben feindselige Menschen einen ungesunden Lebensstil (sie sind eher Raucher*innen, haben einen erhöhten Alkoholkonsum und ein höheres Körpergewicht). Das Ausmaß an Feindseligkeit sagt das Auftreten einer Herzerkrankung vorher (Abb. 5.4).

Abb. 5.4 Ärger gefährdet die Gesundheit (angefertigt von Sabrina Hilz)

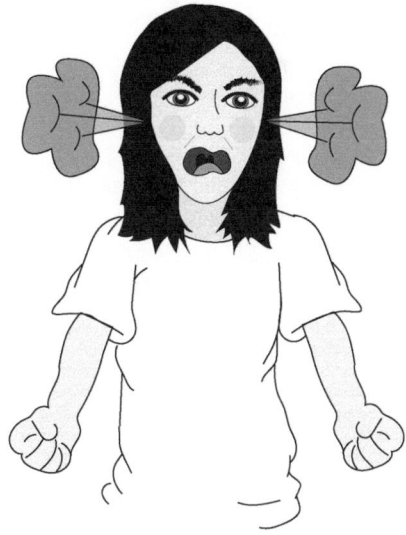

5.7.2 Negative Gefühle

Depressivität und Ängstlichkeit erhöhen ebenfalls das Risiko für Herz-Kreislauf-Erkrankungen. Die genauen Zusammenhänge sind noch nicht geklärt. Es gibt jedoch Studien, die nachweisen, dass diese negativen Gefühle mit Inaktivität, Rauchen und der Missachtung ärztlicher Ratschläge auftreten. Weiterhin gehen sie mit erhöhtem Blutdruck, Gefäßverengung und gesteigerten Entzündungsprozessen einher.

5.7.3 Sensation Seeking

Neben negativen Gefühlen und Gedanken gibt es auch eine Eigenschaft, die dazu verleitet, gefährliche Situationen aufzusuchen und gefährliche Handlungen durchzuführen und damit der eigenen Gesundheit zu schaden. Hinter diesem Persönlichkeitsmerkmal, das Sensation Seeking heißt, steht das Bedürfnis nach Stimulation. Sensation Seekers nehmen bewusst Risiken in Kauf, um neuartige Erfahrungen zu machen und intensive Erlebnisse zu haben (Zuckerman et al., 1964). Sie sichern sich z. B. nicht ab beim Klettern, fahren Ski auf gesperrten Routen, balancieren ohne Netz, nehmen an verbotenen Autorennen teil usw.

> **Zusammenfassung**
> Persönlichkeitsfaktoren wie Feindseligkeit, negative Gefühle und Sensation Seeking sind Risikofaktoren, weil sie der Gesundheit schaden

Der folgende Abschnitt über Sozialkompetenzen gibt Ihnen hilfreiche Hinweise für die professionelle Durchführung von Gesprächen mit Familien und Einzelpersonen.

Aufgaben

- Definieren Sie den Begriff Resilienz und nennen Sie zwei personale Schutzfaktoren und zwei Schutzfaktoren aus der Umwelt.
- Welche Persönlichkeitsfaktoren bilden ein hilfreiches Bündel an Schutzfaktoren?
- Nennen Sie drei Persönlichkeitsfaktoren und drei Umweltfaktoren, die Risikofaktoren für die Gesundheit sind.

5.8 Grundlagen konstruktiver Gesprächsführung. Sozial-emotionale Kompetenz, Kommunikation und Konfliktlösung

5.8.1 Die personale Ressource „Hohe Sozialkompetenz"

Die Resilienzforschung hat nachgewiesen, dass soziale Kompetenz eine wichtige Ressource darstellt (Werner, 1994). Die personale Ressource „Hohe Sozialkompetenz: Empathie, Kooperations- und Kontaktfähigkeit" stellt aber nicht nur in der Kindheit, sondern lebenslang eine wichtige Ressource dar. Sie erleichtert und ermöglicht persönliche und berufliche Beziehungsgestaltung und hilft, Konflikte auf friedlichem und konstruktivem Weg zu lösen.

Im Folgenden soll deshalb die Ressource „sozial-emotionale Kompetenz" als notwendige Basisfertigkeit für Gesundheitsberufe betrachtet werden. Sie ist ein zentrales „Werkzeug" im professionellen Umgang mit Patient*innen und drückt sich in einer guten Beziehung und gelungener Kommunikation aus.

▶ **Merke!** Gesundheitsberufe sind Beziehungsberufe: Um Menschen zu Gesundheitsverhalten zu motivieren, muss man ihre Gefühle verstehen: Warum verhalten sie sich nicht gesundheitsbewusst und kooperativ, welche Ängste sind hinter ihrem Verhalten verborgen? Die Gefühle müssen angesprochen und verdeutlicht werden. Oft lassen sie sich in produktives Handeln umwandeln. Um eine vertrauensvolle und ehrliche Beziehung zum Gegenüber aufzubauen, müssen auch die eigenen Gefühle erkannt, benannt und reflektiert werden. Zu den interpersonellen Fähigkeiten zählen z. B. das Zuhören können, sich für Menschen interessieren, sensibel auf zwischenmenschliche Signale reagieren, aufrichtig sein, die Sprache angemessen einsetzen und geistig aufmerksam und präsent sein. Das alles sind Komponenten einer wertschätzenden und respektvollen Haltung. Es ist dafür hilfreich, wenn man leicht Kontakt herstellen kann und Beziehungen gestalten und aufrechterhalten kann. Solche zwischenmenschlichen Fähigkeiten werden in helfenden Berufen als unabdingbar für eigenen Erfolg und berufliche Zufriedenheit angesehen (Joseph & Newman, 2010). Diese Arbeit, die Menschen in helfenden Berufen leisten, wird auch als *Emotionsarbeit* bezeichnet.

▶ **Definition: Emotionsarbeit** Mit Emotionsarbeit ist der beruflich-professionelle Umgang mit den eigenen und den Emotionen des Gegenübers gemeint. Emotionen werden ernst genommen. Sie sind keine unerwünschte Begleiterscheinung.

Berufsbezug

Sozial-emotionale Kompetenzen sind für eine erfolgreiche Tätigkeit speziell in helfenden Berufen eine wichtige Voraussetzung. Eine sozial-kompetente Gesundheitsfachkraft

- hat keine Angst vor starken Gefühlen des Gegenübers. Sie entängstigt ihr Gegenüber dadurch, dass sie seine Gefühle aufgreift,
- schafft ein Klima der Wertschätzung,
- vermittelt Empathie,
- ermöglicht einen konstruktiven Umgang mit Konflikten,
- ist hilfreich und entwicklungsfördernd,
- ist genauso fürsorglich zu sich selbst wie zu anderen Personen und unterstützt damit auch ihre eigene Gesundheit, weil sie dadurch der emotionalen Erschöpfung, dem Burnout, vorbeugt (Nizielski et al., 2013). ◄

Im folgenden Abschnitt werden wesentliche Elemente einer erfolgreichen Kommunikation vorgestellt, die gleichzeitig Merkmale des Resilienzfaktors „Hohe Sozialkompetenz" sind. Die meisten Elemente stammen aus der klientenzentrierten Gesprächsführung nach Rogers (Kap. 3). Sie beschreibt als Grundlage eines förderlichen Gesprächs genaues Zuhören, Empathie, Wahrnehmen eigener Gedanken und Gefühle und ein hohes Maß an Selbstbeobachtung. Durch Authentizität und Transparenz ist die Gesundheitsfachkraft nicht nur ein gutes Modell für den angstfreien Umgang mit den eigenen Gefühlen, sondern strukturiert und leitet auch das Gespräch. Diese klientenzentrierten Gesprächsmerkmale beinhalten bereits alles, was sozial-emotionale Kompetenz ausmacht (vgl. weiter unten die Auflistung nach Saarni, 2002). Die klientenzentrierte Gesprächsführung schafft ein Klima des Respekts und der Wertschätzung, das Gegenüber wird in seiner ureigenen Art und Weise angenommen. Erst auf einer solchen Basis können Ziele und Lösungen gesucht, gefunden und umgesetzt werden. Die Merkmale einer solchen hilfreichen Gesprächsführung können gelernt und trainiert werden.

Weitere bedeutsame Handlungskonzepte wie die gewaltfreie Kommunikation nach Rosenberg (2016) und die Konfliktlösungsmethode nach Gordon (2012a, b, c) werden ebenfalls im Folgenden in relevanten Ausschnitten skizziert. Beide waren Schüler von Rogers und entwickelten sein Konzept weiter. Ein sehr bekanntes Kommunikationsmodell ist das Modell von Schulz von Thun (2010a, b, c), das nicht nur das sichtbare Kommunikationsverhalten des Menschen beschreibt und analysiert, sondern auch die dahinterstehenden Motive und Persönlichkeitsmerkmale sowie systemische Aspekte integriert. Auch dieses wird in relevanten Auszügen dargestellt.

Liebe Leser*innen, ein Lehrbuch stößt an seine Grenzen, wollte es praktische Kompetenzen bzw. Haltungen wie Empathie, Wertschätzung und Selbstreflexion nicht nur erläutern, sondern auch beibringen. Das kann nur im „realen Tun", anhand von Rollenspielen mit anderen Menschen, im Rahmen von Fortbildungen geschehen und ist für die Gesundheitsfachkraft sehr empfehlenswert.

Was meint der Begriff der sozialen bzw. der sozial-emotionalen Kompetenz?
Seit dem Bestseller von Goleman (1996) ist der Begriff „emotionale Intelligenz" in aller Munde und ein Sammelbegriff für verschiedene Persönlichkeitsmerkmale und Fertigkeiten, welche die Wahrnehmung und den Umgang mit den eigenen und den Gefühlen ande-

5.8 Grundlagen konstruktiver Gesprächsführung. Sozial-emotionale Kompetenz, ...

rer Personen steuern. Ihr wird eine große Bedeutung für kompetentes und erfolgreiches Handeln im zwischenmenschlichen Bereich zugesprochen. Goleman (a. a. O.) fasst darunter individuelle Fähigkeiten wie Selbstbewusstheit, Selbstmotivation, Selbststeuerung und Empathie. Zur zwischenmenschlichen Kompetenz gehören sowohl die soziale Komponente als auch die emotionale Komponente, weil emotionale Kompetenzen wie etwa Empathie erst im Sozialkontakt zum Ausdruck kommen und damit relevant werden. Im Folgenden wird deshalb der Begriff der sozial-emotionalen Kompetenz verwendet.

▶ **Definition: sozial-emotionale Kompetenz** Sozial-emotionale Kompetenz ist das kognitive und gefühlsmäßige Verstehen der eigenen und der fremden Emotionen und das Regulieren dieser Gefühlszustände bei sich und bei anderen Personen.

Ein differenziertes Konzept, das insbesondere diesen Interaktionsaspekt berücksichtigt, stammt von Saarni (2002). Sie definiert acht sozial-emotionale Fertigkeiten:

- Fähigkeit, sich seiner eigenen Emotionen bewusst zu sein: Was fühle ich gerade?
- Fähigkeit, die Emotionen anderer wahrzunehmen und zu verstehen (Empathie mit anderen): Was fühlt mein Gegenüber gerade?
- Fähigkeit, über Emotionen zu kommunizieren: Wie geht es dir gerade?
- Fähigkeit zur Trennung von emotionalem Erleben und emotionalem Ausdruck: Das gezeigte Ausdrucksverhalten meines Gegenübers entspricht nicht unbedingt seinem Gefühlszustand.
- Fähigkeit, mit negativen Emotionen und Stresssituationen umzugehen (Emotionsregulation): Ich lasse meinem Ärger keinen freien Lauf, sondern zähle innerlich bis 20.
- Fähigkeit, sich der emotionalen Kommunikation in sozialen Beziehungen bewusst zu sein: Es geht nicht immer um die Sache, auch wenn es so scheint.
- Fähigkeit zur Selbstwirksamkeit: Ich kann meine Emotionen beeinflussen.

Saarni misst dem Wahrnehmen und Verstehen von Emotionen bei sich selbst und bei anderen eine zentrale Rolle zu. Das nennt man *Empathie* (Kap. 3). Empathie beinhaltet, die eigenen und die Gefühle anderer Personen zu erkennen, zu unterscheiden und zu benennen. Damit einher geht häufig ein Mitgefühl; das ist die Fähigkeit, mit anderen Personen mitzuempfinden und wird als die emotionale Komponente der Empathie bezeichnet. Die zweite Komponente der Empathie ist die kognitive Empathie: Man kann sich in die Gedankenwelt des Gegenübers hineindenken und diese verstehen, man kann seine Perspektive gedanklich übernehmen. Das wird auch als Perspektivenübernahme bezeichnet.

Die *Emotionsregulation* umfasst Strategien, positive und negative Emotionen zu bewältigen. Bereits Säuglinge beherrschen Techniken zur Emotionsregulation, wenn sie etwa Unlustgefühle wie Hunger oder Einsamkeit eine Zeitlang überbrücken können, indem sie sich z. B. mit Daumenlutschen trösten. Sie ist ein bedeutender Faktor für sozialkompetentes Verhalten und eine wichtige Voraussetzung für psychische Gesundheit. *Emotionale Selbstwirksamkeit* bezieht sich auf die Akzeptanz des eigenen emotionalen Erlebens. Man vertraut dem eigenen emotionalen Erleben und kann es auch beeinflussen.

▶ **Definition: Empathie** Empathie ist die Einfühlung in die Welt des anderen Menschen. Dabei wird zwischen zwei Komponenten unterschieden, der emotionalen und der kognitiven Empathie. Die emotionale Empathie ist ein Vorgang, bei dem man an der Emotion des anderen Menschen teilnimmt, emotional mitschwingt und dadurch versteht, was der andere Mensch fühlt (Bischof-Köhler, 2009). Die kognitive Empathie beinhaltet die Fähigkeit, die Gefühle und Absichten des Gegenübers zu erkennen, es muss aber nicht zwangsläufig ein emotionales Mitschwingen folgen (Richell et al., 2003).

Vergleichen Sie die Definition der sozial-emotionalen Kompetenz mit der Definition der Empathie. Fällt Ihnen der enge Zusammenhang zwischen beiden Konzepten auf? Gibt es überhaupt einen Unterschied?

Ja, es gibt einen Unterschied: Empathie ist ein Prozess innerhalb einer Person, er ist innerpsychisch. Sozial-emotionale Kompetenz umfasst zusätzlich den Aspekt des Handelns: Es ist empathisches Handeln in sozialen Situationen.

Beispiel: „Wahrnehmen und Verstehen von Emotionen" als Komponente von sozial-emotionaler Kompetenz

Die Jugendliche Anna empfindet Trauer und Ärger über eine schlechte Note. Sie kann diese Gefühle deutlich spüren und auch benennen. Anna weiß, dass diese Gefühle vorübergehend sind. Sie weiß auch, welche Strategien sie wählen muss, damit die schlechte Stimmung verfliegt: Entweder trifft sie sich mit Freunden, oder sie joggt eine Runde durch den Wald und hört dabei ihre Lieblingsmusik. ◀

Die Komponenten der sozial-emotionalen Kompetenz finden sich im Konzept der klientenzentrierten Gesprächsführung nach Carl Rogers wieder. Ein hilfreiches und professionelles Gespräch zeichnet sich nach ihm durch Wertschätzung, Empathie und Echtheit aus.

Eine wertschätzende Gesundheitsfachkraft bewertet und beurteilt Patient*innen nicht. Ihre *Wertschätzung* ist bedingungslos, d. h. nicht an die Erfüllung bestimmter Bedingungen gebunden. Sie kommt damit dem Grundbedürfnis eines jeden Menschen entgegen, akzeptiert und anerkannt zu werden, insbesondere, wenn er verunsichert und ängstlich ist. Die den Patient*innen entgegengebrachte Wertschätzung ermöglicht es ihnen, die eigenen Gefühle und Gedanken kennenzulernen und zu äußern.

Beispiel: Wertschätzung

Die Patientin erzählt der Gesundheitsfachkraft: Die Ärzte wollten mich unbedingt zu einem Eingriff überreden. Sie waren ärgerlich, als ich ablehnte, und machten mir Vorwürfe. Erst als die Schwester kam und meine Hand nahm, konnte ich sagen, dass ich große Angst hatte vor dem Eingriff, auch weil meine Mutter damals, als ich noch ein Kind war, an einem Eingriff gestorben ist. Sie hörte mir zu und konnte meine Bedenken verstehen. Es war für sie völlig in Ordnung. Später habe ich mich doch noch für den Eingriff entschieden. Im Nachhinein denke ich, dass ich einfach eine Person brauchte, die meine Ängste verstand und mich deshalb nicht verurteilte. So konnte ich das einfach mal loswerden. ◀

5.8 Grundlagen konstruktiver Gesprächsführung. Sozial-emotionale Kompetenz, ...

Berufsbezug: Praktisch handeln – Tipps zum wertschätzenden Verhalten

- durch aufmerksames Zuhören das – echte – Interesse zeigen
- zugewandte Körperhaltung und Blickkontakt
- Gespräch auf Augenhöhe führen (beide sitzen)
- Sorge, Anteilnahme bekunden
- Anerkennung bekunden ◄

Empathie meint, für eine begrenzte Zeit in die Haut des anderen Menschen zu schlüpfen. Es soll ein Dialog stattfinden, bei dem die Gesundheitsfachkraft unerschrocken und nicht bewertend die Gefühle des Gegenübers aufgreift, vor denen es sich fürchtet. Die Gefühle werden von Patient*innen vielleicht gar nicht ausgesprochen, sondern müssen von der Fachkraft erspürt werden. Wenn man sich einfühlsam auf den anderen Menschen einlässt, erspürt man auch widersprüchliche Aussagen oder Gefühle.

Beispiel: Empathie

Schwester zum Patienten: „Sie sagen es geht Ihnen gut, aber Ihre Stimme klingt für mich traurig." ◄

Übung

Denken Sie an Ihre eigene Kindheit. Reflektieren Sie Situationen, in denen Sie unglücklich oder frustriert waren. Wie reagierten Ihre Eltern, wenn Sie Ihre Stimmung mitteilten? Fühlten Sie sich verstanden, weil die Reaktion empathisch war, oder fühlten Sie sich bewertet und abgeblockt in Ihrem Ausdruck Ihrer Stimmung?

Diese Art des konzentrierten und engagierten Zuhörens wird auch als *aktives Zuhören* bezeichnet, weil es nicht ein passives Zuhören ist, sondern ein hohes Maß an Aufmerksamkeit, Mitdenken und Mitfühlen verlangt.

Die Methode des aktiven Zuhörens soll es dem Gegenüber erleichtern, sich mit sich selbst auseinanderzusetzen. Sie ist ein „Türöffner", der zur Reflexion ermutigt. Das aktive Zuhören ist angewandte Empathie: Es besteht nicht in passivem Schweigen, sondern stellt eine Haltung dar, bei der eigene Hypothesen und Erklärungen zurückgestellt werden und man sich bemüht, den anderen Menschen wirklich zu verstehen; man gibt ihm Rückmeldung und bietet keine vorschnellen Lösungen an. Es ist eine Anregung für das Gegenüber, seine eigenen Empfindungen zu entdecken.

Diese Art des Zuhörens erleichtert es einem z. B. verängstigten Menschen, über das zu sprechen, was ihn belastet. Es hat heilende Wirkung, weil es von bedrückenden Gefühlen befreit. Es zeigt die Bereitwilligkeit zu helfen und es teilt mit, angenommen zu sein. Es wird ein Prozess in Gang gesetzt, bei dem man sich selbst von einer übergeordneten Warte, einer Metaebene betrachtet. Das wird Reflexion genannt.

▶ **Definition: Reflexion** Reflexion ist ein Prozess der Selbstbeobachtung, ein kritisches und vergleichendes Nachdenken über das eigene Innenleben: die Gefühle, Motive und Gedanken. Das aktive Zuhören will diesen Prozess anstoßen und vertiefen – und zwar auf beiden Seiten: die Gesundheitsfachkraft und die Patient*innen sind gefordert, ihr eigenes Verhalten kritisch zu reflektieren.

Berufsbezug: Praktisch handeln – Tipps zum empathischen, aktiven Zuhören

- Stellen Sie offene Fragen („Wie fühlen Sie sich?"). So bieten Sie dem anderen Menschen die Möglichkeit an zu erzählen; dadurch erfahren Sie viel. Geschlossene Fragen können nur mit ja oder nein beantwortet werden.
- Konzentrieren Sie sich auf die Stimmungslage des Gegenübers. Sachliche Fragen sollten zwar geklärt werden, wichtiger ist aber die Besprechung der Gefühle.
- Teilen Sie dem Gegenüber mit, was Sie von seiner Gefühlslage verstanden haben. Damit zeigen Sie Ihr Bemühen, ihn ohne Bewertungen oder Verurteilungen zu verstehen.
- Drängen Sie dem Gegenüber kein Thema auf, sondern greifen Sie seine Äußerungen auf.
- Stellen Sie eigene Überlegungen oder Fragen zunächst beiseite.
- Halten Sie Pausen aus. Manchmal benötigt es Zeit, sich zu überwinden und etwas Persönliches auszusprechen. Lösen Sie sich von dem Gedanken, dass Pausen peinlich sind und möglichst schnell überbrückt werden müssen. Es gibt verschiedene Arten von Pausen: schöpferische, bedrückende. Bei vielen und langen Pausen hilft Nachfragen, was gerade in der anderen Person vorgeht. ◄

Vielleicht werden Sie jetzt einwenden, dass der anstrengende und oftmals hektische Berufsalltag keinen Raum für aktives Zuhören lässt und die dafür verwendete Zeit später bei anderen Tätigkeiten fehlt.

Durch aktives Zuhören wird jedoch Zeit gewonnen, denn

- aktives Zuhören hilft der anderen Person, mit heftigen Gefühlen fertig zu werden und sich davon zu befreien. Sie kann sich entspannt und ohne Angst wieder auf andere Dinge konzentrieren, denn heftige Gefühle lenken ab.
- Aktives Zuhören hilft bei der Problemlösung, da es ein lautes Durchdenken ermöglicht.
- Aktives Zuhören hilft zu verstehen, dass man vor Emotionen keine Angst haben muss. Vielmehr erkennt man, dass Selbstreflexion sehr hilfreich ist.
- Aktives Zuhören belässt die Verantwortung für die Problemlösung beim anderen Menschen.
- Menschen, denen aktiv zugehört wird, öffnen sich leichter für neue Ideen und Vorschläge, sie sind kompromissbereiter.
- Aktives Zuhören führt zu einer besseren Beziehung, weil sich das Gegenüber wertgeschätzt fühlt.

5.8 Grundlagen konstruktiver Gesprächsführung. Sozial-emotionale Kompetenz, ...

Fallbeispiel: Wie aktives Zuhören entängstigt und der Pflegeperson Zeit erspart

Der Patient auf der chirurgischen Station „nervt" die Schwestern durch permanentes, offenbar grundloses Klingeln. Jede Minute schellt er ausdauernd, klagt dann unkonkret über Schmerzen oder hat diffuse Wünsche, die nicht nachvollziehbar erscheinen. Die Schwestern werden zunehmend ärgerlich, sie fühlen sich tyrannisiert und wollen mit dem Patienten nichts mehr zu tun haben. Schließlich stellen sie die Klingel ab. Die Physiotherapeutin findet einen Patienten vor, der vor Angst und Erregung völlig außer sich ist. Nach sehr kurzer Zeit, in der sie die Gefühle des Patienten empathisch aufgreift und widerspiegelt, erfährt sie, dass der Patient bei der Visite verstanden hat, dass seine Blutuntersuchung einen Aids-Befund ergeben habe. Er bekam Todesangst, die sich „kodiert" (verschlüsselt) äußerte, nämlich in ständigem Herbeischellen der Schwestern, die ihm Trost spenden sollten, denn Alleinsein war ihm in dieser Situation unerträglich. Die Schwestern konnten sein Verhalten nicht „dekodieren" (entschlüsseln). Das Missverständnis eines Aids-Befundes konnte daraufhin schnell aufgelöst werden. Der Patient beruhigte sich augenblicklich und „nervte" die Schwestern nicht länger.

Kommentar: Das Beispiel zeigt, wie aktives Zuhören Zeit und Nerven schont. Es verbessert darüber hinaus Beziehungen, weil es eine offenere und ehrlichere Kommunikation ist. Dadurch hilft es, nicht nur Konflikte erfolgreich zu lösen, sondern auch das Arbeitsklima zu verbessern. ◄

Häufig werden Gespräche aber nicht wertschätzend und emphatisch geführt. Man traut dem Gegenüber nicht zu, dass es selbst in der Lage ist, eine Lösung zu finden und bietet ihm Lösungen an. Das geschieht in guter Absicht, blockiert jedoch Lösungen, weil es den anderen Menschen nicht ernst nimmt und ihm etwas aufzwingt (Gordon, 2013, S. 60). Folgende Kommunikationstechniken verhindern, dass das Gegenüber sich äußert, weil er sich beurteilt, kritisiert oder ausgefragt fühlt. Damit stellen sie Kommunikationssperren dar, die ein konstruktives Gespräch verhindern (a. a. O.).

Beispiel für nicht gelungene Kommunikation: Die zwölf Kommunikationssperren

- Befehlen, bestimmen
- Warnen, drohen
- Moralisieren, predigen
- Ratschläge erteilen, Lösungen geben
- Argumentieren, mit Logik überzeugen
- Urteilen, kritisieren
- In Schubladen stecken, lächerlich machen
- Interpretieren, analysieren
- Beruhigen, trösten, bagatellisieren
- Ausfragen, verhören
- Ablenken

Diese „Straßensperren" enthalten Herabsetzungen und Bewertungen. Sie nehmen den anderen nicht ernst, bagatellisieren („So schlimm ist das doch gar nicht") und signalisieren dadurch, dass kein Interesse besteht, sich mit dem Problem wirklich auseinanderzusetzen, sondern es viel besser ist, das Problem zu leugnen. Damit verhindern sie, dass Gefühle offen ausgesprochen werden; sie blockieren Entwicklung und konstruktive Veränderung. Sie sind das Gegenteil einer konstruktiven, professionellen Gesprächsführung. ◄

Beispiel: Kommunikations- und Umgangsfehler

Der depressive Patient sitzt im Dunkeln, starrt vor sich hin und sagt dann: „Ich will nicht mehr, hoffentlich werde ich bald erlöst aus diesem Jammertal".
Darauf der Pfleger:

- „Schauen Sie doch mal raus in die schöne Natur und wie schön die Sonne scheint!"
- „Nehmen Sie sich zusammen!"
- „Sie haben eine tolle Frau, zwei nette Kinder. Wie kann man da so undankbar sein!" ◄

Gefühlsreaktion: Der Pfleger fühlt sich nach Verlassen des Patienten niedergeschlagen und hoffnungslos.
Welche Fehler liegen vor?
Das dritte Merkmal einer hilfreichen Haltung, die *Echtheit*, wird auch als Authentizität bezeichnet. Gemeint ist die Übereinstimmung von äußerem Verhalten und innerer Empfindung. Die Empfindungen der Person entsprechen dem, was sie äußert. Echtheit ist eine Haltung ohne eine Fassade, sie ist transparent, d. h. sie lässt die eigenen Gefühle durchscheinen.
Die Gesundheitsfachkraft täuscht z. B. kein Verständnis vor, wenn sie keines aufbringen kann. Sie überspielt keine Unsicherheiten, sie gibt nicht vor, etwas zu verstehen, obgleich dies nicht der Fall ist.

Beispiel: Echtheit

Die Pflegefachkraft zur Patientin: „Was Sie erzählen, finde ich schlimm. Ich bin sehr erschrocken."
Der Altenpfleger sagt zur Schichtleitung: „Ich bin dreimal aus meinem freien Wochenende geholt worden. Das ärgert mich, weil ich Erholung am Wochenende brauche und auch meine Freizeit planen möchte. Ich möchte, dass wir die Wochenenddienste genauer planen und z. B. mehr Vertretungen einplanen. Können wir das alles in Ruhe besprechen?" ◄

Abb. 5.5 Nähe-Distanz Skala (v. Kanitz, 2021, S. 226)

Nähe	Distanz
Verbundenheit	Autonomie
Empathie	Individualität
Kooperation	Abstand

Durch Echtheit bringt man sich selbst ein. Man thematisiert seine eigenen Gefühle und konfrontiert andere Personen damit. Es ist Empathie mit sich selbst, nicht mit anderen Personen. Diese *Selbstempathie* ist genauso wichtig für gelungene Kommunikation und eine konstruktive Konfliktlösung wie die Empathie mit anderen Menschen. Authentisch sein bedeutet auch das Eintreten für seine eigenen Wünsche und das Durchsetzen der eigenen Interessen. Durch Selbstempathie lernt man seine eigenen Grenzen in Bezug auf andere Menschen kennen und akzeptieren (Abb. 5.5).

Exkurs: Nähe und Distanz

Betrachten Sie die folgende Nähe-Distanz-Skala (in Anlehnung an v. Kanitz, 2021, S. 226). Das Ausmaß an Nähe bzw. Distanz ist ein bedeutsames und oft auch konfliktbehaftetes Merkmal einer Beziehung. Die Skala beschreibt am Nähe-Pol Verbundenheit und das Eingehen auf andere Menschen, d. h. Empathie und Kooperation: Man befindet sich gefühlsmäßig beim Gegenüber. Am Pol der Distanz finden sich Autonomie, Individualität und Abstand. Die eigenen Gefühle sind bedeutsamer als die des anderen Menschen: Man ist gefühlsmäßig bei sich selbst und setzt dem Gegenüber Grenzen. In einem erfolgreichen professionellen Kontakt sollte die helfende Person in der Lage sein, sich möglichst flexibel zwischen diesen beiden gegensätzlichen Polen zu bewegen. Diese Balance gehört zur sozial-emotionalen Kompetenz und ist für ein gelingendes soziales Miteinander wichtig (Döring-Seipel & Seip, 2016). Das gilt auch für andere Beziehungsformen wie Liebesbeziehungen und Eltern-Kind-Beziehungen. ◄

Übung

Verorten Sie sich selbst auf der Nähe-Distanz Dimension. Finden Sie sich eher in der Harmonie und Nähe zu anderen Menschen wieder oder fühlen Sie sich am wohlsten, wenn sie frei und unabhängig Ihren eigenen Interessen nachgehen können? Wenn Sie mehr über Ihre „Gefühlsheimat" erfahren möchten, lesen Sie den Klassiker „Grundformen der Angst" von Fritz Riemann (2019). Sie gehen damit einen wichtigen Schritt in Richtung Selbstreflexion.

5.8.2 Konstruktive Konfliktlösung nach Gordon

Gordon hat Rogers Theorie der zwischenmenschlichen Beziehungsgestaltung mithilfe von Wertschätzung, Empathie und Echtheit (Kap. 3) zu einem sehr praxisorientierten Modell der konstruktiven Konfliktlösung weiterentwickelt. Er entwickelte ein Trainingsprogramm zur Konfliktlösung und zur Streitschlichtung für viele unterschiedliche Lebensbereiche (Familie, Liebesbeziehung, Schule, Beruf; Gordon, 2012a, b, c).

Sein Konfliktlösungsmodell sieht ein Ergebnis „ohne Niederlage" vor, die sogenannte Win-win-Lösung, die keine Verlierer*innen, sondern nur Gewinner*innen kennt. Eine solche sozial-kompetente Konfliktlösung, die beide Streitparteien zufriedenstellt, erreicht man durch die bereits beschriebenen Komponenten:

- empathisches Eingehen auf das Gegenüber durch aktives Zuhören,
- sich selbst klar und deutlich ausdrücken durch Ich-Botschaften und
- eine Kompromisslösung ohne Niederlage und Gesichtsverlust.

Empathie bedeutet in diesem Fall, die Perspektive des Gegenübers zu übernehmen und dadurch Verständnis für seine Position zu entwickeln. Sein Verhalten wird nachvollziehbar.

Die zweite Konfliktlösungsstrategie neben dem aktiven Zuhören ist die *Ich-Botschaft*. Während aktives Zuhören empathisches Verhalten mit dem Gegenüber bedeutet, ist die Ich-Botschaft Ausdruck der Empathie mit dem eigenen Erleben. Diese wichtige Konfliktlösungstechnik befindet sich damit am Pol „Autonomie, Individualität und Abstand" der Nähe-Distanz-Skala (Abb. 5.5). Voraussetzung für diese Strategie ist eine geschärfte Selbstwahrnehmung. Sie führt zu einer Offenheit dem eigenen Erleben gegenüber und stellt einen Schlüssel zur Durchsetzungsfähigkeit dar: Ich-Botschaften sind konfrontativ. Es wird eindeutig eine Position bezogen und damit Verantwortung für das eigene Gefühl übernommen: „Das möchte, brauche, will ich.".

In Konfliktsituationen beinhalten Ich-Botschaften den eigenen Ärger; er wird jedoch niemals abwertend und etikettierend („Ihr seid rücksichtslos.") ausgedrückt. Solche Botschaften werden als *Du-Botschaften* bezeichnet; Rosenberg (2016) nennt sie „Wolfssprache", weil sie den anderen Menschen bekämpfen. Sie üben Druck aus, der wiederum Gegendruck erzeugt und die Beziehung verschlechtert. Du-Botschaften sind deshalb unwirksame Maßnahme zur Konfliktlösung. Sie entwerten das Gegenüber und lösen deshalb eine Verteidigungsposition oder eine Trotzreaktion aus. In jedem Fall verhindern sie jedoch die Bereitschaft zu einer konstruktiven Konfliktlösung. Sie entsprechen nicht dem geforderten respektvollen Umgang miteinander.

Demgegenüber bewertet eine gute Ich-Botschaft nicht, sondern beschreibt das Verhalten des Gegenübers, seine Konsequenz und die Auswirkung auf das eigene Erleben. Diese Methode wird angewandt, wenn man sich durch das Verhalten anderer Personen beeinträchtigt, irritiert oder gestört fühlt.

Bei der Ich-Botschaft besteht das Ziel darin, eigenes Verhalten zu reflektieren und dazugehörende Gefühle zu verbalisieren: Wie fühle ich im Moment? Das teile ich als eine ehrliche Botschaft mit und bleibe authentisch. Rosenberg erweitert in seinem Konzept der gewaltfreien Kommunikation die Ich-Botschaft um das Erkennen und Mitteilen des eigenen Bedürfnisses und der Äußerung einer Bitte. Bedürfnisse sind die Ursache für Gefühle, und das Erkennen der Bedürfnisse hilft beim Verstehen der eigenen Gefühle. Auch das

Gegenüber wird eher die Ich-Botschaft nachempfinden und erfüllen, wenn sie diese nicht als Forderung erlebt, sondern das Bedürfnis dahinter erkennt. Das Erkennen der eigenen Bedürfnisse erfordert Reflexionsfähigkeit, die Mitteilung erfordert Selbstbewusstsein.

> **Beispiel: Ich-Botschaft: Beschreibung der Situation, des Gefühls, des Bedürfnisses, der Bitte**
>
> Falsch: „Ich fühle mich ausgenutzt."
> Das ist eine verkappte Du-Botschaft. Sie ist ein Vorwurf und heißt: „Du (Ihr) nutzt mich aus."
> Richtig: „In den letzten drei Wochen habe ich alle Wochenend- und Feiertagsdienste übernommen. Ich war erschöpft und habe mich geärgert. Ich möchte eine gerechte Verteilung. Ich möchte, dass wir bei unserer heutigen Besprechung die Dienste gleichmäßig auf alle aufteilen." ◀

Ich-Botschaften sind ein Baustein sozial-emotional kompetenten Verhaltens, weil sie

- beim Gegenüber die Bereitschaft fördern, sich zu ändern,
- nicht verletzen und
- im Gegensatz zu Du-Botschaften keine Bewertungen enthalten und daher auch die Beziehung nicht gefährden.

Konflikte sind in zwischenmenschlichen Beziehungen unvermeidlich. Es sind Situationen, in denen Verhaltensweisen oder Bedürfnisse zweier oder mehrerer Personen in Gegensatz geraten. Ihre konstruktive Lösung führt zu einer Verbesserung der Beziehung.

Meist laufen Konfliktlösungen nach einem Konzept von Sieg oder Niederlage ab: Es ist ein Machtkampf, den der Stärkere gewinnt. Im Arbeitsbereich ist das die vorgesetzte Person. Das Gordon-Modell lehnt Lösungen nach diesem Modell ab, da sie weder einen respektvollen Umgang miteinander noch eine grundsätzliche Akzeptanz der anderen Person oder das Fördern eines gleichberechtigten Dialogs beinhalten.

Die Konfliktbewältigung nach Gordon läuft ohne Niederlage ab. Nachdem durch Ich-Botschaften und aktives Zuhören das Problem samt Motiven und Bedürfnissen auf beiden Seiten klar umrissen ist, bringen beide Parteien mögliche Lösungen ein und suchen gemeinsam nach einer für beide Seiten befriedigenden Lösung.

▶ **Merke!** Die Gesundheitsfachkraft wendet in professionellen Gesprächen Wertschätzung, Perspektivenübernahme (Empathie) und Selbstreflexion (Echtheit) an. Sie ist dem anderen Menschen nahe (Empathie) und wahrt gleichzeitig die nötige Distanz, um den Überblick zu behalten und ihr eigenes Verhalten zu beobachten (Selbstreflexion). Sie verliert ihre eigenen Bedürfnisse nicht aus dem Blick. Ein solches Gesprächsverhalten ist ein aktiver Prozess, der erlernt werden kann.

Was passiert, wenn Konflikte am Arbeitsplatz nicht gelöst werden?
Wenn ein Konflikt nicht gelöst wird, besteht die Gefahr, dass er eskaliert und in Mobbing übergeht. Je weniger ein Arbeitsteam in der Lage ist, mit Konflikten konstruktiv umzugehen, desto größer ist das Risiko, dass aus einem alltäglichen Streit mit Beschimpfungen und Schikanen Mobbing entsteht. Komponenten dieser Unfähigkeit sind etwa Kritik bewertend und verletzend auszusprechen, fehlende Empathie mit dem anderen Menschen, der vermeintlich Fehler begangen hat, fehlende Selbstreflexion und fehlende Bereitschaft, transparent zu sein. Auch Konkurrenz und Machtbedürfnisse spielen häufig eine Rolle (Ekert & Ekert, 2019, S. 376 ff.).

> **Exkurs: Wenn konstruktive Konfliktlösungsstrategien fehlen: Mobbing**
>
> Neben der Unfähigkeit, Konflikte konstruktiv mithilfe von Ich-Botschaften, Perspektivenübernahme und Kompromisssuche zu lösen, gibt es weitere Gründe für Mobbing am Arbeitsplatz. Mobbing entwickelt sich auf der Basis eines schlechten Betriebsklimas. Abgesehen von strukturellen Ursachen hierfür wie Stellenstreichungen und dadurch bedingte Arbeitsüberlastung der Mitarbeiter*innen, ist der Führungsstil von Bedeutung. Ein autoritärer Führungsstil, der wenig Handlungs- und Entscheidungsspielraum für die Mitarbeiter*innen lässt, der einschränkt, kontrolliert und individuelle Wünsche unberücksichtigt lässt, führt zu einem schlechten Arbeitsklima. Die Mitarbeiter*innen sind unzufrieden, unmotiviert und aggressiv. Es gibt eine strenge Hierarchie, die Mitarbeiter*innen werden in Entscheidungen nicht einbezogen. All das sind strukturelle Fehler, die das Entstehen von Mobbing erleichtern. Mobbing ist ein einseitiger Prozess. Es gibt Täter*innen und ein Opfer. Mobbing ist deshalb kein Fall für eine Streitschlichtung, bei der es zwei Parteien gibt, die einen Konflikt miteinander haben und eine gemeinsame Lösung, einen Kompromiss finden müssen. Im Fall von Mobbing muss das Opfer geschützt und die Täter gestoppt werden.
>
> Mobbing verläuft in Phasen, es beginnt damit, dass
>
> 1. es ungelöste Konflikte, Angriffe und Beschuldigungen gibt,
> 2. eine Person systematisch schikaniert wird, keine Erklärung dafür bekommt und zunehmend in Isolation lebt,
> 3. der Betrieb Schutzmaßnahmen verweigert,
> 4. das Mobbingopfer kündigt oder langfristig krankgeschrieben ist.
>
> **Was kann man tun?**
> Wenn Sie eine Stelle im Gesundheitsbereich antreten, erkundigen Sie sich, ob es Teambesprechungen gibt. Richtet sich die Leitung nach Entscheidungen des Teams, gibt es also Mitbestimmung? Findet regelmäßige Supervision statt, d. h. eine externe Beratung zur Klärung von Konflikten und Problemen innerhalb eines Teams oder einer Abteilung? Hat der Personal- oder Betriebsrat ausgebildete Mobbingberater*innen? Achten Sie auf das Betriebsklima: Ist der Umgang wertschätzend und respektvoll? ◄

▶ **Merke!** Die wirksamste Methode, Mobbing zu verhindern, ist ein konstruktiver Umgang mit Konflikten.

5.8.3 Kommunikationsmodell von Schulz von Thun

Die Beziehungsgestaltung ist bei helfenden Berufen wie etwa den Gesundheitsberufen von zentraler Bedeutung. Beziehungen werden durch bestimmte Kommunikationsmuster hergestellt und vertieft oder auch zerstört (Beispiel: die zwölf Kommunikationssperren). Kommunikation ist ein dynamischer Prozess, bei dem man auf die Signale des Gegenübers flexibel reagiert. Dabei kann es zu zahlreichen Missverständnissen kommen: Sprache stellt nämlich nur einen kleinen Teil von Kommunikation dar. Wichtiger ist, wie eine Person etwas sagt: Tonfall, Gesichtsausdruck und Körperhaltung sagen oft mehr über das innere Erleben aus als Worte. Auch ein Schweigen kann vielsagend sein.

Weil zwischenmenschliche Kommunikation häufig nicht eindeutig ist, ist genaues Hinhören notwendig: So stimmen verbale und nonverbale Mitteilungen häufig nicht überein, sondern widersprechen sich sogar. Es ist ein Zeichen sozial-emotionaler Kompetenz zu erkennen, dass das nach außen gezeigte Ausdrucksverhalten einer Person nicht unbedingt ihrem emotionalen Zustand entspricht (Saarni, 1999).

Beispiel: Widersprüchliche Kommunikation

Patientin zur Pflegekraft auf die Frage, ob sie Hilfe beim Toilettengang benötigt: „Nein, danke, ich komme sehr gut zurecht." Ihr Gang ist zögerlich und unsicher, ihr Blick hilfesuchend.

Die Patientin ist offensichtlich hilfsbedürftig, möchte das aber nicht zugeben oder merkt es selbst nicht, weil sie stark sein will und auch keinem zur Last fallen will. ◄

Die sensible Wahrnehmung nonverbaler Signale ist wichtig, weil Mitteilungen häufig mit Gefühlen gekoppelt sind, die der mitteilenden Person selbst nicht klar sind. Sie werden verschlüsselt (kodiert) geäußert und müssen vom Empfänger „dekodiert" (entschlüsselt) werden (Schulz von Thun, 2010a). Das empathische Erkennen und Widerspiegeln dieser nicht geäußerten, verschlüsselten Botschaft, die häufig ein Gefühl oder ein Bedürfnis beinhaltet, ist wichtig, da es dem Sender bei der Klärung seines Problems weiterhilft und zwar durch die Wahrnehmung seines Gefühls und seines Bedürfnisses. Erst dann kann das Bedürfnis eventuell erfüllt werden. Eine empathische Haltung vermeidet vorschnelle Ratschläge und hilft dem Gegenüber dabei, an sein eigentliches Problem zu gelangen. Sie enthält keine der zwölf Kommunikationssperren. Diese Art der Gesprächsführung wird durch das aktive Zuhören verwirklicht. Man erleichtert dem Gegenüber die Akzeptanz des eigenen Erlebens und ermöglicht ihm dadurch das, was Saarni (1999) als „emotionale Selbstwirksamkeit" bezeichnet.

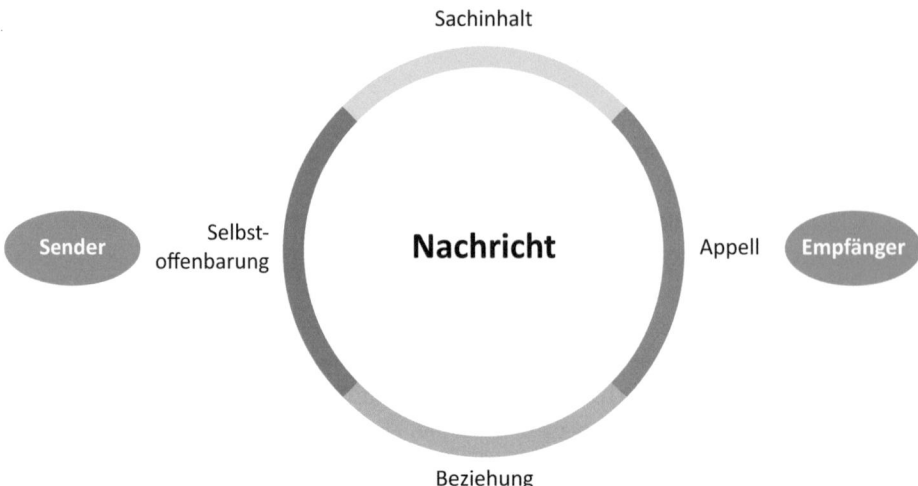

Abb. 5.6 Vier Seiten einer Nachricht (Schulz von Thun, 2010a, S. 30)

Nach dem Vier-Seiten-Modell der Kommunikation (Schulz von Thun, 2010a; Abb. 5.6) findet ein Austausch zwischen zwei Menschen auf vier Kommunikationsebenen statt: der Inhaltsebene, der Beziehungsebene, der Selbstoffenbarung und des Appells. Die Kommunikationspartner*innen bezeichnet er als Sender und Empfänger. Der Sender sendet eine Botschaft, der Empfänger nimmt sie auf und interpretiert sie auf seine eigene Weise.

Die sendende Person kann der empfangenden Person etwas Sachliches mitteilen, sie übermittelt Wissen. Häufig wird dabei auch die Art der Beziehung zwischen beiden deutlich. Mit jeder Mitteilung geht auch eine Selbstoffenbarung einher: Freiwillig oder unfreiwillig teilt die sendende Person etwas von der eigenen Persönlichkeit mit. Fast immer möchte sie mit ihrer Mitteilung etwas bewirken, sie möchte auf die empfangende Person Einfluss nehmen: Sie sendet einen Appell.

Die ankommende Nachricht
Die vierseitige Nachricht mit ihren expliziten (ausgesprochenen) und impliziten (indirekte, nicht ausgesprochene) Botschaften kommt nun beim Empfänger an, der auch vier Kanäle hat. Er muss die Nachricht entschlüsseln und kann dabei seine vier Ohren unterschiedlich stark einschalten (Abb. 5.7).

Bei einer erfolgreich verlaufenden Kommunikation stimmen die gesendete und die empfangene Nachricht überein. Sendende und empfangende Person können die Güte der Verständigung überprüfen, indem die empfangende Person zurückmeldet, wie sie die Nachricht entschlüsselt hat, sie gibt ein Feedback. Eine solche Rückmeldung beugt Missverständnissen vor.

5.8 Grundlagen konstruktiver Gesprächsführung. Sozial-emotionale Kompetenz, ...

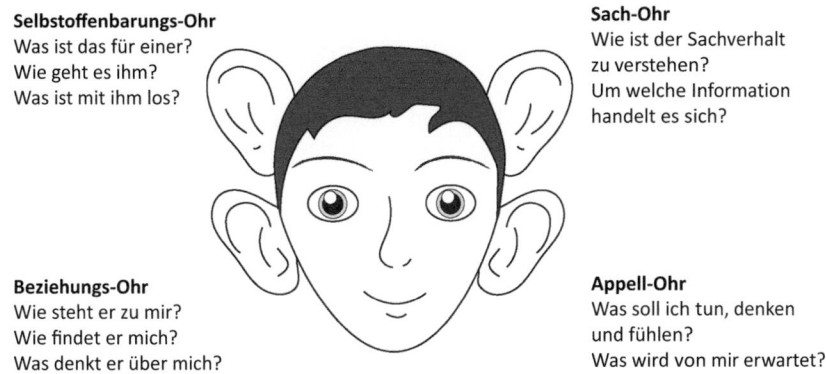

Abb. 5.7 Die vier Empfangsohren einer Botschaft (Schulz von Thun, 2010a, S. 45)

▶ **Definition: Feedback** Ein Feedback ist eine Rückmeldung der Empfangsperson einer Botschaft an die Sendungsperson, wie sie die Botschaft wahrgenommen, verstanden, erlebt hat. Gutes Feedback ist konkret, reflektiert und wertschätzend. Es ist beschreibend, nicht wertend und beruht auf Gegenseitigkeit (v. Kanitz, 2015).

Beispiel: Feedback: Eine Rückmeldung über das, was ich wahrnehme

Meine Gesprächspartnerin runzelt die Stirn. Ich denke: Langweilt sie etwa das, was ich gerade erzähle? Ich hole mir Feedback und frage: Du runzelst die Stirn. Was ist los? Sie antwortet: Ich habe furchtbare Kopfschmerzen und das Gespräch strengt mich an.
Die Interpretation meines Empfangsvorgangs war falsch:
Wahrnehmung: Stirnrunzeln
Interpretation: Sie langweilt sich
Gefühl: Ärger
Die Feedback-Frage konnte die Interpretation korrigieren.
Kommentar: Feedback einholen ist sozial-kompetentes Verhalten. Es beugt Missverständnissen in der Kommunikation vor oder korrigiert diese. ◄

Es ist hilfreich, als Empfangsperson die unterschiedlichen Ohren flexibel zu benutzen. Je nachdem, mit welchem Ohr man antwortet, nimmt die Kommunikation einen anderen Verlauf.

Kommunikationsprobleme können weiterhin auftreten, wenn die empfangende Person vorwiegend mit einem einzigen Empfangsohr hört. Sie nimmt dann die an sie gerichteten Nachrichten einseitig wahr. Sachbotschaften hört sie etwa immer mit dem Beziehungsohr (sie fühlt sich sofort persönlich angegriffen) oder Selbstoffenbarungen (z. B. Weinen) werden einseitig als Appell (sie will mich manipulieren und mir Schuldgefühle machen) interpretiert. Ein großes Appellohr kann sich auch in der ständigen Erfüllung der Wünsche anderer Personen zeigen, die eigenen Bedürfnisse stehen im Hintergrund. Ein großes Selbstoffenbarungsohr ist im Gesundheitsbereich hilfreich (was teilt mir die andere Person mit ihrer Bemerkung über ihre momentane Befindlichkeit mit?). Wenn es jedoch nur noch angewendet wird und jede Bemerkung des Gegenübers auch im Privatbereich psychologisiert wird („Das sagst Du doch jetzt nur, weil Du …") wird es zum Problem.

Kommunikationsforscher wie Schulz von Thun gehen davon aus, dass vermeintlich sachliche Mitteilungen oft eine Aussage über die Beziehung der beiden Kommunikationsteilnehmer*innen machen.

Beispiel: Informationsfrage (Sachinhalt) enthält Beziehungs- und Appellhinweis.

Patientin zur Physiotherapeutin: „Kommen Sie diese Woche nochmal?"

Die Physiotherapeutin kann auf der Sachebene antworten („Nein, erst wieder nächste Woche Donnerstag"). Sie kann aber auch aufgrund nonverbaler Signale und Tonfall das Bedürfnis nach Kontakt heraushören. Entschlüsselt bedeutet die Frage nämlich: „Ihre Anwesenheit tut mir gut. Bitte kommen Sie bald wieder." Sie kann Verständnis äußern für diesen Wunsch und z. B. versuchen, einen baldigen Termin zu ermöglichen. Sie kann der Patientin auch Übungen zeigen, die sie selbst durchführen kann, um die Zeit sinnvoll zu überbrücken. ◄

▶ **Merke!** Im beruflichen und privaten Beziehungskontext muss das Nonverbale, das zwischen den Zeilen durch Tonfall, Gestik und Mimik Mitgeteilte, dekodiert, d. h. entschlüsselt und somit korrekt übersetzt werden. Das geschieht durch Nachfragen. Wird die nonverbale Botschaft falsch übersetzt, kann ein Beziehungskonflikt entstehen.

Warum bekommt die Empfangsperson eine harmlos gemeinte Botschaft „in den falschen Hals"? Häufige Ursache für die negative Interpretation harmloser Botschaften ist ein schwaches Selbstwertgefühl. Man reagiert dann auf sachliche Kritik mit Kränkung.

Beispiel: Sachbotschaft wird mit Beziehungsohr empfangen

Sachebene: „Bitte stellen Sie das nächste Mal die Infusion so ein, dass die Flüssigkeit langsamer durchläuft."

Beziehungsebene: „Die kritisiert mich doch schon wieder nur deshalb, weil sie was gegen mich hat." ◄

Ein hilfreicher Ausweg ist Empathie im Sinne des aktiven Zuhörens: Was will mir mein Gegenüber wirklich sagen? Eine weitere Möglichkeit ist die *Metakommunikation*. Sie ist das Sprechen über die Art des Umgangs miteinander. Man begibt sich aus der Situation und betrachtet sie von einer übergeordneten Warte. Bildlich gesprochen schaue ich mir die Auseinandersetzung mit meinem Gegenüber von einem Balkon oder von einem Hügel aus an (Abb. 5.8).

▶ **Definition: Metakommunikation** Metakommunikation ist die Kommunikation über die Kommunikation, also eine Auseinandersetzung über die Art des Umgangs miteinander. Man tritt aus der Situation heraus und betrachtet sie von außen. Neben dem Themati-

Abb. 5.8 Metakommunikation: Den eigenen Konflikt von einer Distanz aus beobachten (angefertigt von Sabrina Hilz)

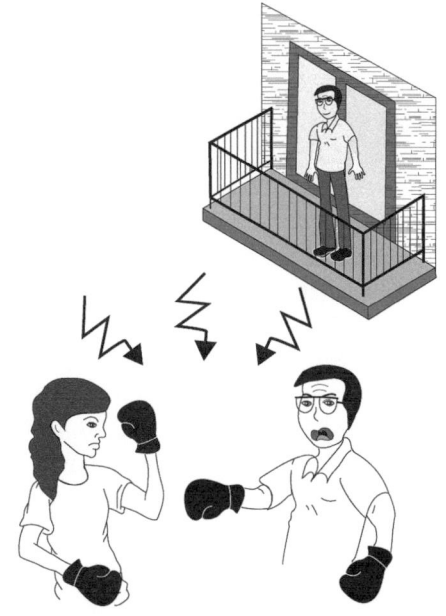

sieren des Kommunikationsverhaltens ist auch das Thematisieren von Beziehungsaspekten zwischen zwei Personen eine Metakommunikation. Für beides ist Selbstreflexion notwendig.

Beispiel: „Immer, wenn ich das Thema Aufräumen anspreche, gehst Du aus dem Raum. Ich würde das Problem gerne gemeinsam mit dir lösen".

5.8.4 Wenn Sozialkompetenz fehlt: Burnout

Was geschieht, wenn eine Gesundheitsfachkraft nur geringe soziale Kompetenzen aufweist? Wenn Strategien fehlen mit Belastungen des Arbeitslebens, wozu etwa der Umgang mit kranken Menschen gehört, angemessen umzugehen? Es kann zu einem Burnout kommen.

Burnout heißt wörtlich, ausgebrannt sein. Es ist ein Gefühl der körperlichen und seelischen Überforderung, ein Gefühl des Versagens, der Frustration und des Stresses. Das Phänomen wurde zunächst bei psychosozialen und medizinisch-pflegerischen Berufsgruppen entdeckt. Das sind Berufsgruppen, die viel Zeit in engen zwischenmenschlichen Beziehungen verbringen. Schmidbauer, ein Psychoanalytiker, beobachtete in der Supervisionsarbeit mit diesen Berufsgruppen ein Verhalten, dass er als typisch für sie ansieht und als *Helfersyndrom* bezeichnete (Schmidbauer, 2002, 2005). Menschen mit dem Helfersyndrom arbeiten ungewöhnlich engagiert und aufopferungsvoll. So nehmen sie z. B. großzügig Überstunden, geben ihre Handynumer den Klient*innen/Patient*innen, damit diese sich immer an sie wenden können und übernehmen auf diese Weise die Rolle der helfenden, unersetzbaren Person. Arbeits- und Freizeitbereich vermischen sich dadurch immer mehr. Die eigenen Grenzen werden immer weiter überschritten und notwendige Erholungspausen immer weniger eingehalten. Für das Entstehen von Burnout sind das subjektive Erleben und Verhalten zentral: Die Umwelt ist nicht unbedingt zunehmend bedrohlich und überfordernd, sie wird aber so erlebt. Es entsteht ein Dauerstress. Nach einer langen Zeit der Überforderung entsteht ein Burnout-Syndrom, der*die Helfende bricht zusammen. Die helfende Person benötigt nun selbst Hilfe in Form von Zuwendung, Unterstützung und Entlastung (Ekert & Ekert, 2019, S. 386 ff.).

Burnout ist aber nicht ausschließlich in der Person begründet. Bestimmte Arbeitsbedingungen des Berufsalltags können ebenfalls zum Burnout beitragen: häufige Umstellungen des Arbeitsablaufs, Überlastung, mangelnde Anerkennung, fehlende eigene Zeiteinteilung, Zeitdruck und mangelnde Kommunikation. Durch den Berufsalltag entstehen Frustration, Ohnmacht und Desillusionierung. Weitere Folgen sind die innere Kündigung, Dienst nach Vorschrift, Müdigkeit und Erschöpfung. Die Ablehnung des Berufs kann sich in Zynismus den Patient*innen gegenüber zeigen. Am Ende des Burnout-Prozesses können Tablettenmissbrauch und Verzweiflung stehen. Burnout kann man mit einem Fragebogen von Maslach und Kolleg*innen (2010) messen (Tab. 5.2).

▶ **Definition: Burnout** Das Burnout-Syndrom ist ein emotionaler, geistiger und körperlicher Erschöpfungszustand nach einem vorangegangenen Prozess hoher Arbeitsbelastung oder Selbstüberforderung. Es ist ein Stresssyndrom (Kulbe, 2017 S. 157).

Das Burnout-Syndrom besteht aus

- emotionaler Erschöpfung: sich überfordert und ausgelaugt fühlen,
- Depersonalisation: gefühllos, emotionale Taubheit, Erlebnisse oder Personen berühren einen nicht mehr, Zynismus,
- verminderter Leistungsfähigkeit im Beruf,
- weiteren Symptomen wie Kopfschmerzen, Schlafstörungen, Verspannungen, Depressivität und Nervosität.

Tab. 5.2 Einige Beispielfragen des Burnout-Messinstruments (Maslach Burnout Inventory – MBI) (Maslach et al., 2010)

	0 nie				6 täglich
Ich fühle mich emotional leer in meiner Arbeit.	•	•	•	•	• ×
Ich fühle mich am Ende des Arbeitstages verbraucht.	•	•	•	•	• ×
Es bereitet mir keine Schwierigkeiten, meine Absichten und Ziele zu verwirklichen.	•	•	•	•	• ×
Ich fühle mich müde, wenn ich morgens aufstehe und an die Arbeit denke.	•	•	•	•	• ×
Den ganzen Tag zu arbeiten, ist wirklich eine Belastung für mich.	•	•	•	•	• ×
Ich fühle mich durch meine Arbeit ausgebrannt.	•	•	•	•	• ×

Das Burnout-Syndrom ist dem Depressionssyndrom sehr ähnlich. Manche Forscher*innen bezeichnen beides als ein und dasselbe mit dem einzigen Unterschied, dass ein Burnout gesellschaftlich weniger stigmatisiert ist als eine Depression. Während eine Depression eher mit Schwäche in Verbindung gebracht wird, gilt ein Burnout als Managerkrankheit, die als Folge von Überbeanspruchung und großer beruflicher Verantwortung entstanden ist.

▶ **Merke!** Burnout ist eine Folge untauglicher Bewältigungsstrategien bei chronischem Stress. Das Erscheinungsbild ähnelt einer Depression.

Was tun gegen eine Burnout-Falle?
Um einer Burnout-Falle vorzubeugen, ist die Aneignung der in diesem Abschnitt beschriebenen sozial-emotionalen Kompetenzen nötig. Dazu sind Fortbildungen in Gesprächsführung, regelmäßige Supervisionen, d. h. Fallbesprechungen, in denen man das eigene Handeln in Bezug auf die Patient*innen und auf den Kolleg*innenkreis reflektiert, nötig. Das ist ein längerer Prozess der berufsbegleitenden Weiterbildung und Persönlichkeitsreifung.

Ist ein Burnout bereits eingetreten, empfiehlt sich ein Vorgehen auf drei Ebenen (Kulbe, 2017):

- Selbstfürsorge entwickeln:
    - Wie verschaffe ich mir Ausgleich, entspanne ich, kann ich mir Gutes tun?
- Selbstreflexion:
    - Was nervt mich und warum?
    - Welche Erwartungen stelle ich an mich?
    - Wann darf ich mich abgrenzen?
- Ressourcen entdecken:
    - Was gibt mir Kraft?
    - Wo finde ich Unterstützung?
    - Was entspannt mich?
    - Welche Hobbys kann ich ausbauen?
    - Wie kann ich das soziale Netzwerk ausbauen?

Bei einem fortgeschrittenen Burnout ist eine professionelle Hilfe nötig. Man sollte eine Psychotherapie aufsuchen.

Zusammenfassung und Berufsbezug
Wer im Gesundheitsbereich tätig ist, benötigt interpersonelle Kompetenzen, um professionell mit hilfesuchenden und kranken Menschen umzugehen. Dabei geht es beim Kontakt mit Patient*innen nicht in erster Linie um die Anwendung einfacher Techniken. Denn selbst bei der bloßen Weitergabe von Informationen handelt es sich

um eine komplexe Interaktion, die schief laufen kann. Bei jeder Interaktion spielen die Persönlichkeit der beratenden Person, ihr Wertesystem, ihre momentane Stimmung eine wichtige Rolle. Es handelt sich um einen persönlichen Kontakt, bei dem die Gesundheitsfachkraft sich als Person einbringt, sie selbst ist das „Werkzeug". Als hilfreich wird eine erlernbare Einstellung beschrieben, die sich auszeichnet durch eine wertschätzende, akzeptierende und authentische Haltung. Ausdruck findet eine solche Haltung in Selbstreflexion, um Feedback bitten und Feedback geben, aktivem Zuhören, Ich-Botschaften und anderen wichtigen Hilfsmitteln. Das reichhaltigste Rüstzeug zum Erlernen von Sozialkompetenz liefert die klientenzentrierte Gesprächsführung. Mangelnde zwischenmenschliche Kompetenzen in Verbindung mit ungünstigen Arbeitsbedingungen können zu einem Burnout führen.

Aufgaben

- Definieren Sie sozial-emotionale Kompetenz. Nennen Sie die wesentlichen Komponenten. Erklären Sie, warum diese Kompetenz wichtig in Ihrem Beruf sein wird.
- Was ist „aktives Zuhören"? Nennen Sie einige Beispiele.
- Nennen Sie einige Kommunikationssperren anhand von Beispielen.
- Wenden Sie das Vier-Ohren-Modell von Schulz von Thun auf die Aussage „Du hast mich lange nicht mehr angerufen!" an. Was könnte der Satz jeweils auf dem entsprechenden Ohr bedeuten?
- Welche Arbeitsbedingungen bereiten den Boden für Mobbing?
- Stellen Sie einen Zusammenhang zwischen dem Konzept des Helfersyndroms und dem Konzept des Burnout her.

Literatur

Abramson, L. Y., Seligman, M. E. P., & Teasdale, J. D. (1978). Learned helplessness in humans: Critique and reformulation. *Journal of Abnormal Psychology, 87*, 49–74.
Ader, R., & Cohen, N. (1975). Behaviorally conditioned immunosuppression. *Psychosomatic Medicine, 37*, 333–340.
Alberts, A., Elkind, D., & Ginsberg, S. (2007). The personal fable and risk-taking in early adolescence. *Journal of Youth and Adolescence, 36*(1), 71–76.
Amelang, M., & Zielinski, W. (2012). *Psychologische Diagnostik*. Springer.
Anderson, C. A. (1995). Implicit personality theories and empirical data: Biased assimilation, belief perseverance and change; and covariation detection sensitivity. *Social Cognition, 13*, 25–48.
Anderson, J. R. (2013). *Kognitive Psychologie*. Springer.
Anderson, N. H. (1965). Primacy effects in personality impression formation using a generalized order effect paradigm. *Journal of Personality and Social Psychology, 2*, 1–9.
Anderson, N. H. (1968). A simple model for information integration. In R. P. M. Abelson, E. Aronson, W. J. McGuire, T. M. Newcomb, M. J. Rosenberg & P. H. Tannenbaum (Hrsg.), *Theories of cognitive consistency* (S. 731–743). Rand McNally College Publishing Company.
Antonovsky, A. (1985). *Health, stress, and coping* (1. Aufl.). Jossey-Bass Publishers.
Aristoteles. (1995). *Metaphysik*. Meiner.
Arkes, H. R. (1991). Costs and benefits of judgement errors. Implications for debiasing. *Psychological Bulletin, 110*, 486–498.
Aronson, E., Wilson, T. D., & Akert, R. M. (2008). *Sozialpsychologie* (6. Aufl.). Pearson Studium.
Aronson, E., Wilson, T. D., & Akert, R. M. (2011). *Sozialpsychologie* (6., akt. Aufl., [Nachdr.]). Pearson Studium.
Asch, S. E. (1964). Forming impressions of personality. *Journal of Applied Social Psychology, 4*, 258–290.
Asendorpf, J., & Kandler, C. (2018). Verhaltens- und molekulargenetische Grundlagen. In W. Schneider & U. Lindenberg (Hrsg.), *Entwicklungspsychologie* (S. 81–97). Beltz.
Aspinwall, L. G., & Taylor, S. E. (1993). Effects of social comparison direction, threat and self-esteem on affect, evaluation and expected success. *Journal of Personality and Social Psychology, 64*, 708–722.
Auckenthaler, A. (2012). *Kurzlehrbuch Klinische Psychologie und Psychotherapie*. Thieme.
Averill, J. R. (1973). Personal control over aversive stimuli and its relationship to stress. *Psychological Bulletin, 80*, 286–303.
Backes, M., & Clemens, W. (2013). *Lebensphase Alter. Eine Einführung in die sozialwissenschaftliche Alternsforschung*. Beltz.

Backman, C. W., & Secord, P. F. (1959). The effect of perceived liking on interpersonal attraction. *Human Relations, 12*, 379–384.

Baltes, P. B. (1990). Entwicklungspsychologie der Lebensspanne: Theoretische Leitsätze. *Psychologische Rundschau, 41*, 1–24.

Baltes, P. B. (1997). Die unvollendete Architektur der menschlichen Ontogenese: Implikationen für die Zukunft des vierten Lebensalters. *Psychologische Rundschau, 48*(4), 191–210.

Baltes, P. B., & Baltes, M. M. (1989). Optimierung durch Selektion und Kompensation. Ein psychologisches Modell erfolgreichen Alterns. *Zeitschrift für Pädagogik, 35*(1), 85–105.

Baltes, P. B., & Baltes, M. M. (1990). Psychological perspectives on successful aging: The model of selective optimization with compensation. In P. B. Baltes & M. M. Baltes (Hrsg.), *Successful Aging: Perspectives from the Behavioral Sciences* (S. 1–34). Cambridge University Press.

Baltes, P. B., & Baltes, M. M. (1992). Gerontologie: Begriff, Herausforderung und Brennpunkte. In P. B. Baltes & J. Mittelstraß (Hrsg.), *Zukunft des Alterns und gesellschaftliche Entwicklung* (S. 1–34). De Gruyter.

Baltes, P. B., Lindenberger, U., & Staudinger, U. (2006). Life span theory in developmental psychology. In R. Lerner (Hrsg.), *Handbook of child psychology, Vol. 1 Theoretical models of human development* (S. 569–664). Wiley.

Bandelow, B. (2006). *Angst- und Panikerkrankungen: Ätiologie, Diagnostik, Therapie*. UNI-MED.

Bandura, A. (1976). *Lernen am Modell*. Klett-Cotta.

Bandura, A. (1997). *Self-efficacy: The exercise of control*. Freeman.

Bandura, A. (2001). Social cognitive theory: An agentic perspective. *Annual Review of Psychology, 52*(1), 1–26.

Bandura, A., Ross, D., & Ross, S. A. (1961). Transmission of aggression through imitation of aggressive models. *Journal of Abnormal and Social Psychology, 63*, 575–582.

Bargh, J. A., Chen, M., & Burrows, L. (1996). Automaticity of social behavior: Direct effects of trait construct and stereotype activation on action. *Journal of Personality and Social Psychology, 71*, 230–244.

Barker, E. T., & Galambos, N. L. (2003). Body dissatisfaction of adolescent girls and boys: Risk and resources factors. *The Journal of Early Adolescence, 23*(2), 141–165.

Baron, R. M., & Misovich, S. J. (1993). Dispositional knowing from an ecological perspective. *Personality and Social Psychology Bulletin, 19*, 541–552.

Batson, C. D., Duncan, B. D., Ackerman, P., Buckley, T., & Birch, K. (1991). Is empathic emotion a source of altruistic motivation? *Journal of Personality and Social Psychology, 40*, 290–302.

Baumann, U., & Perrez, A. (2011). *Lehrbuch Klinische Psychologie, Psychotherapie*. Huber.

Baumeister, R. F. (1982). A self-presentational view of social phenomena. *Psychological Bulletin, 91*, 3–26.

Baumeister, R. F., Campbell, J. D., Krueger, J. I., & Vohs, K. E. (2003). Does high self-esteem cause better performance, interpersonal success, happiness, or healthier lifestyles? *Psychological Science in the Public Interest, 4*, 1–44.

Baumgarten, F., Klipker, K., Göbel, K., Janitza, S., & Hölling, H. (2018). *Der Verlauf psychischer Auffälligkeiten bei Kindern und Jugendlichen – Ergebnisse der KiGGS-Kohorte*. Robert Koch-Institut: Journal of Health Monitoring 15.03.2018.

Beck, A. (2005). The current state of cognitive therapy: A fifty year retrospective. *Archives of General Psychiatry, 62*(9), 953–959.

Becker, E., & Margraf, J. (2007). *Generalisierte Angststörung. Ein Therapieprogramm*. Beltz.

Becker, N., & Wahrendorf, J. (1998). *Krebsatlas der Bundesrepublik Deutschland 1981–1990*. Springer.

Beesdo-Baum, K., & Wittchen, H.-U. (2011). Depressive Störungen: Major Depression und Dysthymie. In H.-U. Wittchen & J. Hoyer (Hrsg.), *Klinische Psychologie und Psychotherapie* (S. 879–914). Springer.

Beesdo-Baum, K., Zaudig, M., & Wittchen, H.-U. (2019). *SCID-5-CV. Strukturiertes Klinisches Interview für DSM-5-Störungen – Klinische Version.* Hogrefe.

Bender, D., & Lösel, F. (2015). Risikofaktoren, Schutzfaktoren und Resilienz bei Misshandlung und Vernachlässigung. In U. T. Egle, P. Joraschky, A. Lampe, I. Seiffge-Krenke & M. Cierpka (Hrsg.), *Sexueller Missbrauch, Misshandlung, Vernachlässigung: Erkennung, Therapie und Prävention der Folgen früher Stresserfahrungen* (S. 77–103). Schattauer.

Benecke, C. (2014). *Klinische Psychologie und Psychotherapie.* Kohlhammer.

Bengel, J., Meinders-Lücking, F., & Rottmann, N. (2009). *Schutzfaktoren bei Kindern und Jugendlichen: Stand der Forschung zu psychosozialen Schutzfaktoren für Gesundheit.* Bundeszentrale für Gesundheitliche Aufklärung, BZgA.

Berg, F. (2014). *Übungsbuch Resilienz: 50 praktische Übungen, die der Seele helfen, vom Trauma zu heilen.* Junfermann.

Berk, L. (2019). *Entwicklungspsychologie.* Pearson Studium.

Berk, L. E. (2011). *Entwicklungspsychologie.* Pearson Studium.

Bermejo, I., Klärs, G., Böhm, K., et al. (2009). Evaluation des nationalen Gesundheitsziels *„Depressive Erkrankungen: verhindern, früh erkennen, nachhaltig behandeln"* 52(10), 897–904.

Bielefeld, J., & Baumann, S. (1991). *Körpererfahrung: Grundlage menschlichen Bewegungsverhaltens.* Hogrefe.

Bierhoff, H.-W. (2002). Just world, social responsibility, and helping behavior. In I. M. Ross & D. T. Miller (Hrsg.), *The justice motive in everyday life* (S. 189–203). Cambridge University Press.

Bierhoff, H.-W. (2006). *Sozialpsychologie.* Kohlhammer.

Bierhoff, H.-W. (2007). Prosoziales Verhalten. In K. Jonas, W. Stroebe & M. Hewstone (Hrsg.), *Sozialpsychologie. Eine Einführung* (S. 295–327). Springer.

Bierhoff, H.-W., & Bierhoff-Alfermann, D. (1979). Attribution impliziter Persönlichkeitstheorien in einer Interaktionssituation durch Beurteiler. *Zeitschrift für Sozialpsychologie, 8*, 50–66.

Bischof-Köhler, D. (2009). Empathie. In E. Bohlken & C. Thies (Hrsg.), *Handbuch Anthropologie. Der Mensch zwischen Natur, Kultur und Technik* (S. 312–336). Metzler.

Blair, C. (2002). School readiness: integrating cognition and emotion in a neurobiological conceptualization of children's functioning at school entry. *American Psychologist, 57*, 111–127.

Blanton, H., Buunk, B. P., Gibbons, F. X., & Kuyper, H. (1999). When better-than-others compare upward: Choice of comparison and comparative evaluation as independent predictors of academic performance. *Journal of Personality and Social Psychology, 76*, 420–430.

Bleasdale. (2015). *The dress* https://en.wikipedia.org/wiki/The_dress#/media/File:The_dress_blueblackwhitegold.jpg

Bobak, M., Jha, P., Nguyen, S., & Jamjoum, L. (2000). Poverty and smoking. In P. Jha & F. J. Chaloupka (Hrsg.), *Tobacco control in developing countries.* Oxford University Press.

Bodenhausen, G. V. (1988). Stereotypic biases in social decision making and memory: Testing process models of stereotype use. *Journal of Personality and Social Psychology, 55*, 726–737.

Boeger, A. (2018). Project Adventure – Wie die Outward-Bound-Idee das schulische Lernen bereichert. In W. Michl & H. Seidel (Hrsg.), *Handbuch Erlebnispädagogik.* Ernst Reinhardt.

Böger, A., Huxhold, O., & Wolff, J. K. (2017). Wahlverwandtschaften: Sind Freundschaften für die soziale Integration wichtiger geworden? In K. Mahne, J. K. Wolff, J. Simonson & C. Tesch-Römer (Hrsg.), *Altern im Wandel* (S. 257–271). Springer VS.

Bohnert, A. M., Crnic, K. A., & Lim, K. G. (2003). Emotional competence and aggressive behavior in school-age children. *Journal of Abnormal Child Psychology, 31*, 79–91.

Bohnert, M. (2008). *Zum Umgang mit belasteter Vergangenheit im postgenuzidalen Ruanda*. S. Roderer.

Bonann, G. A. (2004). Loss, trauma, and human resilience: Have we underestimated the human capacity to thrive after extremely aversive events. *American Psychologist, 59*, 20–28.

Bosshard, M., Ebert, U., & Lazarus, H. (2013). *Soziale Arbeit in der Psychiatrie*. Psychiatrie.

Brähler, E., Goldschmidt, S., & Kupfer, J. (2001). Männer und Gesundheit. In E. Brähler & J. Kupfer (Hrsg.), *Mann und Medizin. Jahrbuch der Medizinischen Psychologie*. Hogrefe.

Brand, R., & Schlicht, W. (2009). Körperliche Aktivität. In J. Bengel & M. Jerusalem (Hrsg.), *Handbuch der Gesundheitspsychologie und medizinischen Psychologie* (S. 196–203). Hogrefe.

Brem-Gräser, L. (2011). *Familie in Tieren – die Familiensituation im Spiegel der Kinderzeichnung*. Reinhardt.

Brisch, K. (2005). Das Wechselspiel von Genetik, Verhalten und Psychodynamik. In L. Thun-Hohenstein (Hrsg.), *Übergänge. Wendepunkte und Zäsuren in der kindlichen Entwicklung* (S. 13–38). Vandenhoeck & Ruprecht.

Broadbent, D. E. (1958). *Perception and communication*. Pergamon.

Brown, J. D., & Lawton, M. (1986). Stress and well-being in adolescence: The moderating role of physical exercise. *Journal of Human Stress, 12*(3), 125–131.

Brückner, B. (2011). Der Mensch im sozialen Kontext – Sozialpsychologie. In D. Wälte, M. Borg-Laufs & B. Brückner (Hrsg.), *Psychologische Grundlagen der Sozialen Arbeit* (S. 69–124). Kohlhammer.

Bruner, J. S. (1957). Going beyond the information given. In J. S. Bruner et al. (Hrsg.), *Contemporary approaches to cognition* (S. 41–69). Harvard University Press.

Brunnhuber, S., Frauenknecht, S., & Lieb, K. (2005). *Intensivkurs Psychiatrie und Psychotherapie*. Urban & Fischer.

Bryan, J. H., & Test, M. A. (1967). Models and helping: Naturalistic studies in aiding behavior. *Journal of Personality and Social Psychology, 6*, 400–407.

Buchkremer, G., & Batra, A. (2009). Tabakabhängigkeit und -entwöhnung. In J. Margraf & S. Schneider (Hrsg.), *Lehrbuch der Verhaltenstherapie. Band 2: Störungen im Erwachsenenalter* (S. 371–382). Springer.

Buckley, M., Storino, M., & Saarni, C. (2003). Promoting emotional competence in children and adolescents: Implications for school psychologists. *School Psychology Quarterly, 18*, 177–191.

Bundesministerium für Verkehr und digitale Infrastruktur. (2017). *Neue „Runter vom Gas"-Autokampagne: Jeder Unfalltod betrifft das Leben von 113 Menschen*. https://www.runtervomgas.de/presse/pressemitteilungen/artikel/neue-runter-vom-gas-autobahnkampagne-jeder-unfalltod-betrifft-das-leben-von-113-menschen.html. Zugegriffen am 30.10.2017.

Bundeszentrale für gesundheitliche Aufklärung. (2006). *Jugendsexualität. Repräsentative Wiederholungsbefragung von 14- bis 17-Jährigen und ihren Eltern*.

Burleson, B. R., & Samter, W. (1996). Similarity in the communication skills of young adults: Foundations of attraction, friendship, and relationship satisfaction. *Communication Reports, 9*, 127–139.

Burnstein, E., Crandall, C., & Kitayama, S. (1994). Some neo-Darwinian decision rules for altruism: Weighing cues for inclusive fitness as a function of the biological importance of the decision. *Journal of Personality and Social Psychology, 67*, 773–789.

Bushman, B. J. (2002). Does venting anger feed or extinguish the flame? Catharsis, rumination, distraction, anger, and aggressive responding. *Personality and Social Psychology Bulletin, 28*, 724–731.

Buss, D. M. (2005). *The handbook of evolutionary psychology*. Wiley.
Butcher, J., Mineka, S., & Hooley, J. (2009). *Klinische Psychologie*. Pearson.
Campbell, J. D. (1990). Self-esteem and clarity of the self-concept. *Journal of Personality and Social Psychology, 78*, 538–549.
Carver, C. S., & Scheier, M. P. (1981). *Attention and self-regulation: A control theory approach of human behavior*. Springer.
Caspar, F. (2017). Biofeedback. In M. A. Wirtz (Hrsg.), *Lexikon der Psychologie* (S. 306–307). Hogrefe.
Castelhano, M., & Henderson, J. (2008). Stable individual differences across images in human saccadic eye movements. *Canadian Journal of Experimental Psychology, 62*, 1–14.
Cattarin, J. A., & Thompson, J. K. (1994). A three-year longitudinal study of body image, eating disturbance, and general psychological functioning in adolescent females. *Eating Disorders: The Journal of Treatment & Prevention, 2*(2), 114–125.
Chapman, L. J. (1967). Illusory correlation in observational report. *Journal of Verbal Learning and Verbal Behavior, 6*, 151–155.
Chapman, L. J., & Chapman, J. P. (1969). Illusory correlation as an obstacle to the use of valid psychodiagnostic signs. *Journal of Abnormal Psychology, 74*, 271–280.
Charles, R., & Ritz, D. (2005). *Ray: Die Autobiographie*. Heyne.
Chassin, L., Presson, C. C., & Sherman, S. J. (1990). Social psychological contributions to the understanding and prevention of adolescent cigarette smoking. *Personality and Social Psychology Bulletin, 16*, 133–151.
Chekroun, P., & Brauer, M. (2002). The bystander effect and social control behavior: The effect of the presence of others on people's reactions to norm violations. *European Journal of Social Psychology, 32*, 853–866.
Chiu, C., Morris, M. W., Hong, Y., & Menon, T. (2000). Motivated cultural cognition: The impact of implicit cultural theories on dispositional attribution varies as a function of need for closure. *Journal of Personality and Social Psychology, 78*, 247–259.
Cialdini, R. B., & Trost, M. R. (1998). Social influence: Social norms, conformity and compliance. In D. T. Gilbert, S. T. Fiske & G. Lindzey (Hrsg.), *The handbook of social psychology* (S. 151–192). McGraw-Hill.
Ciccotti, S. (2011). *150 psychologische Aha-Experimente. Beobachtungen zu unserem eigenen Erleben und Verhalten*. Spektrum.
Clark, R., Anderson, N. B., Clark, V. R., & Williams, D. R. (1999). Racism as a stressor for African Americans: A biopsychosocial model. *American Psychologist, 54*(10), 805–816.
Clark, R. D., & Word, L. E. (1972). Why don't bystanders help? Because of ambiguity? *Journal of Personality and Social Psychology, 24*, 392–400.
Clark, R. D., & Word, L. E. (1974). Where is the apathetic bystander? Situational characteristics of the emergency. *Journal of Personality and Social Psychology, 29*(3), 279–287.
Cohen, C. (1981). Person categories and social perception: Testing the boundaries of the processing effects or prior knowledge. *Journal of Personality and Social Psychology, 40*, 441–452.
Collins, M. E. (1991). Body figure perceptions and preferences among preadolescent children. *International Journal of Eating Disorders, 10*, 199–208.
Comer, R. (2008). *Klinische Psychologie*. Spektrum.
Covey, L. A., & Feltz, D. L. (1991). Physical activity and adolescent female psychological development. *Journal of Youth and Adolescence, 20*(4), 463–474.
Crockett, L. J., & Petersen, A. C. (1987). Pubertal status and psychosocial development: Findings from the Early Adolescence Study. In R. M. Lerner & T. T. Foch (Hrsg.), *Biological-psychosocial interactions in early adolescence* (S. 173–188). Erlbaum.

Csikszentmihalyi, M. (1985). *Das Flow-Erlebnis*. Klett-Cotta.
Csikszentmihalyi, M., & Schiefele, U. (1993). Die Qualität des Erlebens und der Prozess des Lernens. *Zeitschrift für Pädagogik, 39*, 207–221.
Cumming, E., & Henry, W. (1961). *The process of disengagement*. Basic Books.
Curtiss, S. (1977). *Genie. Psycholinguistic Study of a Modern-Day „Wild Child"*. Academic Press Inc.
Darley, J. M., & Batson, C. D. (1973). „From Jerusalem to Jericho": A study of situational and dispositional variables in helping behavior. *Journal of Personality and Social Psychology, 27*, 100–108.
Darley, J. M., & Gross, P. H. (1983). A hypothesis-confirming bias in labeling effects. *Journal of Personality and Social Psychology, 44*, 20–33.
Darwin, C. R. (1859). *The origin of species*. Muray.
Dawkins, R. (1976). *The selfish gene*. Oxford University Press.
Deci, E. L., & Ryan, R. M. (1985). *Intrinsic motivation and self-determination in human behavior*. Plenum Press.
Deci, E. L., & Ryan, R. M. (2000). The „what" and „why" of goal pursuits: Human needs and the self-determination of behavior. *Psychological Inquiry, 11*, 227–268.
Deci, E. L., & Ryan, R. M. (2008). Self-determination theory: A macrotheory of human motivation, development, and health. *Canadian Psychology, 49*, 182–185.
Denham, S. A. (2006). Social-emotional competence as support for school readiness: What is it and how do we assess it? *Early Education and Development, 17*, 57–89.
Denham, S. A., Blair, K. A., DeMulder, E., Levitas, J., Sawyer, K., Auerbach-Major, S., & Queenan, P. (2003). Preschool emotional competence: Pathway to social competence? *Child Development, 74*, 238–256.
DePaulo, B., & Friedman, H. S. (1998). Nonverbal communication. In D. T. Gilbert, S. T. Fiske, & G. Lindzey (Hrsg.), *The handbook of social psychology* (Bd. 2, S. 3–34). McGraw-Hill.
Deutsch, M., & Gerad, H. B. (1959). A study of normative and informational influence upon individual judgement. *Journal of Abnormal and Social Psychology, 51*, 629–636.
Deutsche Krebsgesellschaft. (2018). *Rauchen – Zahlen und Fakten*. https://www.krebsgesellschaft.de/onko-internetportal/basis-informationen-krebs/bewusst-leben/rauchen-zahlen-und-fakten.html. Zugegriffen am 09.03.2018.
Deutsches Krebsforschungszentrum (Hrsg.) (2004) *Rauchen und soziale Ungleichheit – Konsequenzen für die Tabakkontrollpolitik*.
Devine, P. G., & Monteith, M. J. (1999). Automaticity and control in stereotyping. In S. Chaiken & Y. Trope (Hrsg.), *Dual process theories in social psychology* (S. 339–360). Guilford Press.
Dijksterhuis, A. (2004). I like myself but I don't know why: Enhancing implicit self-esteem by subliminal evaluative conditioning. *Journal of Personality and Social Psychology, 86*, 345–355.
Dijksterhuis, A., & Bargh, J. A. (2001). The perception-bevavior express-way: Automatic effects of social perception on social behavior. In M. P. Zanna (Hrsg.), *Advances in experimental social psychology* (S. 1–40). Academic Press.
Dijksterhuis, A., & van Knippenberg, A. (1998). The relation between perception and behavior or how to win a game of trivial pursuit. *Journal of Personality and Social Psychology, 74*, 865–877.
Dilling, H., Freyberger, H. J., Cooper, J. E., & WHO (Hrsg.). (2014). *Taschenführer zur ICD-10-Klassifikation psychischer Störungen: Mit Glossar und diagnostischen Kriterien sowie Referenztabellen ICD-10 vs. ICD-9 und ICD-10 vs. DSM-IV-TR*. Huber.
Dilling, H., Mombauer, W., & Schmidt, M. (2015). *Internationale Klassifikation psychischer Störungen: ICD-10*. Hogrefe.
Dion, K. K., Berscheid, E., & Walster, E. (1972). What is beautiful is good. *Journal of Personality and Social Psychology, 24*, 285–290.

Dipboye, R. L. (1977). Alternative approaches to deindividuation. *Psychological Bulletin, 85*, 1057–1075.

Döring-Seipel, E., & Seip, M. (2016). Projekt „Psychosoziale Basiskompetenzen": Standortbestimmung und Selbstprofessionalisierung. In A. Boeger (Hrsg.), *Eignung für den Lehrerberuf* (S. 275–301). Springer Fachmedien.

Dörner, D., Lutz, W., & Meurer, K. (1967). Informationsverarbeitung beim Konzepterwerb. *Zeitschrift für Psychologie, 174*, 194–230.

Dörner, K., Plog, U., Block, T., & Brieger, P. (2019). *Irren ist menschlich*. Psychiatrie.

Dobroschek, M. (2001). *Ein ganz besonderer Tag auf Station*. Thieme.

Dovidio, J. F., Piliavin, J. A., Gaertner, S. L., Schroeder, D. A., & Clark, R. D. (1991). The arousal: Cost-reward model and the process of intervention: A review of the evidence. In M. S. Clark (Hrsg.), *Prosocial behavior* (S. 86–118). Sage.

Dreher, M., & Dreher, E. (1985). Entwicklungsaufgaben im Jugendalter. Bedeutsamkeit und Bewältigungskonzepte. In D. Liepmann & A. Sticksrud (Hrsg.), *Entwicklungsaufgaben und Bewältigungsprobleme in der Adoleszenz* (S. 56–70). Hogrefe.

Dunning, D., & Hayes, A. F. (1996). Evidence for egocentric comparison in social judgement. *Journal of Personality and Social Psychology, 71*, 213–229.

Dweck, C. S., Hong, Y., & Chiu, C. (1993). Implicit theories: Individual differences in the likelihood and meaning of dispositional inference. *Personality and Social Psychology Bulletin, 19*, 644–665.

Eagly, A. H., Ashmore, R. D., Makhijani, M. G., & Longo, L. C. (1991). What is beautiful is good, but …: A meta-analytic review of research on the physical attractiveness stereotype. *Psychological Bulletin, 110*, 109–128.

Ebbesen, E. B., Duncan, B., & Konecni, V. J. (1975). Effects of content of verbalaggression on future verbal aggression: A field experiment. *Journal of Experimental Social Psychology, 11*, 192–204.

Eckhardt-Henn, A., Hoffmann, S., Heuft, G., & Hochapfel, G. (2018). *Neurotische Störungen und Psychosomatische Medizin. Mit einer Einführung in Psychodiagnostik und Psychotherapie*. Schattauer.

Egger, J. W. (2005). Das biopsychosoziale Krankheitsmodell. Grundzüge eines wissenschaftlich begründeten ganzheitlichen Verständnisses von Krankheit. *Psychologische Medizin, 16*, 3–12.

Eisenberg, N., Murphy, B., & Shepard, S. (1997). The development of empathic accuracy. In W. Ickes (Hrsg.), *Empathic accuracy* (S. 73–116). Guilford Press.

Ekert, E., & Ekert, C. (2019). *Psychologie für Pflegeberufe*. Thieme.

Elkind, D. (1967). Egocentrism in adolescence. *Child Development, 38*(4), 1025.

Ellis, A. (1995). *Praxis der rational-emotiven Therapie*. Beltz.

Elsner, B.& Pauen, S. (2012).Vorgeburtliche Entwicklung und früheste Kindheit. In W. Schneider & U. Lindenberger (Hrsg.), *Entwicklungspsychologie* (S.159–187). Beltz.

Engel, F., Nestmann, F., & Sickendiek, U. (2004). „Beratung" – Ein Selbstverständnis in Bewegung. In F. Nestmann, F. Engel & U. Sickendiek (Hrsg.), *Das Handbuch der Beratung. Band 1* (S. 33–44). Dgvt.

Eppel, H. (2007). *Stress als Risiko und Chance. Grundlagen von Belastung, Bewältigung und Ressourcen*. Kohlhammer.

Erikson, E. H. (1988). *Der vollständige Lebenszyklus*. Suhrkamp.

Erikson, E. H. (2003). *Jugend und Krise: Die Psychodynamik im sozialen Wandel* (5. Aufl.). Klett-Cotta.

Erikson, E. H. (2011). *Identität und Lebenszyklus*. Frankfurt.

Fahrenberg, J., Hampel, R., & Selg, H. (2010). *FPI-R: Freiburger Persönlichkeitsinventar*. Hogrefe.

Falkai, P., Wittchen, H.-U., & American Psychiatric Association. (2005). *Diagnostisches und statistisches Manual psychischer Störungen DSM-5*. Hogrefe.

Falkai, P., Wittchen, H., & Doepfner, M. (2015). *Diagnostisches und statistisches Manual psychischer Störungen, DSM-5*. Hogrefe.

Faltermaier, T. (2017). *Gesundheitspsychologie*. Kohlhammer.

Faltermaier, T., Mayring, P., Saup, W., & Strehmel, P. (2014). *Entwicklungspsychologie des Erwachsenenalters*. Kohlhammer.

Fechner, G. T. (1806). *Elemente der Psychophysik*. Breitkopf und Härtel.

Feingold, A. (1992). Good-looking people are not what we think. *Psychological Bulletin, 111*, 304–341.

Felsman, J. K., & Vaillant, G. E. (1987). Resilient children as adults: A 40-year study. In E. J. Anthony & B. J. Cohler (Hrsg.), *The Guilford psychiatry series. The invulnerable child* (S. 289–314). Guilford Press.

Fend, H. (2005). *Entwicklungspsychologie des Jugendalters*. Leske & Budrich.

Fend, H. (2001). *Entwicklungspsychologie des Jugendalters – Ein Lehrbuch für pädagogische und psychologische Berufe*. Leske & Budrich.

Festinger, L. (1957). *A theory of cognitive dissonance*. Stanford University Press.

Festinger, L., Schachter, S., & Back, K. (1950). *Social pressure in informal groups: A study of human factors in housing*. Stanford University Press.

Fibonacci. (2007). Eigenes Werk, CC BY-SA 3.0, https://commons.wikimedia.org/w/index.php?curid=1788689

Fiedler, P. (2011). Persönlichkeitsstörungen. In H.-U. Wittchen & J. Hoyer (Hrsg.), *Klinische Psychologie und Psychotherapie* (S. 1101–1119). Springer.

Filipp, S., & Mayer, A. (2005). Selbstkonzeptentwicklung. In J. Asendorpf (Hrsg.), *Soziale, emotionale und Persönlichkeitsentwicklung. Enzyklopädie der Psychologie. Band 3* (S. 259–314). Hogrefe.

Finger, J., Mensink, G., Lange, C., & Manz, K. (2017). Gesundheitsfördernde körperliche Aktivität in der Freizeit bei Erwachsenen in Deutschland. *Journal of Health Monitoring., 2*(2), 37–44.

Fingerle, M., Freytag, A., & Julius, H. (1999). Ergebnisse der Resilienzforschung und ihre Implikationen für die (heil-)pädagogische Gestaltung von schulischen Lern- und Lebensumwelten. *Zeitschrift für Heilpädagogik, 50*, 302–309.

Finke, J. (2004). *Empathie und Interaktion*. Thieme.

Fischer, L., & Wiswede, G. (2009). *Grundlagen der Sozialpsychologie*. Oldenbourg Wissenschaftsverlag.

Fischer, P., Greitemeyer, T., Pollozek, F., & Frey, D. (2006). The unresponsive bystander: Are bystanders more responsive in dangerous emergencies? *European Journal of Social Psychology, 36*, 267–278.

Fiske, S. T. (2004). *Social beings: A core motives approach to social psychology*. Wiley.

Fiske, S. T., & Neubergs, S. L. (1990). A continuum of impression formation from category-based to individuating processing: Influences of information and motivation on attention and interpretation. In P. M. Zanna (Hrsg.), *Advances in experimental social psychology* (S. 1–74). Academic Press.

Fiske, S. T., & Taylor, S. E. (1991). *Social cognition*. McGraw-Hill.

Fisseni, H.-J. (2004). *Lehrbuch der psychologischen Diagnostik*. Hogrefe.

Flores, E., Cicchetti, D., & Rogosch, F. A. (2005). Predictors of resilience in maltreated and nonmaltreated Latino children. *Developmental Psychology, 41*(2), 338–351.

Forster, S., & Lavie, N. (2008). Failures to ignore entirely irrelevant distractors: The role of load. *Journal of Experimental Psychology: Applied, 14*, 73–83.

Fröhlich-Gildhoff, K., & Rönnau-Böse, M. (2020). *Resilienz und Resilienzförderung über die Lebensspanne*. Kohlhammer.

Furukawa, E., Tangney, J., & Higashibara, F. (2012). Cross-cultural continuities and discontinuities in shame, guilt, and pride: A study of children residing in Japan, Korea and the USA. *Self and Identity, 11*, 90–113.

Galanter, E. (1962). Contemporary psychophysics. In E. Brown, E. Galanter, H. Hess & G. Mandler (Hrsg.), *New directions in psychology* (S. 87–156). Holt, Rinehart and Winston.

Gawronski, B. (2003). Implicational schemata and the correspondence bias: On the diagnostic value of situationally constrained behavior. *Journal of Personality and Social Psychology, 84*, 1154–1171.

Gazzaniga, M. S., Heatherton, T. F., & Halpern, D. F. (2017). *Psychologie: Mit Online-Material* (G. Plata, Übers; 1. Aufl.). Beltz.

Geen, R. G., & Quanty, M. B. (1977). The catharsis of aggression: An evaluation of a hypothesis. *Advances in Experimental Social Psychology, 10*, 1–37.

Gegenfurthner, K. (2015). *Ein Kleid spaltet die Welt. Die große Schwarz-Blau-Gold-Verwirrung*. http://www.spiegel.de/wissenschaft/mensch/erklaerung-fuer-unterschiedliche-farben-auf-kleid-a-1020891.html. Zugegriffen am 14.10.2017.

Generali Altersstudie. (2013). *Wie ältere Menschen leben, denken und sich engagieren*. Fischer.

Gershon, M. (2001). *Der kluge Bauch: die Entdeckung des zweiten Gehirns*. Goldmann.

Gibbons, F. X., Gerrard, M., Cleveland, M. J., Wills, T. A., & Brody, G. (2004). Perceived discrimination and substance use in African American parents and their children: A panel study. *Journal of Personality and Social Psychology, 86*(4), 517–529.

Gigerenzer, G., & Gaissmaier, W. (2011). Heuristic decision making. *Annual Review of Psychology, 62*, 451–482.

Gilbert, D. T., & Malone, P. S. (1995). The correspondence bias. *Psychological Bulletin, 117*, 21–38.

Goldstein, E. B. (2013). *Wahrnehmungspsychologie*. Spektrum.

Goleman, D. (1996). *Emotional intelligence*. Bantam Books.

Gordon, T. (2005). *Managerkonferenz*. Hoffmann Campe.

Gordon, T. (2012a). *Familienkonferenz in der Praxis: Wie Konflikte mit Kindern gelöst werden* (2. Aufl.). Heyne.

Gordon, T. (2012b). *Lehrer-Schüler-Konferenz Wie man Konflikte in der Schule löst*. Heyne.

Gordon, T. (2012c). *Managerkonferenz: Effektives Führungstraining*. Heyne.

Gordon, T. (2013). *Gute Beziehungen*. Klett-Cotta.

Greitemeyer, T., Rudolph, U., & Weiner, B. (2003). Whom would you rather help: An acquaintance not responsible for her plight or responsible sibling? *Journal of Social Psychology, 143*, 331–340.

Grolnick, W. S., McMenamy, J. M., & Kurowski, C. O. (1999). Emotional self-regulation in infancy and toddlerhood. In L. Balter & C. S. Tamis-LeMonda (Hrsg.), *Child psychology: A handbook of contemporary issues* (S. 3–22). Psychology Press.

Großmaß, R. (2004). Psychotherapie und Beratung. In F. Nestmann, F. Engel & U. Sickendiek (Hrsg.), *Das Handbuch der Beratung* (Bd. 1, S. 89–102). Dgvt.

Haarmeier, T. (2012). Bewegungssehen, Stereopsis und ihre Störungen. In H.-O. Karnath & P. Thier (Hrsg.), *Kognitive Neurowissenschaften* (S. 53–65). Springer.

Haffner, J. (2007). Jugendliche und ihr Körperempfinden. *BZgA. Forum, 3*, 12–17.

Hahlweg, K. (1995). Einfluß interpersoneller Faktoren auf Verlauf und Therapie psychischer und somatischer Erkrankungen. *Verhaltenstherapie, 5*(1), 1–8.

Hahlweg, K., Dürr, H., & Schröder, B. (2000). Familienbetreuung als verhaltenstherapeutischer Ansatz zur Rückfallprophylaxe bei schizophrenen Patienten. In M. Krausz & D. Naber (Hrsg.), *Integrative Schizophrenietherapie* (S. 86–112). Karger.

Hall, J. A. Y. (1987). On explaining gender differences: The case of nonverbal communication. In P. Shaver & C. Hendrick (Hrsg.), *Review of Personality and Social Psychology, 7*, 177–200.

Hammelstein, P., & Fiedler, P. (2002). Biographische Narrative und Lebensthemen: Relevanz für Klinische Psychologie und Psychotherapie. *Verhaltenstherapie und Verhaltensmedizin, 23*, 307–328.

Hampel, P., & Petermann, F. (2003). *Anti-Stress-Training für Kinder* (2. Aufl.). Beltz/PVU.

Hanewinkel, R., & Sargent, J. D. (2008). Exposure to smoking in internationally distributed American movies and youth smoking in Germany: A cross-cultural cohort study. *PEDIATRICS, 121*(1), 108–117.

Hannover, B., & Greve, W. (2018). Selbst und Persönlichkeit. In W. Schneider & U. Lindenberger (Hrsg.), *Entwicklungspsychologie* (S. 559–578). Beltz, PVU.

Hansen, W. B., Graham, J. W., Sobel, J. L., Shelton, D. R., Flay, B. R., & Johnson, C. A. (1987). The consistency of peer and parental influences on tobacco, alcohol, and marijuana use among young adolescents. *Journal of Behavioral Medicine, 10*, 559–579.

Hardman, A., & Stensel, D. (2009). *Physical activity and health*. Routledge.

Hatfield, E., Cacioppo, J. T., & Rapson, R. L. (1992). Primitive Emotional Contagion. *Review of Personality and Social Psychology, 14*, 151–177.

Hautzinger, M. (1977). Affektive Störungen. In K. Hahlweg & A. Ehlers (Hrsg.), *Psychische Störungen und ihre Behandlungen Enzyklopädie der Psychologie. Band D.II.2* (S. 155–239). Hogrefe.

Hautzinger, M. (2012). *Kognitive Therapie mit älteren Patienten. KVT update. Neue Entwicklungen und Behandlungsansätze in der Kognitiven Verhaltenstherapie*. Beltz.

Hautzinger, M., & Thies, E. (2009). *Klinische Psychologie*. Beltz.

Havighurst, R. (1976). *Developmental tasks and education*. Mc Kay.

HBSC-Studienverbund Deutschland. (2015). *Studie Health Behaviour in School-aged Children – Faktenblatt „Körperbild und Diätverhalten von Kindern und Jugendlichen"*. https://gbebund.de/pdf/Faktenbl_koerperbild_diaetverhalten_2015_14.pdf. Zugegriffen am 07.12.2020.

Heider, F. (1985). *The psychology of interpersonal relations*. Wiley.

Heinzel, S. (2020). Antidepressive Effekte von Sportinterventionen. Übersicht zu potenziellen Wirkmechanismen. *Psychotherapeut, 3*, 143–148.

Helgeson, V. S., & Cohen, S. (1996). Social support and adjustment to cancer: Reconciling descriptive, correlational, and intervention research. *Health Psychology, 15*(2), 135–148.

Higgins, E. T. (1987). Self-discrepancy: A theory relating self and effect. *Psychological Review, 94*, 319–340.

Hiroto, D., & Seligman, M. (1975). Generality of learned helplessness in man. *Journal of Personality and Social Psychology, 31*, 311–327.

Hoch, E., & Kröger, C. B. (2011). Diagnostische Prozesse in der Klinischen Psychologie und Psychotherapie. In H.-U. Wittchen & J. Hoyer (Hrsg.), *Klinische Psychologie und Psychotherapie* (S. 767–782). Springer.

Hoch, E., & Lieb, R. (2009). Substanzmissbrauch und -abhängigkeit. In S. Schneider & J. Margraf (Hrsg.), *Lehrbuch der Verhaltenstherapie. Band 3: Störungen im Kindes- und Jugendalter* (S. 763–783). Springer.

Hochschild, A. R. (1990). *Das gekaufte Herz. Zur Kommerzialisierung der Gefühle*. Campus.

Hoffman, C., Lau, I., & Johnson, D. R. (1986). The linguistic relativity of person cognition: An English-Chinese comparision. *Journal of Personality and Social Psychology, 51*, 1097–1105.

Hoffman, M. L. (1981). Is altruism a part of human nature? *Journal of Personality and Social Psychology, 40*, 121–137.

Hoffman, M. L. (2000). *Empathy and moral development: Implications for caring and justice*. Cambridge University Press.

Hogan, C. L., Mata, J., & Carstensen, L. L. (2013). Exercise holds immediate benefits for affect and cognition in younger and older adults. *Psychology and Aging, 28*(2), 587–594.

Hogrefe Testzentrale. (2021). *Dimensionale Diagnostik der Persönlichkeitsstörungen in ICD-11 und DSM-5.* https://www.testzentrale.ch/thema/dimensionale-diagnostik-der-persönlichkeit. Zugegriffen am 16.01.2022.

Hohmann, C., & Schwarzer, R. (2009). Selbstwirksamkeitserwartung. In J. Bengel & M. Jerusalem (Hrsg.), *Handbuch der Gesundheitspsychologie und Medizinischen Psychologie* (S. 61–67). Hogrefe.

Holmes, T. H., & Rahe, R. H. (1967). The social readjustment rating scale. *Journal of Psychosomatic Research, 11*, 213–218.

House, J. S., Robbins, C., & Metzner, H. L. (1982). The association of social relationships and activities with mortality: Prospective evidence from the Tecumseh community health study. *American Journal of Epidemiology, 116*(1), 123–140.

Hunt, K., Lewars, H., Emslie, C., & Batty, G. D. (2007). Decreased risk of death from coronary heart disease amongst men with higher „femininity" scores: A general population cohort study. *International Journal of Epidemiology, 36*, 612–620.

Hurrelmann, K. (1994). Mut zur demokratischen Erziehung. *Pädagogik, 46*(7–8), 13–17.

Hurrelmann, K. (2006). *Einführung in Die Sozialisationstheorie.* Beltz.

Hurrelmann, K., & Quenzel, G. (2013). *Lebensphase Jugend: Eine Einführung in die sozialwissenschaftliche Jugendforschung.* Juventa.

Ihle, W., Laucht, M., Schmidt, M. H., & Esser, G. (2007). Geschlechtsunterschiede in der Entwicklung psychischer Störungen. In S. Lautenbacher, O. Güntürkün & M. Hausmann (Hrsg.), *Gehirn und Geschlecht* (S. 211–222). Springer.

In-Albon, T., & Margraf, J. (2011). Panik und Agoraphobie. In H.-U. Wittchen & J. Hoyer (Hrsg.), *Klinische Psychologie und Psychotherapie* (S. 915–935). Springer.

Isensee, B., Wittchen, H.-U., Stein, M. B., Höfler, M., & Lieb, R. (2003). Smoking increases the risk of panic. Findings from a prospective community study. *Archives of General Psychiatry, 60*, 692–700.

Izard, C. E. (2002). Translating emotion theory and research into preventive interventions. *Psychological Bulletin, 128*, 796–824.

Jacobi, F., Höfler, M., Strehle, J., Mack, S., et al. (2014). Psychische Störungen in der Allgemeinbevölkerung. *Nervenarzt, 85*(1), 77–87.

Jamieson, D., Lydon, J., Stewart, G., & Zanna, M. P. (1987). Pygmalion revisited: New evidence for student expectancy effects in the classroom. *Journal of Educational Psychology, 79*, 461–466.

Jason, L. A., Rose, T., Ferrari, J. R., & Barrone, R. (1984). Personal versus impersonal methods for recruiting blood donations. *Journal of Social Psychology, 123*, 139–140.

Jerusalem, M., & Meixner, S. (2009). Lebenskompetenzen. In A. Lohaus & H. Domsch (Hrsg.), *Psychologische Förder- und Interventionsprogramme für das Kindes- und Jugendalter* (S. 141–157). Springer.

Johnson, T. J., Feigenbaum, R., & Weiby, M. (1964). Some determinants and consequences of teacher's perception of causation. *Journal of Educational Psychology, 55*, 237–246.

Jonas, K., Stroebe, W., & Hewstone, M. (2007). *Sozialpsychologie.* Springer.

Jones, E. E. (1979). The rocky road from acts to dispositions. *American Scientist, 34*, 107–117.

Jones, E. E., & Berglas, S. (1976). A recency effect in attitude attribution. *Journal of Personality, 44*, 433–448.

Jones, E. E., & Goethals, G. R. (1972). Order effects in impression formation: Attribution context and the nature of the entity. In E. E. Jones et al. (Hrsg.), *Attribution: Perceiving the causes of behavior* (S. 27–46). General Learning Press.

Jones, E. E., & Nisbett, R. E. (1972). The actor and the observer: Divergent perceptions of the causes of behavior. In E. E. Jones, D. E. Kanouse, H. H. Kelley, R. E. Nisbett, S. Valins & B. Weiner (Hrsg.), *Attribution: Perceiving the causes of behavior* (S. 79–94). General Learning Press.

Jopp, D. (2003). *Determinanten erfolgreichen Alterns: Personale Ressourcen und adaptive Strategien des Lebensmanagements* (Dissertation). Freie Universität Berlin.

Joseph, D. L., & Newman, D. A. (2010). Emotional intelligence: An integrative meta-analysis and cascading model. *Journal of Applied Psychology, 95*(1), 54–78.

Julius, H., & Goetze, H. (2000). Resilienz. In J. Borchert (Hrsg.), *Handbuch der sonderpädagogischen Psychologie* (S. 294–301). Hogrefe.

Julius, H., Beetz, A., Kotrschal, K., Turner, D., & Uvnäs-Möberg, K. (2014). *Bindung zu Tieren: psychologische und neurobiologische Grundlagen tiergestützter Interventionen*. Hogrefe.

Jungnitsch, G. (1999). *Klinische Psychologie*. Kohlhammer.

Jussim, L. (1990). Social perception and social reality: A reflection-construction model. *Psychological Review, 98*, 54–73.

Kahneman, D. (2003). Maps of bounded reality: A perspective on intuitive judgement and choice. *American Economic Review, 93*, 1449–1475.

Kahneman, D., & Tversky, A. (1973). Availability: A heuristic for judging frequency and probability. *Cognitive Psychology, 42*, 207–232.

Kahneman, D., Slovic, P., & Tversky, A. (1982). *Judgement under uncertainity. Heuristics and biases*. Cambridge University Press.

Kandel, E. R. (1996). Die Konstruktion des visuellen Bildes. In E. R. Kandel, J. H. Schwartz & T. M. Jessell (Hrsg.), *Neurowissenschaften* (S. 393–411). Spektrum.

Kanfer, F. H., Reinecker, H., & Schmelzer, D. (2006). *Selbstmanagement-Therapie: Ein Lehrbuch für die klinische Praxis*. Springer.

von Kanitz, A. (2015). *Feedbackgespräche* (2. Aufl.). Haufe.

Kant, I. (1998 [1787]). *Kritik der reinen Vernunft*. Meiner.

Kast, V. (2015). *Trauern: Phasen und Chancen eines psychischen Prozesses*. Kreuz.

Kelley, H. H. (1967). Attribution theory in social psychology. *Nebraska Symposium on Motivation, 15*, 192–238.

Kelly, H. H. (1972). Causal schemata and the attribuation process. In E. E. Jones, D. E. Kanouse, H. H. Kelley, R. E. Nisbett, S. Valins & B. Weiner (Hrsg.), *Attribution: Perceiving the causes of behavior* (S. 151–174). General Learning Press.

Kenrick, D. T., & Gutierres, S. E. (1980). Contrast effects and judgements of physical attractivness: When beauty becomes a social problem. *Journal of Personality and Social Psychology, 38*, 131–140.

Killen, J., Hayward, C., & Litt, I. (1992). Is puberty a risk factor for eating disorders? *American Journal of Diseases in Children, 146*, 323–325.

Klie, T., & Gaymann, P. (2015). *Demensch. Texte und Zeichnungen. Für einen menschenfreundlichen Umgang mit Demenz*. Medhochzwei.

Klin, A., Jones, W., Schultz, R., & Volkmar, F. (2003). The enactive mind, or from actions to cognition: Lessons from autism. *Philosophical Transactions of the Royal Society of London B, 358*, 345–360.

Knapp, M. L., & Hall, J. A. (1997). *Nonverbal communication in human interaction*. Harcourt Brace.

Knoll, N., Scholz, U., & Rieckmann, U. (2005). *Einführung in die Gesundheitspsychologie*. Reinhardt.

Kocalevent, R., & Hegerl, U. (2010). Depression und Suizidalität. *Public Health Forum, 18(1)*, 13–14.

Köhler, T. (2017). *Psychische Störungen: Symptomatologie, Erklärungsansätze, Therapie*. Kohlhammer.

Kolip, P. (2003). Frauen und Männer. In F. Schwartz, B. Badura, R. Busse, R. Leidl, H. Raspe, J. Siegrist & U. Walter (Hrsg.), *Das Public Health Buch. Gesundheit und Gesundheitswesen* (S. 642–653). Urban & Fischer.

Kolip, P., & Hurrelmann, K. (2016). *Handbuch Geschlecht und Gesundheit*. Hogrefe.

Kolland, F. (1996). Sinnarmut und Sinnerfüllung im Alter. In L. Rosenmayr, G. Majce & F. Kolland (Hrsg.), *Jahresringe. Altern gestalten* (S. 73–110). Adolfs Holzhausen.
Köllner, V., Broda, M., & Bernardy, K. (Hrsg.). (2005). *Praktische Verhaltensmedizin: 32 Tabellen*. Thieme.
Korte, C. (1971). Effects of individual responsibility and group communication on help-giving in an emergency. *Human Relations, 24*, 149–159.
Kreikebaum, S. (1999). *Körperbild, Körperzufriedenheit, Diätverhalten und Selbstwert bei Mädchen und Jungen im Alter von sieben bis dreizehn Jahren: Eine interkulturelle Vergleichsstudie (USA-D) und Längsschnittuntersuchung (D)*. Dissertation am Psychologischen Institut der Universität zu Köln, Lehrstuhl IV: Entwicklungs- und Erziehungspsychologie.
Kruse, A. (2006). Altern, Kultur und gesellschaftliche Entwicklung. *REPORT, 29*(3), 9–17.
Kruse, A. (2011). Menschenbilder und Altersbilder – Differenzierte Repräsentationen des Alters in ihrer Bedeutung für personale Entwicklungsprozesse. In M. Hilgert & M. Wink (Hrsg.), *Menschen-Bilder. Darstellungen des Humanen in der Wissenschaft* (S. 215–227). Springer.
Kruse, A. (2015). Im Alter entsteht etwas Neues. Interview. *Frankfurter Allgemeine, 5*(12), 2015.
Kruse, A., & Sittler, L. (2015). Zusammenfassende Darstellung der Generali Hochaltrigenstudie. In G. Geiger, E. Gurk, M. Juch, B. Kohn, A. Eng & K. Klinzing (Hrsg.), *Menschenrechte und Alter* (S. 77–92). Barbara Buderich.
Kube, J. I. (2009). *Vornamensforschung, Fragebogenuntersuchung bei Lehrerinnen und Lehrern, ob Vorurteile bezüglich spezifischer Vornamen von Grundschülern und davon abgeleitete erwartete spezifische Persönlichkeitsmerkmale vorliegen*. Universität Oldenburg.
Kubitschek, W. N., & Hallinan, M. T. (1998). Tracking and students' friendships. *Social Psychology Quarterly, 61*, 1–15.
Kübler-Ross, E. (2014). *Interviews mit Sterbenden*. Herder.
Kühner, C. (2007). Warum leiden mehr Frauen an Depressionen? In S. Lautenbacher, O. Güntürkün & M. Hausmann (Hrsg.), *Gehirn und Geschlecht* (S. 331–350). Springer.
Kulbe, A. (2017). *Grundwissen Psychologie, Soziologie und Pädagogik: Lehrbuch für Pflegeberufe* (3., überarb. Aufl.). Kohlhammer.
Kulik, J. A., & Mahler, H. I. M. (1993). Emotional support as a moderator of adjustment and compliance after coronary artery bypass surgery: A longitudinal study. *Journal of Behavioral Medicine, 16*(1), 45–63.
LaBerge, D. (1983). Spatial extent of attention to letters and words. *Journal of Experimental Psychology: Human Perception and Performance, 9*, 371–379.
Ladenthin. (2008). Eigenes Werk, gemeinfrei. https://commons.wikimedia.org/w/index.php?curid=5595517
Lalljee, M., Lamb, R., Furnham, A., & Jaspars, J. (1984). Explanations and information search: Inductive and hypothesis-testing approaches to arriving at an explanation. *British Journal of Social Psychology, 11*, 201–212.
Lancaster, T., Stead, L. F., Silagy, C. A., & Sowdon, A. (2000). Effectiveness of interventions to help people to stop smoking: Findings from the Cochrane Library. *British Medical Journal, 321*, 355–358.
Langer, E. J. (1975). The illusion of control. *Journal of Personality and Social Psychology, 32*, 311–328.
Langer, E. J., & Rodin, J. (1976). The effects of choice and enhanced personal responsibility for the aged: A field experiment in an institutional setting. *Journal of Personality and Social Psychology, 34*(2), 191–198.
Langlois, J. H., Ritter, J. M., Roggmann, L. A., & Vaughn, L. S. (1991). Facial diversity and infant preferences for attractive faces. *Developmental Psychology, 27*, 79–84.
Latané, B. (1981). The psychology of social impact. *American Psychologist, 36*, 343–356.

Latané, B., & Darley, J. O. (1970). *The unresponsive bystander: Why doesn't he help?* Appleton – Century Crofts.

Laucht, M., Esser, G., & Schmidt, M. H. (2000). Längsschnittforschung zur Entwicklungsepidemiologie psychischer Störungen: Zielsetzung, Konzeption und zentrale Befunde der Mannheimer Risikokinderstudie. *Zeitschrift für Klinische Psychologie und Psychotherapie, 29*(4), 246–262.

Lavie, N. (2006). Distracted and confused? Selective attention under load. *Trends in Cognitive Science, 9*, 75–82.

Lavie, N. (2010). Attention, distraction, and cognitive control under load. *Current Directions in Psychological Science, 19*, 143–148.

Lazarus, A. (1996). Multimodale Therapieplanung (BASIC-IC). In M. Linden & M. Hauzinger (Hrsg.), *Verhaltenstherapie* (S. 47–51). Springer.

Lazarus, R. S. (1991). Cognition and motivation in emotion. *American Psychologist, 46*, 352–367.

Lazarus, R. S. (1999). *Stress and emotion: A new synthesis*. Free Assoc. Books.

Lazarus, R. S., & Folkman, S. (1984). *Stress, appraisal, and coping* (11. Aufl.). Springer.

Lazarus, R. S., & Folkman, S. (1986). Cognitive theories of stress and the issue of circularity. In M. H. Appley & R. Trumbull (Hrsg.), *Dynamics of stress: Physiological, psychological and social perspectives* (S. 63–80). Plenum Press.

Leff, J. P., & Vaughn, C. (1985). *Expressed emotion in families: Its significance for mental illness*. Guilford Press.

Lehmkuhl, G., Döpfner, M., Plück, J., Berner, W., Fegert, J. M., & Huss, M. (1998). Häufigkeit psychischer Auffälligkeiten und somatischer Beschwerden bei vier- bis zehnjährigen Kindern in Deutschland im Urteil der Eltern. Ein Vergleich normorientierter und kriterienorientierter Modelle. *Zeitschrift für Kinder und Jugendpsychiatrie und Psychotherapie, 26*, 83–96.

Lehr, U. (2007). *Psychologie des Alterns*. Quelle & Meyer.

Lehr, U., & Thomae, H. (1987). *Formen seelischen Alterns. Ergebnisse der Bonner Gerontologischen Längsschnittstudie (BOLSA)*. Ferdinand Enke.

Leibniz, G. W. (1915 [1704]). *Neue Abhandlung über den menschlichen Verstand* (3. Aufl.). Meiner.

Lelord, F., & André, C. (2009). *Der ganz normale Wahnsinn: Vom Umgang mit schwierigen Menschen*. Aufbau Taschenbuch.

Lenz, A. (2014). *Kinder psychisch kranker Eltern*. Hogrefe.

Leor, J., Poole, W. K., & Kloner, R. A. (1996). Sudden cardiac death triggered by an earthquake. *New England Journal of Medicine, 334*(7), 413–419.

Lerner, M. J. (1980). *The belief in a just world: A fundamental delusion*. Plenum Press.

Lerner, R. (2006). Developmental science, developmental systems, and contemporary theories of human development. In R. Lerner (Hrsg.), *Handbook of child psychology: Volume 1: Theoretical models of human development* (6. Aufl., S. 1–17). Wiley.

Lerner, R., & Spanier, G. (1980). *Adolescent development*. McGraw.

Leventhal, H., & Cleary, P. D. (1980). The smoking problem: A review of research and theory in behavioral risk modification. *Psychological Bulletin, 88*, 370–405.

Levine, M., & Smolak, L. (2004). Body image development in adolescence. In T. Cash & T. Pruzinsky (Hrsg.), *Body image: A handbook of theory, research and clinical practice* (S. 74–82). Guilford Press.

Levy, B., & Langer, E. (1994). Aging free from negative stereotypes: Successful memory in China among the American deaf. *Journal of Personality and Social Psychology, 66*, 989–997.

Levy, B., Slade, M., Kunkel, S., & Kasl, S. (2002). Longevity increased by positive self-perceptions of aging. *Journal of Personality and Social Psychology, 83*, 261–270.

Lewis, M. (1992). *Shame: The exposed self*. Free Press.

Lichtenthaler, P. W., & Fischbach, A. (2010). Belastungsfaktor oder Ressource? Fluch und Segen von Emotionsarbeit. *Zeitschrift für innovative Arbeitsgestaltung und Prävention, 8–9* (Praeview, Nr. 3), 12–13.

Lilli, W. (1994). Hypothesentheorie der Wahrnehmung. In D. Frey & S. Greif (Hrsg.), *Sozialpsychologie* (S. 192–195). Beltz.

Lindenberger, U., Smith, J., Mayer, K., & Baltes, P. (2010). *Die Berliner Altersstudie* (3. erw. Aufl.). Akademie.

Linster, H., & Wetzel, H. (1988). *Veränderung und Entwicklung der Person*. Hoffmann Campe.

Lloyd, C., King, R., & Chenoweth, L. (2002). Social work, stress and burnout: A review. *Journal of Mental Health, 11*, 255–265.

Locke, E. A., & Latham, G. P. (2002). Building a practically useful theory of goal setting and task motivation: A 35-year odyssey. *American Psychologist, 57*, 705–717.

Lockwood, P., & Kunda, Z. (1997). Superstars and me: Predicting the impact of role models on the self. *Journal of Personality and Social Psychology, 73*, 91–103.

Lorenz, K. (1943). Die angeborenen Formen möglicher Erfahrung. *Zeitschrift für Tierpsychologie, 5*, 235–409.

Lösel, F., & Bender, D. (2012). Von generellen Schutzfaktoren zu differentiellen protektiven Prozessen: Ergebnisse und Probleme der Resilienzforschung. In F. Opp & M. Fingerle (Hrsg.), *Was Kinder stärkt. Erziehung zwischen Risiko und Resilienz* (S. 37–58). Reinhardt.

Lüdmann, M. (2015). *Die Architektur des Psychischen. Eine begrifflich-konzeptuelle Grundlegung der Psychologie und ihres Gegenstandes*. Bamberg University Press.

Ludwig, P. H. (1991). *Sich selbst erfüllende Prophezeihungen im Alltagsleben*. Verlag für angewandte Psychologie.

Luthar, S. (2015). Resilience in development: A synthesis of research across five decades. In D. Cicchetti & D. Cohen (Hrsg.), *Developmental psychopathology: Risk, disorder and adaptation* (S. 739–795). Wiley.

Luy, M. (2011). Ursachen der Geschlechterdifferenz in der Lebenserwartung. Erkenntnisse aus der Klosterstudie. *Swiss Medical Forum, 11*(35), 580–583.

Macrae, C. N., Bodenhausen, G. V., Milne, A. B., & Jetten, J. (1994). Out of mind but back in sight: Stereotypes on the rebound. *Journal of Personality and Social Psychology, 67*, 808–817.

Malle, B. F., & Knobe, J. (1997). Which behaviors do people explain? A basic actor-observer asymmetry. *Journal of Personality and Social Psychology, 72*, 288–304.

Malti, T., Häcker, T. H., & Nakamura, Y. (2009). *Kluge Gefühle? Sozial-emotionales Lernen in der Schule*. Schneider-Verl. Hohengehren.

Markus, H. R., & Kitayama, S. (1991). Culture and the self: Implications for cognition, emotion, and motivation. *Psychological Review, 98*, 224–253.

Martin, J., & Jessell, T. M. (1996). Die sensorischen Systeme. In E. R. Kandel, J. H. Schwartz & T. M. Jessell (Hrsg.), *Neurowissenschaften* (S. 375–392). Spektrum.

Martire, L. M., Lustig, A. P., Schulz, R., Miller, G. E., & Helgeson, V. S. (2004). Its beneficial to involve a family member? A meta-analysis of psychosocial interventions for chronic illness. *Health Psychology, 23*, 599–611.

Mascolo, M. F., Fischer, K. W., & Li, J. (2003). Dynamic development of component systems of emotions: Pride, shame, and guilt in China and the United States. In R. J. Davidson, K. R. Scherer & H. H. Goldsmith (Hrsg.), *Handbook of affective sciences* (S. 375–408). Oxford University Press.

Maslach, C., Jackson, S. E., & Leiter, M. P. (2010). *Maslach burnout inventory manual*. Mind Garden.

Maslow, A. H. (1970). *Motivation and personality*. Harper & Row.

Mausfeld, R. (2006). *... in jedem Moment ein Schauplatz geistiger Möglichkeiten. Multiperspektivität als funktionales Designprinzip des menschlichen Geistes*. Vortragsmanuskript der Ringvorlesung „Das neue Bild vom Menschen" im Rahmen des Forschungsverbundes „Interdisziplinäre Anthropologie". Friedrich-Schiller-Universität.

Mayer, J. D., & Salovey, P. (1997). What is emotional intelligence? In P. Salovey & D. J. Sluyter (Hrsg.), *Emotional development and emotional intelligence: Educational implications* (S. 3–34). Harper Collins.

McCabe, M., & Ricciardelli, L. (2001a). Parent, peer, and media influences on body image and strategies to both increase and decrease body size among adolescent boys and girls. *Adolescence, 36*, 225–240.

McCabe, M., & Ricciardelli, L. (2001b). The structure of the sociocultural influences on body image and body change questionnaire. *International Journal of Behavioral Medicine, 8*, 20–41.

McCabe, M., & Ricciardelli, L. (2003). Sociocultural influences on body image and body changes among adolescent boys and girls. *The Journal of Social Psychology, 143*, 55–71.

McDaniel, S. H., Doherty, W. J., & Hepworth, J. (2013). Familientherapie in der Medizin und die therapeutische Persönlichkeit. *Familiendynamik, 2, 92–107*.

McKenna, F. P. (1993). It won't happen to me: Unrealistic optimism or illusion of control? *British Journal of Psychology, 84*, 39–50.

Mees, U. (1992). *Psychologie des Ärgers*. Hogrefe.

Meichenbaum, D. (2012). *Intervention bei Streß*. Huber.

Metzger, W. (1953). *Gesetze des Sehens*. Kramer.

Meyer, C., Rumpf, H. J., Hapke, U., Dilling, H., & John, U. (2000a). Lebenszeitprävalenz psychischer Störungen in der erwachsenen Allgemeinbevölkerung: Ergebnisse der TACOS Studie. *Nervenarzt, 71*, 535–542.

Meyer, C., Rumpf, H.-J., Hapke, U., & John, U. (2000b). Inanspruchnahme von Hilfen zur Erlangung der Nikotin-Abstinenz. *SUCHT, 46*(6), 398–407.

Meyer, T., & Bauer, M. (2011). Bipolare Störungen. In H.-U. Wittchen, J. Hoyer & J. (Hrsg.), *Klinische Psychologie und Psychotherapie* (S. 857–878). Springer.

Mietzel, G. (2007). *Pädagogische Psychologie des Lernens und Lehrens*. Hogrefe.

Mikulineer, M., & Shaver, P. (2005). Attachment security, compassion, and altruism. *Current Directions in Psychological Science, 14*, 34–38.

Milgram, S. (1970). The experience of living in cities. *Science, 167*, 1461–1468.

Miller, D. T. (1977). Personal deserving versus justice for others: An exploration of the justice motive. *Journal of Experimental Social Psychology, 13*, 1–13.

Miller, D. T., & Ross, M. (1975). Self-serving biases in the attribution of causality: Fact or fiction? *Psychological Bulletin, 82*, 213–225.

Miller, J. G. (1984). Culture and development of everyday social explanation. *Journal of Personality and Social Psychology, 46*, 961–978.

Montada, L., Lindenberger, U., & Schneider, W. (2018). Fragen, Konzepte, Perspektiven. In W. Schneider & U. Lindenberger (Hrsg.), *Entwicklungspsychologie* (S. 27–60). Beltz.

Moreland, R. L., & Beach, S. R. (1992). Exposure effects in the classroom: The development of affinity among students. *Journal of Experimental Social Psychology, 28*, 255–276.

Morris, M. W., & Peng, K. (1994). Culture and cause: American and Chinese attributions for social and physical events. *Journal of Personality and Social Psychology, 67*, 949–971.

Morse, D. R., Marin, J., & Moshonov, J. (1991). Psychosomatically induced death relative to stress, hypnosis, mind, control, and voodoo. *Stress Medicine, 7*, 213–232.

Morse, S., & Gergen, K. J. (1970). Social comparison, self-consistency, and the concept of self. *Journal of Personality and Social Psychology, 40*, 624–634.

Motel-Klingebiel, A., Wurm, S., Huxhold, O., & Tesch-Römer, C. (2010). Wandel von Lebensqualität und Ungleichheit in der zweiten Lebenshälfte. In *Altern im Wandel. Befunde des Deutschen Alterssurveys (DEAS)* (S. 15–33). Kohlhammer.

Mrazek, J. (1987). Struktur und Entwicklung des Körperkonzepts im Jugendalter. *Zeitschrift für Entwicklungspsychologie und Pädagogische Psychologie, 1*, 1–13.

Müller, M. M. (1993). *Psychophysiologische Risikofaktoren bei Herz-/Kreislauferkrankungen. Grundlagen und Therapie.* Hogrefe.

Münsterberg, H. (1897). Die verschobene Schachbrettfigur. *Zeitschrift für Psychologie und Physiologie der Sinnesorgane, 15*, 184–188.

Myers, D. G. (2014). *Psychologie.* Springer.

Nestmann, F., Sickendiek, U., & Engel, F. (2004). Statt einer „Einführung": Offene Fragen „guter Beratung". In F. Nestmann, F. Engel & U. Sickendiek (Hrsg.), *Das Handbuch der Beratung, Band 2* (S. 599–608). Dgvt.

Neuy-Bartmann, A. (2005). *ADS – erfolgreiche Strategien für Erwachsene und Kinder.* Klett-Cotta.

Newcomb, T. M. (1961). *The acquaintance process.* Holt, Rinehart and Winston.

Newell, A., & Simon, H. A. (1976). Computer science as empirical enquiring. In J. Haugeland (Hrsg.), *Mind design* (S. 35–66). MIT-Press.

Nizielski, S., Hallum, S., Schütz, A., & Lopes, P. N. (2013). A note on emotion appraisal and burnout: The mediating role of antecedent-focused coping strategies. *Journal of Occupational Health Psychology, 18*(3), 363–369.

Nuechterlein, K. H. (1987). Vulnerability models for Schizophrenia, state of the art. In H. Häfner, W. Gattaz & W. Janzarik (Hrsg.), *Search for the causes of Schizophrenia* (S. 297–316). Springer.

Nußbeck, S. (2019). *Einführung in die Beratungspsychologie.* Ernst Reinhardt.

Obrock, M. (2008). *Körperwahrnehmung: Einstellungen zum Körper bei Mädchen mit Anorexia Nervosa in der Adoleszenz.* Psychiatrie.

Ohring, R., Graber, J., & Brooks-Gunn, J. (2002). Girls' recurrent und concurrent body dissatisfaction. *International Journal of Eating Disorders, 31*, 404–415.

Orth, B., & Merkel, C. (2019). *Rauchen bei Jugendlichen und jungen Erwachsenen in Deutschland. Ergebnisse des Alkoholsurveys 2018 und Trends.* BZgA. Bundeszentrale für gesundheitliche Aufklärung. https://www.bzga.de/fileadmin/user_upload/PDF/studien/Alkoholsurvey_2018_Bericht-Rauchen.pdf. Zugegriffen am 10.01.2023.

Palmore, E. B. (1988). *Springer series on adulthood and aging, Vol. 21. The facts on aging quiz: A handbook of uses and results.* Springer.

Parkinson, B. (2007). Soziale Wahrnehmung und Attribution. In K. Jonas, W. Stroebe & M. Hewstone (Hrsg.), *Sozialpsychologie. Eine Einführung* (S. 69–110). Springer.

Pelham, B. W. (1991). On confidence and consequence: The certainty and importance of self-knowledge. *Journal of Personality and Social Psychology, 60*, 518–530.

Pendry, L. (2007). Soziale Kognition. In K. Jonas, W. Stroebe & M. Hewstone (Hrsg.), *Sozialpsychologie. Eine Einführung* (S. 111–145). Springer.

Penner, L. A., Dovidio, J. F., Piliavin, J. A., & Schroeder, D. A. (2005). Prosocial behavior: Multilevel perspectives. *Annual Review of Psychology, 56*, 365–392.

Petermann, F., & Wiedebusch, S. (2008). *Emotionale Kompetenz bei Kindern.* Hogrefe.

Petermann, F., Niebank, K., & Scheithauer, H. (2004). *Entwicklungswissenschaft: Entwicklungspsychologie – Genetik – Neuropsychologie; mit 45 Tabellen.* Springer.

Petersen, A., & Crockett, L. (1985). Pubertal timing and grade effects on adjustment. *Journal of Youth and Adolescence, 14*, 191–206.

Pfiffner, L. J., & Haack, L. M. (2014). Behavior management for school-aged children with ADHD. *Child and adolescent psychiatric clinics of North America, 23*, 731–746.

Piliavin, I. M., Piliavin, J. A., & Rodin, J. (1975). Costs, diffusion, and the stigmatized victim. *Journal of Personality and Social Psychology, 32*, 429–438.

Piliavin, J. A., Dovidio, J. F., Gaertner, S. L., & Clark, R. D. (1981). *Emergency intervention.* Academic Press.

Pinker, S. (2002). *The blank slate: The modern denial of human nature.* Viking.

Pinquart, M., & Silbereisen, R. K. (2018). Prävention und Gesundheitsförderung im Jugendalter. In K. Hurrelmann, M. Richter, T. Klotz & S. Stock (Hrsg.), *Referenzwerk Prävention und Gesundheitsförderung. Grundlagen, Konzepte und Umsetzungsstrategien.* Hogrefe.

Pintrich, P. R., & Schunk, D. H. (2002). *Motivation in education: Theory, research, and applications.* Merrill/Prentice-Hall.

Poethko-Müller, C., Kuntz, B., Lampert, T., & Neuhauser, H. (2018). Die allgemeine Gesundheit von Kindern und Jugendlichen in Deutschland – Querschnittergebnisse aus KiGGS Welle 2 und Trends. *Journal of Health Monitoring, 3*(1), 8–15. Robert Koch-Institut.

Pollak, S., & Kistler, D. (2002). Early experience is associated with the development of categorical representations for facial expressions of emotion. *Proceedings of the National Academy of Sciences of the United States of America, 99*, 9072–9076.

Pollatsek, A., Fisher, D. L., & Pradhan, A. (2006). Identifying and remedying failures of selective attention in young drivers. *Current Directions in Psychological Science, 15*, 255–259.

Popper, K. (1934). *Die Logik der Forschung.* Mohr.

Postman, L. (1963). Perception and learning. In S. Koch (Hrsg.), *Psychology: A study of science.* McGraw-Hill.

Pyszczynski, T., & Greenberg, J. (1987). Self-regulatory perseveration and the depressive self-focusing style: A self-awareness theory of reactive depression. *Psychological Bulletin, 102*, 122–138.

Raithel, J. (2011). *Jugendliches Risikoverhalten.* VS Verlag für Sozialwissenschaften.

Raps, C. S., Peterson, C., Reinhard, K. E., Abramson, L. Y., & Seligman, M. E. P. (1982). Attributional style among depressed patients. *Journal of Abnormal Psychology, 91*(2), 102–108.

Rauchfleisch, U. (2001). *Kinderpsychologische Tests.* Thieme.

Raver, C. C. (2002). Emotions matter: Making the case for the role of young children's emotional development for early school readiness. *Social Policy Report, 16*, 3–18.

Regitz-Zagrosek, V., & Schmid-Altringer, S. (2020). *Gendermedizin: Warum Frauen eine andere Medizin brauchen.* Scorpio.

Rey, E. (2011). Psychotische Störungen und Schizophrenie. In H.-U. Wittchen & J. Hoyer (Hrsg.), *Klinische Psychologie und Psychotherapie* (S. 797–856). Springer.

Rheinberg, F. (2004). *Motivation* (5. Aufl.). Kohlhammer.

Richards, M., Boxer, A., Petersen, A., & Albrecht, R. (1990). Relation of weight to body image in pubertal girls and boys from two communities. *Developmental Psychology, 26*, 313–321.

Richell, R. A., Mitchell, D. G. V., Newman, C., Leonard, A., Baron-Cohen, S., & Blair, R. J. R. (2003). Theory of mind and psychopathy: Can psychopathic individuals read the 'language of the eyes'? *Neuropsychologia, 41*(5), 523–526.

Richter, D., & Berger, K. (2013). Nehmen psychische Störungen zu? *Psychiatrische Praxis, 40*, 176–182.

Richter, H. (2007). *Eltern, Kind, Neurose.* Rowohlt.

Richter, H. (2012). *Patient Familie: Entstehung, Struktur und Therapie von Konflikten in Ehe und Familie.* Psycho-sozial.

Riemann, F. (2019). *Grundformen der Angst: Eine tiefenpsychologische Studie* (44. Aufl.). Ernst Reinhardt.

Rierdan, J., Koff, E., & Stubbs, M. (1987). Depressive symptomatology and body image in adolescent girls. *Journal of Early Adolescence, 7*, 205–216.

Rodin, J., & Langer, E. J. (1977). Long-term effects of a control-relevant intervention with the institutionalized aged. *Journal of Personality and Social Psychology, 35*(12), 897–902.

Roeser, R. W., Wolf, K., & Strobel, K. R. (2001). On the relation between social-emotional and school functioning during early adolescence. Preliminary findings from Dutch and American samples. *Journal of School Psychology, 39*, 111–139.

Rogers, C. (1959). A theory of therapy, personality, and interpersonal relationship as developed in the client-centered framework. In S. Koch (Hrsg.), *A study of a science, 3. Formulations of the person and the social context* (S. 184–256). McGraw Hill.

Rogers, C. (1975). Entwicklung und gegenwärtiger Stand meiner Ansichten über zwischenmenschliche Beziehungen. In GWG – Gesellschaft für wissenschaftliche Gesprächspsychotherapie (Hrsg.), *Die klientenzentrierte Gesprächspsychotherapie* (S. 11–14). GWG Eigenverlag.

Rogers, C. (1976). Eine neue Definition von Einfühlung. In P. Jankowski, D. Tscheulin, H. Fietkau & F. Mann (Hrsg.), *Klientenzentrierte Psychotherapie heute* (S. 33–51). Hogrefe.

Rogers, C. (1991). *Eine Theorie der Psychotherapie, der Persönlichkeit und der zwischenmenschlichen*. GWG.

Rogers, C. (2004). *Therapeut und Klient*. Fischer.

Rogers, C. (2014). *Entwicklung der Persönlichkeit*. Klett Cotta.

Rosenberg, M. (2016). *Gewaltfreie Kommunikation*. Junferman.

Rosenberg, S., Nelson, C., & Vivekananthan, P. S. (1968). A multidimensional approach to the structure of personality impressions. *Journal of Personality and Social Psychology, 9*, 283–294.

Ross, L. (1979). The intuitive psychologist and his short-comings: Distortions in the attribution process. In L. Berkowitz (Hrsg.), *Advances in experimental social psychology* (S. 173–220). Academic Press.

Ross, L. D., Amabile, T. M., & Steinmetz, J. L. (1977). Social roles, social control, and biases in social-perception processes. *Journal of personality and social psychology, 35*(7), 485–494.

Ross, L., Greene, D., & House, P. (1979b). The „false consensus effect": An egocentric bias in social perception and attribution processes. *Journal of Experimental Psychology, 13*, 279–301.

Rotter, J. B. (1966). Generalized expectancies for internal versus external control of reinforcement. *Psychological Monographs: General and Applied, 80*(1), 1–28.

Rudolph, U. (2013). *Motivationspsychologie*. PVU Beltz.

Rule, B. G., & Ferguson, T. J. (1986). The effects of media violence on attitudes emotions, and cognitions. *Journal of Social Issues, 42*(3), 29–50.

Rushton, J. P., & Campbell, A. C. (1979). Modeling, vicarious reinforcement and extraversion on blood donating in adults: Immediate and long-term effects. *European Journal of Social Psychology, 7*, 297–306.

Rutkowski, G. K., Gruder, C. L., & Romer, D. (1991). Group cohesiveness, social norms, and bystander intervention. *Journal of Personality and Social Psychology, 44*, 545–552.

Ryan, R. M., & Deci, E. L. (2000). Self-determination theory and the facilitation of intrinsic motivation, social development, and well-being. *American Psychologist, 55*, 68–78.

Saarni, C. (1999). *The development of emotional competence*. Guilford Press.

Saarni, C. (2002). Die Entwicklung von emotionaler Kompetenz in Beziehungen. In M. von Salisch (Hrsg.), *Emotionale Kompetenz entwickeln. Grundlagen in der Kindheit und Jugend* (S. 3–30). Kohlhammer.

Salovey, P., Mayer, J. D., & Rosenhan, D. L. (1991). Mood and helping: Mood as motivator of helping and helping as regulator of mood. In M. S. Clark (Hrsg.), *Prosocial behavior* (S. 215–237). Sage.

Schachter, S., & Singer, J.-E. (1962). Cognitive, social, and physiological determinants of emotional state. *Psychological Review, 69*, 379–399.

Schaufeli, W. B., Salanova, M., González-romá, V., & Bakker, A. B. (2002). The measurement of engagement and burnout: A two sample confirmatory factor analytic approach. *Journal of Happiness Studies, 3*(1), 71–92.

Schedlowski, M., & Thews, U. (1996). *Psychoneuroimmunologie*. Spektrum.

Schemmel, H., & Schaller, J. (2003). *Ressourcen: Ein Hand- und Lesebuch zur therapeutischen Arbeit*. DGVT.

Schiefele, U., & Streblow, L. (2005). Intrinsische Motivation – Theorien und Befunde. In R. Vollmeyer & J. Brunstein (Hrsg.), *Motivationspsychologie und ihre Anwendung* (S. 39–58). Kohlhammer.

Schlenger, W. E., Caddell, J. M., Ebert, L., Jordan, B. K., Rourke, K. M., Wilson, D., Thalji, L., Dennis, J. M., Fairbank, J. A., & Kulka, R. A. (2002). Psychological reactions to terrorist attacks: Findings from the national study of Americans' reactions to September 11. *JAMA, 288*(5), 581.

von Schlippe, A., & Schweitzer, J. (2016). *Lehrbuch der systemischen Therapie und Beratung* (Bd. 1). Vandenhoeck & Ruprecht.

Schmid, M. (2007). *Psychische Gesundheit von Heimkindern. Erste Studie zur Prävalenz psychischer Störungen in der stationären Jugendhilfe*. Juventa.

Schmidbauer, W. (2002). *Helfersyndrom und Burnout-Gefahr* (5. Aufl.). Urban und Fischer.

Schmidbauer, W. (2005). *Psychotherapie im Alter: Eine praktische Orientierungshilfe!* Kreuz-Verl.

Schneider, D. J. (1973). Implicit personality theory: A review. *Psychological Bulletin, 79*, 294–309.

Schneider, W., & Lindenberger, U. (2012). *Entwicklungspsychologie*. Beltz.

Schneider, W., & Shifrin, R. M. (1977). Controlled and automatic human information processing: 1. Detection, search, and attention. *Psychological Review, 84*, 1–66.

Scholz, U., & Schwarzer, R. (2005). Modelle der Gesundheitsverhaltensänderung. In R. Schwarzer (Hrsg.), *Enzyklopädie der Psychologie. Serie X, Band 1: Gesundheitspsychologie*. Hogrefe.

Schubert, C. (2016). *Was uns krank macht – Was uns heilt: Aufbruch in eine neue Medizin. Das Zusammenspiel von Körper, Geist und Seele besser verstehen*. Fischer & Gann.

Schubert, F.-C. (1988). Primacy-Recency-Effekt. In W. Arnold, H. J. Eysenck & R. Meili (Hrsg.), *Lexikon der Psychologie* (S. 1678). Herder.

Schulz, R. (1976). Effects of control and predictability on physical and psychological well-being of the institutionalized aged. *Journal of Personality and Social Psychology, 33*, 563–573.

Schulz von Thun, F. (2010a). *Miteinander reden: Störungen und Klärungen: Psychologie der zwischenmenschlichen Kommunikation* (Bd. 1). Rowohlt.

Schulz von Thun, F. (2010b). *Miteinander reden: Stile, Werte und Persönlichkeitsentwicklung* (Bd. 2). Rowohlt.

Schulz von Thun, F. (2010c). *Miteinander reden: Das innere Team* (Bd. 3). Rowohlt.

Schulz von Thun, F. (2013). In F. S. von Thun (Hrsg.), *Das „Innere Team" und situationsgerechte Kommunikation: Kommunikation, Person, Situation*. Rowohlt.

Schwartz, S. H., & David, A. B. (1976). Responsibility and helping in an emergency: Effects of blame, ability and denial of responsibility. *Sociometry, 39*, 406–415.

Schwartz, S. H., & Gottlieb, A. (1976). Bystander reactions to a violent theft. Crime in Jerusalem. *Journal of Personality and Social Psychology, 34*, 1188–1199.

Schwarz, N. (1985). Theorien konzeptgesteuerter Informationsverarbeitung in der Sozialpsychologie. In D. Frey & M. Irle (Hrsg.), *Theorien der Sozialpsychologie* (Bd. 3, S. 269–291). Huber.

Schwarzer, R. (2000). *Streß, Angst und Handlungsregulation* (4. Aufl.). Kohlhammer.

Schwarzer, R. (2004). *Psychologie des Gesundheitsverhaltens: Einführung in die Gesundheitspsychologie* (3., überarb. Aufl.). Hogrefe.

Schwarzer, R., & Jerusalem, M. (Hrsg.). (1999). *Skalen zur Erfassung von Lehrer- und Schülermerkmalen: Dokumentation der psychometrischen Verfahren im Rahmen der wissenschaftlichen Begleitung des Modellversuchs Selbstwirksame Schulen*. R. Schwarzer.

Sears, G. J., & Rowe, P. M. (2003). A personality-based similar-to-me effect in the employment interview: Conscientiousness, affect- versus competence-mediated interpretations, and the role of job relevance. *Canadian Journal of Behavioral Science, 35*, 13–24.

Seaver, W. B. (1973). Effects of naturally induced teacher expectancies. *Journal of Personality and Social Psychology, 28*, 333–342.

Segal, M. W. (1974). Alphabet and attraction: An unobtrusive measure of the effect of propinquity in a field setting. *Journal of Personality and Social Psychology, 30*, 654–657.

Seitz, N.-N., John, L., Atzendorf, J., Rauschert, C., & Kraus, L. (2019). *Kurzbericht Epidemiologischer Suchtsurvey 2018. Tabellenband: Alkoholkonsum, episodisches Rauschtrinken und Hinweise auf Konsumabhängigkeit und -missbrauch nach Geschlecht und Alter im Jahr 2018.* IFT Institut für Therapieforschung.

Seligman, M., Abramson, L., Semmel, A., & von Bayer, C. (1979). Depressive attributional style. *Journal of Abnormal Psychology, 54*(5), 242–247.

Seligman, M. E. P. (1975). *Helplessness: On depression, development, and death.* Freeman.

Selye, H. (1936). A syndrome produced by diverse nocuous agents. *Nature, 138*, 32.

Selye, H. (1976). *The stress of life.* (Rev. Aufl.). McGraw-Hill.

Sherman, S. J., Presson, C., Chassin, L., Corty, E., & Olshavsky, R. (1983). The false consensus effect in estimates of smoking prevalence: Underlying mechanisms. *Personality and Social Psychology Bulletin, 9*, 197–207.

Shotland, R. L., & Heinold, W. D. (1985). Bystander response to atrial bleeding: Helping skills, the decision-making process, and differentiating the helping response. *Journal of Personality and Social Psychology, 49*, 347–356.

Shroff, H., & Thompson, K. (2006). Peer influences, body-image, dissatisfaction, eating dysfunction and self-esteem in adolescent girls. *The Journal of Health Psychology, 11*, 533–551.

Shulman, K. I., Pushkar Gold, D., Cohen, C. A., & Zucchero, C. A. (1993). Clock drawing and dementia in the community: A longitudinal study. *International Journal of Geriatric Psychiatry, 8*, 487–490.

Siegler, R., De Loache, J., & Eisenberg, N. (2011). *Entwicklungspsychologie im Kindes- und Jugendalter.* Spektrum.

Sieverding, M. (2004). Achtung! Die männliche Rolle gefährdet Ihre Gesundheit. *Psychomed, 161*, 25–30.

Sieverding, M. (2005). Geschlecht und Gesundheit. In Schwarzer (Hrsg.), *Gesundheitspsychologie der Psychologie.* Hogrefe.

Sieverding, M. (2010). Genderforschung in der Gesundheitspsychologie. In G. Steins (Hrsg.), *Handbuch Psychologie und Geschlechterforschung.* VS Verlag.

Silagy, C. A., Mant, D. C., Fowler, G. H., & Lodge, M. (1994). Meta-analysis on efficacy of nicotine replacement therapies in smoking cessation. *Lancet, 343*, 139–142.

Simon, H. A. (1990). A mechanism for social selection and successful altruism. *Science, 250*, 1665–1668.

Simons, D. J., & Chabris, C. F. (1999). Gorillas in our midst. Sustained inattentional blindness for dynamic events. *Perception, 28*, 1059–1074.

Singh, J. (1961). *Die „Wolfskinder" von Midnapore.* Meyer.

Smith, J., & Baltes, P. (2010). Altern aus psychologischer Perspektive: Trends und Profile im hohen Alter. In U. Lindenberger, J. Smith, K. U. Mayer & P. B. Baltes (Hrsg.), *Die Berliner Altersstudie* (S. 245–274). Akademie.

Snyder, M., & Swann, W. B. (1978). Hypothesis-testing processes in social interaction. *Journal of Personality and Social Psychology, 36*, 1202–1212.

Solomon, L. Z., Solomon, H., & Stone, R. (1978). Helping as a function of number of bystanders and ambiguity of emergency. *Personality and Social Psychology Bulletin, 4*, 318–321.

Solomon, L. Z., Solomon, H., Aronone, M. M., Maur, B. J., Reda, R. M., & Roth, E. O. (1981). Anonymity and helping. *Journal of Social Psychology, 113*, 37–43.

Sonnenmoser, M. (2012). Berufsunfähigkeitsgutachten bei psychischen Erkrankungen: Mehr Orientierung geboten. *Deutsches Ärzteblatt 2012, 11*(2), 71–72.

Spiegel, D., Bloom, J. R., Kraemer, H. C., & Gottheil, E. (1989a). Psychological support for cancer patients. *Lancet, 2*, 1447.

Spiegel, D., Kraemer, H. C., Bloom, J. R., & Gottheil, E. (1989b). Effect of psychosocial treatment on survival of patients with metastatic breast cancer. *The Lancet, 334*(8668), 888–891.

Spork, P. (2014). *Der zweite Code* (6. Aufl.). Rowohlt.

Stanford, J., & McCabe, M. (2005). Sociocultural influences on adolescent boys' body image and body change strategies. *Body Image, 2*, 105–113.

Stangier, U., Heidenreich, T., & Peitz, M. (2009). *Soziale Phobien. Ein kognitiv-verhaltenstherapeutisches Behandlungsmanual*. Beltz.

Statistisches Bundesamt. (2006). *Mikrozensus-Fragen zur Gesundheit. Rauchgewohnheiten der Bevölkerung* [Mikrozensus]. Statistisches Bundesamt. https://www.destatis.de/GPStatistik/servlets/MCRFileNodeServlet/DEHeft_derivate_00015426/5239004059004.pdf;jsessionid=9655CE1C662ED973681D448D7AF443E8. Zugegriffen am 12.01.2023.

Statistisches Bundesamt. (2019). *Welche der folgenden Dinge machen Ihnen bei einer stationären Aufnahme im Krankenhaus besonders Angst?* https://de.statista.com/statistik/daten/studie/71467/umfrage/was-im-krankenhaus-angst-macht/. Zugegriffen am 12.01.2023.

Statistisches Bundesamt. (2020). *Entwicklung der Lebenserwartung bei Geburt in Deutschland nach Geschlecht in den Jahren von 1950 bis 2060.* https://de.statista.com/statistik/daten/studie/273406/umfrage/entwicklungder-ebenserwartung-bei-geburt%2D%2Din-deutschland-nach-geschlecht/. Zugegriffen am 03.12.2020.

Staub, E. (1974). Helping in distressed person: Social, personality, and stimulus determinants. In L. Berkowitz (Hrsg.), *Advances in Experimental Social Psychology* (S. 293–341). Academic Press.

Staudinger, U. M. (2000). Viele Gründe sprechen dagegen, und trotzdem geht es vielen Menschen gut: Das Paradox des subjektiven Wohlbefindens. *Psychologische Rundschau, 51*, 185–197.

Staudinger, U. M., & Freund, A. M. (1998). Krank und „arm" im hohen Alter und trotzdem guten Mutes? *Zeitschrift für Klinische Psychologie, 27*, 78–85.

Staudinger, U. M., & Kessler, U. (2018). Produktives Leben im Alter. In W. Schneider & U. Lindenberger (Hrsg.), *Entwicklungspsychologie* (S. 761–777). PVU, Beltz.

Steblay, N. M. (1987). Helping behavior in rural and urban environments: A meta-analysis. *Psychological Bulletin, 102*, 346–356.

Steinhausen, H.-C. (2019). *Psychische Störungen bei Kindern und Jugendlichen: Lehrbuch der Kinder- und Jugendpsychiatrie und -psychotherapie*. Elsevier.

Steins, G., & Wicklund, R. A. (1993). Zum Konzept der Perspektivenübernahme: Ein kritischer Überblick. *Psychologische Rundschau, 44*, 226–239.

Stemmer-Lück, M. (2009). *Verstehen und Behandeln von psychischen Störungen. Psychodynamische Konzepte in der psychosozialen Praxis*. Kohlhammer.

Stevenson, R. (2019). *An Inland Voyage.* Blurb.

Stierlin, H. (1978). *Delegation und Familie. Beiträge zum Heidelberger familiendynamischen Konzept*. Suhrkamp.

Stierlin, H. (1980). *Eltern und Kinder: Das Drama von Trennung und Versöhnung*. Suhrkamp.

Stierlin, H. (1989). *Individuation und Familie: Studien zur Theorie und therapeutischen Praxis*. Suhrkamp.

Stipek, D. J. (2002). *Motivation to learn: Integrating theory and practice*. Allyn and Bacon.

Stompe, T., Brandstätter, N., Ebner, N., & Fischer-Danzinger, D. (2010). Psychiatrische Störungen bei Haftinsassen. *Journal für Neurologie, Neurochirurgie und Psychiatrie, 11*(2), 20–23.

Strayer, D. L., & Drews, F. A. (2007). Cell-phone-induced driver distraction. *Current directions in Psychological Science, 16*, 128–131.

Strayer, D. L., & Johnston, W. A. (2001). Driven to distraction: Dual-task studies of simulated driving and conversing on a cellular telephone. *Psychological Science, 12*, 462–466.

Striegel-Moore, R., McMahon, R., Biro, F., Crawford, P., & Voorhees, C. (2001). Exploring the relationship between timing of menarche and eating disorder symptoms in black and white adolescent girls. *The International Journal of Eating Disorders, 30*, 421–433.

Stroebe, W., & Stroebe, M. (1996). The social psychology of social support. In E. T. Higgins & A. W. Kruglanski (Hrsg.), *Social Psychology: Handbook of basic Principles* (S. 597–621). Guilford Press.

von Sydow, K. (2007a). Systemische Psychotherapie mit Familien, Paaren und Einzelnen. In C. Reimer, E. Eckert, M. Hautzinger & E. Wilke (Hrsg.), *Psychotherapie* (S. 289–316). Springer.

von Sydow, K. (2007b). Systemische Psychotherapie mit Familien, Paaren und Einzelnen. In C. Reimer, J. Eckert, M. Hautzinger & E. Wilke (Hrsg.), *Psychotherapie: Ein Lehrbuch für Ärzte und Psychologen* (2., überarb. Aufl., S. 294–332). Springer.

von Sydow, K. (2015). *Systemische Therapie*. Reinhardt.

Symons, C. S., & Johnson, B. T. (1997). The self-reference effect in memory: A meta-analysis. *Psychological Bulletin, 121*, 371–394.

Tangney, J. P., Stuewig, J., & Mashek, D. J. (2007). Moral emotions and moral behavior. *Annual Review of Psychology, 58*, 345–372.

Tanner, E. (1972). Sequence, tempo, and individual variation in growth and development of boys and girls aged twelve to sixteen. In J. Kagan & R. Coles (Hrsg.), *Twelve to sixteen: Early adolescence* (S. 1–24). Norton.

Tartler, R. (1961). *Das Alter in der modernen Gesellschaft*. Enke.

Taylor, S. E., & Lobel, M. (1989). Social comparison activity under threat: Downward evaluation and upward contacts. *Psychological Review, 96*, 569–575.

Taylor, S. E., Lichtman, R. R., & Wood, J. V. (1978). Salience, attention, and attribution: Top of the head phenomena. *Advances in Experimental Social Psychology, 11*, 249–288.

Taylor, S. E., Lichtman, R. R., & Wood, J. V. (1984). Attributions, beliefs about control, and adjustment to breast cancer. *Journal of Personality and Social Psychology, 46*, 489–502.

Tesch-Römer, C., & Albert, I. (2018). Kultur und Sozialisation. In W. Schneider & U. Lindenberger (Hrsg.), *Entwicklungspsychologie* (S. 139–159). Beltz.

Tesser, A. (1988). Toward a self-evaluation maintenance model of social behavior. In L. Berkowitz (Hrsg.), *Advances in Experimental Social Psychology* (S. 181–227). Academic Press.

Thiersch, H. (1994). Sozialpädagogik und Erziehungswissenschaft. In K.-H. Krüger & T. Rauschenbach (Hrsg.), *Erziehungswissenschaft. Die Disziplin am Beginn einer neuen Epoche* (S. 131–146). Juventa.

Thomae, H. (1980). Personality and adjustment to aging. In P. B. Baltes & O. G. Brim (Hrsg.), *Life-span development and behavior* (Bd. 3, S. 285–309). Academic Press.

Thomae, H. (1983). *Alternsstile und Alternsschicksale – Ein Beitrag zur Differentiellen Gerontologie*. Huber.

Thompson, K., Cattarin, J., Fowler, B., & Fisher, E. (1995). The Perception of Teasing Scale (POTS): A revision and extension of the Physical Appearance Related Teasing Scale (PARTS). *Journal of Personality Assessment, 65*, 146–157.

Tiggemann, M. (2005). Body dissatisfaction and adolescent self-esteem. *Body Image, 2*, 129–135.

Trautner, M. (2007). Prägung. In W. Hasselhorn (Hrsg.), *Handbuch der Entwicklungspsychologie* (S. 107–118). Hogrefe.

Tversky, A., & Kahneman, D. (1974). Judgment under uncertainty: Heuristics and biases. *Science, 185*, 1124–1131.

Twenge, J. M., Zhang, L., & Im, C. (2004). It's beyond my control: A cross-temporal meta-analysis of increasing externality in locus of control, 1960–2002. *Personality and Social Psychology Review, 8*(3), 308–319.

Uexküll, T. V., & Wesicak, W. (2003). *Integrierte Medizin als Gesamtkonzept der Heilkunde: ein biopsychosoziales Modell*. Urban & Fischer.

Valentine, M. E. (1980). The attenuating influence of gaze upon the bystander intervention effect. *Journal of Social Psychology, 111*, 197–203.

Van den Berg, P., Wertheim, E., Thompson, J., & Paxton, S. (2002). Development of body image, eating disturbance, and general psychological functioning in adolescent females. *The International Journal of Eating Disorders, 32*, 46–51.

Voelcker-Rehage, C. (2018). Gesundheit. In W. Schneider & U. Lindenberger (Hrsg.), *Entwicklungspsychologie 2018* (S. 745–759). Beltz.

Voelcker-Rehage, C., & Niemann, C. (2013). Structural and functional brain changes related to different types of physical activity across the life span. *Neuroscience & Biobehavioral Reviews, 37*, 2268–2295.

Vonk, R. (1995). Effects of inconsistent behaviors on person perception: A multidimensional study. *Personality and Social Psychology Bulletin, 21*, 674–685.

Vonk, R. (1999). Effects of outcome dependency on correspondence bias. *Personality and Social Psychology Bulletin, 25*, 382–389.

Voos, P., & Rothermund, K. (2019). Altersdiskriminierung in institutionellen Kontexten. In B. Kracke & P. Noack (Hrsg.), *Handbuch Entwicklungs- und Erziehungspsychologie* (S. 509–539). Springer.

Wahl, H.-W., & Schilling, O. (2012). Hohes Alter. In W. Schneider & U. Lindenberger (Hrsg.), *Entwicklungspsychologie* (S. 311–332). Beltz.

Walach, H. (2020). Achtsamkeit. In M. A. Wirtz (Hrsg.), *Dorsch – Lexikon der Psychologie*. https://portal.hogrefe.com/dorsch/achtsamkeit-1/. Zugegriffen am 05.06.2020.

Wälte, D. (2011). Der psychisch gestörte Mensch. In D. Wälte, M. Borg-Laufs & B. Brückner (Hrsg.), *Psychologische Grundlagen der Sozialen Arbeit* (S. 125–183). Kohlhammer.

Waters, E., & Sroufe, L. (1983). Social competence as a developmental construct. *Developmental Review, 3*(1), 79–97.

Watzlawick, P., Beavin, J., & Jackson, D. (2007). *Menschliche Kommunikation*. Huber.

Weber, G., & Stierlin, H. (2003). *In Liebe entzweit. Ein systemischer Ansatz zum Verständnis und zur Behandlung der Magersuchtfamilie*. Rowohlt.

Weber, R., & Crocker, J. (1983). Cognitive processes in the revision of stereotypic beliefs. *Journal of personality and social psychology, 45*(5), 961.

Wegner, D. M. (1994). Ironic processes of mental control. *Psychological Review, 101*, 34–53.

Weichold, K., & Silbereisen, R. K. (2014). *Suchtprävention in der Schule: IPSY – ein Lebenskompetenzprogramm für die Klassenstufen 5–7*. Hogrefe.

Weiers-Croissant, K., & Köllner, V. (2005). Raucherentwöhnung. In V. Köllner & K. Bernady (Hrsg.), *Praktische Verhaltensmedizin* (S. 89–96). Thieme.

Weiner, B. (1979). A theory of motivation for some classroom experiences. *Journal of Educational Psychology, 71*, 1–29.

Weiner, B. (1985). An attributional theory of achievement motivation and emotion. *Psychological Review, 92*, 548–573.

Werner, E. (1994). Overcoming the odds. *Journal of Developmental & Behavioral Pediatrics, 15*(2), 131–136.

Werner, E. (2000). Protective factors and individual resilience. In J. P. Shonkoff & S. J. Meisels (Hrsg.), *Handbook of early childhood intervention* (S. 115–132). Cambridge University Press.

Werner, E. (2008). Resilienz: Ein Überblick über internationale Längsschnittstudien. In G. Opp & D. Bender (Hrsg.), *Was Kinder stärkt: Erziehung zwischen Risiko und Resilienz* (S. 20–31). Reinhardt.
Werner, E., & Smith, R. S. (1977). *Kauai's children come of age*. University Press of Hawaii.
Werner, E., & Smith, R. S. (1982). *Vulnerable, but invincible: A longitudinal study of resilient children and youth*. McGraw-Hill.
Werner, E., & Smith, R. S. (1992). *Overcoming the odds: High risk children from birth to adulthood*. Cornell University Press.
Werner, E., & Smith, R. S. (2001). *Journeys from childhood to midlife: Risk, resilience, and recovery*. Cornell University Press.
Werth, L., & Mayer, J. (2008). *Sozialpsychologie*. Springer.
Wheeler, L., & Kunitate, M. (1992). Social comparison in everyday life. *Journal of Personality and Social Psychology, 62*, 760–773.
WHO. (2008). *WHO Report on the global tobacco epidemic*. http://www.who.int/tobacco/global_report/2017/en/. Zugegriffen am 09.03.2018.
WHO. (2019). *International classification of diseases 11th revision (ICD-11)*. http://icd.who.int/browse11/l-m/en. Zugegriffen am 16.01.2022.
WHO (World Health Organization). (1946). *Preamble to the Constitution of the World Health Organization*.
WHO (World Health Organization). (1994). *Life skills education in schools*. WHO.
WHO-Regionalbüro für Europa. (2006). *Gesundheit im Schlaglicht: Deutschland 2004*. Weltgesundheitsorganisation.
Wiedebusch, S. (2007). Förderung sozial-emotionaler Kompetenzen. In F. Petermann & W. Schneider (Hrsg.), *Enzyklopädie der Psychologie, Bd. 7, Angewandte Entwicklungspsychologie* (S. 135–161). Hogrefe.
Williams, J., & Currie, C. (2000). Self-esteem and physical development in early adolescence. *Journal of Early Adolescence, 20*, 129–149.
Wilson, A. E., & Ross, M. (2000). The frequency of temporal-self and social comparisons in people's personal appraisals. *Journal of Personality and Social Psychology, 78*, 928–942.
Wilson, G. D. (1988). Einstellung. In W. Arnold, H. J. Eysenck & R. Meili (Hrsg.), *Lexikon der Psychologie* (S. 928–942). Herder.
Wiseman, C., Gray, D., Mosimann, P., & Ahrens, A. (1992). Cultural expectations of thinness in women: An update. *The International Journal of Eating Disorders, 11*, 85–89.
Wishner, J. (1960). Reanalysis of „impression of personality". *Psychological Review, 67*, 96–112.
Wittchen, H.-U., & Hoyer, J. (Hrsg.). (2011a). *Klinische Psychologie & Psychotherapie* (2., überarb. u. erw. Aufl.). Springer.
Wittchen, H.-U., & Hoyer, J. (2011b). Was ist Klinische Psychologie? Definitionen, Konzepte und Modelle. In H.-U. Wittchen & J. Hoyer (Hrsg.), *Klinische Psychologie und Psychotherapie* (S. 3–25). Springer.
Wittchen, H.-U., & Hoyer, J. (2011c). Diagnostische Prozesse in der Klinischen Psychologie und Psychotherapie. In H.-U. Wittchen & J. Hoyer (Hrsg.), *Klinische Psychologie und Psychotherapie* (S. 383–416). Springer.
Wittchen, H.-U., & Jacobi, F. (2011). Epidemiologische Beiträge zur Klinischen Psychologie. In H.-U. Wittchen & J. Hoyer (Hrsg.), *Klinische Psychologie und Psychotherapie* (S. 57–90). Springer.
Wittchen, H.-U., Zaudig, M., & Fydrich, T. (1997). *SKID Strukturiertes Klinisches Interview für DSM-IV. Achse I und II*. Hogrefe.
Wöller, W. (2005). Traumawiederholung und Reviktimisierung nach körperlicher und sexueller Traumatisierung. *Fortschritte der Neurologischen Psychiatrie, 73*(2), 83–90.

Wood, J. V., Taylor, S. E., & Lichtman, R. R. (1985). Social comparison in adjustment to breast cancer. *Journal of Personality and Social Psychology, 49*, 1169–1183.

Woolfolk, A. (2008). *Pädagogische Psychologie*. Pearson.

Worden, J. (2006). *Beratung und Therapie in Trauerfällen: Ein Handbuch*. Hogrefe.

Wortman, C. B., & Silver, R. C. (1989). The myths of coping with loss. *Journal of Consulting and Clinical Psychology, 57*, 349–357.

Wustmann, C. (2018). In W. E. Fthenakis (Hrsg.), *Resilienz: Widerstandsfähigkeit von Kindern in Tageseinrichtungen fördern: Beiträge zur Bildungsqualität* (7. Aufl.). Cornelsen.

Young, J. E. (2019). *Kognitive Therapie für Persönlichkeitsstörungen: Ein schemafokussierter Ansatz*. Dgvt.

Zajonc, R. B. (1968). Attitudinal effects of mere exposure. *Journal of Personality and Social Psychology, 9*, 1–27.

Zapf, D., Seifert, C., Mertini, H., Voigt, C., Holz, M., Vondran, E., Isic, A., & Schmutte, B. (2002). Emotionsarbeit in Organisationen und psychische Gesundheit. In H.-P. Musahl & T. Eisenhauer (Hrsg.), *Psychologie der Arbeitssicherheit* (S. 99–106). Asanger.

Zimmermann, P. (1999). Structure and functioning of internal working models of attachment and their role during emotion regulation. *Attachment and Human Development, 1*, 291–307.

Zubin, J., & Spring, B. (1977). Vulnerability – A new view of schizophrenia. *Journal of Abnormal Psychology, 86*(2), 103–124.

Zuckerman, M. (1975). Belief in a just world and altruistic behavior. *Journal of Personality and Social Psychology, 16*, 699–680.

Zuckerman, M., Kolin, E., Price, L., & Zoob, I. (1964). Development of a sensation-seeking scale. *Journal of Consulting Psychology, 28*, 477–482.

Stichwortverzeichnis

A
Agoraphobie 154
Altenarbeit 47
Alter
 Erwartungen 52
 Feminisierung 52
 funktionales 45
 kalendarisches 45
 Stufen 45
Altersarmut 52
Altersbedingter Defizit 51
Anamnese 137
Angststörung
 generalisierte 154

B
Behaviorismus 170
Bewältigungskonzept (Lazarus) 256
Beziehungsstruktur
 destruktive 168
Bielefelder Invulnerabilitätsstudie 265

D
Depression 29, 144
Depressionstheorie
 kognitive 174
Desensibilisierung
 systematische 172
Diagnostik 131
 klinisch-psychologische 135
 nonverbale 139
Diathese
 biologische 157
 ökologische 157
 psychologische 157
 soziale 157
Diathese-Stress-Modell 156
Disengagement Theorie 46

E
Einordnung
 dimensional 133
 kategorial 133
Eltern (Rollenvorbild) 30
Empathie 164
Entspannungstraining 154
Entstehungsmodell
 multifaktoriell 158
Entwicklung 267
Entwicklungsaufgabe
 Akzeptanz des eigenen Körpers 32
 Alter 49, 52
Entwicklungspsychologie der
 Lebensspanne 43
Epidemiologie 139, 140
Erhebungsverfahren
 biologische 136
Erklärungsansatz
 systemischer 166
Expressed Emotion 152

F
Familientherapie
 Techniken 168
Figurkritik 30
Frühreife 27

G
Gegenübertragung 162
Generali Hochaltrigenstudie 52
Gerontologie 43
Geschlechtsreifung 24

H
Halluzination 145
Hilflosigkeit
   gelernte 175

I
Intervention 135
Inzidenz 140

K
Kauai-Längsschnittstudie 265, 267
Kognitives Stress- und
   Bewältigungskonzept 261
Komorbidität 142
Kompensation 51
Konditionierung
   operante 170
Konfrontationstherapie 154
Körperunzufriedenheit 30
Körperzufriedenheit
   geschlechtsspezifische 27

L
Lerntheorie, soziale 173

M
Manie 144
Mannheimer Risikokinderstudie 265
Modell, psychoanalytisches 159
Multikausalität 133

N
Norm
   funktionale 131
   subjektive 131

O
Optimierung 51

P
Panikstörung 154
Phobie 154
   soziale 154
   spezifische 154
Pollarche 26
Prävalenz 140
Präventionsprogramm 250
Psychoedukation 147
Psychologie
   Aufgaben 131
   klinische 130
Pubertätsentwicklung 28
Pubertätswachstumsschub 24

R
Rehabilitationsmaßnahme 152
Reifekriterie, körperliche 26
Resilienz 159, 262
Resilienzfaktor 267
Ressource 264
   personale 265
   soziale 266
Ressourcen des dritten Alters 53
Risikofaktor 262

S
Schizophrenie 149
   Symptome 150
Schutzfaktor 265
Selbstkonzept 267
Selbstwirksamkeit 268
Selektion 51
Sport 31
Stigma 133
Störung 131
   bipolare 144, 146
   psychische 130
Stressbewältigung (Hampel und Petermann) 259
Stressbewältigung (Lazarus) 258
Syndrom 131

T
Tanner-Kriterie 26
Temperament 267
Test, projektiver 138
Therapie, kognitive 148, 151

V
Verhaltensbeobachtung 139
Verhaltensmodell, kognitives 174
Verstärkerprogramm 172

W
Wahn 147
Wertschätzung 164

Z
Zirkularität 166
Zufriedenheitsparadox 50
Zyklothymia 146

If you have any concerns about our products,
you can contact us on
ProductSafety@springernature.com

In case Publisher is established outside the EU,
the EU authorized representative is:
**Springer Nature Customer Service Center GmbH
Europaplatz 3, 69115 Heidelberg, Germany**

Printed by Libri Plureos GmbH
in Hamburg, Germany